Semiologia Cardiovascular

Grupo Editorial Nacional

O GEN | Grupo Editorial Nacional reúne as editoras Guanabara Koogan, Santos, Roca, AC Farmacêutica, Forense, Método, LTC, E.P.U. e Forense Universitária, que publicam nas áreas científica, técnica e profissional.

Essas empresas, respeitadas no mercado editorial, construíram catálogos inigualáveis, com obras que têm sido decisivas na formação acadêmica e no aperfeiçoamento de várias gerações de profissionais e de estudantes de Administração, Direito, Enfermagem, Engenharia, Fisioterapia, Medicina, Odontologia, Educação Física e muitas outras ciências, tendo se tornado sinônimo de seriedade e respeito.

Nossa missão é prover o melhor conteúdo científico e distribuí-lo de maneira flexível e conveniente, a preços justos, gerando benefícios e servindo a autores, docentes, livreiros, funcionários, colaboradores e acionistas.

Nosso comportamento ético incondicional e nossa responsabilidade social e ambiental são reforçados pela natureza educacional de nossa atividade, sem comprometer o crescimento contínuo e a rentabilidade do grupo.

Semiologia Cardiovascular

Prof. Dr. Paulo Jorge Moffa

Professor Associado da Faculdade de Medicina da Universidade de São Paulo.

Dr. Paulo César Ribeiro Sanches

Médico Pesquisador do Serviço de Eletrocardiologia do Instituto do Coração do Hospital das Clínicas da Faculdade de Medicina da Universidade de São Paulo.

Prof. Dr. Noedir Antonio Groppo Stolf

Professor Emérito e Sênior da Faculdade de Medicina da Universidade de São Paulo.

gen | ROCA

- **Semiologia Cardiovascular**
  ISBN 978-85-4120-208-4
  Direitos exclusivos para a língua portuguesa

  Uma editora integrante do GEN | Grupo Editorial Nacional
  Rua Dona Brígida, 701 - CEP: 04111-081 - São Paulo - SP
  Tel.: 55(11) 5080-0770
  www.grupogen.com.br

Assessora Editorial: Maria del Pilar Payá Piqueres

Assistente Editorial: Lilian Sorbo Menilo

Coordenadora de Revisão: Marta Pachiella Martinez

Revisão de Texto: Breno Beneducci, Valquíria Matiolli, Priscila Z. Mada

Coordenador de Diagramação: Marcio S. Barreto

Capa: Rosangela Bego

Diagramação: Denise Nogueira Moriama, Ercílio Dallazen Junior,
Leandro Gonçalves Duarte

Imagens: Rafael Mendonça, Leandro Gonçalves Duarte, Rosangela Bego

- CIP-BRASIL. CATALOGAÇÃO-NA-FONTE
  SINDICATO NACIONAL DOS EDITORES DE LIVROS, RJ.

M714s

Moffa, Paulo Jorge
Semiologia cardiovascular / Paulo Jorge Moffa, Paulo César Ribeiro Sanches, Noedir Antonio Groppo Stolf. - 1. ed. - São Paulo : Roca, 2013.
336 p. : il. ; 28 cm.

Inclui bibliografia
ISBN 978-85-4120-208-4

1. Sistema cardiovascular 2. Cardiologia I. Sanches, Paulo César Ribeiro. II. Stolf, Noedir Antonio Groppo. III. Título.

13-00093 CDD: 612.12
CDU: 612.12

Prefácio

O livro ***Semiologia Cardiovascular*** foi idealizado e escrito por profissionais experientes, com reconhecimento nacional e internacional. A maioria é docente da Faculdade de Medicina da Universidade de São Paulo ou Médico do Instituto do Coração – InCor – do Hospital das Clínicas da mesma instituição.

O leitor encontrará neste livro desde o primeiro passo da abordagem ao cardiopata, iniciando pela história clínica e exame físico, até os métodos propedêuticos mais sofisticados. Os autores dos diferentes capítulos se preocuparam em criar textos concisos e de fácil compreensão, porém, com as informações imprescindíveis à capacitação do cardiologista.

Acredito que este livro se transformará numa ferramenta extremamente útil para a formação do cardiologista e também para a prática clínica diária de especialistas mais experientes. Assim, é com grande satisfação que introduzo uma obra de tal importância para a Cardiologia Nacional, construída em nossa Instituição.

Prof. Dr. Roberto Kalil Filho
Titular da Disciplina de Cardiologia da FMUSP
Diretor da Divisão de Cardiologia
Clínica do InCor – HCFMUSP

Homenagem

Paulo Jorge Moffa*, nascido em Casa Branca, estado de São Paulo, fez seu curso fundamental no Instituto de Educação "Dr. Francisco Thomaz de Carvalho" dessa cidade e o curso de graduação na Faculdade de Medicina de Ribeirão Preto da Universidade de São Paulo (USP, 1961-1966).

Sua iniciação na área da cardiologia se deu na Divisão da 2ª Clínica Médica do Hospital das Clínicas, chefiada pelo professor Luiz V. Décourt, onde ingressou como estagiário e aluno do curso de especialização em cardiologia em 1967. Já no ano seguinte, foi convidado para ocupar o cargo de médico assistente daquela instituição, pertencente à Faculdade de Medicina da USP (FMUSP), na qual se aperfeiçoou na área de eletrocardiografia e vetorcardiografia e, particularmente, no desenvolvimento da vetorcardiografia.

Os primeiros anos dessa fase se caracterizaram por estudos cardiológicos não invasivos que abrangeram cardiopatias congênitas e seus primeiros trabalhos sobre bloqueios divisionais do feixe de His. Outrossim, os conhecimentos adquiridos propiciaram diversas comunicações e numerosas participações didáticas no curso oficial da FMUSP, e convites para ministrar cursos em outros centros de ensino ou científicos do país. Ademais, teve a oportunidade de contribuir para a formação de docentes da faculdade de medicina em suas teses de doutoramento ou de livre-docência.

Paralelamente ao seu aperfeiçoamento cardiológico, teve a oportunidade de colaborar com a disciplina de propedêutica, de 1971 a 1985, do que resultou uma adequada complementação de sua formação clínica.

Cinco anos decorridos, conseguiu realizar sua tese de doutoramento intitulada *Estudo Vetorcardiográfico da Transposição Corrigida dos Grandes Vasos de Base* que, além de aprovada com distinção, obteve o prêmio "Ovídio Pires de Campos - 1972" pelo melhor trabalho realizado no Serviço do professor Décourt daquele ano.

Ainda em 1972, assumiu a função de professor assistente da FMUSP, ratificada em concurso posterior (1976).

Tem sido professor responsável de disciplinas de pós-graduação da FMUSP desde 1975 até a presente data, a saber: eletrocardiografia superior I (MCL 721); eletrocardiografia superior II (MCL 722); e vetorcardiografia (MCL 723).

Entretanto, o estudo das perturbações da condução intraventricular do estímulo elétrico salientou-se em suas pesquisas. Assim, pôde estabelecer a sistematização do estudo vetorcardiográfico de bloqueios das subdivisões dos ramos direito e esquerdo, e, finalmente, pôde obter critérios para o reconhecimento do bloqueio divisional anteromedial do ramo esquerdo, do qual resultou sua tese de livre-docência na disciplina de cardiologia dirigida pelo professor Fulvio Pileggi (1980).

As metodologias eletrovetorcardiográficas foram utilizadas amplamente nessas investigações, ultimamente complementadas por mapeamento epiendocárdico.

No Instituto do Coração (InCor), em regime de tempo integral (desde 1982), tem desempenhado diversas funções relacionadas às características próprias de sua especialização, bem como de sua qualidade de membro do corpo docente da FMUSP: supervisor da equipe de eletrocardiografia e vetorcardiografia; coordenador do grupo de estudos da cardiologia do movimento; orientador das reuniões científicas, do serviço de condicionamento físico e da divisão de métodos gráficos; participante do grupo de estudos sobre magnetocardiografia; representante dos livres-docentes no Conselho do Departamento de Cardiopneumologia; representante do Departamento de Cardiopneumologia na Coordenadoria de Aprimoramento Médico; membro do boletim do corpo clínico da diretoria clínica do HC-FMUSP; orientador de alunos do curso de pós-graduação da disciplina de cardiologia; membro da comissão de análise de prontuários e óbitos do InCor.

Além de sua função como professor responsável por disciplinas do curso de pós-graduação e docente no curso de graduação, a importância de sua atividade pode

* Biografia fornecida pelo acadêmico.

ser avaliada ao se observar que possui 138 trabalhos publicados; é autor de 5 livros e de 106 capítulos de livros de texto, além de organizador de outros 6 livros; publicou 159 trabalhos em anais de eventos no Brasil e no exterior; apresentou 97 trabalhos científicos; elaborou outras 23 produções bibliográficas; e teve 30 participações em eventos e congressos.

Como participante brasileiro no IX Congresso de Eletrocardiografia-vetorcardiografia em Tóquio, Japão, apresentou "O Bloqueio Divisional Anteromedial do Ramo Esquerdo na Miocardiopatia da Doença de Chagas" (1982), bem como foi *chairperson* de mesa-redonda.

É autor do livro *Semiologia Cardiológica Não Invasiva*, o qual compreende experiência e conceituações vigentes na Divisão de Métodos Gráficos do InCor. Foi, ainda, revisor-autor da 6ª edição do livro *Eletrocardiograma Normal e Patológico – Noções de Vetorcardiografia*, de autoria do professor João Tranchesi, com a introdução de conceituação atual sobre a ativação elétrica ventricular normal e reescrevendo o capítulo sobre "Bloqueios Divisionais dos Ramos Direito e Esquerdo" (1983).

Colaborou para a formação de docentes e na elaboração de teses e dissertações, tendo sob sua orientação 14 teses de doutoramento e contribuindo para a realização de outras 28 teses de mestrado, doutoramento e livre-docência.

Realizou pós-graduação em nível de docência na área da cardiologia clínica, ao defender tese sobre o *Eletrocardiograma no Bloqueio Divisional Anteromedial na Doenca de Chagas* (1982).

Apresenta atividade profissional contínua como professor associado emérito em cardiologia pela FMUSP. Sua linha de pesquisa, portanto, desde 1972, época de seu doutorado, prolongou-se até o ano de 2010, na área de eletrocardiografia.

Por 43 anos, coordenou durante os Congressos Brasileiros de Cardiologia o "Colóquio de Eletrocardiografia" em homenagem ao Prof. Dr. João Tranchesi. Foi convidado como professor visitante em Long Beach, Califórnia (USA).

É membro da Academia de Medicina de São Paulo desde 1984 e sócio remido da Sociedade Brasileira de Cardiologia desde 2009.

Participou do livro *Cardiologia Clínica*, de autoria de Antonio Carlos Lopes, que recebeu o Prêmio Jabuti em 2004.

Publicou os seguintes livros: *Semiologia Cardiológica Não Invasiva* (1979); *Eletrocardiologia do Vetorcardiograma em Determinados Estados Patológicos – Propedêutica Cardiológica* (1977); *Eletrocardiograma Normal e Patológico* (2001); *Eletrocardiologia Atual* (2008, duas edições); e *Eletrocardiografia: Uma Abordagem Didática* (2010).

Transcrição completa do texto publicado na Revista "7 de Março" da Academia de Medicina de São Paulo.

Colaboradores

Alessandra Roggério. Doutora em Ciências Médicas – Cardiologia pela Faculdade de Medicina da Universidade de São Paulo.

André Assis L. Carmo. Médico eletrofisiologista do Hospital das Clínicas da Universidade Federal de Minas Gerais. Especialista em Eletrofisiologia pela Sociedade Brasileira de Arritmias Cardíacas (SOBRAC).

Augusto Hiroshi Uchida. Doutor em Cardiologia pela Faculdade de Medicina da Universidade de São Paulo (FMUSP). Médico Assistente do Serviço de Eletrocardiologia do Instituto do Coração (InCor) do Hospital das Clínicas da FMUSP.

Carlos Alberto Pastore. Livre-docente pela Faculdade de Medicina da Universidade de São Paulo (FMUSP). Professor Colaborador Médico FMUSP. Diretor de Serviços Médicos junto à Diretoria Executiva do Instituto do Coração do Hospital das Clínicas da FMUSP.

Carlos Eduardo Rochitte. Professor Livre-docente e Doutor do Setor de Ressonância Magnética e Tomografia Computadorizada Cardiovascular do Instituto do Coração do Hospital das Clínicas da Faculdade de Medicina da Universidade de São Paulo (InCor-HCFMUSP). Vice-coordenador da Pós-graduação *lato sensu* de Ressonância Magnética e Tomografia Computadorizada Cardiovascular do InCor-HCFMUSP. Coordenador do Setor de Ressonância Magnética e Tomografia Computadorizada Cardiovascular do Hospital do Coração (HCor).

Célia Maria Cássaro Strunz. Doutora em Ciências Biológicas (Biologia Molecular) pela Universidade Federal de São Paulo. Diretora do Laboratório de Análises Clínicas do Instituto do Coração do Hospital das Clínicas da Faculdade de Medicina da Universidade de São Paulo.

Cesar José Grupi. Doutor em Medicina pela Faculdade de Medicina da Universidade de São Paulo (USP). Médico Chefe do Setor de Monitoração Ambulatorial do Serviço de Eletrocardiologia do Instituto do Coração (InCor) do Hospital das Clínicas da Faculdade de Medicina da USP.

Cláudio Luiz Lucarelli. Doutor em Medicina – Radiologia pela Universidade de São Paulo. Diretor do Serviço de Radiologia do Instituto do Coração do Hospital das Clínicas da Faculdade de Medicina da Universidade de São Paulo.

Dominique Delbeke. Dominique Delbeke. M.D., Ph.D. Professor of Radiology and Radiological Sciences Vanderbilt Univeristy Medical Center, Nashville, TN.

Eduardo Sosa. Diretor da Unidade Clínica de Arritmia e Marca-passo do Instituto do Coração do Hospital das Clínicas da Faculdade de Medicina da Universidade de São Paulo.

Eulógio Emílio Martinez Filho. Hemodinamicista do Hospital do Coração (HCor) da Associação do Sanatório Sírio de São Paulo. Professor Titular de Cardiologia pela Escola Paulista de Medicina – Universidade Federal de São Paulo.

Fábio Trentin. Especialista em Cardiologia pela Sociedade Brasileira de Cardiologia (SBC). Médico residente do Serviço de Hemodinâmica e Cardiologia Intervencionista do Instituto do Coração da Faculdade de Medicina da Universidade de São Paulo.

Guilherme Urpia Monte. Residência Médica em Cardiologia. Especialização em Ressonância Magnética e Tomografia.

Igor Ribeiro de Castro Bienert. Especialista em Cardiologia e Cardiologia Intervencionista pelo Instituto do Coração da Faculdade de Medicina da Universidade de São Paulo. Coordenador do Serviço de Hemodinâmica e Cardiologia Intervencionista da Faculdade de Medicina de Marília.

Jeane Mike Tsutsui. Professora Livre-docente da Faculdade de Medicina da Universidade de São Paulo (FMUSP). Supervisora da Equipe de Ecocardiografia em Adultos do Instituto do Coração do Hospital das Clínicas da FMUSP.

João Vicente Vitola. Cardiologista e Médico Nuclear. Diretor da Quanta – Diagnóstico Nuclear.

Juliano Julio Cerci. MD, PhD. Diretor do Serviço de PET/CT da Quanta – Diagnóstico Nuclear.

Kiyomi Kato Uezumi. Doutora em Medicina – Radiologia pela Universidade de São Paulo. Médica Supervisora do Serviço de Radiologia do Instituto do Coração do Hospital das Clínicas da Faculdade de Medicina da Universidade de São Paulo (InCor-HC-FMUSP). Médica Chefe do Serviço de Tomografia do InCor-HCFMUSP.

Marcos Roberto Queiroz França. Cardiologista titulado pela Sociedade Brasileira de Cardiologia (SBC). Eletrofisiologista habilitado pela Sociedade Brasileira de Arritmias Cardíacas (SOBRAC).

Maria Clementina P. Giorgi. Doutora em Medicina pela Faculdade de Medicina da Universidade de São Paulo (FMUSP). Médica Assistente do Serviço de Medicina Nuclear e Imagem Molecular do Instituto do Coração do Hospital das Clínicas da FMUSP.

Marisa Izaki. Médica Assistente do Serviço de Medicina Nuclear e Imagem Molecular do Instituto do Coração do Hospital das Clínicas da Faculdade de Medicina da Universidade de São Paulo. Doutora em Medicina – Cardiologia e Especialista em Medicina Nuclear pela Faculdade de Medicina da Universidade de São Paulo.

Mauricio Scanavacca. Professor Livre-docente pela Faculdade de Medicina da Universidade de São Paulo.

Max Grinberg. Diretor da Unidade Clínica de Valvopatias do Instituto do Coração do Hospital das Clínicas da Faculdade de Medicina da Universidade de São Paulo.

Mônica S. Avila. Especialista em Cardiologia pela Sociedade Brasileira de Cardiologia (SBC). Médica plantonista do Setor de Emergência do Instituto do Coração do Hospital das Clínicas da Faculdade de Medicina da Universidade de São Paulo.

Paulo Augusto de Camargo Jr. Médico Assistente do Serviço de Eletrocardiologia do Instituto do Coração (InCor) do Hospital das Clínicas da Faculdade de Medicina da Universidade de São Paulo (HC-FMUSP).

Sílvio Alves Barbosa. Médico Assistente do Serviço de *Holter* do Instituto do Coração do Hospital das Clínicas da Faculdade de Medicina da Universidade de São Paulo.

Simone Cristina Soares Brandão. Médica do Hospital das Clínicas da Universidade Federal de Pernambuco (UFPE). Chefe do Serviço de Medicina Nuclear do Hospital das Clínicas da UFPE. Doutora em Medicina – Cardiologia pela Faculdade de Medicina da Universidade de São Paulo. Professora Adjunta da disciplina Métodos Complementares de Diagnóstico da UFPE.

Sissy Lara. Médica Assistente da Unidade Clínica de Arritmia e Marca-passo do Instituto do Coração do Hospital das Clínicas da Faculdade de Medicina da Universidade de São Paulo (InCor-HCFMUSP). Doutora em Cardiologia pela FMUSP.

Tarso Augusto Duenhas Accorsi. Médico Assistente da Unidade Clínica de Valvopatias do Instituto do Coração do Hospital das Clínicas da Faculdade de Medicina da Universidade de São Paulo.

Tiago Augusto Magalhães. Médico Pesquisador do Setor de Ressonância Magnética e Tomografia Computadorizada Cardiovascular do Instituto do Coração do Hospital das Clínicas da Faculdade de Medicina da Universidade de São Paulo (InCor-HCFMUSP). Médico Assistente do Setor de Ressonância Magnética e Tomografia Computadorizada Cardiovascular do Hospital Sírio-Libanês. Médico Assistente do Setor de Ressonância Magnética e Tomografia Computadorizada Cardiovascular do Hospital do Coração (HCor).

Vanessa Monteiro da Silva. Doutora em Ciências Médicas – Cardiologia pela Faculdade de Medicina da Universidade de São Paulo (FMUSP). Analista Chefe do Setor de Hemostasia do Laboratório de Análises Clínicas do Instituto do Coração do Hospital das Clínicas da FMUSP.

William Azem Chalela. Diretor do Serviço de Eletrocardiologia do Instituto do Coração do Hospital das Clínicas da Faculdade de Medicina da Universidade de São Paulo (InCor-HCFMUSP). Médico Supervisor do Laboratório de Estresse Cardiovascular da Sociedade Beneficente de Senhoras do Hospital Sírio-Libanês. Professor Colaborador Médico da disciplina de Cardiologia do Departamento de Cardiopneumologia da FMUSP.

Wilson Mathias Junior. Professor Livre-docente de Cardiologia da Faculdade de Medicina da Universidade de São Paulo (FMUSP). Diretor do Serviço de Ecocardiografia do Instituto do Coração do Hospital das Clínicas da FMUSP.

Índice

CAPÍTULO

1

Introdução à Semiologia Cardiovascular

Paulo Jorge Moffa
Paulo César Ribeiro Sanches
Noedir Antonio Groppo Stolf

CONSIDERAÇÕES GERAIS

O emprego adequado de técnicas propedêuticas para a avaliação do sistema cardiovascular fornece dados suficientes para o estabelecimento do diagnóstico das diversas cardiopatias, além de permitir a estimativa do grau de comprometimento funcional do coração. Na cardiologia, da mesma forma que em outras áreas da medicina, existe forte tendência à solicitação de exames subsidiários mais sofisticados e dispendiosos, por vezes invasivos, para o estabelecimento do diagnóstico, quando, na realidade, a história clínica e o exame físico meticulosos são perfeitamente capazes de fornecer a hipótese diagnóstica. Ainda, alguns exames subsidiários podem fornecer resultados que não modificam a escolha do tratamento. Assim, a propedêutica clínica propicia a obtenção de informações imprescindíveis até para a escolha de exames subsidiários mais apropriados.

Vários profissionais acreditam que o avanço tecnológico da medicina reduziu a importância da propedêutica clínica. Muitos não se envergonham de admitir que não examinam seus pacientes, alegando que, atualmente, existem métodos mais "*práticos*" para a obtenção de diagnósticos. Também, não é incomum o questionamento quanto à utilidade da ausculta cardíaca, uma vez que tudo é "*revelado*" pelo ecocardiograma. Fato semelhante aconteceu com a propedêutica pulmonar, que ficou praticamente restrita à verificação da existência ou não de ruídos adventícios, relatada quase que de forma leiga, ou seja, "*os pulmões estão limpos*", deixando para a radiografia do tórax a detecção de alterações pulmonares e pleurais.

Atualmente, os médicos admitem que não acreditam na precisão da história clínica e do exame físico para a obtenção do diagnóstico e solicitam, quase que invariavelmente, métodos de imagem ou outro tipo de exame subsidiário. No entanto, não levam em consideração que esse comportamento torna a prática médica extremamente *dispendiosa* e, infelizmente, a maioria dos exames exige a interpretação dos solicitantes ou de outro profissional, que também pode errar. Não é incomum a liberação de pacientes de serviços de pronto-socorro para o domicílio com infarto agudo do miocárdio. A revisão dos prontuários desses pacientes revela, de maneira monótona, que a história clínica era característica, o registro do exame físico lacônico e o traçado eletrocardiográfico, com alterações sutis da fase aguda, não fora adequadamente interpretado. Lamentavelmente, quando se questionam esses profissionais quanto à liberação inadequada desses pacientes, invariavelmente "*responsabilizam*" o traçado eletrocardiográfico por "*não ter mostrado o infarto do miocárdio*".

O *exame subsidiário* deveria ser apenas um complemento da história clínica e do exame físico para: estabelecimento do diagnóstico, escolha do tratamento e, finalmente, definição do prognóstico.

Este livro fornece as informações necessárias para o aprendizado das técnicas propedêuticas para a avaliação do sistema cardiovascular e os principais exames subsidiários dirigidos a este sistema.

ASPECTOS HISTÓRICOS

Admite-se que as primeiras publicações relacionadas com a semiologia cardíaca tenham sido efetuadas por chineses no ano de 2300 a.C., constituídas, essencialmente, por técnicas de análise do pulso arterial. A existência de doença era definida pelo volume e pela intensidade do pulso arterial, além da regularidade ou irregularidade desta pulsação. Apregoava-se um período longo de palpação do pulso arterial (horas de observação) em diferentes pontos e, se o paciente fosse do sexo feminino, aconselhava-se iniciar a palpação pelos pulsos arteriais da direita e, se fosse do sexo masculino, iniciava-se pelos da esquerda. No entanto, os chineses não relacionaram a pulsação arterial ao batimento cardíaco, o que ocorreu apenas no ano 344 a.C., na Alexandria, por Herófilo, que percebeu a sincronia destes dois fenômenos.

Em 1700, Sir John Floyer, na sua publicação *The Physician's Pulse Watch*, descreveu as características da pulsação arterial normal e anormal, além de outros parâmetros essenciais, como frequência, ritmo, amplitude, intensidade e compressibilidade. Atribui-se a primeira descrição do pulso venoso cervical a Giovanni Maria Lancisi, em 1728, descrito como "*flutuação sistólica*" da veia jugular em um portador de insuficiência de tricúspide (confirmada por necropsia). Em 1794, John Hunter, na sua publicação *Treatise on the Blood, Inflammation, and Gun-Shot Wounds*, descreveu a pulsação rítmica das grandes veias do pescoço, correlacionando-a à contração cardíaca. Após aproximadamente um século, Chauveau e Marey publicaram os clássicos registros gráficos do pulso venoso jugular.

No início do século XX, Carl Wiggers mostrou que o registro do pulso venoso jugular tinha configuração muito semelhante à das ondas registradas diretamente do átrio direito, enfatizando que a análise do pulso venoso jugular poderia ser útil para a interpretação dos eventos dinâmicos do coração. A seguir, em 1902, Sir James Mackenzie, na sua publicação *Study of the Pulse*, estabeleceu o valor da avaliação do pulso venoso jugular, revalorizado por Paul Hamilton Wood em 1950.

Nos papiros médicos de Ebers (1550 a.C.), evidencia-se a prática da técnica semiológica de palpação do precórdio, orientando os médicos a colocarem as mãos ou os dedos "sobre o local do coração", no capítulo intitulado *Conhecimentos sobre os movimentos do coração*.

A maioria dos historiadores admite que a descoberta da circulação do sangue por William Harvey (Figura 1.1), no século XVII, define o início da história moderna da medicina cardiovascular.

Após William Harvey, a medicina cardiovascular atravessou várias fases, iniciando-se pela anatomia descritiva e patologia, nos séculos XVII e XVIII, seguida da ausculta e suas correlações, portanto, um período profícuo de desenvolvimento da semiologia cardiovascular, nos séculos XIX e XX, caracterizando-se, no século XXI, pelos avanços no diagnóstico e tratamento das diferentes cardiopatias.

O desenvolvimento de aparelhos de precisão satisfatória, como o esfigmomanômetro, o eletrocardiograma e o raios X, no início do século XX, desencadeou a criação de nova especialidade, a *Cardiologia*. A ausculta cardíaca, já praticada por Hipócrates (460 a 730 a.C.), que colocava o ouvido diretamente sobre o tórax do paciente, apresentou grande desenvolvimento com a invenção do estetoscópio por René Laennec, em Paris (1816). O contínuo aperfeiçoamento dessa técnica semiótica de auscultar os sons cardíacos promoveu a sua difusão pela Europa e Grã-Bretanha, principalmente pelo empenho de Stokes, Hope, Williams e outros professores da mesma época, alcançando a América pela inestimável participação de Austin Flint. Dessa maneira, no século XIX, o estetoscópio tornou-se a ferramenta indispensável para o exame do coração e dos pulmões e o símbolo indiscutível da profissão médica, reconhecido até por leigos.

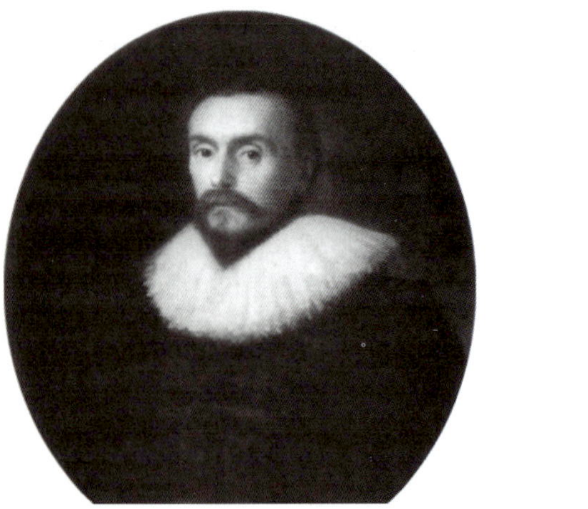

Figura 1.1 – William Harvey.

A seguir, surgiram as colaborações de grandes nomes da semiologia cardiovascular, como Bowles (1894) e Sprague (1926). Em 1933, Samuel Levine introduziu a graduação dos sopros sistólicos. Em 1940, os trabalhos de Rappaport e Sprague definiram os princípios acústicos dos sons cardiovasculares, melhorando a compreensão desses fenômenos. Paul Wood, Aubrey Leatham, Samuel Levine e outros, de 1956 e 1975, correlacionaram os conceitos relacionados com a ausculta cardíaca com a fonocardiografia e o cateterismo cardíaco. É oportuno lembrar que, apesar do desenvolvimento dos métodos de imagem, a ausculta cardíaca continua sendo técnica semiótica de grande valor.

Outro aspecto importante da história da semiologia cardiovascular é a invenção do eletrocardiograma por Willem Einthoven (Figura 1.2) (1902), um fisiologista de Utrecht, com o desenvolvimento do galvanômetro de corda.

Celebridades como J. Willis Hurst, Eugene Braunwald e Valentin Fuster fazem parte da história contemporânea da semiologia cardiovascular.

No *Brasil*, a história da *semiologia cardiovascular* confunde-se com a do desenvolvimento da especialidade de cardiologia. Precocemente, em 1898, Martins Costa e Carlos Alvarenga publicaram a primeira obra cardiológica, denominada *Moléstias do Coração e dos Grandes Vasos Arteriais*. A seguir, Osvaldo de Oliveira publicou o seu livro *Noções Fundamentais de Cardiologia*. No

978-85-4120-208-4

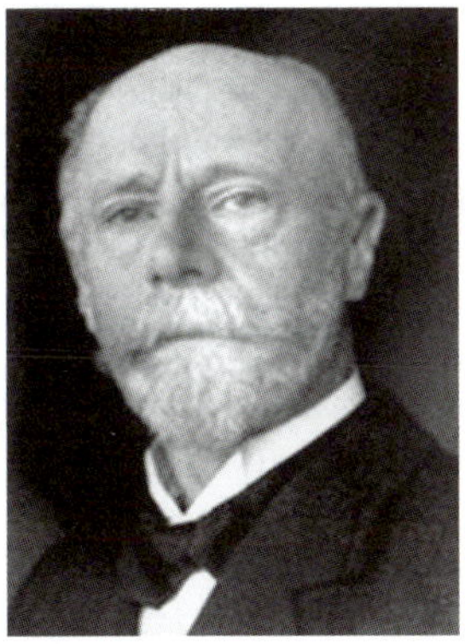

Figura 1.2 – Willem Einthoven.

entanto, em 1909, Carlos Justiniano Ribeiro das Chagas e seus colaboradores, como Gaspar Viana, Eurico Vilela, Emmanuel Dias e Magarinos Torres, descobriram a *tripanossomíase americana*, recebendo a justa denominação de *doença de Chagas*. *Carlos Chagas*, em curto período de pesquisa e observação clínica, descobriu o patógeno (incluindo o seu ciclo evolutivo), a epidemiologia, a anatomia patológica, as manifestações clínicas (fase aguda e crônica), o vetor e os hospedeiros, além de grande parte dos aspectos fisiopatológicos responsáveis pelas manifestações clínicas da enfermidade. Não há feito comparável na história da medicina, principalmente se levarmos em consideração que dispunha apenas de um vagão e um microscópio, aos 29 anos de idade, em Lassance, Minas Gerais (1908) (Figura 1.3).

Carlos Chagas também foi um dos primeiros a trazer um eletrocardiógrafo para o Instituto em Manguinhos, atual Fundação Oswaldo Cruz (Fiocruz), e com uma visão avançada de fazer ciência, compartilhou com seus colegas e discípulos o processo da descoberta e das pesquisas que aperfeiçoaram o conhecimento completo da enfermidade. Ainda no Rio de Janeiro, não podemos esquecer as contribuições pioneiras de Magalhães Gomes e Antônio Villela, bem como as de Jairo Ramos Barbosa Correia e Celestino Bourroul.

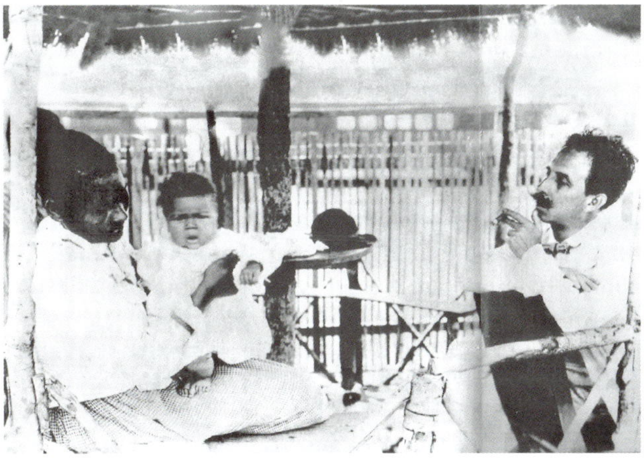

Figura 1.3 – Carlos Chagas fotografado quando atendia uma criança em Lassance, MG.

No Hospital Municipal de São Paulo, no ano de 1941, o Dr. Dante Pazzanese criou a primeira instituição médica especializada em cardiologia, que posteriormente recebeu o seu nome – Instituto Dante Pazzanese de Cardiologia. Já nessa época, ministrava curso anual de eletrocardiografia, extremamente concorrido. A seguir, em 14 de agosto 1943, os alunos do 3º Curso do Serviço de Cardiologia do Hospital Municipal de São Paulo, coordenados por Dante Pazzanese, fundaram a *Sociedade Brasileira de Cardiologia*, com os seguintes sócios fundadores: Aben Athar Filho, do Pará; Newton de Souza, Arnaldo Marques e Ovídio Montenegro, de Pernambuco; Adriano Pondé, da Bahia; Calil Porto e Caio Benjamin Dias, de Minas Gerais; Weber Pimenta Bueno, Waldemar Deccache, Luiz Feijó, Agenor Porto, Oscar Ferreira Júnior, Genival Londres, Roberto Menezes de Oliveira e Vieira Romeiro, do Rio de Janeiro; *Mendonça de Barros, Luiz V. Décourt e Bernardino Tranchesi, de São Paulo*; Anchises de Faria, do Paraná; Djalma Moellmann, de Santa Catarina; e Aldo Chaves, Henrique Faillace, Rubens Maciel e Mário Salis, do Rio Grande do Sul (Figura 1.4).

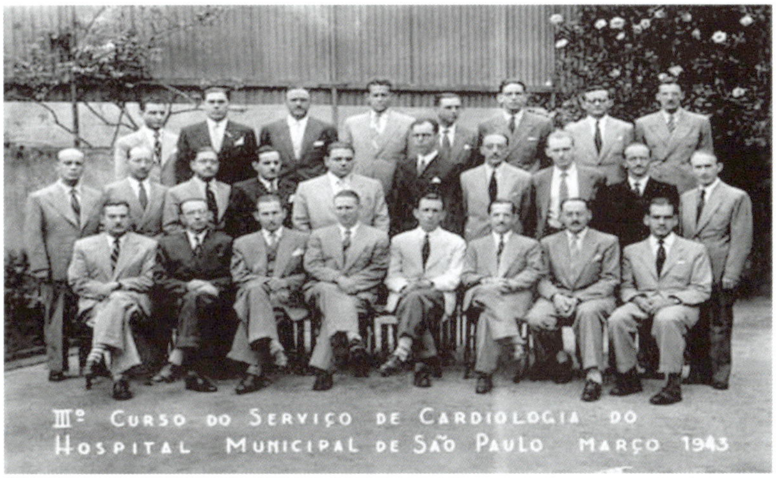

Figura 1.4 – Alunos do 3º Curso do Serviço de Cardiologia do Hospital Municipal de São Paulo, março de 1943. O Dr. Dante Pazzanese é o de paletó claro na primeira fila. É desnecessário enfatizar o papel da Sociedade Brasileira de Cardiologia no desenvolvimento dessa especialidade no país.

Para maiores detalhes sobre a história da Cardiologia, recomendamos a leitura do primeiro capítulo da 2ª edição do livro *Doenças do Coração – Prevenção e Tratamento*, do Prof. Dr. Celmo Celeno Porto – que por sua vez também prestou enorme contribuição ao ensino da semiologia cardiovascular pela publicação dos seus livros de semiologia –, capítulo este intitulado *Cem anos da história da cardiologia no Brasil*, de autoria do Prof. Dr. Rafael Leite Luna.

Gostaríamos de ressaltar a inestimável e singular contribuição do Prof. Dr. Silvio dos Santos Carvalhal (Figura 1.5) para o desenvolvimento da semiologia geral e cardiovascular neste país. Criador e idealizador de doutrina própria de ensino médico, pela *correlação anatomoclínica*, esse mestre foi responsável pela formação de vários professores e pesquisadores, incluindo a da do Dr. Paulo César Ribeiro Sanches, na Faculdade de Ciências Médicas da Universidade de Campinas (FCM-UNICAMP).

Para esse educador, a *correlação anatomoclínica* abrange as relações que existem entre o principal, a anatomia patológica, e as eventuais manifestações clínicas dependentes desta. A patologia é encarada como principal porque dos seus atributos físicos e funcionais é que surgem as manifestações sugestivas da sua existência e autenticidade, os diagnósticos clínicos. A correlação anatomoclínica constitui método de ensino capaz de formar médicos adequadamente preparados para aferir o diagnóstico clínico pelo domínio da anatomia patológica. Essa competência exige o conhecimento profundo da patologia e sua expressão sintomatológica, ou seja, o médico deve conhecer toda a semiotécnica clínica e o seu significado em termos de diagnóstico anatomopatológico. Resumindo, a proficiência em anatomia patológica e clínica médica em um único profissional.

O médico com formação anatomoclínica compreende, discute e forma sua opinião nos dois campos em confronto, ou seja, a semiologia clínica e os achados anatomopatológicos correspondentes.

O Prof. Dr. Luiz Venere Décourt (Figura 1.6), natural de Campinas, SP, graduou-se pela Faculdade de Medicina da Universidade de São Paulo (FMUSP) e obteve os títulos de Doutor em Medicina e Livre-docente em 1950. Em seguida, tornou-se Professor Titular de Clínica Cardiológica e Professor Catedrático do Departamento de Clínica Médica da FMUSP.

Décourt e o Prof. Dr. Euryclides de Jesus Zerbini criaram as disciplinas de Cardiologia Clínica e de Cirurgia Cardíaca da FMUSP. No Hospital das Clínicas (HC), criaram os Serviços de Tratamento Clínico e Cirúrgico das Cardiopatias, propiciando, em 1977, a fundação do Instituto do Coração (InCor) do HC-FMUSP, exercendo o Prof. Dr. Décourt o cargo de Diretor Científico até a aposentadoria. Após esse evento, em 1981, continuou a desenvolver atividades didáticas e científicas no InCor-HC-FMUSP como Professor Emérito.

Seriam necessárias várias páginas deste livro para a tentativa de resumir as inúmeras contribuições do Prof. Dr. Luiz Venere Décourt à Semiologia Cardiovascular.

O Prof. Dr. Luiz Gastão Costa Carvalho Serro-Azul, também graduado pela FMUSP, tornou-se Doutor e Livre-docente de Clínica Médica, além de Professor Associado de Clínica Médica e Professor Adjunto de Cardiologia. A sua enorme contribuição à Semiologia Cardiovascular torna-se evidente ao enumerarmos as suas atividades universitárias mais expressivas como: Coordenador da Enfermaria de Propedêutica do HC e Diretor da Divisão de Cardiologia Social do InCor-HC-FMUSP, compreendendo os Serviços de Condicionamento Físico, Aterosclerose e Cardiologia Geriátrica, associado ao Serviço de Geriatria do Instituto Central do HC-FMUSP, resultado de projeto de sua autoria e implan-

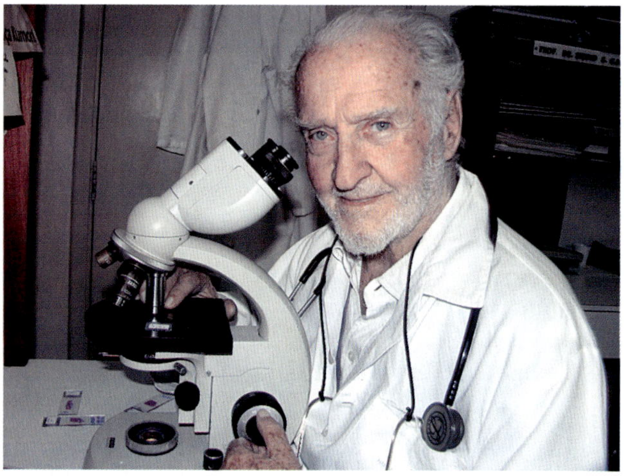

Figura 1.5 – Prof. Dr. Silvio dos Santos Carvalhal flagrado com as ferramentas básicas das suas atividades principais – o estetoscópio e o microscópio.

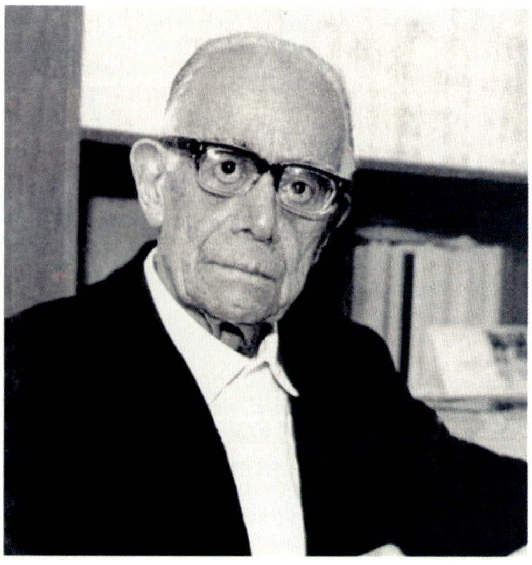

Figura 1.6 – Prof. Dr. Luiz Venere Décourt.

978-85-4120-208-4

tado em 1982; autor e colaborador de inúmeros trabalhos e comunicações científicas; foi Professor Regente da disciplina de Propedêutica Médica do curso de graduação da FMUSP durante 14 anos, além de professor de diversos cursos de aperfeiçoamento e extensão universitária, incluindo a coordenação do Curso de Pós-graduação em Geriatria da área de Cardiologia Clínica do InCor-HC-FMUSP. Foi autor principal dos livros editados pela Editora Guanabara-Koogan: *Propedêutica Cardiológica – Bases Fisiopatológicas* (1ª e 2ª edições) e *Clínica do Indivíduo Idoso*. Em 1994, aposentado pela FMUSP, interrompeu as atividades acadêmicas e passou a dedicar-se à clínica particular em seu consultório e no Hospital Sírio-Libanês.

O Prof. Dr. Fúlvio José Carlos Pileggi também graduou-se em medicina pela FMUSP em 1952. Entre 1955 e 1957, estagiou no Instituto Nacional de Cardiologia do México, que, nesta época, destacava-se como importante centro de cardiologia mundial. Ingressou nessa instituição como médico interno e, posteriormente, tornou-se responsável pelos cursos de Cardiologia e Nefrologia.

Ao retornar ao Brasil, passou a trabalhar na FMUSP como médico assistente, com progressiva ascensão até alcançar o cargo de Chefe do Departamento de Cardiopneumologia da FMUSP (1986-1997). Integrou a comissão de planejamento do InCor-HC-FMUSP (1968-1978), desempenhando papel decisivo na sua implantação. Ocupou o cargo de Diretor Geral dessa instituição (1981-1997) e também presidiu o Conselho Diretor. Nos 50 anos de exercício da medicina, publicou mais de 500 artigos em revistas científicas nacionais e mais de 200 artigos em publicações estrangeiras.

O Prof. Dr. João Tranchesi foi um dos docentes mais eminentes da Propedêutica Eletro e Vetorcardiográfica nacional. Graduado em medicina pela FMUSP, em 1941, transferiu-se para a Georgetown University, Washington-DC, Estados Unidos, como *Fellow in Medicine*, e, nesta instituição, trabalhou durante muitos anos sob a supervisão do Prof. Dr. Proctor Harvey e chegou a participar da elaboração do livro *Unipolar Electrocardiography* do Dr. Joseph Barker. Também trabalhou no Instituto Nacional de Cardiologia do México (1951-1953), sob a supervisão do Prof. Dr. Ignácio Chavez Rivera.

Ao retornar ao Brasil, tornou-se Chefe do Serviço de Eletrocardiografia do HC-FMUSP (1956-1966). Também seriam necessárias várias páginas deste livro para relatar as suas inúmeras contribuições à Semiologia Cardiovascular, principalmente na área da Eletrocardiografia: autor e coautor de mais de uma centena de artigos científicos originais, em periódicos nacionais e internacionais; autor de quatro livros de eletro e vetorcardiografia – *Eletrocardiografia Vetorial*, *Eletrofisiologia Experimental*, *Exercícios de Interpretação do ECG* e, finalmente, a sua maior contribuição internacional, *O Eletrocardiograma Normal e Patológico*; foi o responsável por cinco edições desta obra em português, cinco edições em espanhol e duas edições em italiano. A sexta edição dessa obra (1982), totalmente revisada e atualizada pelo Prof. Dr. Paulo Jorge Moffa, foi publicada após a sua morte precoce aos 56 anos de idade (1978). A sétima edição (2001) foi novamente revisada, ampliada e atualizada pelo Prof. Dr. Paulo Jorge Moffa e pelo Dr. Paulo César Ribeiro Sanches, que no momento da elaboração deste livro já se encontra esgotada.

APRENDIZAGEM DE TÉCNICAS NOVAS

O processo de aprendizagem de novas técnicas envolve várias etapas. Muitos indivíduos acreditam que estejam "aprendendo" quando leem um texto sobre determinado assunto. Na realidade, estão apenas coletando informações, uma vez que o processo de aprendizagem é um pouco mais complexo e compreende basicamente quatro etapas:

1. *Informação:* é coletada pelos nossos cinco sentidos e deve ser encarada inicialmente como sinais que são transmitidos para áreas cerebrais específicas, ou seja, os sinais coletados pela visão são registrados em uma área do cérebro e aqueles coletados pela audição em outra. Assim, a informação representa apenas a coleta de dados pelos diferentes sentidos, com "registro" em diferentes áreas cerebrais.
2. *Memorização:* a informação coletada pelos cinco sentidos é registrada no cérebro, mas pode ou não ser "armazenada" neste órgão, dependendo da frequência com que é utilizada ou da ligação com outra informação armazenada no cérebro, que é frequentemente utilizada. Em suma, a partir do registro da informação no cérebro, o indivíduo deve tomar uma decisão consciente quanto à necessidade do armazenamento desta informação.
3. *Pensamento:* o pensamento provoca a "reconstrução" ou a "manipulação" das memórias. Esse processo ativo, conhecido como "pensamento", reestrutura memórias armazenadas no cérebro em diferentes períodos, exigindo atenção e extrema concentração nesta atividade mental. Finalmente, a reconstrução ou a reestruturação das memórias cria uma nova percepção sobre o que está sendo objeto do pensamento.
4. *Aprendizagem:* a aprendizagem de qualquer técnica exige o acúmulo de diferentes conceitos sobre a execução desta e, além disto, muita prática. Se a prática for repetitiva e, ainda, supervisionada, o indivíduo adquire proficiência nessa técnica. Enfim, a *aprendizagem* é uma atividade mental complexa, que exige o *registro de informações* no cérebro, a *criação de memórias* pelo armazenamento destas

no mesmo órgão, a *manipulação ou a reestruturação* destas informações e a repetição desta atividade mental, principalmente se supervisionada, até o indivíduo alcançar a *proficiência* nesta.

O melhor exemplo da complexidade da aprendizagem é o de tocar piano. Por exemplo, um indivíduo pode assistir várias aulas teóricas de música, constituindo a coleta de informações, porém, ao terminar essas aulas, não tem qualquer condição de tocar piano. A prática junto ao piano, sob a supervisão do professor, é que tem condições de realmente fazer com que o indivíduo toque piano, ou seja, a repetição de atividade mental e física de tocar o instrumento.

A aprendizagem das técnicas semiológicas em cardiologia envolve todos esses aspectos. São necessários o acúmulo de informações específicas, que necessitam ser relacionadas a outras armazenadas no cérebro, como, por exemplo, àquelas da anatomia humana normal e patológica, a memorização dessas informações, a reconstrução e a reestruturação dessas memórias pela prática repetitiva e frequente dessas técnicas semiológicas. É oportuno enfatizar a importância da supervisão da execução de técnicas semiológicas por docente experiente em semiologia cardiovascular. Por exemplo, a ausculta de um sopro cardíaco pelo aprendiz deve ser confirmada pelo supervisor e aperfeiçoada quanto às características deste fenômeno auscultatório.

Voltamos a enfatizar que a simples leitura desta obra não acarreta o aprendizado da semiologia cardiovascular, principalmente se não for acompanhada de treinamento prático em enfermaria ou ambulatório especializado, sob a supervisão de docente qualificado. No entanto, buscamos a pretensão de oferecer um volume estritamente necessário de informações para a proficiência na obtenção de história clínica adequada, exame físico meticuloso e uso judicioso de exames subsidiários para o diagnóstico preciso das doenças cardiovasculares.

CAPÍTULO

2

Abordagem do Paciente com Cardiopatia Presumida ou Estabelecida

Paulo César Ribeiro Sanches
Paulo Jorge Moffa
Noedir Antonio Groppo Stolf

INTRODUÇÃO

A *observação clínica*, composta da *história clínica* e do *exame físico*, constitui o alicerce da avaliação do paciente com cardiopatia presumida ou estabelecida, uma vez que a proficiência nestes dois procedimentos determina a capacidade de um médico de estabelecer um diagnóstico.

A história clínica detalhada é capaz de definir se o sintoma referido pelo paciente é sugestivo de determinada cardiopatia ou direciona o raciocínio diagnóstico para outro sistema orgânico. Da mesma maneira, essa técnica simples pode excluir a possibilidade de cardiopatia e sugerir a existência de outra doença sistêmica com manifestações cardiovasculares. Ainda, permite a avaliação do impacto dos sintomas sobre o estado emocional do paciente, permitindo também o estabelecimento de relação médico-paciente adequada, que pode durar indefinidamente.

Lamentavelmente, com os avanços extraordinários nos diagnósticos tecnológicos, existe forte tendência na prática clínica diária de submeter o paciente a exames diagnósticos sofisticados, dispendiosos e, eventualmente, desconfortáveis, além de estarem associados a complicações graves, colocando toda a capacidade diagnóstica em um método de imagem ou outro tipo de exame subsidiário. Assim, *a abordagem tecnológica não deve substituir a relação médico-paciente adequada, uma vez que constitui uma das relações mais extraordinárias entre dois seres humanos, que acabam de se conhecer e passam a discutir detalhes sobre os problemas físicos e psicológicos mais íntimos de um deles.*

TÉCNICA PARA A OBTENÇÃO DA HISTÓRIA CLÍNICA

Deve-se permitir que os pacientes relatem o que estão sentindo, ou seja, os seus sintomas, com as próprias palavras. Embora isso possa consumir tempo precioso, porque os pacientes podem fornecer várias informações irrelevantes e inconsistentes, pode permitir que o médico "identifique" outros indícios não verbais, que modificam o significado das queixas dos pacientes, que, por sua vez, ficam extremamente satisfeitos quando são "ouvidos" pelos médicos. Muitos pacientes queixam-se de que os médicos não têm paciência de ouvir as suas queixas relacionadas com as suas maiores aflições, como medo, desespero e dor. Portanto, para a obtenção de história clínica detalhada e completa, os médicos precisam desenvolver a capacidade de ouvir com atenção, paciência, compaixão e compreensão. Resumindo, *ouça mais e fale e interrompa menos!*

São necessários os seguintes cuidados especiais para o aprimoramento da obtenção da história clínica e da relação médico-paciente:

- Apresente-se de maneira adequada e educada, com roupa simples e conservadora ou roupa de cor branca, preferencialmente coberta por jaleco branco, uma vez que não há qualquer justificativa para estar vestido luxuosamente. O asseio é imprescindível e o desleixo é desaconselhável.

- Mesmo que esteja muito atarefado e apressado, não deixe isto transparecer, uma vez que os pacientes são capazes de detectar esta condição, interpretando-a como descaso.
- Não se preocupe em anotar tudo o que o paciente relata, concentrando-se demasiadamente na ficha de observação clínica. Não fique de pé, permaneça sentado e olhe firmemente para os pacientes, anotando o essencial e no menor tempo possível. Melhore a redação da observação clínica em outra oportunidade.
- Tente não interromper o relato dos pacientes! O silêncio adequadamente aplicado é extremamente produtivo. Alguns médicos, na ansiedade de não perder nenhum detalhe, empregam um número excessivo de perguntas. É oportuno citar uma das frases célebres de William Osler: *"Ouça o paciente, ele está contando o diagnóstico!"*.
- A evolução cronológica dos sintomas é muito importante para a conclusão diagnóstica e, se houver dúvida, a repetição e a discussão detalhada dos sintomas não incomodam os pacientes. Assim, não se deve temer o fato de estar inseguro e voltar a discutir uma queixa que não ficou bem esclarecida.
- Excepcionalmente, quando o paciente relata sintomas desconexos e inconsistentes, o interrogatório dirigido deve ser antecipado, com o objetivo de caracterizar a sintomatologia, tendo em mente que isso possa constituir um sinal de disfunção cognitiva. Nessa situação, é aconselhável solicitar o auxílio de parentes próximos ou tutores.

A história clínica é composta dos seguintes itens: identificação (Id), queixa e duração (QD), história da doença atual (HDA), interrogatório sobre os diferentes aparelhos (IDA), antecedentes pessoais (AP) e antecedentes familiares (AF).

Identificação

Deve abranger os itens extremamente necessários ao raciocínio diagnóstico: nome, idade, estado civil, grupo étnico-social, nacionalidade, profissão e procedência.

Queixa e duração

Compreende a transcrição da queixa principal do paciente, ou seja, do sintoma ou da sensação subjetiva de alteração somática ou psíquica que motivou a procura de atenção médica, desde o início até o momento da consulta. Com frequência, nesse item, é possível localizar a região, o órgão ou também o aparelho comprometido. Eventualmente, o paciente refere queixas múltiplas, o que obriga a reestruturação ulterior da QD com vários itens ou o encaixe desses sintomas no IDA.

História da doença atual

Deve ser um relato claro, conciso e com o desenvolvimento cronológico dos sintomas referidos, incluindo a ausência de sintomas, ou seja, dados negativos que possam ter importância para o raciocínio diagnóstico. Como já foi mencionado anteriormente, deve-se permitir que o paciente faça o relato dos sintomas com as próprias palavras (*anamnese passiva*), porém, frequentemente, é necessária a interferência do médico (*anamnese ativa*) para a melhor caracterização dos sintomas de acordo com os seguintes aspectos:

- Início.
- Frequência.
- Fatores precipitantes, agravantes e predisponentes.
- Localização e irradiação.
- Duração.
- Caráter.
- Intensidade.
- Fatores de melhora.
- Manifestações associadas ou circunstantes.

Interrogatório sobre os diferentes aparelhos

Investiga a existência ou a ausência de sintomas comuns relacionados com outros sistemas ou aparelhos do organismo. Compreende a revisão ordenada de uma lista de possíveis sintomas, de maneira que o médico pode checar cada sistema ou aparelho orgânico e descobrir outros sintomas, relacionados ou não aos que foram referidos na QD ou na HDA. Geralmente, efetua-se a revisão de possíveis sintomas literalmente *"da cabeça aos pés"*.

Na avaliação do cardiopata, nesse momento, é possível revelar doenças ou aspectos fisiopatológicos que possam desencadear ou agravar determinada cardiopatia, como, por exemplo, a identificação de sintomas relacionados com doença tireoidiana, anemia, bronquite crônica, infecções das vias aéreas superiores (IVAS) entre outros.

Antecedentes pessoais

Envolve a investigação sobre eventos pregressos, abrangendo as doenças próprias da infância e outras enfermidades já desenvolvidas. Além disso, é oportuno registrar os tratamentos clínicos ou cirúrgicos pregressos, as hospitalizações e os medicamentos utilizados. Também se incluem neste tópico os antecedentes ginecológicos e obstétricos (número de gestações, partos normais ou cesáreos e abortos), incluindo os comportamentos de risco para o desenvolvimento de doenças sexualmente transmissíveis. Ainda, é necessário averiguar os antecedentes psiquiátricos (diagnósticos, tratamentos e eventuais internações), incluindo dados sobre estilo de vida (dieta, exercício físico, ocupação e outros) e vícios (álcool, tabagismo e uso de drogas ilícitas).

Neste tópico, deve-se definir a existência e a magnitude dos principais fatores de risco para a aterosclerose: hipertensão arterial sistêmica (HAS), tabagismo, diabetes, hipercolesterolemia e antecedente familial de doença aterosclerótica.

Antecedentes familiares

Com os avanços da genética cardiovascular, os antecedentes familiares tornaram-se ainda mais importantes e, por isso, deve-se investigar o estado de saúde ou a causa do óbito de avós, pais e de outros membros da família, incluindo a idade em que ocorreram os óbitos. Muitas formas de cardiopatia têm incidência familial, sendo possível a transmissão de defeito em um único gene, como acontece na cardiomiopatia hipertrófica (CMH), na síndrome de Marfan e na forma congênita da síndrome do QT longo. Habitualmente, alterações poligênicas são responsáveis pelo desenvolvimento prematuro de doença arterial coronariana (DAC), HAS essencial, diabetes melito tipo 2 e dislipidemia, ou seja, os fatores de risco mais importantes para a DAC. A incidência familial de doenças cardiovasculares também pode estar associada aos padrões alimentares e comportamentais dos familiares, como o consumo excessivo de sal e calorias, além de tabagismo e alcoolismo.

SINTOMAS DESENCADEADOS PELAS DOENÇAS CARDIOVASCULARES

Os principais sintomas desencadeados por doenças cardiovasculares são: *desconforto ou dor torácica*, *dispneia*, *palpitações*, *síncope*, *edema* e *outros sintomas menos específicos*.

Desconforto ou dor torácica

O desconforto ou a dor torácica constituem os maiores desafios aos médicos que atendem pacientes nos serviços de emergências médicas ou nos consultórios, uma vez que várias doenças cardíacas e extracardíacas podem desencadear estes sintomas, envolvendo órgãos tanto do tórax como do abdome (Figura 2.1). A falha no reconhecimento de doença grave pode ter consequências tão desastrosas quanto a morte do paciente e, em contra-

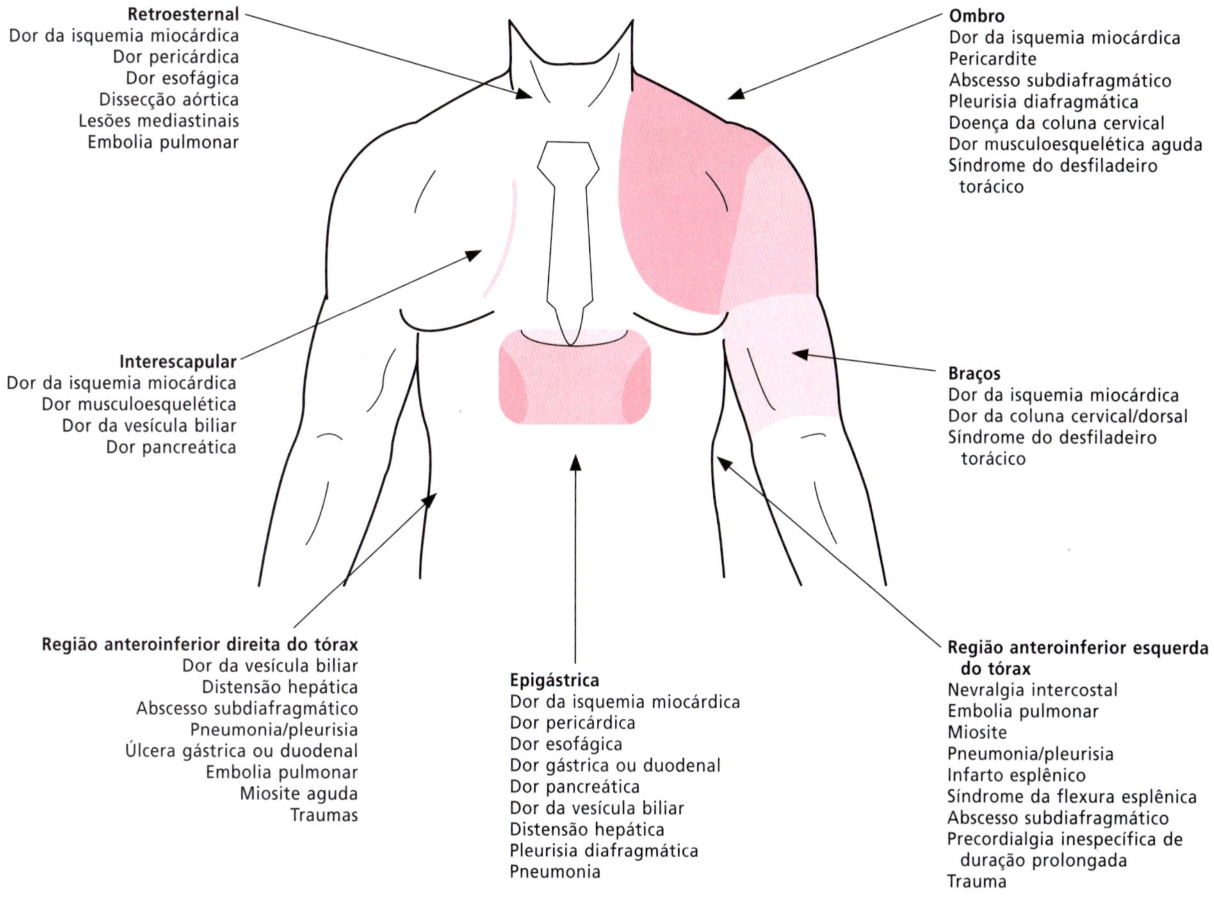

Figura 2.1 – Diagnóstico diferencial de dor torácica de acordo com a localização onde a dor teve início. Importantes doenças intratorácicas ou subdiafragmáticas estão, usualmente, associadas à dor que começa no tórax anterior direito, ombro esquerdo ou parte superior do braço, região interescapular e epigástrio. O esquema não é totalmente conclusivo (por exemplo, nevralgia intercostal ocorre em outras localizações que não área esquerda ou anteroinferior do tórax).

978-85-4120-208-4

partida, o excesso de zelo ou a insegurança profissional podem acarretar a internação hospitalar desnecessária e estressante de portador de enfermidade banal.

São as manifestações clínicas mais importantes da *isquemia miocárdica*, a qual nos portadores de DAC, resulta do desequilíbrio entre a demanda de oxigênio pelo miocárdio e o fluxo sanguíneo coronariano. O *aumento* do consumo de oxigênio pelo miocárdio (*isquemia de demanda*) ou a *diminuição* do fluxo sanguíneo (*isquemia de suprimento*) ou, ainda, a combinação destes dois fatores podem desencadear desconforto ou dor torácica. Em mais de 90% dos casos, a isquemia miocárdica é desencadeada pela diminuição do fluxo sanguíneo (*isquemia de suprimento*) em decorrência de *lesões ateroscleróticas obstrutivas das artérias coronarianas epicárdicas*, mas também pode ser desencadeada por alterações dinâmicas da resistência vascular coronariana, como o *vasospasmo*, que pode incidir em artérias coronarianas normais ou na proximidade de placas ateroscleróticas. *Outras enfermidades*, com menor frequência, também podem diminuir o fluxo sanguíneo coronariano pelo comprometimento dos óstios ou do lúmen desses vasos arteriais, como arterite coronariana, aortite proximal, dissecção coronariana espontânea, dissecção aórtica proximal, embolia coronariana em decorrência de endocardite infecciosa ou não infecciosa ou trombo oriundo do átrio ou ventrículo esquerdo, ponte miocárdica ou alteração congênita das artérias coronarianas. O aumento do consumo de oxigênio, ou melhor, o aumento das necessidades metabólicas do miocárdio, com consequente *isquemia de demanda*, pode ocorrer na CMH, na estenose aórtica e na cardiomiopatia dilatada idiopática (CMD). Na cardiopatia hipertensiva, a hipertrofia ventricular esquerda (HVE) intensa também pode predispor o miocárdio à isquemia pela compressão dos ramos arteriais coronarianos intramurais, o que compromete o fluxo sanguíneo das artérias coronarianas epicárdicas até o endocárdio. Condições extracardíacas que se encaixam na isquemia de demanda envolvem febre, tireotoxicose, anemia grave por perda sanguínea, taquicardia de qualquer etiologia e hipoglicemia.

Admite-se que a dor ou o desconforto torácico sejam decorrentes de episódios isquêmicos que estimulem receptores cardíacos quimio e mecanossensíveis. A estimulação desses receptores provoca a liberação de adenosina, bradicinina e outras substâncias que, por sua vez, estimulam as terminações nervosas de fibras aferentes simpáticas e vagais, que percorrem os nervos até atingirem os cinco gânglios superiores da cadeia torácica simpática e as cinco raízes torácicas dorsais superiores da medula espinal. Os estímulos são transmitidos pela medula espinal ao tálamo e, em seguida, ao córtex cerebral. Na medula espinal, os estímulos aferentes simpáticos do coração podem agregar-se a estímulos somáticos de outras estruturas torácicas, o que pode ser responsável pela dor cardíaca referida.

Em 21 de julho de 1768, William Heberden apresentou o célebre trabalho *Algumas Considerações sobre uma Enfermidade do Peito* ao Colégio Real de Médicos de Londres, com a seguinte conceituação:

> *Mas, existe uma enfermidade do peito, caracterizada por sintomas peculiares e intensos, considerável pelo perigo que a acompanha e não muito rara. A localização e a sensação de asfixia e ansiedade, que é provocada pela mesma, justificam a denominação de* angina pectoris

A palavra angina, utilizada por William Heberden, constitui neologismo de dois termos em latim, *angor animi*, que significam, literalmente, "medo de a vida ser extinta" do peito – *pectoris* –, o que torna evidente que a denominação está mais relacionada com a sensação de asfixia ou sufocamento do que à de dor. No entanto, em 1772, William Heberden publicou a descrição pioneira da *angina pectoris* no capítulo *Pectoris dolor* em *Comentários sobre a História e a Cura das Doenças*. Muitos autores ainda descrevem a dor precordial, na vigência de infarto agudo do miocárdico (IAM) como a sensação de morte iminente, ou seja, a "sensação de que é a vida que se extingue".

A intensidade e a duração da dor ou do desconforto torácico propiciam sua classificação em: *angina estável*

QUADRO 2.1 – Características principais da *angina pectoris*

- *Início:* inicia-se gradativamente e alcança a intensidade máxima no decorrer de alguns minutos antes de regredir
- *Frequência:* variável, mas habitualmente de um a vários episódios diários
- *Fatores precipitantes, agravantes e predisponentes:* esforço, refeição copiosa, emoções e baixas temperaturas
- *Localização e irradiação:* frequentemente retroesternal e, com menor frequência, epigástrica ou difusa. Irradiação para ombros, braços esquerdo ou direito, região interescapular, mandíbula e pavilhão auditivo. Eventualmente, o paciente pode descrever a angina cerrando o punho e colocando-o sobre o esterno, constituindo o sinal de Levine
- *Duração:* em geral, é breve, de 2 a 10 min e, no máximo, cerca de 10 min. A duração mais prolongada, ou seja, 10 a 30 min, principalmente em repouso ou durante a noite, sugere angina instável ou infarto agudo do miocárdio, ou, ainda, etiologia não isquêmica
- *Caráter:* dor ou desconforto vago, asfixiante ou em "opressão", "ardência", "queimação", "constrição" ou "torção"
- *Intensidade:* variável, de leve a muito intensa
- *Fatores de melhora:* repouso ou após a ingestão de vasodilatadores. O alívio da dor com o uso, por exemplo, de nitroglicerina constitui ferramenta diagnóstica, porém, é oportuno lembrar que dores decorrentes de outras doenças também podem ser aliviadas pelo uso desta droga, como a decorrente de espasmo esofágico
- *Manifestações associadas ou circunstantes:* diaforese (transpiração intensa), náuseas e vômito

– geralmente decorrente do aumento do consumo de oxigênio pelo miocárdio, na vigência de lesão aterosclerótica obstrutiva fixa das artérias coronarianas; *angina instável* – provocada pela ruptura de placa aterosclerótica, complicada por trombose e vasoconstrição, com consequente oclusão parcial do vaso e interrupção grave, porém transitória, do fluxo sanguíneo coronariano; *infarto agudo do miocárdio* – as alterações da placa aterosclerótica acarretam oclusão trombótica total da artéria coronariana, com consequente necrose do miocárdio. A *angina instável* e o *IAM* são agrupados sob a denominação de síndromes coronarianas agudas (SCA).

Classicamente, a angina é descrita pela maioria dos pacientes como a sensação de asfixia ou opressão, subesternal ou no pescoço, podendo irradiar para mandíbula, ombros ou braços esquerdo, mais comum, ou direito (Quadro 2.1). Habitualmente, é desencadeada por atividade física intensa, após refeição copiosa, exposição a baixas temperaturas ou estresse emocional. É possível obter alívio da dor com a interrupção do esforço ou com a ingestão de vasodilatadores. As características mais comuns da *angina pectoris* estão arroladas a seguir, porém, é oportuno lembrar que existem inúmeras variações desses padrões, chegando ao extremo do desenvolvimento de episódios de isquemia miocárdica totalmente assintomáticos (isquemia silenciosa).

Eventualmente, alguns pacientes podem referir dor apenas nos locais de irradiação, criando manifestações atípicas, como dores isoladas em mandíbula, pavilhão auditivo ou face medial dos braços. Ainda, a irradiação da dor parece estar relacionada com a intensidade, ou seja, quanto mais intensa, maior a probabilidade de desenvolver irradiação. Raramente, alguns pacientes desenvolvem episódios de isquemia miocárdica em decorrência de espasmo de artérias coronarianas, recebendo a denominação de *angina de Prinzmetal*. O *vasospasmo* pode incidir em artérias coronarianas normais ou naquelas com lesões ateroscleróticas, porém, os episódios anginosos não têm relação com esforços físicos, frequência cardíaca ou nível de pressão arterial, ocorrendo no período noturno ou durante as primeiras horas da manhã, de forma cíclica e em repouso. O portador de *angina variante de Prinzmetal* também pode referir episódios de enxaqueca e fenômeno de Raynaud, caracterizando a tendência vasoespástica de múltiplos leitos arteriais.

Também é necessário ter em mente que, durante o sono, a hipercapnia e a acidose relativas podem desencadear angina no período noturno. A *angina noturna* acompanha-se de padrões de sono com movimentos rápidos dos olhos, no eletroencefalograma, provavelmente decorrentes do aumento da estimulação simpática e consequente vasoconstrição coronariana.

Raramente, e principalmente em idosos e mulheres, a isquemia miocárdica pode manifestar-se por sintomas diferentes da *angina pectoris*, denominados *equivalentes anginosos*, como dispneia, desmaios, fadiga e eructações sucessivas.

Alguns sintomas têm baixa probabilidade de serem decorrentes de isquemia miocárdica, como: (a) dor aguda e em "facada", desencadeada por movimentos respiratórios ou tosse; (b) localização da dor ou do desconforto acima da mandíbula ou abaixo do epigástrio; (c) dor constante que persiste por muitas horas; (d) dor de curta duração (alguns segundos); e, finalmente, (e) dor torácica que, no exame físico, pode ser desencadeada pela movimentação do tórax ou pela palpação de áreas da parede torácica ou dos ombros e braços. É oportuno lembrar que a descrição das características da dor é extremamente influenciada por inteligência, educação e condição sociocultural do paciente.

Como já foi mencionado anteriormente, o diagnóstico diferencial da dor ou do desconforto torácico é amplo (ver Figura 2.1 e Quadro 2.2), envolvendo doenças que comprometem órgãos torácicos e abdominais.

Causas cardíacas

A maioria das doenças cardíacas arroladas no Quadro 2.2 (estenose aórtica, insuficiência aórtica, cardiomiopatia hipertrófica, hipertensão arterial sistêmica grave [hipertrofia ventricular esquerda (HVE)] e hipertensão ventricular direita grave [hipertrofia ventricular direita (HVD)]) provoca dor ou desconforto torácico porque também desencadeia isquemia miocárdica, sem envolver a aterosclerose coronariana. Nesses casos, a isquemia miocárdica é desencadeada por alterações hemodinâmicas que tornam o fluxo sanguíneo coronariano inadequado frente ao aumento da demanda de oxigênio pelo miocárdio (*isquemia de demanda*). Ainda, na vigência de HVE ou HVD, desenvolve-se aumento da pressão sistólica e da tensão da parede dessas câmaras, o que contribui para o comprometimento do fluxo sanguíneo coronariano. Na vigência de insuficiência aórtica, a isquemia miocárdica, com consequente dor ou desconforto torácico, é decorrente da intensa sobrecarga volumétrica do ventrículo esquerdo, que aumenta a pressão diastólica final desta câmara, diminuindo a pressão de perfusão diastólica e tornando o fluxo sanguíneo coronariano relativamente inadequado. A estenose pulmonar e a hipertensão pulmonar podem acarretar hipertensão sistólica ventricular direita grave, com consequente hipertrofia desta câmara (HVD), e desencadear angina após esforços físicos, presumivelmente em decorrência de isquemia subendocárdica do ventrículo direito.

A história clínica, que pode revelar outros sintomas que acompanham essas doenças, e o exame físico, capaz de revelar níveis elevados de pressão arterial sistêmica e os sopros característicos das valvopatias mencionadas, auxiliam no diagnóstico diferencial. Cabe ressaltar a importância dos antecedentes pessoais quanto ao abuso de bebidas alcoólicas, drogas ilícitas, quimio ou radioterapia. Também é importante investigar a existência de antecedentes familiais relacionados com insuficiência cardíaca, cardiomiopatias, HAS, arritmias e morte súbita cardíaca (MSC).

Outras doenças cardiovasculares, que provocam a manifestação de dor ou desconforto torácico, porém não decorrentes de isquemia miocárdica, envolvem pericardite, miocardite, dissecção aórtica e prolapso valvar mitral (ver Quadro 2.2).

A dor torácica constitui sintoma importante e relativamente comum nas diferentes formas de *pericardite*. É mais frequente na fase aguda de processos infecciosos do pericárdio e em outras formas de provável etiologia autoimune ou secundária à hipersensibilidade, ou, ainda, idiopática. Em contrapartida, está praticamente ausente nas formas de evolução mais lenta, como nas pericardites tuberculosa, neoplásica, pós-irradiação e urêmica. A dor torácica da pericardite aguda, uma vez que o desconforto é menos comum, em geral tem início agudo, de forte intensidade e em opressão, constrição ou queimação. Com frequência, a localização é retroesternal ou precordial esquerda, com irradiação para pescoço, braços e ombro esquerdo, portanto, semelhante àquela da *angina pectoris*. A duração é longa (várias horas) com períodos de atenuação e exacerbação, não tem relação com a atividade física e piora com a movimentação do tórax, incluindo os movimentos respiratórios, e com a deglutição. Melhora quando o paciente adota a posição sentada e inclinada para frente ou com a posição genupeitoral. O diagnóstico diferencial com IAM pode se tornar difícil quando o processo inflamatório comprometer o epicárdio, ou seja, quando se acompanha de miocardite e consequente necrose miocárdica, alterando até os exames subsidiários.

QUADRO 2.2 – Causas de dor ou desconforto torácico

I. Causas cardíacas
- Doenças que envolvem *isquemia miocárdica* como causa dos sintomas:
  - *Angina pectoris*
  - Infarto agudo do miocárdio
  - Cardiomiopatia hipertrófica
  - Hipertensão arterial sistêmica grave (com consequente hipertrofia ventricular esquerda)
  - Hipertensão ventricular direita grave (com consequente hipertrofia ventricular direita)
  - Estenose aórtica
  - Insuficiência aórtica
- Doenças que não envolvem *isquemia miocárdica* como causa dos sintomas:
  - Pericardite
  - Miocardite
  - Dissecção aórtica
  - Prolapso valvar mitral

II. Causas extracardíacas
- Doenças gastrintestinais:
  - Espasmo esofágico
  - Doença do refluxo gastresofágico
  - Ruptura esofágica
  - Úlcera péptica
  - Colecistopatia calculosa
- Alterações psicogênicas:
  - Ansiedade:
    - Transtorno de pânico (*ataques de pânico*)
    - Agorafobia e outros tipos de fobia
  - Depressão
  - Somatização
- Doenças neurológicas e musculoesqueléticas (doenças da parede torácica):
  - Doença articular degenerativa da coluna vertebral cervical ou torácica
  - Costocondrite e síndrome de Tietze
  - Síndrome do desfiladeiro torácico
  - Herpes-zóster
- Doenças pulmonares e pleurais:
  - Embolia pulmonar
  - Infarto pulmonar
  - Pneumotórax
  - Pneumonia com comprometimento pleural
  - Pleurisia

III. Doenças hematológicas e suas consequências
- Anemia e hipoxia graves

Com maior frequência, as *miocardites* são decorrentes de processos infecciosos, frequentemente complicados por reações autoimunes, hipersensibilidade a drogas, quimio e radioterapia. *Da mesma maneira que na maioria dos casos de pericardite, os portadores de miocardites referem antecedentes de IVAS.* O paciente pode desenvolver miocardite totalmente assintomática ou evoluir para quadro clínico grave e fulminante, simulando síndrome coronariana aguda pela dor torácica de forte intensidade. A dor torácica é intensa e em repouso em mais de um quarto dos pacientes. No entanto, as miocardites são mais comuns em pacientes mais jovens, com baixa probabilidade de serem portadores de aterosclerose coronariana.

A maioria dos pacientes com *dissecção aórtica* refere dor torácica intensa, favorecendo o diagnóstico inicial errôneo de IAM, mas alguns são praticamente assintomáticos. A dor da dissecção aórtica tem início abrupto e alcança a intensidade máxima imediatamente. É referida como dor lancinante, dilacerante ou “em facada”, localizada, principalmente, na região interescapular. Com frequência, a dor correlaciona-se ao local e ao grau de dissecção, de maneira que as dissecções da aorta ascendente desencadeiam dor na linha média da face anterior do tórax e as da aorta descendente, na face dorsal do tórax. Pode haver irradiação para pescoço, dorso, abdome, flancos e membros inferiores. A dissecção aórtica pode desencadear sintomas neurológicos pelo comprometimento das artérias cerebrais e IAM pelo comprometimento dos óstios das artérias coronarianas. Outras manifestações envolvem síncope, dispneia, diaforese e fraqueza. A maioria dos portadores dessa doença tem antecedente de hipertensão arterial sistêmica, valva aórtica bicúspide, gestação (dissecção proximal), ou tem síndrome de Marfan ou Ehlers-Danlos ou necrose cística e idiopática da camada média da aorta.

Observa-se *prolapso da valva mitral* (PVM) em todas as idades e em ambos os sexos. A maioria dos pacientes é assintomática durante a vida inteira, porém, alguns pacientes desenvolvem desconforto torácico de difícil caracterização semiológica, habitualmente retroesternal, prolongado e sem relação com esforços físicos. Admite-se que esse desconforto seja secundário à tensão anormal exercida sobre os músculos papilares, aumentando o consumo de oxigênio pelo miocárdio e desencadeando *isquemia de demanda*. A ausculta cardíaca e o ecocardiograma definem o diagnóstico correto.

Causas extracardíacas

Doenças gastrintestinais

O *espasmo esofágico difuso* constitui distúrbio motor neuromuscular do esôfago, que se manifesta por desconforto retroesternal baixo, em opressão, queimação ou, ainda, contínuo e pouco intenso, irradiando-se para o dorso e para a mandíbula. É mais comum na faixa de 50 a 60 anos de idade, mas pode ocorrer em qualquer faixa etária. O desconforto torácico pode ser desencadeado por bebidas quentes ou geladas, tensão emocional e, em geral, acompanha-se de disfagia, refluxo gastresofágico e, eventualmente, pirose. Parece ser decorrente de contrações descoordenadas da musculatura esofágica, porém, com amplitudes exacerbadas e, provavelmente, secundárias à liberação excessiva de acetilcolina. O esofagograma e a esofagomanometria confirmam o diagnóstico, mas é oportuno lembrar que o espasmo desse órgão melhora com o uso de nitratos e bloqueadores dos canais de cálcio.

A *doença do refluxo gastresofágico* (DRGE) é decorrente do refluxo do conteúdo gástrico para o esôfago, desencadeando sintomas como pirose e regurgitação ácida, porém, alguns pacientes desenvolvem disfagia, odinofagia e desconforto torácico. O desconforto tem nítida relação com a alimentação, principalmente se copiosa, é referido como "queimação" retroesternal, que permanece durante horas e melhora com o uso de antissecretores. Comumente, os pacientes acordam durante a noite com desconforto torácico em decorrência do refluxo ácido, facilitado pela posição supina. As manifestações extraesofágicas são decorrentes do refluxo e compreendem tosse, laringite, broncospasmo e erosões dentárias, que auxiliam no raciocínio do diagnóstico diferencial.

A *ruptura esofágica aguda* constitui lesão grave e frequentemente letal, que provoca dor retroesternal intensa em decorrência da mediastinite química, provocada pelo conteúdo gástrico. Habitualmente, a ruptura espontânea decorre de acessos prolongados de vômito, ou seja, com o esforço efetuado para vomitar, ingestão de corpo estranho e trauma (lesões penetrantes por facada ou projétil de arma de fogo). No entanto, a causa mais comum de perfuração do esôfago é a instrumentação médica, frequentemente durante endoscopia ou procedimento de dilatação pneumática. O diagnóstico é presumido pela história clínica e confirmado por métodos de imagem.

A *úlcera péptica*, gástrica ou duodenal, pode desencadear dor epigástrica "em queimação" ou desconforto menos característico, que podem ser confundidos com isquemia miocárdica, também frequentemente referida como "em queimação". Os dados relacionados com a ingestão de alimentos não ajudam muito no diagnóstico diferencial, mas a ausência de relação temporal com esforços físicos e outros sintomas dispépticos podem ser úteis para este propósito. A *colecistopatia calculosa* e *outras doenças hepatobiliares* podem desencadear dor no quadrante abdominal superior, epigástrio ou precórdio, geralmente constante, 15 a 30 min após as refeições e, frequentemente, de forte intensidade e com irradiação para dorso, escápula e ombro direito. Habitualmente, a duração é prolongada (2 a 4 h) e regride espontaneamente, sem qualquer sintoma entre os episódios dolorosos. O diagnóstico diferencial com *angina pectoris* é relativamente fácil, mas provoca sérias confusões com síndromes coronarianas agudas.

Alterações psicogênicas

Um número razoável de pacientes refere *sintomas somáticos*, que acompanham a *ansiedade* psíquica, como manifestação de ansiedade "normal" ou como parte de transtorno psicológico. Os portadores de *transtornos de ansiedade*, *depressão* e *somatização* podem referir dor ou desconforto torácico, que podem ser difíceis de diferenciar da *angina pectoris*, principalmente em indivíduos com múltiplos fatores de risco para a DAC ou naqueles com DAC estabelecida. No entanto, apesar de as características da dor ou do desconforto torácico de origem psicogênica serem variáveis, os pacientes costumam referir dor em opressão, de leve intensidade, com duração inferior a 1 min, localizada abaixo da mama, em uma área bem circunscrita e, geralmente, em repouso. Não é incomum o relato de desconforto precordial com duração de horas ou vários dias. Nos antecedentes pessoais desses pacientes, é possível evidenciar episódios pregressos de *ataques de pânico* e a observação clínica também podem identificar outros sintomas e sinais de origem psicogênica, uma vez que esses pacientes costumam referir múltiplas queixas somáticas. Ainda, é oportuno lembrar que esses transtornos psicogênicos associam-se à hiperventilação, que pode provocar alterações do *segmento ST* e da *onda T* no eletrocardiograma (ECG). No entanto, *não é aconselhável atribuir a dor ou o desconforto torácico à ansiedade ou à depressão antes de excluir as etiologias orgânicas.*

Doenças neurológicas e musculoesqueléticas

A *doença articular degenerativa da coluna vertebral cervical ou torácica*, como, por exemplo, a hérnia de disco cervical, pode desencadear dor torácica pela compressão de raízes nervosas, com distribuição em determinado dermátomo, muito semelhante à *angina pectoris*. A *costocondrite*, a inflamação das articulações costocondrais das costelas ou das articulações condroesternais da parede torácica anterior, pode provocar dor torácica. Em geral, a dor é fugaz, ardente e piora com a movimentação do tórax, mas alguns pacientes referem dor vaga, que pode persistir por horas. Geralmente, a história clínica revela episódio recente de infecção das vias respiratórias com tosse, esforços físicos intensos ou outro tipo de trauma. O exame físico facilita o diagnóstico, uma vez que a compressão das articulações costocondrais ou condroesternais desencadeia o mesmo tipo de dor. A *síndrome de Tietze* ou *costocondrite idiopática* constitui processo inflamatório dessas articulações, geralmente acompanhada de nítidos sinais flogísticos, acometendo uma única costela em mais de três quartos dos casos. As características clínicas são relativamente semelhantes às outras costocondrites. A *síndrome do desfiladeiro torácico* envolve um grupo de distúrbios pouco definidos, que se caracteriza por dor ou desconforto torácico, acompanhado de sensações parestésicas em pescoço, ombros, braços e mãos. Admite-se que seja decorrente da *compressão do plexo braquial* e, provavelmente, dos *vasos subclávios*, à medida que essas estruturas atravessam o desfiladeiro torácico, ou seja, o espaço abaixo dos músculos escalenos e sobre a primeira costela, antes de se alcançar a axila. A compressão pode ser provocada por costela cervical, primeira costela torácica supranumerária, posição ou inserção anormal dos músculos escalenos ou fratura da clavícula. A fase pré-eruptiva do *herpes-zóster* pode provocar apenas dor no dermátomo comprometido, geralmente muito intensa e, quando compromete o hemitórax esquerdo, é facilmente confundida com *angina pectoris*. O diagnóstico diferencial torna-se relativamente mais fácil com o aparecimento de erupção cutânea vesicular, com base eritematosa, habitualmente dois a três dias após o início da dor.

Doenças pulmonares e pleurais

Admite-se que a dor ou o desconforto torácico decorrente da *embolia pulmonar* sejam secundários à distensão da artéria pulmonar ou ao *infarto pulmonar* de segmento próximo à pleura, acarretando dor pleurítica em região correspondente do tórax. No entanto, na vigência de *embolia pulmonar maciça*, acompanhada de *hipertensão pulmonar* e *baixo débito cardíaco*, é possível evidenciar dor torácica com características muito semelhantes ao IAM, uma vez que pode haver isquemia miocárdica nas duas condições. O diagnóstico diferencial é facilitado pela existência de sinais e sintomas associados, como dispneia, taquipneia, taquicardia, sinais de *cor pulmonale* agudo, febre baixa, hemoptise, agitação psicomotora, hipotensão e até choque. Efetua-se o diagnóstico pelos sinais propedêuticos de condensação pulmonar e, eventualmente, o ECG revela alterações sugestivas, mas a confirmação diagnóstica é obtida por métodos de imagem (cintigrafia de ventilação/perfusão pulmonar, angiografia com tomografia computadorizada e arteriografia pulmonar).

Infecções pulmonares, como *pneumonia*, com comprometimento pleural (pleurisia), e *traqueobronquite*, também podem desencadear dor ou desconforto torácico retroesternal em queimação. O pneumotórax espontâneo provoca dor pleurítica unilateral de início súbito, acompanhada de dispneia. É oportuno lembrar que o pneumotórax primário compromete, classicamente, indivíduos jovens, longilíneos, do sexo masculino e, em contrapartida, o secundário acomete portadores de outras pneumopatias, como doença pulmonar obstrutiva crônica (DPOC), asma ou fibrose cística. O *pneumotórax hipertensivo* caracteriza-se por aumento da pressão intratorácica, com consequente desvio do mediastino, e comprometimento hemodinâmico pela compressão das veias cavas e do átrio direito. Geralmente, o paciente refere dispneia e observam-se hipotensão, estase jugular, além dos sinais clássicos da propedêutica pulmonar.

Doenças hematológicas e suas consequências

Anemia e hipoxia graves

A anemia e a hipoxia graves podem desencadear dor anginosa, porém, com maior frequência, agravam os sintomas dos pacientes com aterosclerose coronariana pregressa.

Dispneia

Dispneia é a sensação subjetiva de respiração "difícil", "laboriosa" e "desagradável", ou seja, é a percepção incomum de desconforto durante a respiração. Pelo fato de constituir sensação consciente, tem nítido componente afetivo e pode ser modificada por influências cognitivas e contextuais. Constitui sintoma inespecífico e referido por pacientes com diferentes cardiopatias, pneumopatias e doenças da parede torácica (Quadro 2.3).

Mecanismos relacionados com a sensação de dispneia

Os mecanismos relacionados com a sensação de desconforto respiratório não estão bem estabelecidos. Diferentemente da sensação dolorosa, que possui terminações nervosas específicas, ainda não foram identificadas estruturas semelhantes para a sensação de dispneia. No entanto, essa sensação parece ser decorrente da estimulação de *mecanorreceptores*, *quimiorreceptores* e *proprioceptores*, com posterior transmissão para o sistema nervoso central (SNC).

As alterações da ventilação, decorrentes do aumento da resistência ao fluxo aéreo nas vias respiratórias ou da

QUADRO 2.3 – Causas de dispneia

I. Aguda (que se desenvolve em poucos minutos)
- Cardíacas:
  - Doença arterial coronariana (DAC) (equivalente anginoso)
  - Insuficiência cardíaca
  - Disfunção ou ruptura do músculo papilar
- Pulmonares:
  - Pneumotórax
  - Embolia pulmonar
  - Broncospasmo:
    - Asma
    - Hiper-reatividade das vias respiratórias
  - Inalação de corpo estranho
  - Inalação de gases tóxicos
- Diversas:
  - Paralisia diafragmática
  - Transtornos de ansiedade

II. Subaguda (que se desenvolve no decorrer de algumas horas a dias) – todas as causas relacionadas anteriormente, além de:
- Cardíacas:
  - DAC
  - Derrame pericárdico
- Pulmonares:
  - Pneumonia
  - Exacerbação de doença pulmonar obstrutiva crônica (DPOC)

III. Crônica (que se desenvolve no decorrer de algumas horas a anos)
- Cardíacas:
  - DAC
  - Insuficiência cardíaca
  - Derrame pericárdico
- Pulmonares:
  - DPOC
  - Pneumopatia restritiva
  - Pneumopatia intersticial
  - Derrame pleural
- Diversas:
  - Anemia
  - Falta de condicionamento físico

diminuição da complacência pulmonar, acompanham-se do aumento do trabalho respiratório e consequente sensação desconfortável de aumento do esforço para respirar. Quando ocorre fadiga ou enfraquecimento dos músculos envolvidos na respiração, essa sensação exacerba-se ainda mais. A estimulação de *quimiorreceptores*, situados nas carótidas e na medula, desencadeia o aumento da ventilação, o que provoca, também, a sensação desconfortável da necessidade de maior quantidade de ar, frequentemente referida como "fome de ar". Ainda, a hiperinsuflação pulmonar parece desencadear a mesma sensação. A ativação de *mecanorreceptores* dos pulmões, por sua vez, provoca a sensação de "respiração difícil". A estimulação dos *receptores justacapilares (receptores J)*, sensíveis ao edema do interstício pulmonar, e dos *receptores da vasculatura pulmonar*, sensíveis às modificações na pressão da circulação arterial pulmonar, parece contribuir para a referida sensação de "fome de ar".

A fadiga dos músculos respiratórios também pode contribuir para a sensação de dispneia em decorrência de alterações metabólicas nestes músculos. Na vigência de fadiga, as contrações dos músculos inspiratórios provocam o acúmulo de metabólitos, que ativam as terminações nervosas do nervo frênico, acarretando a exacerbação da atividade vasoconstritora simpática pelo reflexo supraespinal (*metaborreflexo muscular inspiratório*). Esse reflexo é importante durante o esforço prolongado e parece controlar a disputa pelo fluxo sanguíneo entre músculos respiratórios e locomotores, uma vez que a ativação desse reflexo redireciona o fluxo sanguíneo dos músculos periféricos para os ventilatórios. Ainda, alguns pesquisadores admitem que exista um desequilíbrio entre estimulação neurológica e alterações mecânicas dos músculos envolvidos na ventilação e os da parede torácica, constituindo desacoplamento neuromecânico, que parece ser importante na vigência de DPOC.

Pacientes com transtornos de ansiedade podem referir dispneia e os mecanismos relacionados provavelmente sejam as alterações sensoriais, com consequente modificação do padrão respiratório e exacerbação dos processos fisiológicos envolvidos na respiração.

Diagnóstico diferencial

Dispneia associada a doenças cardiovasculares

As cardiopatias que evoluem para disfunção sistólica do ventrículo esquerdo (VE) desencadeiam aumento do volume diastólico final desta câmara e consequente congestão venosa pulmonar. A elevação da pressão venosa pulmonar acima de 20 mmHg provoca transudação de líquido para o interstício pulmonar e para o espaço intra-alveolar. A consequente redução da complacência pulmonar aumenta o trabalho respiratório para mover o mesmo volume de ar e, ainda, o excesso de líquido no interstício comprime as paredes dos bronquíolos e alvéolos, aumentando a resistência ao fluxo aéreo e exigindo maior esforço para a respiração. Além disso, a estimulação dos receptores J desencadeia respiração rápida e pouco profunda. O desequilíbrio da relação ventilação/perfusão desencadeia hipoxemia, que também pode agravar a intensidade da dispneia. A disfunção diastólica do VE tem processo fisiopatológico semelhante. Dessa maneira, na vigência de insuficiência cardíaca, a dispneia pode ser referida apenas aos esforços, porém, com a piora da disfunção ventricular, o paciente passa a referir dispneia mesmo em repouso. É oportuno lembrar que pacientes inativos desenvolvem dispneia de menor intensidade e podem retardar o diagnóstico de insuficiência cardíaca.

A *ortopneia* constitui a piora da dispneia quando o paciente assume a posição supina, obrigando-o a sentar-se ou a permanecer em pé. É decorrente da redistribuição do volume sanguíneo das regiões corporais, sob o efeito da gravidade (abdome e membros inferiores), para a circulação pulmonar, ou seja, o aumento do retorno venoso à vascularização pulmonar e a perda do auxílio gravitacional no esforço diafragmático. A *dispneia paroxística noturna* é a dispneia grave que acorda o paciente durante a noite, geralmente 2 a 3 h após se deitar, obrigando-o a ficar sentado ou de pé para obter a redistribuição gravitacional do líquido.

Nos pacientes em estágios mais avançados de insuficiência cardíaca, é possível identificar-se o comprometimento da regulação da respiração pelo SNC, acarretando distúrbios do sono e apneia do sono. Também é comum a observação de *respiração de Cheyne-Stokes* ou *respiração periódica*, habitualmente associada a condições de baixo débito cardíaco. Pode ser identificada pelo paciente ou pelos familiares e referida como dispneia grave ou interrupção transitória da respiração. Ainda, pacientes podem desenvolver melhora espontânea da dispneia pelo desenvolvimento de insuficiência cardíaca direita e de insuficiência tricúspide, pela consequente diminuição da pressão venosa pulmonar.

Dispneia associada a doenças pericárdicas

O derrame pericárdico e a pericardite constritiva também podem desencadear dispneia pela elevação das pressões intracardíaca e vascular pulmonar. A dispneia também pode ser referida na vigência de pericardite aguda, porém, sem relação com o esforço e, provavelmente, seja secundária à relutância do paciente em respirar profundamente para evitar a dor pleurítica.

Dispneia associada a doenças da vasculatura pulmonar

A embolia pulmonar (EP) e as doenças primárias da vasculatura pulmonar (por exemplo, hipertensão pulmonar primária e vasculites pulmonares) podem desencadear dispneia, que especificamente na EP tem início súbito e intensidade progressiva. Parece ser decorrente da estimulação de receptores pulmonares e a hiperventilação e a hipoxemia agravam a sensação de dispneia.

Dispneia associada às pneumopatias

A dispneia é um dos principais sintomas de diferentes pneumopatias (ver Quadro 2.3). A obtenção de história clínica detalhada pode evidenciar sintomas acompanhantes capazes de fornecer indícios das diferentes causas de dispneia. Quando houver o relato de tosse e febre, a primeira hipótese diagnóstica passa a ser pneumopatia, especialmente a infecciosa, embora miocardite, pericardite e embolia séptica também possam desencadear os mesmos sintomas. A concomitância de dor ou desconforto torácico exige caracterização ainda mais ampla. Por exemplo, períodos de dor torácica que antecedem o desenvolvimento de dispneia podem ser secundários à isquemia miocárdica ou também EP.

Quando o paciente refere dispneia muito intensa, sem sintomas acompanhantes ou maior caracterização semiológica, há grande probabilidade de a causa não ser cardíaca e nem pulmonar. Nesse caso, as hipóteses mais prováveis passam a ser condições que comprometem a oferta de oxigênio (anemia, metaemoglobinemia, intoxicação por monóxido de carbono, etc.), acidose metabólica, transtorno do pânico e EP crônica.

Palpitações

Palpitações constituem a sensação subjetiva de batimento cardíaco anormal ou irregular. Com frequência, são referidas como "disparos", "acelerações", "pontadas" ou "falhas". A maioria dos pacientes encara os episódios de palpitação como um sintoma alarmante de cardiopatia, porém, a percepção da alteração do ritmo cardíaco é extremamente variável. Em geral, em ritmo sinusal e com frequência cardíaca normal, o paciente não sente o batimento cardíaco.

De maneira geral, as palpitações refletem alterações da frequência, do ritmo ou da contratilidade cardíaca. Na realidade, o que o paciente percebe é o movimento anormal do coração dentro do tórax. A percepção é mais intensa em pacientes sedentários, ansiosos ou deprimidos e menos expressiva em indivíduos mais ativos e menos ansiosos. Eventualmente, alguns pacientes referem episódios de palpitações sem qualquer evidência de alteração da atividade cardíaca. Entretanto, na maioria dos casos, as palpitações resultam de arritmias cardíacas (Quadro 2.4).

Devem-se caracterizar os episódios de palpitações com relação à duração e frequência, fatores precipitantes e sintomas acompanhantes, como dor torácica, tontura, dispneia, diaforese ou síncope. A associação de palpitação, dor torácica e diaforese sugere cardiopatia grave, com efeitos importantes sobre o débito cardíaco.

Causas cardíacas

As causas mais comuns de palpitações são as arritmias cardíacas, principalmente as extrassístoles atriais e ventriculares e, eventualmente, arritmias supraventriculares e ventriculares. Algumas arritmias ocorrem espontaneamente em indivíduos sem cardiopatia subjacente, porém, outras são desencadeadas por cardiopatias graves, que colocam a vida em risco. As causas cardíacas mais graves envolvem isquemia miocárdica e outras doenças

QUADRO 2.4 – Causas mais comuns de palpitações

- Cardíacas: 43%
- Psiquiátricas: 31%
- Diversas: 10%
- Desconhecidas: 16%

do miocárdio, cardiopatias congênitas, valvopatias e doenças que comprometem o sistema de condução.

Episódios *intermitentes* de palpitações são, com frequência, provocados por extrassístoles supraventriculares ou ventriculares. Geralmente, o paciente sente o batimento pós-extrassistólico em decorrência do aumento das dimensões diastólicas do VE, uma vez que a pausa pós-extrassistólica permite tempo mais prolongado de enchimento ventricular, com consequente exacerbação da força de contração (potencialização pós-extrassistólica). Episódios de palpitações *regulares* e *persistentes* em geral são desencadeados por taquiarritmias supraventriculares ou ventriculares e, em contrapartida, episódios de palpitações *irregulares* e *persistentes*, com frequência, são decorrentes de fibrilação atrial.

Causas extracardíacas

As condições extracardíacas que desencadeiam estado hiperdinâmico cardíaco por estimulação catecolamínica, como tireotoxicose, feocromocitoma e ansiedade, também podem causar palpitações, decorrentes do aumento da força de contração miocárdica. Algumas drogas que também aumentam a contratilidade miocárdica, como digitálicos, cafeína, álcool, nicotina, e simpaticomiméticos (albuterol, anfetaminas, cocaína, dobutamina, epinefrina, efedrina, isoproterenol, norepinefrina e teofilina), frequentemente causam palpitações. Distúrbios metabólicos, como anemia, hipoxia, hipovolemia e alterações eletrolíticas (por exemplo, hipopotassemia induzida por diuréticos), podem desencadear ou exacerbar episódios de palpitações.

As causas psiquiátricas de palpitações envolvem transtorno de pânico, estados de ansiedade e somatização. Nessas condições, os pacientes relatam episódios mais duradouros de palpitações, além de múltiplos sintomas acompanhantes. Não é incomum a associação dos episódios de palpitações a situações estressantes.

Síncope

Síncope é a perda transitória e autolimitada da consciência, decorrente de comprometimento global do fluxo sanguíneo cerebral. O início é súbito, a duração é breve e a recuperação é espontânea e completa. O pródromo sincopal ou pré-síncope é constituído por sintomas, como tontura e sensação de desmaio iminente, porém, sem perda da consciência.

Fisiopatologia

Como já foi mencionado anteriormente, a maioria das síncopes é decorrente do comprometimento global do fluxo sanguíneo cerebral. No entanto, em alguns casos não se identifica comprometimento do fluxo sanguíneo, mas sim a insuficiência de substratos cerebrais (oxigênio, glicose ou ambos).

Causas de síncope

As causas de síncope dividem-se em: (1) síncope mediada pelo sistema nervoso (síncope reflexa); (2) hipotensão ortostática; e (3) síncope cardíaca. Discutiremos apenas a síncope cardíaca, em geral decorrente de arritmias ou de cardiopatias que acarretam diminuição do débito cardíaco e, consequentemente, comprometimento do fluxo sanguíneo cerebral (Quadro 2.5).

Arritmias cardíacas

As bradiarritmias podem causar síncope, envolvendo a doença do nó sinusal (parada sinusal e bloqueios sinoatriais de graus avançados) e os atrasos da condução atrioventricular (bloqueios atrioventriculares [BAV], principalmente o BAV Mobitz tipo II ou o BAV total). A síncope na doença do nó sinusal ocorre na vigência de pausa prolongada, em geral após episódio de taquiarritmia atrial (síndrome taquicardia-bradicardia). Diferentes tipos de drogas também podem provocar bradiarritmias tão intensas a ponto de desencadear síncope.

Com frequência, as taquiarritmias ventriculares desencadeiam síncope, principalmente quando a frequência ventricular supera 200 bpm. Na vigência de taquicardia ventricular, o comprometimento hemodinâmico é secundário a: ineficácia da contração ventricular; redução do enchimento diastólico em virtude da diminuição do período de enchimento; perda da sincronia atrioventricular; e isquemia miocárdica concomitante.

As canalopatias, envolvendo síndrome do QT longo e QT curto, síndrome de Brugada e a taquicardia ventricular polimórfica catecolaminérgica, síndromes decorrentes de mutações em subunidades de canais iônicos, podem se manifestar por síncope e até MSC. A síndrome do QT longo também pode ser adquirida, principalmente pelo uso de drogas, com consequente predisposição ao desenvolvimento de arritmias ventriculares e síncope.

As cardiopatias arroladas no Quadro 2.5 podem desencadear síncope pelo comprometimento do débito cardíaco. Além disso, podem contribuir com outros

QUADRO 2.5 – Causas de síncope cardíaca

- Arritmias:
  - Doença do nó sinusal
  - Atrasos da condução atrioventricular
  - Taquicardias supraventriculares e ventriculares
  - Canalopatias
- Cardiopatias estruturais:
  - Valvopatias
  - Doença arterial coronariana
  - Cardiomiopatias (principalmente as obstrutivas)
  - Mixoma atrial
  - Derrames e tamponamento pericárdico

processos fisiopatológicos para o desenvolvimento de síncope, como o desenvolvimento de substrato para arritmias, alterações decorrentes da terapêutica utilizadas para essas cardiopatias (por exemplo, hipopotassemia decorrente do uso de diuréticos ou vasodilatadores ou, ainda, arritmias ventriculares decorrentes do prolongamento do intervalo QT pelo uso de amiodarona).

Diagnóstico diferencial

O diagnóstico diferencial da síncope cardíaca consiste na identificação dos diferentes tipos de cardiopatia, incluindo as que não provocam alteração estrutural (por exemplo, canalopatias).

Edema

Edema é o intumescimento de partes moles clinicamente evidente e decorrente do aumento do volume de líquido no interstício, que pode acumular vários litros antes de se tornar aparente. Inicialmente, o paciente pode desenvolver aumento do peso sem manifestar edema e, inversamente, com a utilização de diuréticos, é possível evidenciar perda de peso sem nítida repercussão no grau de edema. Dependendo da causa e do mecanismo, o edema pode ser localizado (por exemplo, limitado a uma única extremidade) ou generalizado. Pode se desenvolver abruptamente ou, com maior frequência, de maneira insidiosa, iniciando-se por ganho de peso, intumescimento palpebral ao despertar pela manhã e sapatos apertados no final do dia.

O edema secundário à expansão do volume de líquido extracelular, com frequência, é pendente. Assim, pacientes atendidos em ambulatórios costumam relatar edema de membros inferiores e os confinados ao leito referem edema das nádegas, dos genitais e da parte posterior das coxas.

Fisiopatologia

A fisiopatologia do edema envolve o aumento da passagem de líquido do meio intravascular ao intersticial ou da diminuição da passagem de líquido do interstício aos capilares ou vasos linfáticos. Geralmente, o desenvolvimento de edema é secundário às alterações seguintes: *aumento da pressão hidrostática capilar*; *diminuição da pressão oncótica plasmática*; *aumento da permeabilidade capilar*; e *obstrução do sistema linfático*.

Com a passagem de líquido para o interstício, ocorre diminuição do volume intravascular, com consequente ativação do sistema renina/angiotensina/aldosterona/hormônio antidiurético, que por sua vez desencadeia retenção renal de sódio. A última desencadeia aumento da osmolaridade, com retenção de água pelos rins, auxiliando na preservação do volume plasmático. A retenção renal de sódio excessiva também pode ser a causa primária de sobrecarga hídrica e, consequentemente, de edema, podendo ser agravada pela ingestão excessiva de sódio na dieta.

Mais raramente, o edema é decorrente da diminuição da passagem de líquido do meio intersticial aos capilares, em decorrência da ausência de pressão oncótica plasmática adequada, como acontece nas seguintes condições: síndrome nefrótica; enteropatia perdedora de proteína; e inanição.

O edema também pode ser decorrente de lesão do endotélio capilar, com consequente aumento da permeabilidade capilar, o que permite a passagem de proteínas para o interstício. A lesão da parede capilar pode ser provocada por infecções virais ou bacterianas, drogas, trauma mecânico ou térmico. Como o sistema linfático é responsável pela remoção de proteína e leucócitos do interstício, a obstrução linfática provoca o acúmulo destes compostos no interstício (edema linfático).

Causas de edema

As causas mais comuns de edema *generalizado* são: insuficiência cardíaca, insuficiência hepática e nefropatias, especialmente a síndrome nefrótica. As de edema *localizado* envolvem: trombose venosa profunda (TVP) ou obstrução venosa de outras etiologias, infecções, reações de hipersensibilidade e obstrução de vasos linfáticos (Quadro 2.6).

Diagnóstico diferencial

A diferenciação mais difícil é a do edema generalizado, que mais frequentemente pode ser decorrente de cardiopatias, nefropatias, hepatopatias ou doenças nutricionais. O edema decorrente de *cardiopatias* tem início e evolução insidiosa e nítida influência gravitacional. A associação com outros sintomas sugestivos da existência de cardiopatia subjacente, como dispneia, precor-

QUADRO 2.6 – Causas de edema

- Insuficiência cardíaca
- Gravidez ou período pré-menstrual
- Drogas (por exemplo, vasodilatadores)
- Trombose venosa profunda
- Insuficiência venosa crônica
- Compressão venosa extrínseca por tumor ou útero gravídico
- Inatividade física prolongada (confinamento ao leito)
- Síndrome nefrótica
- Enteropatia perdedora de proteína
- Redução da síntese de albumina (por exemplo, hepatopatias e desnutrição)
- Trauma
- Septicemia
- Infecções de partes moles (por exemplo, celulite)
- Edema linfático iatrogênico ou congênito
- Filariose

dialgia e palpitações, em conjunto com os achados do exame físico facilitam o diagnóstico diferencial. O edema decorrente de *nefropatias* também pode ter início insidioso, geralmente acompanha-se de sintomas relacionados com o sistema urinário (por exemplo, hematúria) e, diferentemente do edema secundário a cardiopatias, não se acompanha de diminuição do débito cardíaco. Ainda, como o edema dessas doenças é secundário à retenção de sal e água pela insuficiência renal, habitualmente acompanha-se de hipertensão arterial e sinais de congestão pulmonar sem evidências de cardiomegalia à radiografia do tórax. O diagnóstico diferencial com as *hepatopatias* é ainda mais fácil, uma vez que o paciente relata, além do desenvolvimento de edema, icterícia, ascite e circulação venosa colateral.

É oportuno lembrar outras possiblidades para o diagnóstico diferencial, como hipotireoidismo (mixedema), hipertireoidismo (doença de Graves), hiperadrenocorticismo exógeno e o uso de drogas, como estrógenos e vasodilatadores (por exemplo, antagonistas do cálcio, principalmente as di-hidropiridinas, e anti-inflamatórios não esteroidais [AINE]).

Estudo de pacientes não selecionados, com edema bilateral de membros inferiores, revelou que cerca de 40% eram portadores de cardiopatia subjacente, aproximadamente 40% tinham elevação da pressão arterial pulmonar, cerca de 20% eram portadores de doença venosa bilateral, aproximadamente 20% tinham nefropatias e cerca de 25% eram portadores de edema idiopático.

Outros sintomas menos específicos

A *tosse*, principalmente se for sem expectoração e persistente, pode ser a manifestação inicial do aumento da pressão venosa pulmonar, ou seja, a primeira manifestação de insuficiência cardíaca. A *hemoptise* constitui manifestação clássica de embolia pulmonar, mas também pode ser a manifestação de valvopatia (estenose mitral), edema pulmonar, infecções e neoplasias pulmonares. *Fraqueza* e *fadiga* também são referidas por portadores de cardiopatias em estágio avançado, refletindo a incapacidade destes pacientes de realizarem suas atividades corriqueiras. É oportuno lembrar que esses sintomas inespecíficos devem ser muito bem caracterizados do ponto de vista semiológico para não conduzirem o médico a raciocínios errôneos.

Terminamos este capítulo repetindo a frase célebre de William Osler: *"Ouça o paciente, ele está contando o diagnóstico!"*.

LEITURA COMPLEMENTAR

Braunwald E, Loscalzo J. Edema. In: Longo DL, Kasper DL, Jameson JL *et al.* Harrison's principles of internal medicine. 18. ed. Nova York: McGraw-Hill; 2012 (p. 290-5).

Braunwald E. Clinical recognition of acute coronary syndromes. In: Théroux P. Acute coronary syndromes. 2. ed. Philadelphia: Elsevier Saunders; 2011 (p. 94-100).

Freeman R. Syncope. In: Longo DL, Kasper DL, Jameson JL *et al.* Harrison's Principles of internal medicine. 18. ed. Nova York: McGraw-Hill; 2012 (p. 171-7).

Goldman L. Approach to the patient with possible cardiovascular disease. In: Goldman L, Schafer AI. Goldman's Cecil Medicine. 24. ed. Philadelphia: Elsevier Saunders; 2012 (p. 246-55).

Le Jentel TH, Mancini DM. Alterations in diaphragmatic and skeletal muscle in heart failure. In: Mann DL. Heart failure. 2. ed. Philadelphia: Elsevier Saunders; 2011 (p. 300-11).

Lee TH. Chest discomfort. In: Longo DL, Kasper DL, Jameson JL *et al.* Harrison's principles of internal medicine. 18. ed. Nova York: McGraw-Hill; 2012 (p. 102-7).

Lilly LS. Pathophysiology of heart disease. 5. ed. Philadelphia: Wolters Kluwer/Lippincott Williams & Wilkins; 2011.

Loscalzo J. Palpitations. In: Longo DL, Kasper DL, Jameson JL *et al.* Harrison's Principles of internal medicine. 18. ed. Nova York; McGraw-Hill; 2012 (p. 295-6).

Wilson Tang WH, Gary FS. Clinical evaluation of heart failure. In: Mann DL. Heart failure. 2. ed. Philadelphia: Elsevier Saunders; 2011 (p. 511-25).

CAPÍTULO

3

Exame Físico

Tarso Augusto Duenhas Accorsi
Mônica S. Avila
Max Grinberg

INTRODUÇÃO

As doenças cardiovasculares (DCV) apresentam alta incidência e prevalência e cursam com alta morbidade e mortalidade em todas as sociedades do mundo. As DCV atingem principalmente adultos, tanto em idade laborativa quanto mais idosos, com grande custo social. Apesar dos incríveis avanços tecnológicos que auxiliam o diagnóstico precoce, a compreensão e o acompanhamento dessas doenças, principalmente na área de diagnósticos por imagem, a semiologia cardiovascular é insubstituível, sendo ainda base para formação das hipóteses diagnósticas para as diversas cardiopatias e fundamental para o estabelecimento de gravidade, evolução e prognóstico de várias doenças. Além disso, é parte importante do relacionamento entre médico e paciente e é extremamente custo-efetiva.

A semiologia médica é a parte da medicina relacionada com o estudo dos sinais e sintomas das doenças. Sintoma pode ser descrito como toda alteração subjetiva descrita pelo paciente. Sinal é toda alteração objetiva percebida por um dos sentidos do examinador. Portanto, semiologia cardiovascular será toda estratégia, baseada na compreensão dos sintomas e exame dos sinais, que levará ao diagnóstico ou não de alguma doença ou alteração relacionada com o coração e a circulação. A anamnese – entrevista realizada com o paciente – é o ponto de partida da semiologia. A entrevista dos sintomas cardiovasculares, pela ampla possibilidade de diagnósticos diferenciais, é difícil. Quando cuidadosa, paciente e minuciosa, é responsável por cerca de dois terços de todos os diagnósticos médicos. O exame físico, com análise de diversos sinais, complementa a semiologia tornando-a responsável por cerca de 90% de todos os diagnósticos realizados. Sem dúvida, as informações possíveis de serem obtidas pela ausculta cardíaca, principalmente em relação à anatomia e fisiologia, são fascinantes. Porém, é possível encontrar uma série de informações valiosas, antes da utilização do estetoscópio no tórax, oriundas da avaliação do pulso arterial e venoso, pressão arterial, perfusão periférica, extremidades, caixa torácica, *ictus cordis* e impulsões cardíacas, entre outros.

INÍCIO DA AVALIAÇÃO

Independentemente do local em que o paciente será examinado e da situação clínica, é importante uma série de cuidados para manutenção da integridade e do conforto do paciente, higiene e um raciocínio e sequência de avaliação que permitam conclusões corretas e objetivas.

Recomenda-se:

- Preparar o ambiente para que o paciente sinta-se confortável e sem constrangimento.
- Manter o menor número de pessoas no recinto, sempre com anuência do paciente.
- Higienizar as mãos com água e sabão ou álcool-gel antes e depois do exame.
- Utilização de luvas caso haja possibilidade de contato com sangue ou secreções corpóreas.
- Informar ao paciente o que está examinando e quais os próximos passos.
- Evitar mudanças frequentes de posição ou decúbito, avaliando a maioria dos dados possíveis em uma mesma posição.
- Despir o paciente progressivamente conforme as áreas a serem examinadas, vestindo-o novamente ao término da avaliação.

EXAME FÍSICO GERAL, PELE E ABDOME

O exame físico, realizado por meio de inspeção, palpação, percussão e ausculta, se faz em uma sequência que engloba a análise geral – que pode estar presente em diversas situações clínicas – e exame específico de sistemas e órgãos – que sinaliza alterações orgânicas locais. Vários achados físicos não cardíacos e vasculares podem sugerir a presença de cardiopatias. Alterações de estado geral, nível de consciência, extremidades, olhos, pele, estruturas osteomusculares e abdome podem ser consequências agudas ou crônicas de diversas doenças cardíacas. As alterações das extremidades – pela grande prevalência e importância – serão discutidas separadamente. A Tabela 3.1 mostra algumas condições cardíacas e possíveis achados de exame físico não cardiovascular.

Habitualmente, a endocardite infecciosa (EI) (Quadro 3.2) e a insuficiência cardíaca (IC) com disfunção de ventrículo direito (VD) (Quadro 3.3) têm amplo espectro de possíveis manifestações clínicas sistêmicas não cardíacas.

Deve-se atentar para a possibilidade de alteração do nível de consciência (agitação, sonolência) consequente a baixo débito cardíaco, alteração vascular do sistema nervoso central (SNC), toxemia (como no caso da EI) e hipoxia de causa cardíaca (Tabela 3.2).

Emagrecimento, inapetência e caquexia podem sinalizar doença crônica avançada, como IC, EI e cardiopatia congênita.

Doenças e condições que são fatores de risco para aparecimento de cardiopatias podem ter as manifestações clínicas descritas na Tabela 3.3.

EXTREMIDADES

Perfusão periférica

A perfusão periférica reflete o *status* circulatório nas extremidades, que depende tanto da integridade da vascularização local quanto do débito cardíaco. Deve-se fazer avaliação da temperatura, da coloração e do grau de enchimento das extremidades.

TABELA 3.1 – Alterações ao exame físico não cardiovascular em algumas cardiopatias

Condição cardíaca	Possíveis achados de exame físico não cardiovascular
Insuficiência cardíaca de baixo débito	Perda de peso, caquexia, alteração da consciência, hepatomegalia, ascite, esplenomegalia
Insuficiência cardíaca de alto débito	Mucosa descorada, exoftalmia, extremidades quentes, hepatomegalia, esplenomegalia
Endocardite infecciosa	Várias manifestações (Quadro 3.1)
Cor pulmonale	Sonolência excessiva, ronco, obesidade
Cardiopatias congênitas	Hemangiomas, baqueteamento digital, alterações do esqueleto, escleras azuladas, entre outros
Hipertensão arterial sistêmica	Sopro sistólico abdominal, fácies de Cushing, rins aumentados de tamanho palpável*

* Pode ser sugestivo de rins policísticos.

QUADRO 3.1 – Surto de febre reumática (ou febre reumática aguda): diagnóstico predominantemente clínico

Os critérios de Jones podem ser usados como guia diagnóstico: presença de 2 critérios maiores ou 1 critério maior + 2 critérios menores, com confirmação de estreptococcia prévia (anticorpo antiestreptolisina O [ASLO], cultura ou reação em cadeia da polimerase [PCR]).

Critérios maiores:

a) Cardite reumática: pode ser assintomática/oligossintomática ou cursar com sintomas e sinais de insuficiência cardíaca, de início agudo, de poucas semanas a meses após a amigdalite, com duração média de 6 meses
b) Artrite: em dois terços das vezes tem manifestação *típica* – poliartrite de grandes articulações, de característica migratória, frequentemente de início em tornozelo ou joelho, com 2 a 5 dias de evolução em cada articulação. Em um terço das vezes tem manifestação *atípica* – poliartrite de pequenas e grandes articulações, de caráter aditivo e duração mais prolongada, além de má resposta ao uso de anti-inflamatório não esteroidal (Figura 3.1)
c) Eritema *marginatum* (Figura 3.2)
d) Nós subcutâneos (Figura 3.3)
e) Coreia de Sydenham: tipicamente caracterizada por labilidade emocional, movimentos hipercinéticos e hipotônicos involuntários, predominantemente em face, língua e membros superiores. Piora com estresse, melhora com repouso. Aparece até 9 meses após a amigdalite, em metade dos casos como única manifestação clínica

Critérios menores:

a) Febre
b) Artralgia
c) Alargamento do intervalo PR no eletrocardiograma
d) Aumento de velocidade de hemossedimentação e PCR

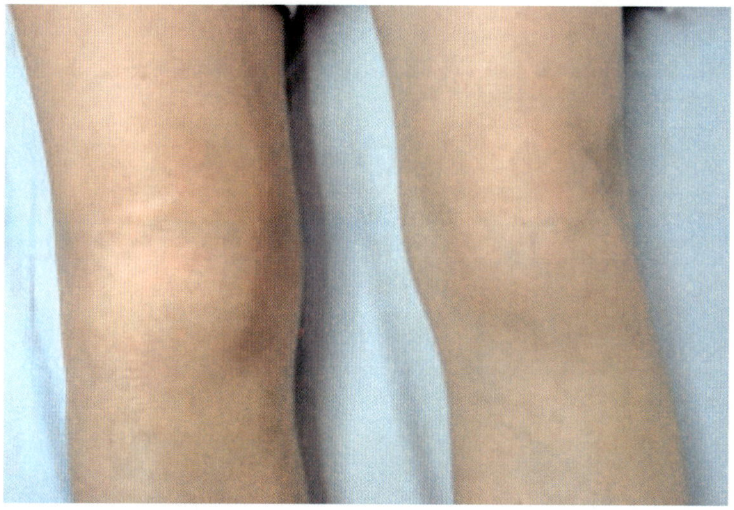

Figura 3.1 – Artrite no joelho direito.

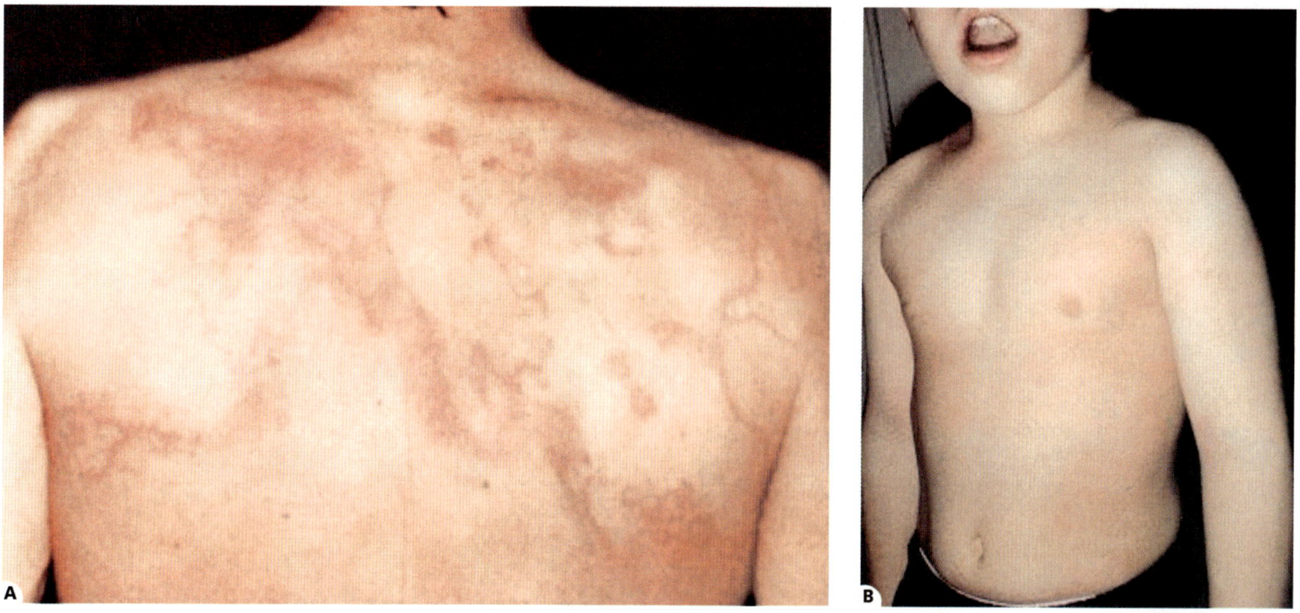

Figura 3.2 – (*A* e *B*) Eritema *marginatum*.

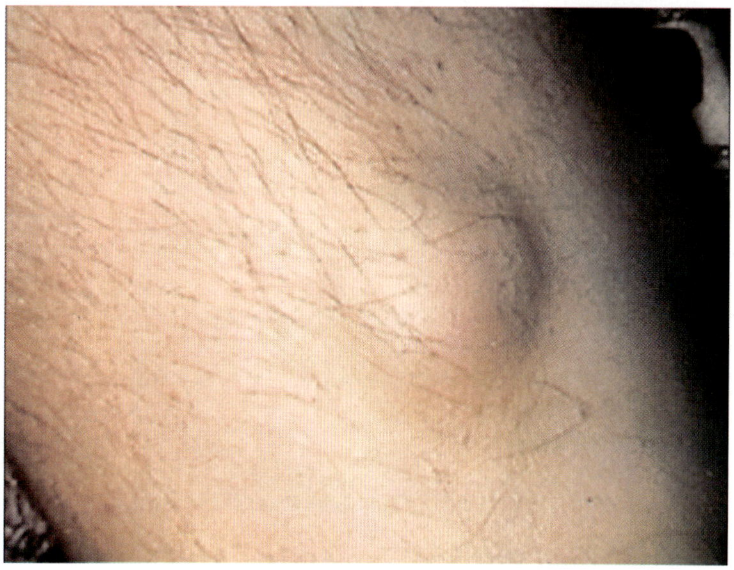

Figura 3.3 – Nó subcutâneo.

978-85-4120-208-4

QUADRO 3.2 – Um destaque para endocardite infecciosa (EI)

Sem dúvida, a EI é a doença cardíaca mais rica em manifestações sistêmicas, pela possibilidade de complicações infecciosas, imunes e vasculares, além das alterações cardíacas *in loco*:

a) Alterações sistêmicas: febre, toxemia, prostração, emagrecimento, hepatomegalia e esplenomegalia

b) Manifestações imunes: nós de Osler (lesões cutâneas pequenas, dolorosas, violáceas e eritematosas nas polpas e na face lateral dos dedos das mãos e dos pés) (Figuras 3.4 e 3.5), manchas de Roth (hemorragias retinianas com centro esbranquiçado, próximo ao disco óptico) (Figura 3.6, *A* e *B*), hematúria macroscópica (por glomerulonefrite), artralgia e artrite

c) Manifestações vasculares: petéquias (conjuntiva, subungueal) (Figura 3.7, *A* e *B*), hemorragias subungueais (em chama de vela), lesões de Janeway (lesões hemorrágicas elevadas, não dolorosas, nas palmas das mãos e plantas dos pés) (Figura 3.8, *A* a *E*), dor em hipocôndrio direito (por infarto esplênico), déficit neurológico (por acidente vascular cerebral)

d) Manifestações cardíacas: compatíveis com alteração valvar e insuficiência cardíaca – insuficiência mitral, terceira bulha, taquicardia, taquipneia, estertores crepitantes pulmonares, estase jugular, edema periférico. A presença de bradicardia pode sugerir o acometimento do sistema de condução cardíaco, principalmente ao nível do nó atrioventricular

A pressão da polpa de um dos dedos das mãos ou dos pés – com esvaziamento da vasculatura regional – e a avaliação do tempo necessário para novo enchimento caracterizam o tempo de enchimento capilar. O normal é em torno de 2 s. Tempos maiores que 3 s podem sugerir vasoconstrição periférica por hipotermia, hipovolemia e baixo débito cardíaco, além de obstrução

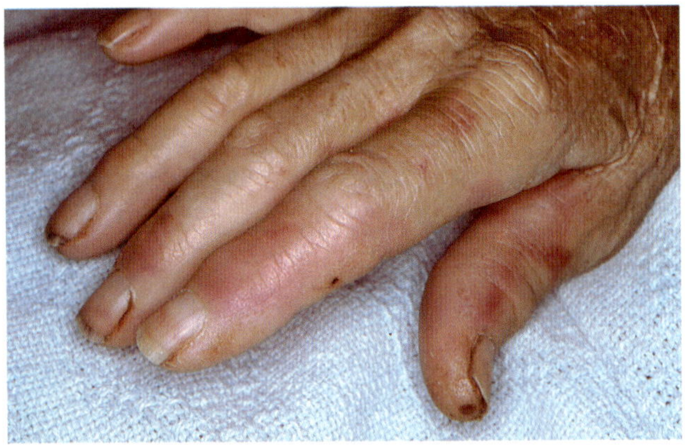

Figura 3.4 – Nó de Osler na mão.

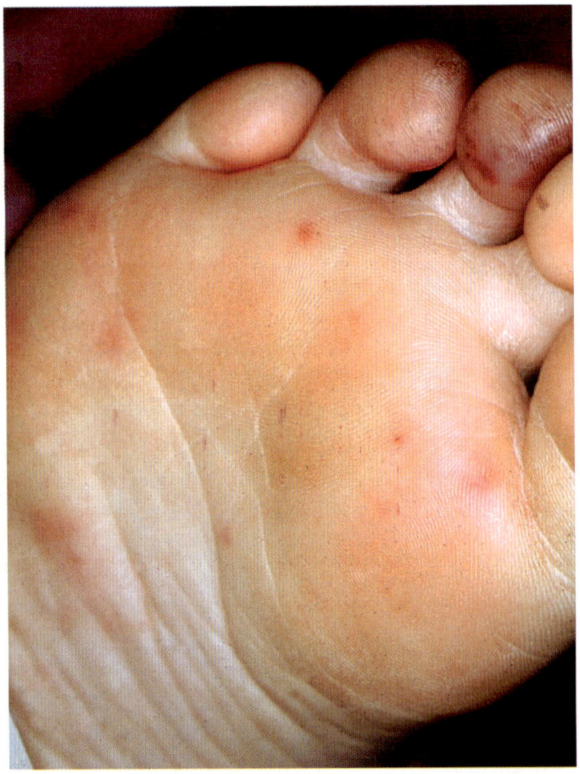

Figura 3.5 – Nó de Osler no pé.

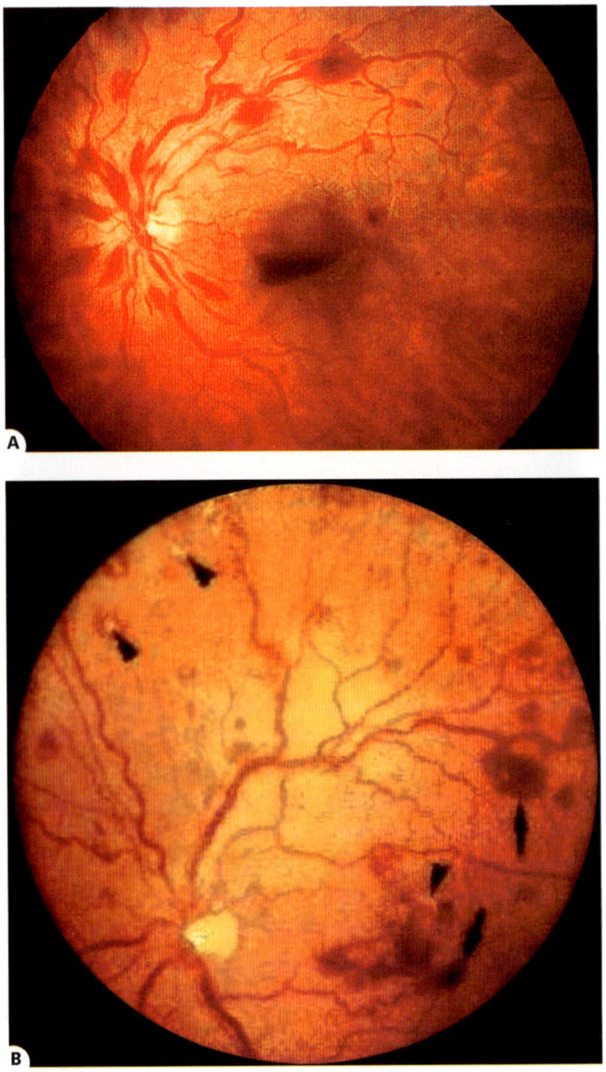

Figura 3.6 – (*A* e *B*) Manchas de Roth.

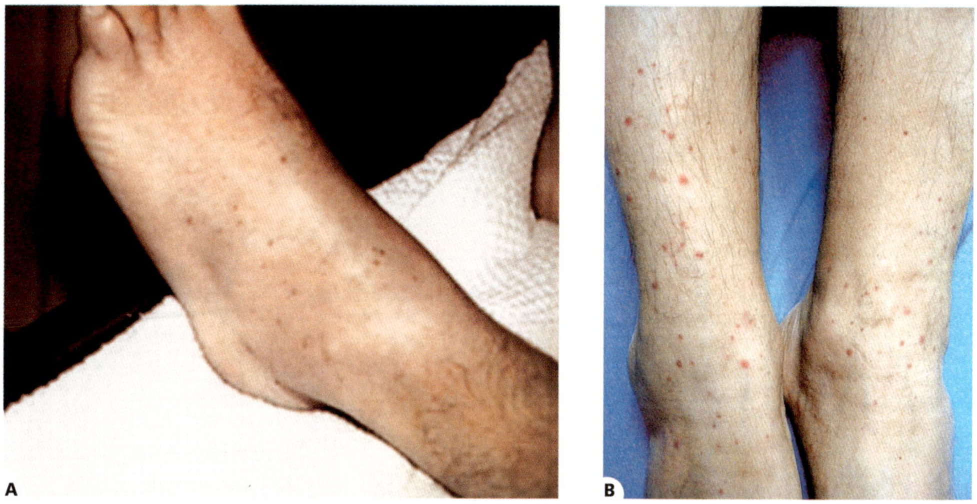

Figura 3.7 – (*A* e *B*) Petéquias em membros inferiores.

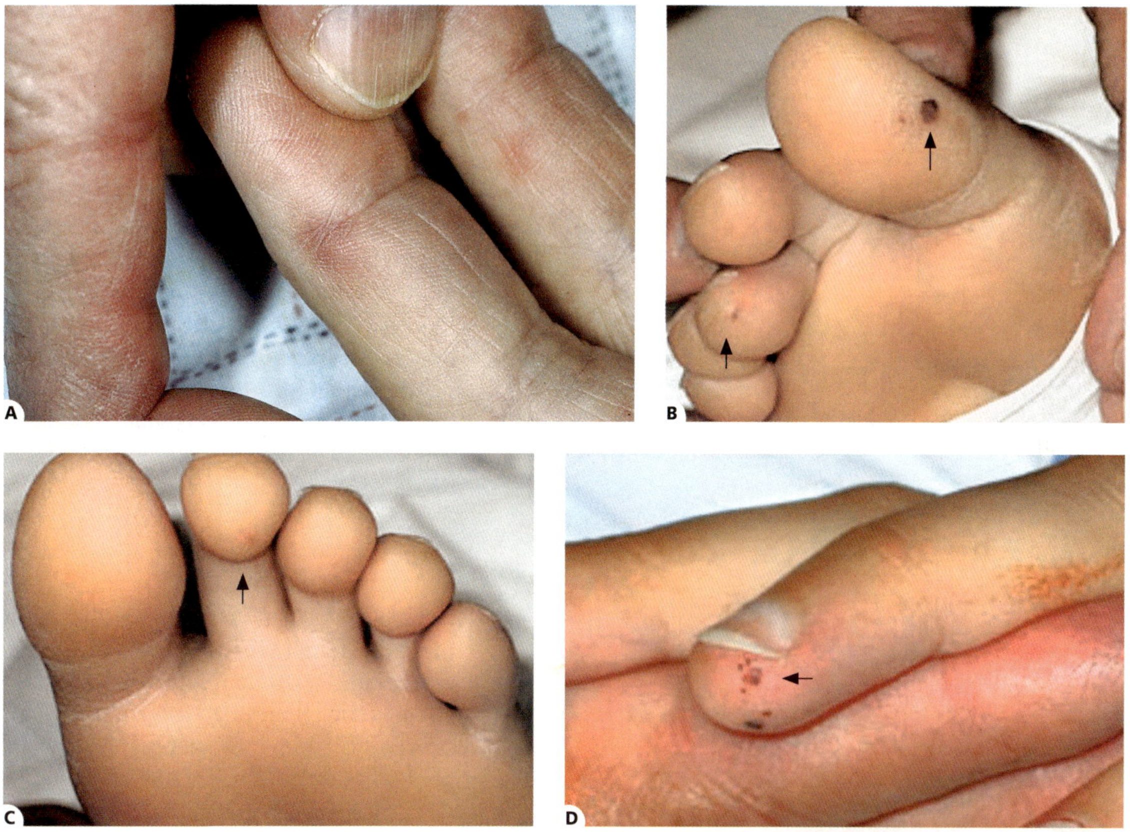

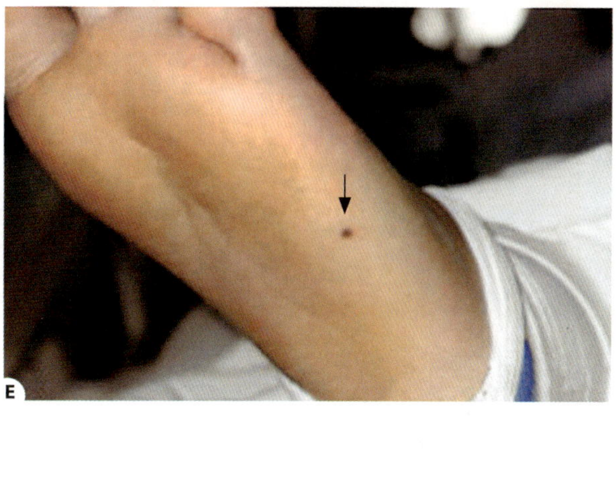

Figura 3.8 – (*A* a *E*) Lesões de Janeway.

978-85-4120-208-4

QUADRO 3.3 – Manifestações sistêmicas da disfunção do ventrículo direito (VD)

A insuficiência cardíaca (IC) com disfunção do VD frequentemente evoluiu com:
a) Hepatomegalia (Figura 3.9, *A* e *B*)
b) Ascite
c) Esplenomegalia
d) Edema escrotal
e) Edema de cóccix
f) Anasarca
g) Edema de membros inferiores (Figura 3.10)

Obs.: também podem ser consequentes à síndrome nefrótica e cirrose hepática. Porém, a associação deste quadro com edema de face sugere nefropatia; a presença de telangiectasias, vasta circulação colateral venosa abdominal e *flapping* de membros sugere insuficiência hepática (IH) e a presença de estase jugular sugere IC. Vale lembrar que ginecomastia, habitualmente descrita como manifestação de IH, pode aparecer na IC como efeito colateral de medicações.

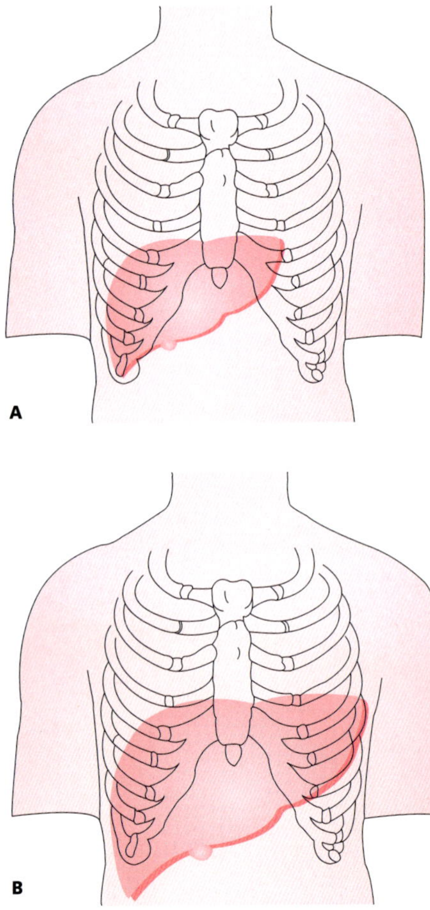

Figura 3.9 – (*A* e *B*) Hepatomegalia.

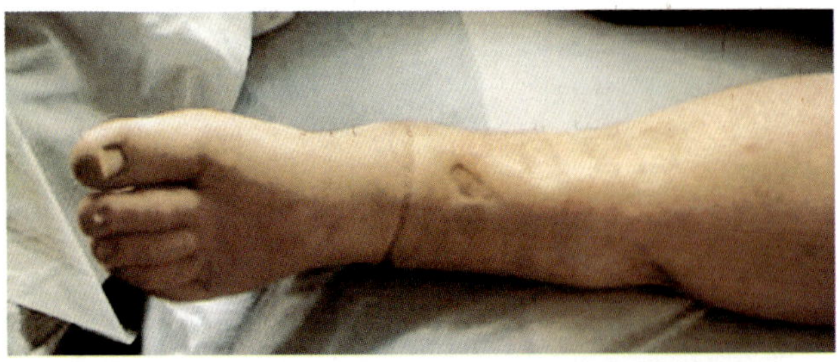

Figura 3.10 – Edema de membro inferior (Obs.: notar o sulco provocado pela impressão dos dedos – sinal de Godet).

arterial (por aterosclerose, embolização, inflamação ou trauma) local.

Temperaturas elevadas podem sugerir hipertermia e alto débito cardíaco (sepse, beribéri, etc.). Diminuição da temperatura periférica, assim como palidez cutânea, em geral, acompanham aumento do tempo de enchimento capilar, pelas situações descritas anteriormente.

Cianose

A cianose (Figura 3.11) é a coloração azulada da pele e das mucosas, mais bem observada nos leitos ungueais, polpas digitais, lábios, nariz e orelhas, consequente ao aumento da hemoglobina reduzida (> 5 mg/dℓ) no leito capilar abaixo da superfície. Pode ser classificada em periférica ou central (Tabela 3.4). A periférica ocorre quando há diminuição do fluxo nas extremidades (com maior extração de oxigênio) ou retenção venosa (com acúmulo de sangue dessaturado). A central ocorre quando há redução da oxigenação pelos pulmões (diminuição da concentração de oxigênio inspirado, pneumopatias), derivação anatômica (por cardiopatias congênitas), ou anormalidade da hemoglobina.

Cianose por baixo débito cardíaco, em geral, é acompanhada de má perfusão periférica, com diminuição da temperatura e aumento do tempo de enchimento capilar. Cianose por obstrução arterial ou venosa local tende a ser apenas no membro acometido, provavelmente acompanhada de dor e edema deste.

A cianose de instalação aguda quase sempre é decorrente de alterações pulmonares graves, em geral por desequilíbrio ventilação/perfusão por infecção, inflamação ou congestão de causa cardíaca e sempre é um marcador de gravidade e mau prognóstico.

A cianose de causa pulmonar crônica tem vários outros achados de história e exame físico que sugerem pneumopatia crônica (por exemplo, doença pulmonar obstrutiva crônica, fibrose pulmonar, síndrome da apneia obstrutiva do sono), como tabagismo, tosse, expectoração, chiado/sibilos, dispneia, obesidade, roncos, entre outros. A cianose crônica de causa cardíaca é diagnosticada na infância, junto com todos os comemorativos da cardiopatia congênita responsável.

TABELA 3.2 – **Situações cardiovasculares que podem cursar com alteração do nível de consciência**

Baixo débito cardíaco	Alterações vasculares do sistema nervoso central	Hipoxia
Choque cardiogênico pós-infarto agudo do miocárdio	Embolização de trombos do átrio e/ou ventrículo esquerdos	Edema agudo dos pulmões
Exacerbação de insuficiência cardíaca	Embolização de vegetação de endocardite infecciosa	Hipertensão pulmonar
Cardiomiopatia dilatada em estágio avançado	Dissecção de carótida consequente à dissecção aórtica	Tromboembolismo pulmonar
Tamponamento cardíaco		Cardiopatia congênita
Valvopatia crônica em estágio avançado		
Valvopatia aguda		
Miocardite aguda		
Cardiomiopatia hipetrófica		
Arritmias		
Disfunção pós-circulação extracorpórea		

TABELA 3.3 – **Fatores de risco para cardiopatias e possíveis alterações ao exame físico não cardiovascular**

Doença/fator de risco	Alterações ao exame físico
Diabetes melito	Dermatite ocre, neuropatia, retinopatia
Hipertireoidismo	Exoftalmo, edema pré-tibial, tremores
Hipotireoidismo	Sonolência, edema difuso, hiporreflexia, alteração dos pelos
Hipercolesterolemia/aterosclerose precoce	Xantoma, xantelasma
Alcoolismo	Neuropatia, alterações cutâneas

TABELA 3.4 – **Cianose: tipos e causas comuns**

Cianose periférica	Cianose central
Extremidade exposta ao frio	Diminuição da pressão atmosférica
Baixo débito cardíaco	Distúrbios pulmonares: hipoventilação; desequilíbrio ventilação/perfusão; alterações da difusão de oxigênio
Obstrução arterial periférica	Derivação anatômica: cardiopatias congênitas; fístulas arteriovenosas pulmonares
Obstrução venosa periférica	Alterações da hemoglobina: meta-hemoglobinemia; sulfemoglobinemia; carboxiemoglobinemia

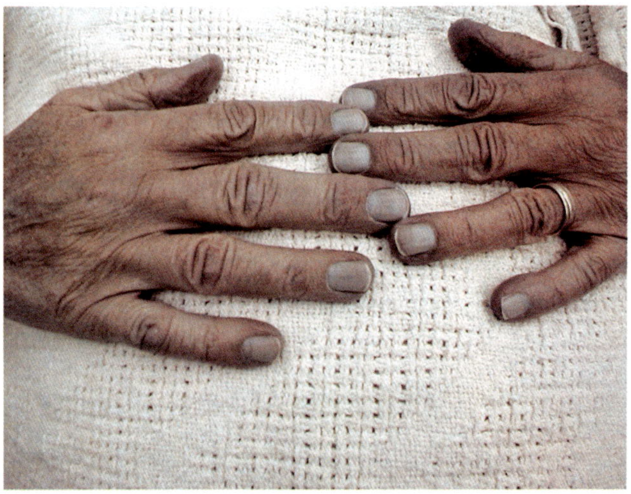

Figura 3.11 – Cianose.

A meta-hemoglobinemia é uma situação em que a hemoglobina está oxidada e incapaz de transportar oxigênio. Sua concentração normal fica em torno de 1%. Quando a concentração de meta-hemoglobinemia ultrapassar 15 a 20%, pode ocorrer cianose. Pode ser causada por alterações congênitas do metabolismo de hemoglobina e/ou associação com agentes que produzem grande estresse oxidativo, como anestésicos locais, cloroquina, nitratos, nitroprussiato, sulfonamidas, anilina, aminas aromáticas, naftalina, entre outros. Trata-se de uma causa incomum de cianose.

Baqueteamento digital

O baqueteamento digital (Figura 3.12) caracteriza-se pela alteração na falange distal dos dedos das mãos e dos pés, que se tornam dilatadas, de aspecto bul-

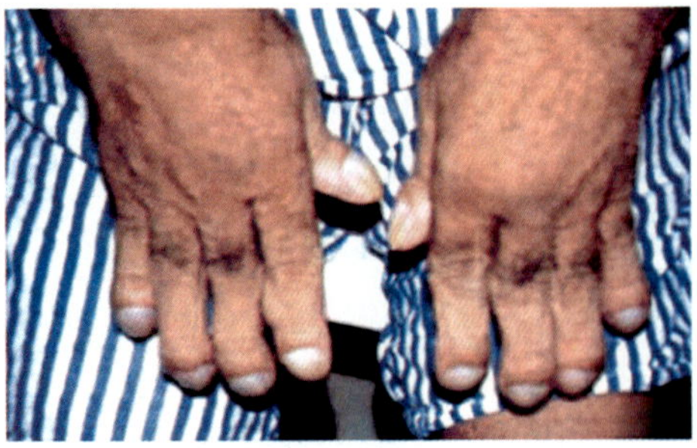

Figura 3.12 – Baqueteamento digital.

QUADRO 3.4 – Causas de baqueteamento digital

- Cianose central de causa pulmonar
- Cianose central de causa cardíaca
- Neoplasia de pulmão
- Colite ulcerativa
- Bronquiectasias
- Fibrose cística
- Endocardite infecciosa

boso (lembrando baquetas para tocar instrumentos de percussão) e com convexidade do leito ungueal, com concomitante alteração da unha (também chamada de unha em vidro de relógio). Caracteristicamente, é decorrente de cianose crônica central, por mecanismo ainda não bem estabelecido. Raramente, é resultado de cianose periférica e também pode aparecer em outras doenças, conforme mencionado no Quadro 3.4.

Edema

O edema das extremidades, decorrente do aumento das partes moles subcutâneas por água, líquido inflamatório, sangue, linfa ou outras substâncias, é mais comum nos membros inferiores, pela ação gravitacional. Várias situações clínicas estão associadas à ocorrência de edema, que pode ser unilateral ou bilateral (Quadro 3.5).

A presença de edema unilateral sempre deve despertar as hipóteses de trombose venosa profunda (TVP) e infecção cutânea e, caso não confirmadas, partir para as outras hipóteses anteriormente mencionadas. Edema de membros superiores, sem edema concomitante de membros inferiores ou outras regiões, é decorrente de alterações venosas/linfáticas locais.

O edema bilateral de membros inferiores é manifestação habitual da IC com disfunção de VD (consequente a disfunção do ventrículo esquerdo [VE], valvopatias, hipertensão pulmonar, tromboembolismo pulmonar, infarto agudo do miocárdio (IAM) de VD, tamponamento, pericardite constritiva), por vezes também por disfunção diastólica de VE e por IC de alto débito, porém, também pode estar presente em cirrose hepática e síndrome nefrótica. Na IC, o edema tende a ser maleolar, bilateral, pior ao final do dia, em geral acompanhado de dispneia, ortopneia, dispneia paroxística noturna e aumento de peso prévio de pelo menos 3 kg. Pode evoluir com acometimento para cima dos tornozelos, coxas, genitais e, enfim, para anasarca. A Tabela 3.5 diferencia as características dos edemas de causas cardíaca, hepática e renal.

QUADRO 3.5 – Causas de edema

Edema unilateral:

- Trombose venosa profunda
- Síndrome pós-flebite
- Celulite/erisipela
- Abscesso do músculo psoas
- Ruptura do músculo gastrocnêmio
- Ruptura de cisto poplíteo (cisto de Baker)
- Insuficiência venosa após safenectomia
- Insuficiência venosa por varizes
- Obstrução linfática por filariose
- Obstrução linfática por fibrose retroperitoneal
- Obstrução linfática por neoplasia (próstata, colorretal, colo de útero, carcinoma)

Edema bilateral:

- Insuficiência cardíaca congestiva
- Cirrose hepática
- Síndrome nefrótica
- Insuficiência renal
- Hipotireoidismo
- Induzido por drogas

TABELA 3.5 – Edema periférico

Edema	Características
Edema de causa cardíaca	Edema predominantemente maleolar, elevação da pressão venosa central (PVC), *ictus* desviado, B3, estertores crepitantes pulmonares, má perfusão periférica, cianose periférica, hipotensão arterial
Edema de causa hepática	Edema predominantemente com ascite, PVC normal, icterícia, eritema palmar, contratura de Dupuytren, *spiders*, ginecomastia, atrofia testicular, encefalopatia, *flapping*
Edema de causa renal	Edema predominantemente periorbitário, PVC normal ou pouco elevada, retinopatia, hálito urêmico, atrito pericárdico

PULSO ARTERIAL

É fundamental a análise cuidadosa do pulso arterial (Quadro 3.6). Muitos diagnósticos são inferidos pela palpação dos pulsos, por exemplo:

- Pulso taquicárdico, isto é, frequência cardíaca maior que 100 bpm: taquiarritmia; taquicardia sinusal secundária a várias situações (IC exacerbada, hipovolemia, anemia, febre, estresse físico, estresse mental, hipertireoidismo, entre outros).
- Pulso bradicárdico, isto é, frequência cardíaca menor que 50 bpm: bradiarritmia; bradicardia sinusal secundária a várias situações (bom condicionamento físico, intoxicação medicamentosa, hipotireodismo, hipotermia, entre outros).
- Pulso normal seguido de batimento precoce com pausa compensatória: extrassístole.
- Pulso regularmente irregular, caracterizado por um (ou mais) batimento(s) normal(is) seguido(s) de batimento precoce com pausa compensatória sustentado por vários batimentos: bigeminsmo; trigeminismo.
- Pulso irregularmente irregular, isto é, sem qualquer sequência lógica dos batimentos, completamente irregulares: fibrilação atrial; *flutter* atrial com bloqueio atrioventricular (BAV) variável; taquicardia atrial com BAV variável; extrassístoles frequentes interpoladas.
- Pulso assimétrico, caracterizado por amplitudes diferentes em membros correspondentes: aterosclerose periférica (mais frequente em membros inferiores); embolização distal em membros; dissecção de aorta torácica com acometimento de vasos da base; dissecção de aorta abdominal com acometimento ilíaco-femoral.
- Pulso em membro inferior palpável com atraso maior que 1 s em relação à palpação simultânea de membro superior: aterosclerose periférica.
- Pulsos em membros inferiores não palpáveis: aterosclerose periférica grave; baixo débito cardíaco.
- Alteração de amplitude dos pulsos (Tabela 3.6): valvopatias; baixo débito cardíaco; miocardiopatias; tamponamento cardíaco.

INSPEÇÃO DA CAIXA TORÁCICA

A inspeção inicial da caixa torácica deve ser feita para procurar alterações estruturais que possam ter correlação com algumas situações clínicas, conforme Tabela 3.7.

ICTUS CORDIS E IMPULSÕES CARDÍACAS

A avaliação cuidadosa do *ictus cordis* (impulsão do ápice cardíaco na caixa torácica) ou simplesmente *ictus* e de outras impulsões cardíacas traz várias informações sobre possíveis alterações na anatomia e função cardíaca. Em geral, tais alterações são pouco sensíveis, mas com boa especificidade no diagnóstico de cardiopatias.

A avaliação ideal se faz com o paciente deitado em decúbito dorsal com a cabeceira elevada, de forma que

QUADRO 3.6 – Como palpar o pulso arterial

a) Usar as polpas digitais de 2º e 3º dedos de uma das mãos
b) Evitar usar a polpa do polegar pela possibilidade da percepção do próprio pulso oriundo das artérias que irrigam essa extremidade
c) De início, deve-se procurar o pulso radial, pelas maiores facilidade e praticidade. Avaliar:
- Frequência cardíaca – em 1 min consecutivo (evitar palpar por poucos segundos e fazer multiplicações para estimativa em 1 min)
- Regularidade – regular, irregularmente regular, irregularmente irregular
- Formato da onda de pulso

d) Avaliar simetria dos pulsos, palpando-os bilateralmente de modo simultâneo
e) Palpar os pulsos periféricos: temporal, braquial, radial, ulnar, poplíteo, tibial posterior e pedioso
f) Palpar os pulsos centrais: carotídeo e femoral
g) O pulso carotídeo é o que mais representa o pulso aórtico
h) Atentar para o formato do pulso normal:

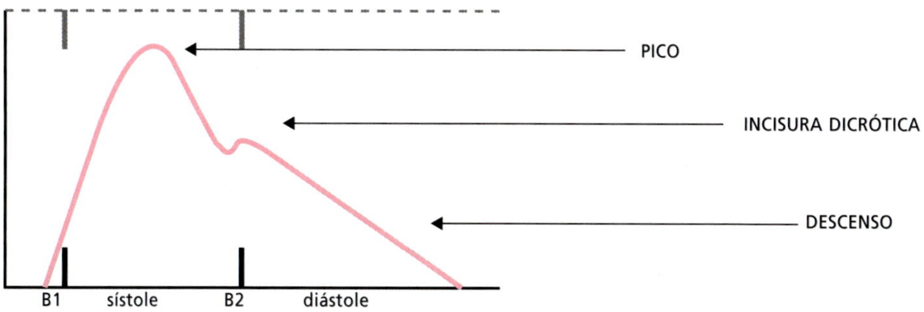

i) O pico é facilmente sentido, a incisura dicrótica raramente é percebida.
j) Palpar simultaneamente pulsos radial e femoral
l) Palpar pulso simultaneamente à avaliação de pulso venoso jugular, *ictus* e ausculta cardíaca

TABELA 3.6 – Pulsos anormais

<table>
<tr><th>Tipo do pulso</th><th>Possíveis diagnósticos</th></tr>
<tr><td>Pulsus parvus et tardus
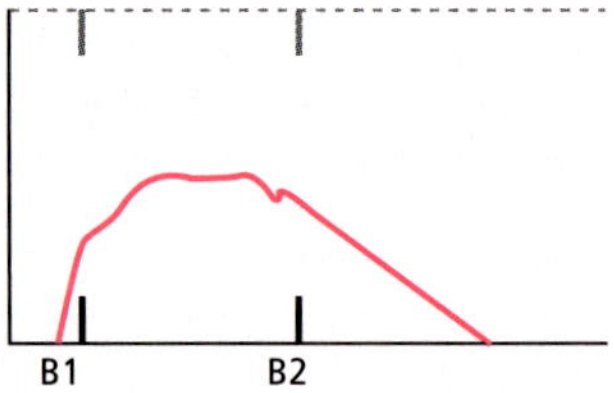
</td><td>Pode ser chamado também de pulso anacrótico
Estenose aórtica</td></tr>
<tr><td>Pulso dicrótico
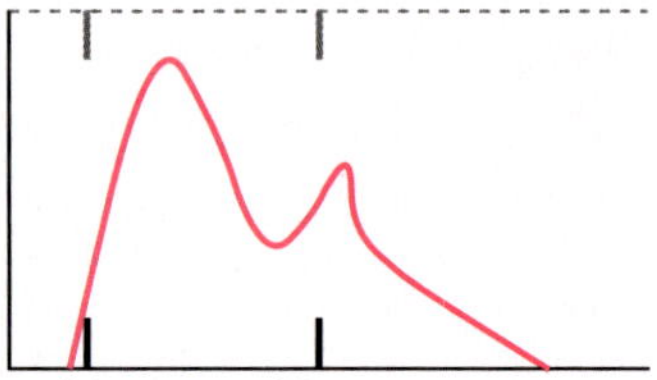
</td><td>Febre
Insuficiência cardíaca sistólica
Tamponamento
Choque hipovolêmico</td></tr>
<tr><td>Pulsus bisferiens
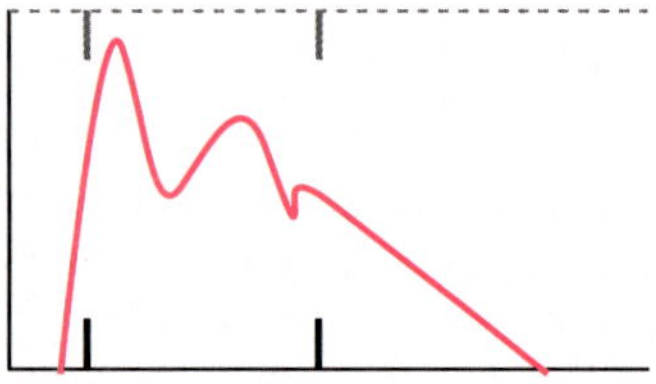
</td><td>Também chamado de pulsus bisferiens da miocardiopatia hipertrófica – raramente observado à beira do leito</td></tr>
<tr><td>Pulsus bisferiens
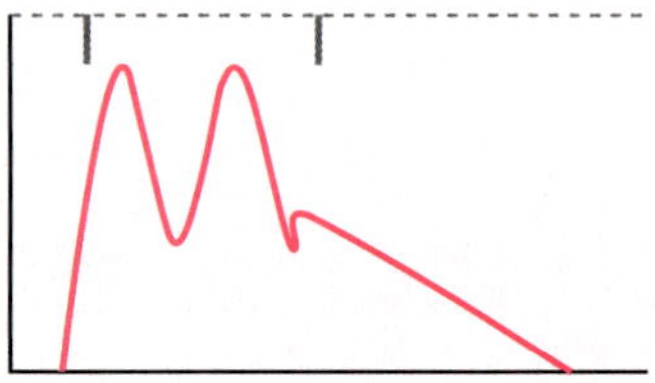
</td><td>Insuficiência aórtica
Dupla disfunção de valva aórtica</td></tr>
<tr><td>Tamponamento cardíaco</td><td>Pulsus paradoxus
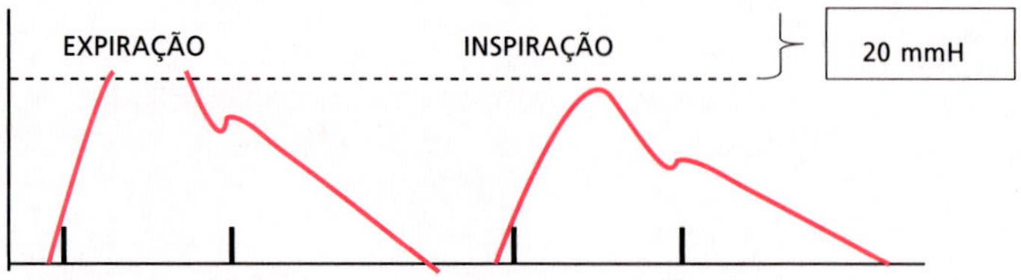
</td></tr>
<tr><td>Atentar para o fato de o ritmo ser regular
Insuficiência cardíaca sistólica grave</td><td>Pulsus alternans
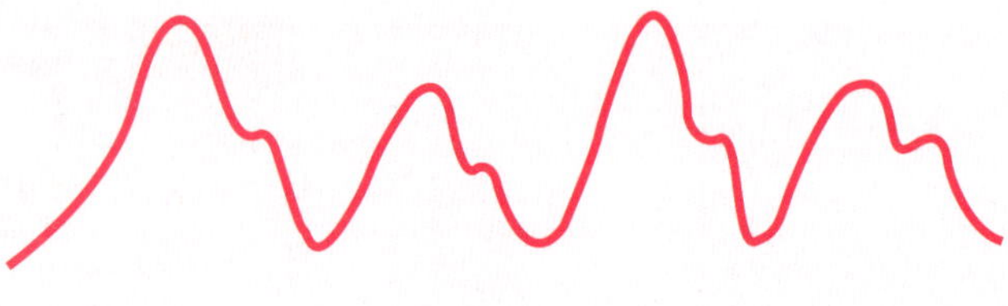</td></tr>
</table>

TABELA 3.7 – Conformações torácicas e possíveis associações clínicas

Conformação torácica	Associação clínica
Pectus excavatum (Figura 3.13)	Síndrome de Marfan, prolapso da valva mitral, estalido telessistólico
Pectus carinatum (Figura 3.14)	Síndrome de Marfan
Tórax em barril	Doença pulmonar obstrutiva crônica
Tórax em sino	Doença pulmonar obstrutiva crônica

a cabeça esteja alinhada com o tórax e que a inclinação com o plano horizontal não ultrapasse os 45°. O examinador deve posicionar-se à direita do paciente. Informações serão obtidas por meio de inspeção e palpação torácicas. A inspeção deve ser vagarosa, com o cuidado para se desprezar possíveis alterações decorrentes da movimentação respiratória da caixa torácica. A palpação deve ser feita tanto com a ponta dos dedos quanto com as regiões tenar e hipotenar da palma de uma das mãos, idealmente a direita. Deve-se palpar a região apical e precordial, áreas paraesternais baixas, áreas aórtica e pulmonar, região da fúrcula e epigástrico. Deve-se tentar verificar se os achados são sugestivos de alterações no ventrículo direito e/ou esquerdo.

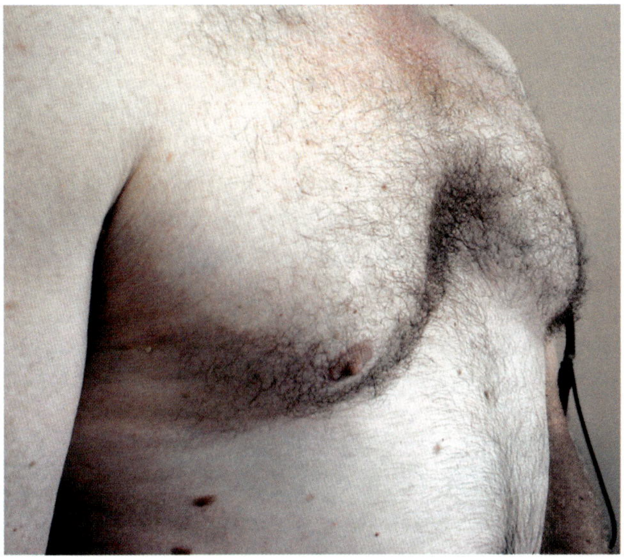

Figura 3.13 – *Pectus excavatum*.

Inspeção

Ictus normal

O *ictus* normal pode ser visto, principalmente em crianças e pessoas magras, como uma impulsão suave e abrupta na região do 4º e 5º espaços intercostais esquerdos, variando da região paraesternal esquerda até a linha hemiclavicular, com no máximo duas polpas digitais e ocupando um a dois espaços intercostais. Por vezes é mais bem visto quando o paciente se posiciona em decúbito lateral esquerdo, posição que também o desloca mais para a esquerda, em sentido da linha axilar anterior.

Ictus anormal e impulsões cardíacas

Cardiomiopatias dilatadas (CMD) podem alterar significativamente o *ictus*. Em geral, dilatações predominantes de ventrículo esquerdo desviam o *ictus* para baixo (a partir do 6º espaço intercostal esquerdo) e para a esquerda (lateralmente à linha hemiclavicular esquerda) e dilatações predominantes do ventrículo direito tendem a desviar o *ictus* apenas para a esquerda, mantendo-o na altura habitual. Em ambos os casos, é possível observar dupla impulsão, uma consequente à movimentação do ápex do ventrículo esquerdo e outra pela vibração ventricular no início do enchimento diastólico. Outras situações podem desviar o *ictus* para a esquerda, como deformidades da caixa torácica, pneumotórax direito, derrame pleural direito, diminuição de massa pulmonar esquerda, entre outras.

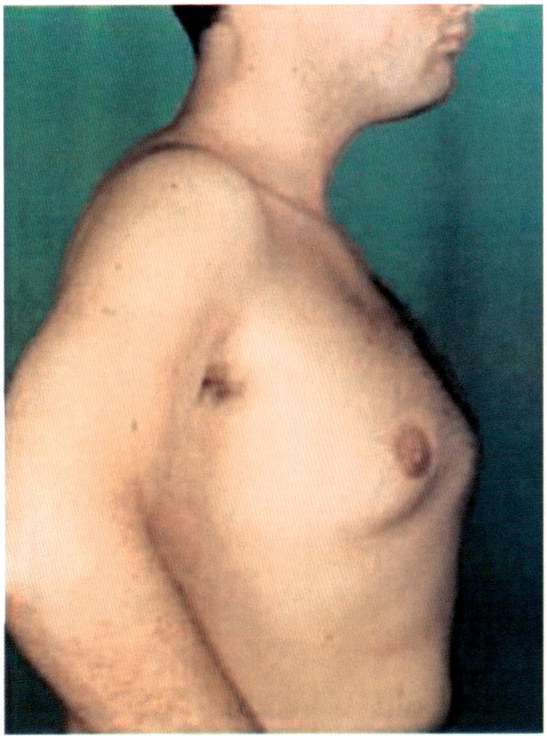

Figura 3.14 – *Pectus carinatum*.

Ictus hiperdinâmico, com frequente movimentação de todo o precórdio, pode ser consequente a insuficiências mitral e aórtica importantes.

Pulsação epigástrica ou subxifóidea pode sugerir aumento ventricular direito, mas também pode ser por dilatação da artéria aorta toracoabdominal ou a pulsação normal desta observada principalmente em crianças e pessoas com abdome escavado.

Dilatações (aneurisma ou dissecção) da aorta torácica podem implicar em pulsação visível no 2º espaço intercostal direito, junção esternoclavicular direita e fúrcula.

Pulsações supraclaviculares podem ser por tortuosidades (*kink*) das artérias carótidas.

Impulsões visíveis no 2º e/ou 3º espaços intercostais esquerdos podem ser decorrentes à dilatação de artéria pulmonar, como ocorre na hipertensão pulmonar grave.

Cardiomiopatia hipertrófica e pericardite constritiva podem cursar com retração da parede torácica anterior física com o batimento cardíaco. E a pericardite constritiva pode originar o sinal de Broadbent, que é a retração das costelas superiores, próximas à axila esquerda.

Palpação

Ictus normal

O *ictus* normal é encontrado na posição descrita anteriormente e não deve passar de 2 a 3 cm ou duas polpas digitais. Assim como na inspeção, pode ser mais bem sentido quando em decúbito lateral esquerdo parcial ou total, sendo que nesta posição pode ter até 3,5 cm, pelo maior contato do ventrículo com a caixa torácica. Pessoas obesas e com alterações da caixa torácica frequentemente apresentam *ictus* não palpável.

A palpação do *ictus* corresponde à sístole ventricular e pode diferenciar um componente inicial e um final. O primeiro, que é rápido, corresponde à fase de enchimento ventricular esquerdo isovolumétrico (por aumento da pressão ventricular e alteração de circunferência e contorno cardíacos por rotação horária). O componente mais tardio, também é mais lento, de evolução gradual, e corresponde à ejeção sistólica ventricular (com redução volumétrica progressiva do ventrículo esquerdo). Imediatamente antes da segunda bulha, é possível sentir um rápido movimento que dura até a abertura da valva mitral, que corresponde ao período de relaxamento isovolumétrico de ventrículo esquerdo. A sístole atrial contribui para no máximo 15% do movimento do *ictus* e não é perceptível à palpação. A palpação normal do *ictus* pode ser chamada de *ictus* valvular.

Ictus anormal e impulsões

Cardiopatias que deslocam o ventrículo esquerdo para a região posterior, em geral por dilatação ventricular direita (por exemplo, estenose mitral, cardiopatias congênitas), podem ter *ictus* não palpável, ou desvio deste para a esquerda, chegando próximo ou ultrapassando a linha axilar anterior. A pericardite constritiva pode deixar o *ictus* estático, mesmo quando há mudança posicional para decúbito lateral esquerdo.

Ictus hiperdinâmico, isto é, com fases inicial e final rápidas, traduz enchimento ventricular acelerado, como ocorre em pacientes com anemia sintomática, hipertireoidismo, insuficiência mitral, insuficiência aórtica com ventrículo esquerdo normal e comunicação interventricular.

Cardiomiopatia hipertrófica e cardiomiopatia dilatada podem cursar com *ictus* sustentados, caracterizados por fases inicial e final mais demoradas. Esse *ictus* pode ser chamado de *ictus* muscular. Em geral, também é desviado para baixo e para a esquerda e com mais de duas polpas digitais. Não há relação direta entre a intensidade do *ictus* e a contratilidade miocárdica.

A palpação do *ictus* concomitante à palpação de pulso periférico pode trazer informações a respeito de obstruções na via de saída do VE, como por exemplo, na estenose aórtica, em que o *ictus* é tardio ao pulso.

Palpação de impulso paraesternal esquerdo ou direito frequentemente é patológica e corresponde a aumento ventricular direito. A impulsão palpável com as polpas digitais de quatro dedos, simultaneamente colocados do 2º ao 5º espaços intercostais direitos ou esquerdos, também corresponde à dilatação ventricular direita.

Por vezes, é possível sentir pulsação precordial ou linha axilar consequente à presença de aneurisma de VE.

Hipertensão pulmonar, com dilatação da artéria pulmonar pode provocar pulsação na região do 2º espaço intercostal esquerdo.

Pacientes com insuficiência aórtica crônica importante podem ter pulsação ampla sentida na região da fúrcula, assim como pacientes com aneurisma e/ou dissecção de aorta ascendente. Neste último caso, apesar de infrequente, quando com quadro clínico de dor torácica de início agudo, a pulsação em fúrcula é altamente sugestiva de aortopatia.

PULSO VENOSO JUGULAR

Há continuidade anatômica entre átrio direito, veia cava superior e veias jugulares, permitindo que alterações pressóricas do átrio sejam transmitidas até as jugulares, com pulsação visível na região cervical. Assim, a avaliação do pulso venoso jugular pode trazer informações a respeito da condição hemodinâmica das câmaras direitas do coração. Frequentemente, é ignorado ou não corretamente interpretado. O ideal é a análise da veia jugular interna em vez da externa, tendo em vista que esta tem válvulas venosas e é local habitual de trombose, com prejuízo à interpretação de seu pulso. A veia jugular interna direita é mais fidedigna como correspondente às alterações pressóricas cardíacas, por estar

978-85-4120-208-4

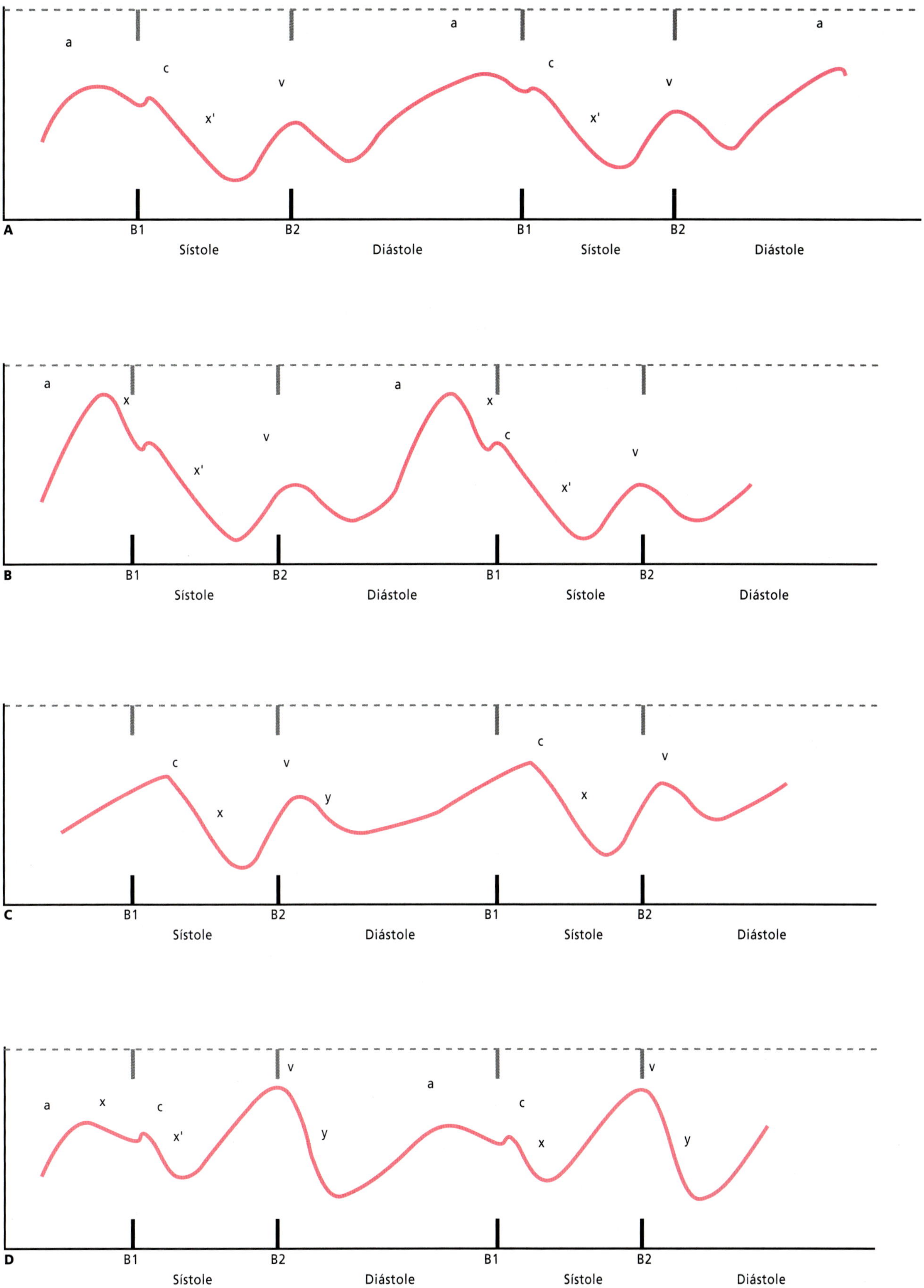

Figura 3.15 – (*A* a *D*) Pulso jugular normal. B1 = primeira bulha; B2 = segunda bulha.

em linha reta com a veia cava superior e por não ter alteração do fluxo caso ocorra compressão da veia inominada esquerda pela artéria aorta.

A avaliação deve ser feita com o paciente deitado, com a cabeceira elevada (em até 45°), o pescoço virado para o lado esquerdo e iluminação adequada.

O pulso jugular normal é expresso por ondas conforme a Figura 3.15. São três ondas positivas – "a", "c" e "v" – e duas ondas negativas, chamadas de descenso – "x" e "y". Cada onda é descrita a seguir:

1) Onda "a": corresponde à transmissão retrógrada do aumento da pressão atrial direita pela sístole atrial e ocorre imediatamente antes da primeira bulha e antes da ejeção ventricular (pulso carotídeo).
2) Onda "c": o seu aparecimento interrompe a queda da onda "a" e corresponde ao aumento da pressão jugular consequente à protrusão retrógrada da valva tricúspide pelo aumento da pressão ventricular no início da sístole ventricular. Também é consequente à transmissão do pulso carotídeo.
3) Descenso "x": é consequente à queda da pressão pelo relaxamento atrial direito e movimentação valvar tricúspide para baixo que ocorre na sístole ventricular direita.
4) Onda "v": é o aumento pressórico decorrente do enchimento atrial direito que ocorre na diástole atrial, com a valva tricúspide fechada. Ocorre ao final da sístole ventricular e junto com o descenso do pulso carotídeo.
5) Descenso "y": corresponde à queda da pressão atrial pela abertura da valva tricúspide e drenagem para o ventrículo direito. A terceira bulha ocorre no nadir da onda "y". Logo após, inicia-se novamente uma onda positiva, relacionada com o enchimento atrial até novamente ocorrer a formação da onda "a".

Várias situações podem aumentar a amplitude da onda "a", o que reflete obstrução ao esvaziamento do átrio direito na sístole atrial, ou obstrução à ejeção ventricular direita (Quadro 3.7). Situações com defeito do septo interatrial ou interventricular (por exemplo, na tetralogia de Fallot) não costumam cursar com aumento da onda "a", por ainda terem sístole atrial de alta pressão.

QUADRO 3.7 – Causas de aumento de amplitude da onda "a" do pulso venoso jugular

- Estenose tricúspide reumática
- Estenose tricúspide congênita
- Atresia tricúspide
- Vegetação grande em valva tricúspide
- Mixoma de átrio direito
- Trombo de átrio direito
- Estenose de artéria pulmonar
- Hipertrofia ventricular direita
- Hipertensão pulmonar

Pacientes com alterações que cursam com prejuízo à abertura valvar tricúspide podem também apresentar primeira bulha hiperfonética, estalido de abertura e ruflar diastólico que aumenta à inspiração. Aqueles com obstrução da via de saída de ventrículo direito podem ter sopro sistólico, em crescendo e decrescendo, em borda esternal esquerda alta, e pacientes com hipertensão pulmonar apresentam segunda bulha, componente P2, hiperfonética.

Arritmias frequentemente alteram a onda "a". As principais alterações estão listadas na Tabela 3.8.

A onda "v" está frequentemente elevada em pacientes com insuficiência tricúspide e é reconhecida também por ser concomitante ao pulso carotídeo, além de estar associada ao sopro sistólico em foco tricúspide que aumenta com inspiração e com pulsação hepática. Pacientes com insuficiência tricúspide importante, porém com grande dilatação do átrio direito e/ou fibrilação atrial, não apresentam onda "v" elevada. Defeito do septo interatrial por vezes também está associado a onda "v" aumentada.

Descenso "y" alentecido é sugestivo de obstrução valvar tricúspide ou grave hipertrofia de ventrículo direito.

Descenso "y" com queda abrupta ocorre em pericardite constritiva, cardiomiopatia restritiva ou disfunção

TABELA 3.8 – Arritmias e alterações da onda "a" do pulso venoso jugular

Arritmia	Onda "a"
Fibrilação atrial	Ausente
Taquicardia por reentrada nodal	Aumento de amplitude/regular
Taquicardia atrioventricular	Aumento de amplitude/regular
Flutter atrial	Possível presença de ondas de *flutter*
Extrassístoles atrial, juncional ou ventricular	Onda "a" em canhão/pulso arterial concomitante irregular
Bloqueio atrioventricular (BAV) total	Onda "a" em canhão intermitente/pulso arterial concomitante regular bradicárdico
Ritmo juncional, BAV 2º grau 2:1, ritmo idioventricular, bigeminismo	Onda "a" em canhão regular

ventricular direita grave. Descenso "y" abrupto e onda "v" proeminente (sinal de Lancisi) sugerem disfunção ventricular direita grave. Na pericardite constritiva e na cardiomiopatia restritiva, a onda"a" tem tamanho e morfologia semelhantes à onda "v".

Pulso venoso jugular *versus* pulso carotídeo

Sem dúvida, a análise das ondas ao exame à beira do leito é difícil. A onda mais perceptível clinicamente é o descenso "x", pela maior variação de pressão que representa. A onda "c" e o descenso "y" são dificilmente identificados. Também é difícil a avaliação do pulso venoso pela interferência do pulso carotídeo. As principais diferenças entre o pulso venoso jugular e o pulso arterial estão mostradas na Tabela 3.9.

Taquicardia é outra situação que dificulta a interpretação do pulso venoso jugular. Por vezes, recomenda-se a realização de manobra vagal, salvo contraindicações, para induzir bradicardia e permitir análise mais correta do pulso venoso.

Sinal de Kussmaul

Em situações patológicas em que há restrição ao enchimento ventricular direito, pode ocorrer o aumento da pressão venosa e do pulso venoso durante a inspiração. Essa alteração paradoxal é chamada de sinal de Kussmaul, que pode ocorrer em várias situações citadas a seguir:

- Pericardite constritiva.
- Tromboembolismo pulmonar.
- Infarto de ventrículo direito – observação: na vigência de infarto agudo do miocárdio de parede inferior, a presença do sinal de Kussmaul tem cerca de 90% de sensibilidade e especificidade para infarto associado de ventrículo direito.
- Exacerbação de insuficiência cardíaca.
- Cardiomiopatia restritiva.
- Estenose tricúspide.
- Tumor cardíaco em átrio direito.
- Obstrução parcial da veia cava superior.
- Tamponamento cardíaco – observação: possível, mas não habitualmente presente.

Refluxo hepatojugular

O refluxo hepatojugular ou abdominojugular é o aumento do pulso venoso jugular consequente ao aumento do retorno venoso pela compressão forte e sustentada do hipocôndrio direito ou abdome superior. Essa manobra, em pessoas normais, aumenta o pulso venoso em cerca de 1 cm ou a pressão venosa central (PVC) em 3 cm, transitoriamente. Indivíduos com disfunção ventricular direita podem ter o pulso venoso prolongadamente aumentado com a manobra, porém, esta alteração é pouco sensível e pouco específica. A avaliação do reflexo hepatojugular pode ser útil para a identificação de pacientes com PVC elevada. Elevação de 3 cm de PVC em relação ao valor basal após a manobra sugere PVC elevada.

Na prática, o refluxo hepatojugular é usado apenas para diferenciação entre pulso venoso e pulso arterial, como citado anteriormente.

Pressão venosa central

A PVC normal fica em torno de 1 a 8 cm de água (equivalente a 1 a 6 mmHg), reflete a pressão que o sangue exerce no átrio direito e teoricamente poderia estimar o *status* volêmico do paciente. Valores baixos podem sugerir hipovolemia e valores altos, congestão. Porém, os dados de PVC devem ser usados com cautela, sabendo-se que valores isolados têm baixa sensibilidade e especificidade para o diagnóstico da volemia. Várias doenças podem elevar a PVC por aumento da pressão nas câmaras direitas, não permitindo uma avaliação fidedigna da volemia, conforme mencionadas no Quadro 3.8.

TABELA 3.9 – Pulso venoso jugular *versus* pulso arterial carotídeo

	Pulso venoso jugular	Pulso arterial carotídeo
Local da inspeção	Base do pescoço	Próximo à região submandibular
Visualização	Ondas "a" e "v" – dupla ondulação	Apenas uma onda
Direção das ondas	Possível sentir onda "x" para região proximal	Palpável ondulação centrífuga
Palpação	Não perceptível adequadamente	Palpável
Inspiração	Diminui amplitude/desaparece	Não interfere
Relação com decúbito	Diminui ao elevar decúbito	Não interfere
Compressão da base do pescoço	Diminui amplitude/desaparece, apesar de aumentar distensão venosa distal	Não interfere
Compressão abdominal	Aumenta amplitude	Não interfere
Elevação das pernas	Aumenta amplitude	Não interfere
Relação com pulso periférico	Descenso durante pulso periférico palpável	Palpados simultaneamente

QUADRO 3.8 – Causas de elevação da pressão venosa central

- Cardiomiopatia dilatada
- *Cor pulmonale*
- Hipertensão pulmonar
- Pericardite constritiva
- Hipervolemia por insuficiência renal
- Obstrução da veia cava superior
- Valvopatia tricúspide

A estimativa da PVC pelo exame clínico pode ser útil para auxílio diagnóstico em situações de edema periférico (Tabela 3.10) e para prognóstico e acompanhamento terapêutico em pacientes com insuficiência cardíaca.

Pacientes com disfunção assintomática de VE com aumento de PVC clinicamente detectada têm maior chance de evoluir para IC e de terem hospitalização por sintomas de baixo débito cardíaco.

A técnica consiste em localização do ângulo de Louis (junção entre o manúbrio e o corpo do esterno). O átrio direito está cerca de 5 cm abaixo desse ângulo. A PVC é estimada pelo método de Lewis, avaliando-se a coluna líquida, isto é, a coluna de sangue representada pelo ponto mais alto da ingurgitação venosa da jugular externa ou pulsação da jugular interna, no qual se deve traçar uma linha paralela ao solo e medir a distância desta linha até o ângulo de Louis. Valores normais são de 2 a 3 cm, que correspondem à pressão venosa expressa em centímetros de água. Pode-se converter a unidade pressória para mmHg, lembrando-se que 1 mmHg corresponde a 1,36 cm de água. O valor medido, em centímetros, deve ser adicionado de 4,5 (distância até o átrio direito), obtendo-se então a PVC estimada. Essa conta pode ser usada com qualquer angulação da cabeça do paciente, porém, é importante que um mesmo paciente seja sempre examinado com a mesma inclinação. Para minimizar erros, é habitual a aferição em 45° de inclinação. Essa técnica tende a ser bastante específica, isto é, dificilmente superestima-se o valor da PVC. Nitidamente, é mais fácil a avaliação da veia jugular externa, que cruza o músculo esternocleidomastóideo e aparece facilmente com a compressão, pelo polegar, do ponto imediatamente acima da clavícula. Caso o paciente apresente ingurgitação em todo o trajeto venoso, deve-se elevar o decúbito até 90° para tentar obter um ponto de ingurgitação superior. Se não houver visualização da veia jugular externa com a compressão inferior – conforme descrito anteriormente – é provável que se trate de situação com PVC baixa.

Há vários interferentes na aferição da PVC, como obstruções e angulações da jugular externa, hipovolemia, alterações de decúbito e IC.

Insuficiência tricúspide tem baixo diagnóstico só pela ausculta; vários outros sinais podem ajudar: pulsação paraesternal esquerda, fígado pulsátil, aumento do sopro com a manobra de Rivero-Carvallo, pulso venoso com onda "v" aumentada. No BAV total, há várias alterações do pulso venoso, podendo originar onda "a" em canhão.

Estase jugular

Conforme exposto anteriormente, a avaliação do pulso venoso pode trazer muitas informações. O achado mais facilmente observável é a presença da ingurgitação venosa, mais comumente observada na jugular externa. Esse ingurgitamento é a *estase jugular* (Figura 3.16).

PERCUSSÃO CARDÍACA

Apresenta pouquíssima utilidade na prática clínica diária e está praticamente abandonada. Tem baixa sensibilidade e especificidade para diagnóstico de cardiomegalia. A presença de som claro pulmonar nos espaços paraesternais esquerdos pode sugerir a presença de doença pulmonar obstrutiva crônica, com interposição de ar entre o esterno e o coração. A presença de som submaciço em região do foco auscultatório pulmonar pode sugerir dilatação da artéria pulmonar.

PRESSÃO ARTERIAL

A aferição da pressão arterial (PA) é de inestimável valor na propedêutica cardíaca (Quadro 3.9, Tabela 3.11

TABELA 3.10 – Pressão venosa central (PVC) como auxílio diagnóstico em situações de edema periférico

Causa do edema	PVC
Insuficiência cardíaca	Elevada
Insuficiência renal oligúrica	Elevada
Cirrose hepática	Normal ou baixa
Síndrome nefrótica	Normal ou baixa
Hipotireoidismo	Normal
Medicações	Normal
Insuficiência venosa periférica	Normal

Obs.: estes dados refletem a PVC nas situações descritas, na ausência de outras doenças concomitantes que possam alterá-la.

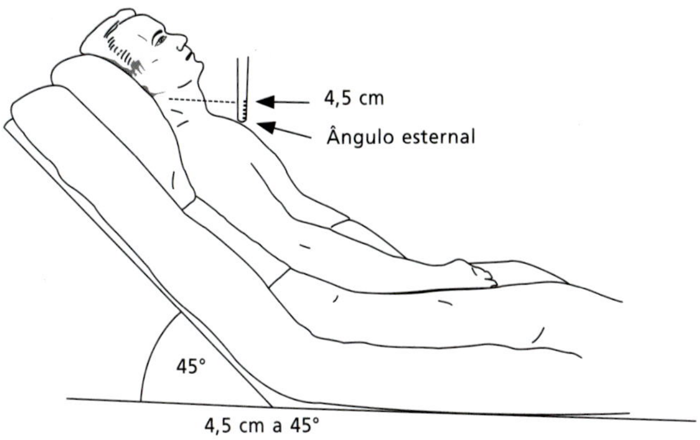

Figura 3.16 – Avaliação de estase jugular.

e Figura 3.17). O método ideal é o invasivo, por meio de canulação de alguma artéria periférica e avaliação das curvas pressóricas, porém, só é realizado em ambiente de terapia intensiva ou durante a realização de exames invasivos, como o cateterismo cardíaco. Rivi-Rocci, em 1896, foi o primeiro a aferir a PA de forma não invasiva com sucesso, com a utilização de um manguito e palpação do pulso para determinação da PA sistólica. Em 1901, Janeway percebeu sons emitidos pela artéria quando o manguito era desinsuflado e, em 1905, Nicolai Sergeyvich Korotkoff, por meio da ausculta, descreveu os sons produzidos com a insuflação do manguito até níveis suprassistólicos e a desinsuflação até o zero, chamados de "*cinco sons de Korotkoff*" (Tabela 3.12).

QUADRO 3.9 – Aferição da pressão arterial (PA) conforme as orientações das *VI Diretrizes Brasileiras de Hipertensão Arterial* – 2010

1) Explicar o procedimento ao paciente, orientar para que não fale e mantê-lo em repouso sentado por 5 a 10 min, em ambiente calmo com temperatura agradável. Promover relaxamento para atenuar a hipertensão do avental branco
2) Orientar para descruzar as pernas e verificar se está com a bexiga cheia ou se houve ingestão de café, álcool ou alimentos, ou se fumou nos últimos 30 min, ou se praticou atividade física nos últimos 90 min
3) Usar manguito de tamanho adequado para o paciente, 2 cm acima da fossa antecubital, posicionando a bolsa de borracha sobre a artéria braquial (Tabela 3.11). A largura da bolsa deve corresponder a 40% da circunferência do braço e o comprimento deve envolver pelo menos 80%
4) O braço do paciente deve ficar na altura do coração, com a palma da mão voltada para cima e o cotovelo ligeiramente fletido
5) Posicionar os olhos ao nível da coluna de mercúrio ou do mostrador aneroide
6) Palpar o pulso radial e inflar o manguito até que aquele desapareça, tendo uma estimativa da pressão sistólica. Desinsuflar rapidamente e aguardar 1 min antes da próxima insuflação
7) Posicionar a campânula do estetoscópio levemente na fossa antecubital, sobre a artéria braquial, com cuidado para evitar pressão excessiva
8) Inflar o manguito rapidamente, de 10 em 10 mmHg, até ultrapassar em cerca de 20 a 30 mmHg o valor estimado para a pressão sistólica percebido pela palpação do pulso. Desinsuflar com velocidade constante de 2 a 4 mmHg até determinação da pressão sistólica, quando, então, se deve aumentar a velocidade para 5 a 6 mmHg de modo constante para evitar congestão venosa e desconforto ao paciente
9) A pressão sistólica será determinada no momento do aparecimento do primeiro som (fase 1 de Korotkoff), seguido de batidas regulares que se intensificam de acordo com o aumento da velocidade da deflação. Determinar a pressão diastólica no desaparecimento do som (fase 5 de Korotkoff). Auscultar cerca de 20 a 30 mmHg abaixo do último som para confirmar seu desaparecimento completo e depois proceder à deflação rápida e completa. Quando os batimentos persistirem até o zero, determinar a pressão diastólica no abafamento dos sons (fase 4 de Korotkoff), anotando os valores de sistólica, diastólica e zero
10) Registrar os valores das pressões sistólica e diastólica, complementando com a posição do paciente, o tamanho do manguito e o braço em que foi feita a medida. Não arredondar os valores para 0 ou 5
11) Esperar 1 a 2 min antes de realizar novas medidas
12) Informar o paciente sobre os valores obtidos e a possível necessidade de acompanhamento

TABELA 3.11 – Dimensões recomendadas da bolsa inflável do manguito

Circunferência do braço (cm)	Denominação do manguito	Largura da bolsa (cm)	Comprimento da bolsa (cm)
5 a 7,5	Recém-nascido	3	5
7,5 a 13	Lactente	5	8
13 a 17	Criança	8	13
17 a 24	Adulto magro	11	17
24 a 32	Adulto	13	24
32 a 42	Adulto obeso	17	32
42 a 50	Coxa	20	42

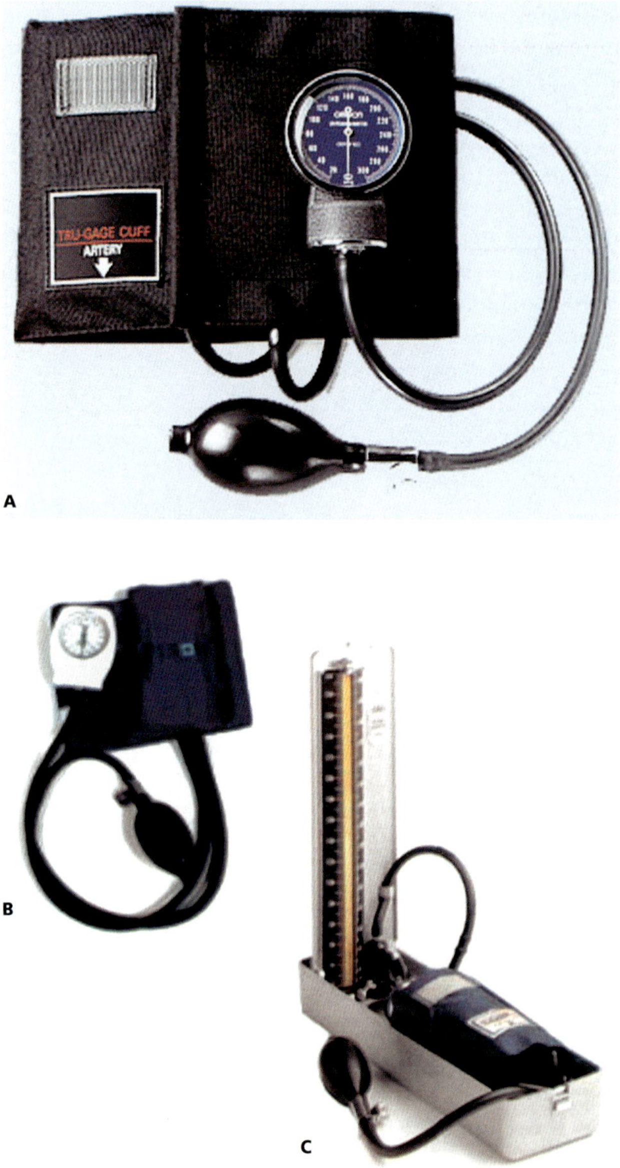

Figura 3.17 – Alguns esfigmomanômetros. (*A* e *B*) Esfigmomanômetros aneroides. (*C*) Esfigmomanômetro de coluna de mercúrio.

Hipotensão postural

Quando a síncope é de causa cardiovascular, em geral há queda da PA sistólica para níveis menores que 70 mmHg e da PA média para menos que 40 mmHg.

A hipotensão postural é definida como a diferença da PA sistólica em 20 mmHg e/ou PA diastólica em 10 mmHg quando se compara a aferição da PA em decúbito dorsal horizontal após 5 min de repouso com a aferição da PA em decúbito ortostático (sentado ou de pé) após 3 min de repouso. Existem várias causas para hipotensão postural (Quadro 3.10).

A hipotensão postural é uma possível causa de pré-síncope e síncope.

Em idosos, pode ocorrer a queda da PA sistólica em até 20 mmHg após refeições.

AUSCULTA CARDÍACA

Para que a ausculta cardíaca seja compreendida, é necessário o conhecimento do ciclo cardíaco e de algumas noções sobre vibrações (Quadros 3.11, 3.12 e 3.13).

Primeira bulha

A gênese do som da primeira bulha (B1) envolve cerca de quatro componentes, sendo o fechamento das valvas mitral e tricúspide o mais importante. Vários são os determinantes da intensidade da B1: posição da valva no início do seu fechamento (quanto mais baixa, maior o seu trajeto até o fechamento e maior o som), calcificação valvar (quanto maior, menor a vibração valvar e menor o som), pressão atrial sistó-

QUADRO 3.10 – Causas de hipotensão postural

- Desidratação/hipovolemia
- Anemia grave
- Uso de medicações anti-hipertensivas
- Disautonomias primárias
- Disautonomias secundárias

TABELA 3.12 – Os cinco sons de Korotkoff

Fase	Som auscultado	Base teórica
Fase 1 de Korotkoff ou K1	Súbito, forte, bem definido, que aumenta de intensidade	A pressão da bolsa iguala-se à pressão sistólica, com passagem parcial da onda de pulso arterial
Fase 2 de Korotkoff ou K2	Sucessão de sons soprosos, mais suaves e prolongados	Mudança do calibre arterial (de estreito para largo), dando origem a fluxo turbilhonado, com produção de sopro
Fase 3 de Korotkoff ou K3	Desaparecimento dos sons e sopros e surgimento de sons mais nítidos e intensos (semelhantes aos da fase 1), que aumentam de intensidade	Com a diminuição da pressão da bolsa, a artéria permanece aberta na sístole, mas fechada na telediástole
Fase 4 de Korotkoff ou K4	Os sons tornam-se abruptamente mais suaves e abafados	A pressão da bolsa está no nível da pressão diastólica intrarterial
Fase 5 de Korotkoff ou K5	Desaparecimento completo dos sons	Artéria permanece aberta durante todo o ciclo cardíaco

QUADRO 3.11 – O ciclo cardíaco

- Sístole: fase em que os ventrículos ejetam o sangue para os grandes vasos; período entre a primeira e a segunda bulhas; pequeno silêncio
- Diástole: fase em que há relaxamento ventricular e enchimento ventricular; período entre a segunda e a primeira bulhas; grande silêncio
- Em geral, com frequências cardíacas fisiológicas (menores que 100 bpm), a relação entre a diástole e a sístole é de 3:2, diminuindo progressivamente com o aumento da frequência cardíaca, chegando a 1:1 com frequência cardíaca > 120 bpm

QUADRO 3.12 – Noções sobre vibrações acústicas

a) No ciclo cardíaco, os fenômenos elétricos precedem os mecânicos, que por sua vez precedem os acústicos
b) Fenômenos mecânicos produzem *energia vibratória* que pode ser transmitida à superfície corpórea, captada pelos sentidos humanos
c) Define-se como 1 hertz (Hz) o número de vibrações a cada segundo
d) Existem vibrações de baixa frequência (< 10 Hz) que são de maior amplitude e produzem movimentos visíveis e palpáveis como batimentos precordiais, pulsos arteriais e venosos. E há vibrações de alta frequência (> 20 Hertz) que são as vibrações dos ruídos, sopros e atritos.
e) São 3 tipos de vibrações:
- *Tom:* vibrações simples, organizadas; sinusoidal
- *Som:* vibrações complexas, com vários tons, são periódicas; não sinusoidal
- *Ruído:* vibrações não harmônicas, totalmente irregulares

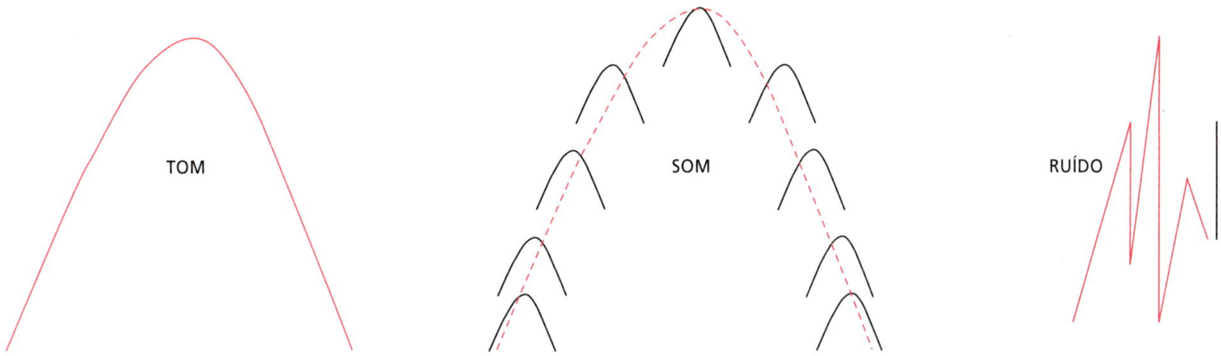

f) Qualidades da vibração:
- *Altura:* depende da frequência das vibrações, diferencia som *grave* de *agudo*. O ouvido só capta de 20 a 20.000 Hz. Altas frequências = som agudo; baixas frequências = som grave
- *Intensidade:* depende da amplitude, diferencia sons *fracos* de *fortes*
- *Timbre:* é a capacidade de diferenciar vibrações de mesma altura e intensidade
- *Duração:* tempo total decorrido da vibração

g) Vibrações do ciclo cardíaco em geral têm frequência de 20 a 500 Hz, com intensidade igual ou menor a 10 decibéis

lica (quanto maior, mais baixa a posição da valva antes de fechar), ascensão da pressão intraventricular na sístole e condição do tórax (quanto mais estruturas entre o coração e a caixa torácica, menor o som). A maneira de auscultar a B1 e quais as alterações possíveis estão descritas no Quadro 3.14 e nas Tabelas 3.13 e 3.14, respectivamente.

A B1 em insuficiência mitral por endocardite infecciosa e por prolapso da valva mitral está normal.

São comuns as situações que culminam com intensidade variável de B1 (Quadro 3.15). Porém, não é comum a percepção de desdobramento audível da B1, apesar de várias serem as causas possíveis (Tabela 3.15). Na prática médica diária, em geral, a percepção de desdobramento de B1 é equivocada e frequentemente o som auscultado corresponde a sons telediastólicos ou mesoprotossistólicos como: quarta bulha (B4), estalido protossistólico, estalido de abertura da valva aórtica e clique do prolapso da valva mitral.

Segunda bulha

A origem do som da segunda bulha (B2) é decorrente do fechamento das valvas sigmoides (pulmonar e aórtica). Assim como ocorre na B1, o principal determinante para a intensidade do som é a posição das valvas no início do seu fechamento. É resultante da somatória dos componentes A2 (fechamento da aórtica) e P2 (fechamento da pulmonar). A2, por depender da sístole do VE, que tem mais massa e mais força e se esvazia mais precocemente que o VD, ocorre antes que P2. O modo de auscultar B2 está descrito no Quadro 3.16 e as alterações possíveis de B2 estão nas Tabelas 3.16 e 3.17 e nos Quadros 3.17 a 3.20.

Terceira bulha

A terceira bulha (B3) é um som de baixa frequência, cuja origem ainda não é completamente conhecida, mas está associada a aumento de dimensões ventriculares e/ou a enchimento ventricular (Quadro 3.21). Ocorre após

QUADRO 3.13 – O estetoscópio

a) Estetoscópio – etimologia: *stethos* = peito; *sckops* = mediador
b) Inventado por Rennè Lännec, na França, em 1819
c) Pode ser monoauricular, usado apenas em obstetrícia ou *biauricular*, de uso rotineiro pelos médicos
d) Componentes: *diafragma*, com ou sem *campânula*, tubos condutores e peças auriculares (estetoscópio A)
e) O diafragma é o componente em forma de disco, que idealmente deve ter uma película de material plástico que encosta na pele, de 2 a 2,5 cm de diâmetro, acoplada a um suporte de 0,5 a 0,7 cm de profundidade
f) Os tubos condutores devem ser curtos – de 25 a 30 cm; quanto mais rígidos e com menor diâmetro interno, melhor a qualidade do som
g) O diafragma capta melhor os sons de média e alta frequências
h) A campânula é um componente que pode ou não existir e tem formato de sino. Alguns estetoscópios modernos têm apenas o diafragma, mas com a película móvel para dentro, quando pressionada na pele, fazendo o papel de uma campânula (estetoscópio B)
i) A campânula, quando encostada suavemente na pele, sem tensão, capta melhor os sons de baixa frequência
j) As peças auriculares estão, em geral, acopladas a uma armação metálica curva. Deve-se posicioná-las nos ouvidos, voltadas para frente

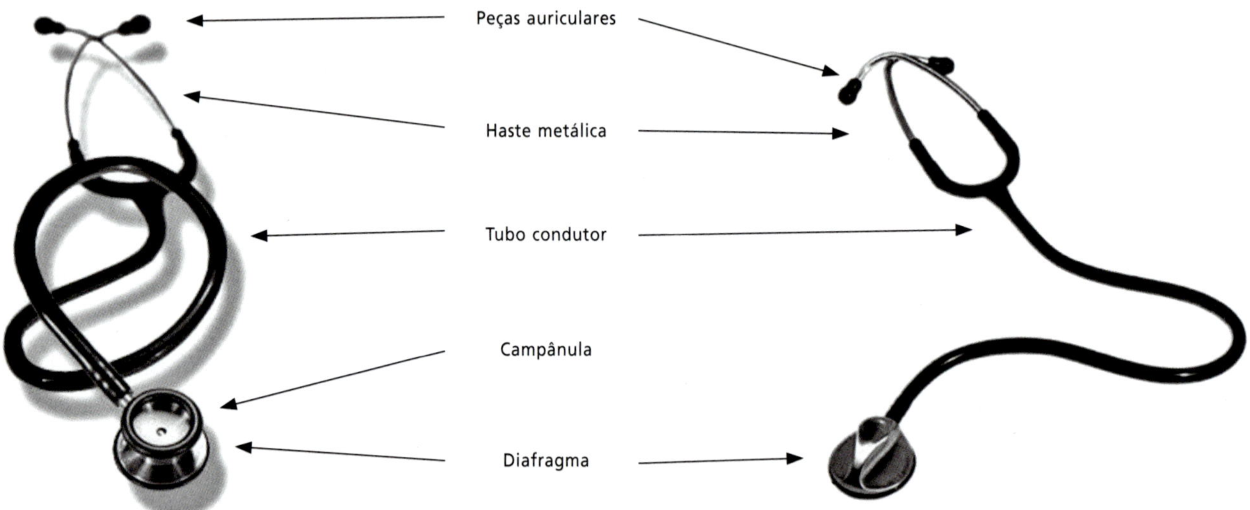

Estetoscópio A
Estetoscópio B

QUADRO 3.14 – Como auscultar a primeira bulha (B1)

a) Usar o diafragma do estetoscópio. Palpar pulso periférico ou central concomitantemente à ausculta
b) Auscultar as áreas ventriculares esquerdas, ápice cardíaco e espaços paraesternais altos
c) B1 é mais duradoura e menos intensa que a segunda bulha (B2)
d) B1 é a somatória dos componentes M1 (som originado do fechamento da mitral) que precede o T1 (som originado do fechamento da tricúspide)
e) Normalmente, não é possível distinguir, em nenhuma fase do ciclo cardíaco, M1 de T1, ouvindo-se apenas a B1
f) B1 é em geral mais alta que B2 no foco mitral e em borda esternal esquerda baixa (tricúspide)
g) O som auscultado lembra o som da sílaba *"TUM"*, que ocorre imediatamente antes ou coincidentemente com o pulso carotídeo
h) B1 mais baixa que B2 no foco mitral ou tricúspide: hipofonese de B1 – representada pelo esquema a seguir:

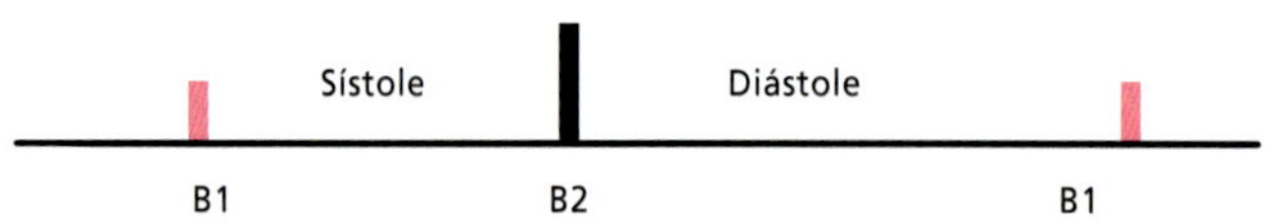

i) B1 mais alta que B2 no foco aórtico e pulmonar: hiperfonese de B1 – representada pelo esquema a seguir:

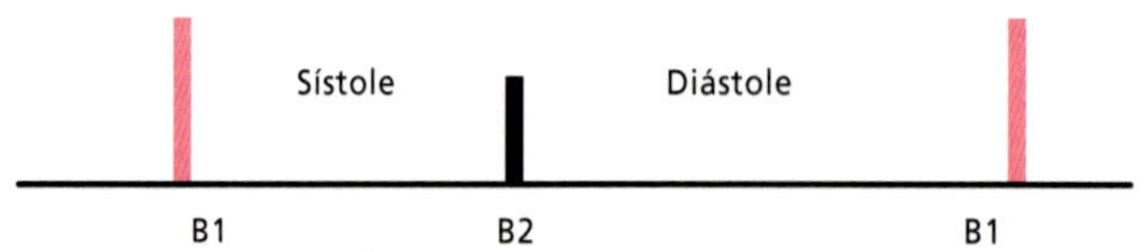

TABELA 3.13 – Causas de primeira bulha (B1) hiperfonética

Causas de B1 hiperfonética	Base teórica
Tórax fino	Poucas estruturas se interpondo entre o coração e a superfície cutânea
Pneumotórax	Aproximação do coração na caixa torácica
Estenose mitral	Implica em obstáculo no enchimento ventricular, com posição baixa no início do fechamento e aumento da pressão sistólica atrial
Estenose tricúspide	Idem à estenose mitral
Defeito do septo interventricular	Aumento do fluxo transvalvular, com *shunt* da esquerda para a direita
Insuficiência cardíaca de alto débito	Aumento do fluxo transvalvular
Intervalo PR no eletrocardiograma curto	Implica em fechamento das valvas enquanto estas estão baixas
Taquicardia	Diminui o enchimento ventricular, permitindo plano valvar mais baixo no início do seu fechamento
Hipertireoidismo	Idem à taquicardia
Hipertensão arterial sistêmica	Aumenta a velocidade de ascensão da pressão intraventricular na sístole, o que implica em fechamento mais rápido das valvas atrioventriculares

TABELA 3.14 – Causas de primeira bulha (B1) hipofonética

Causas de B1 hipofonética	Base teórica
Doença pulmonar obstrutiva crônica	Interposição de ar com distanciamento entre o coração e a superfície cutânea
Obesidade	Interposição de estruturas com distanciamento entre o coração e a superfície cutânea
Parede torácica aumentada por aumento da massa muscular ou mamas	Idem à obesidade
Derrame pericárdico	Idem à obesidade
Insuficiência cardíaca	Ascensão lenta da pressão intraventricular na sístole, com fechamento valvar atrioventricular com cúspides próximas ao plano de aposição
Insuficiência mitral	Cúspides próximas ao plano de aposição no fechamento
Insuficiência tricúspide	Idem à insuficiência mitral
Intervalo PR no eletrocardiograma longo	Maior tempo de enchimento com elevação das cúspides até próximo ao plano de aposição
Bradicardia	Idem ao anterior
Bloqueio de ramo esquerdo	Mecanismo incerto, talvez por disfunção ventricular associada
Insuficiência aórtica	Aumento rápido da pressão de enchimento ventricular, com elevação das cúspides para próximo do plano de aposição
Estenose aórtica	Aumento da pressão diastólica final de ventrículo esquerdo

a B2, durante a fase de enchimento rápido ventricular, coincidente com o descenso "y" (das ondas de pressão atriais) e é provavelmente decorrente de uma limitação súbita da movimentação ventricular ao longo do seu maior eixo, durante o enchimento ventricular. Pode ser consequente a alterações de VD e/ou VE. Em crianças e adultos jovens, é frequente a presença de B3 sem significado clínico, porém, B3 em adultos, em geral, com mais de 40 anos de idade, é marcador de ventrículo com dimensões aumentadas e com pouca complacência.

A B3 patológica em geral tem um timbre diferente das bulhas normais, com intensidade e timbre mais altos, chamado de galope. A B3 pode ser decorrente de alterações no ventrículo direito e/ou esquerdo, sendo chamada de galope ventricular; por vezes, é palpável e pode ficar mais nítida com massagem do seio carotídeo – após bradicardia – e pode ser intensificada ou mesmo precipitada por exercício aeróbico ou isométrico. Em

QUADRO 3.15 – Causas de intensidade de primeira bulha variável

- Extrassístoles
- Fibrilação atrial
- Tamponamento cardíaco
- Dissociação atrioventricular (bloqueio atrioventricular total, taquicardia ventricular)

TABELA 3.15 – Causas de desdobramento audível de primeira bulha

Retardo do primeiro componente (M1)	Retardo do segundo componente (T1)
Bloqueio de ramo esquerdo	Bloqueio de ramo direito
Estrassístole de ventrículo direito	Estrassístole de ventrículo esquerdo
Estenose mitral	Marca-passo em ventrículo esquerdo
Mixoma de átrio esquerdo	Taquicardia ventricular com morfologia de bloqueio do ramo direito (BRD)
	Ritmo idioventricular com morfologia de BRD
	Comunicação interatrial
	Estenose tricúspide
	Doença de Ebstein
	Mixoma atrial direito

QUADRO 3.16 – Como auscultar a segunda bulha (B2)

a) Usar o diafragma do estetoscópio. Palpar pulso central ou periférico concomitantemente à ausculta
b) Auscultar as áreas paraesternais altas (ao redor do 2º espaço intercostal) e baixas, áreas ventriculares esquerdas e ápice cardíaco
c) B2 tende a ser mais intensa que a primeira bulha (B1)
d) É mais audível nos focos pulmonar e aórtico, sendo também auscultada em todo o precórdio e no ápice, em decúbito dorsal, com cabeceira elevada em torno de 30° com o plano horizontal
e) B2 é a somatória de P2 (som originado do fechamento da valva pulmonar) e de A2 (som originado do fechamento da valva aórtica) e ocorre logo após o pulso carotídeo
f) Na expiração, a B2 é única, não se diferenciando A2 e P2, e o som auscultado é semelhante ao da sílaba "*TA*":

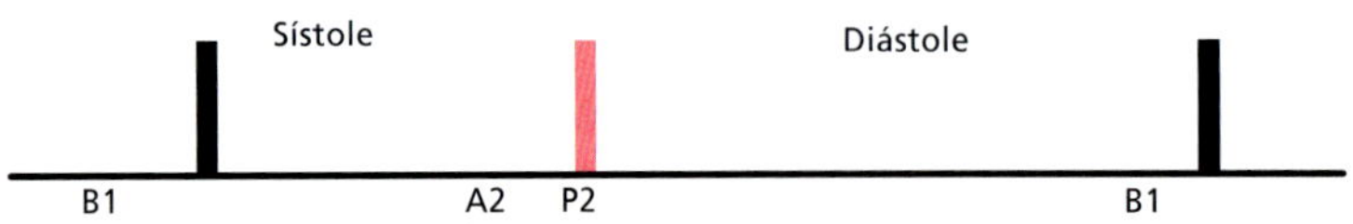

g) Na inspiração, há o desdobramento de B2, pelo retardo de P2, já que a valva pulmonar se fecha depois pelo maior volume sanguíneo no ventrículo direito decorrente do aumento do retorno venoso – o som auscultado é semelhante ao da sílaba "*TRA*":

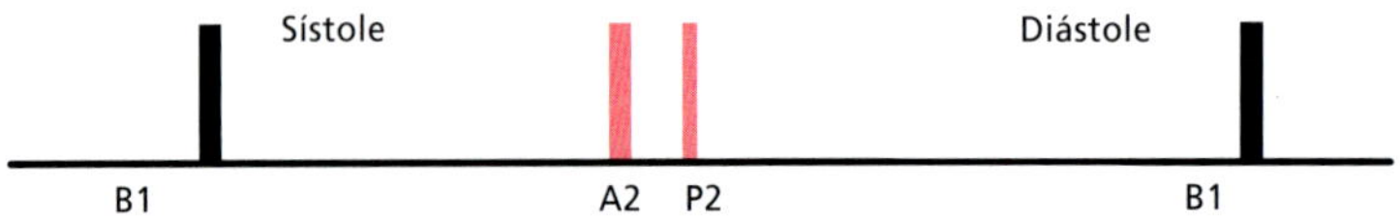

h) B2 pouco audível nos focos pulmonar e aórtico – B2 hipofonética: representada no esquema a seguir:

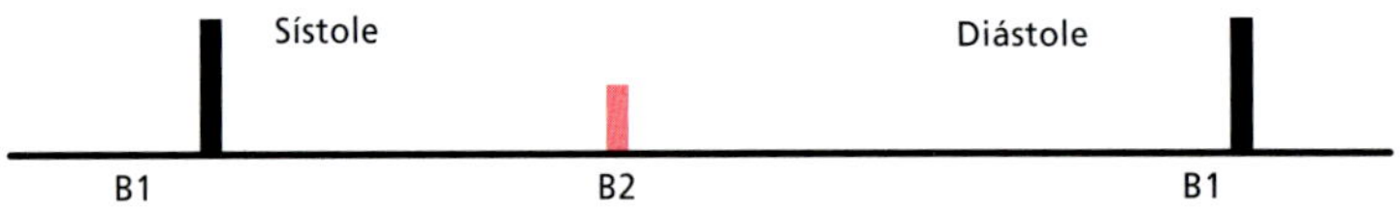

i) B2 audível difusamente, com intensidade aumentada – B2 hiperfonética: representada no esquema a seguir:

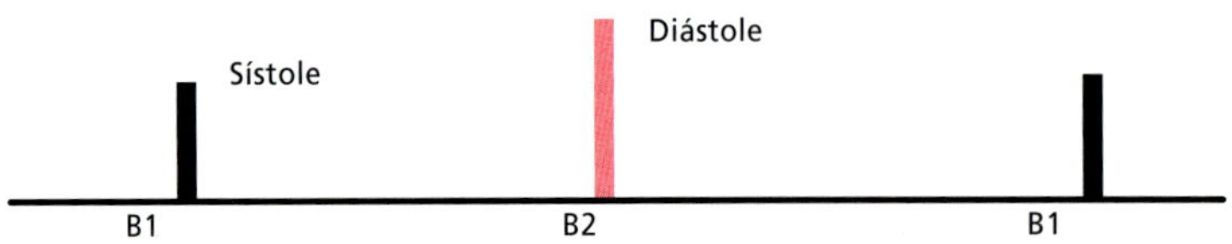

geral, pacientes com galope ventricular esquerdo têm pressão atrial esquerda maior que 20 mmHg, pressão diastólica final maior que 15 mmHg e aumento dos níveis de peptídio natriurético atrial. A presença de B3 patológica tem baixa sensibilidade, mas alta especificidade para tais parâmetros. Além de auxílio diagnóstico, a B3 é marcador de pior prognóstico em pacientes com disfunção ventricular assintomática e naqueles com IC. Nos estados hiperdinâmicos (*cor* anêmico, hipertireoidismo, gravidez, beribéri, sepse, etc.) é possível a presença de B3, sem necessariamente haver disfunção ventricular (Quadro 3.22).

TABELA 3.16 – Causas de hipofonese de segunda bulha (B2)

Causa de B2 hipofonética	Base teórica
Estenose aórtica	Calcificação valvar
Estenose pulmonar	Calcificação valvar
Insuficiência cardíaca de baixo débito	Menor volume ejetado e retenção de volume que eleva as cúspides até próximo ao plano de aposição
Insuficiência aórtica	Por incapacidade de aposição correta dos folhetos e pela diminuição da pressão diastólica

TABELA 3.17 – Causas de hiperfonese de segunda bulha (B2)

Causa de B2 hiperfonética	Base teórica
Hipertensão arterial sistêmica	Aumenta a pressão sobre o aparelho valvar, implicando no fechamento da valva a partir de ponto mais distante do plano de aposição
Hipertensão pulmonar (primária ou secundária a valvopatias, comunicação interatrial, insuficiência cardíaca, etc.)	Idem à hipertensão arterial sistêmica
Coarctação da aorta	Aumento do anel aórtico
Aneurisma de aorta ascendente	Idem ao anterior
Tetralogia de Fallot	Arco aórtico anterior e mais próximo à superfície cutânea
Transposição das grandes artérias	Idem ao anterior

QUADRO 3.17 – Causas de desdobramento amplo de segunda bulha

- Bloqueio de ramo direito
- Comunicação interatrial
- Estenose pulmonar
- Insuficiência cardíaca direita
- Comunicação interventricular
- Insuficiência mitral
- Hipertensão pulmonar
- Extrassístole de ventrículo esquerdo (VE)
- Marca-passo no VE
- Ritmo idioventricular de VE
- Síndrome de Wolff-Parkinson-White

QUADRO 3.18 – Causas de segunda bulha desdobrada fixa

- Comunicação interatrial
- Hipertensão pulmonar
- Falência de ventrículo direito (VD)
- Obstrução da via de saída de VD

QUADRO 3.19 – Causas de desdobramento paradoxal de segunda bulha

- Estenose aórtica
- Bloqueio de ramo esquerdo
- Extrassístole de ventrículo direito
- Marca-passo no ventrículo esquerdo
- Hipertensão arterial sistêmica
- Persistência do canal arterial
- Insuficiência aórtica
- Cardiomiopatia hipertrófica

QUADRO 3.20 – Causas de segunda bulha única

- Estenose aórtica grave
- Hipertensão pulmonar
- Atresia pulmonar
- Atresia tricúspide
- Bloqueio de ramo esquerdo
- Tetralogia de Fallot

QUADRO 3.21 – Como auscultar a terceira bulha (B3)

a) Usar a campânula do estetoscópio. Palpar pulso periférico ou central concomitantemente
b) B3 de ventrículo esquerdo é mais audível no ápice cardíaco, em decúbito lateral esquerdo, sem alteração com a inspiração
c) B3 de ventrículo direito é mais audível na borda esternal esquerda baixa e aumenta com a inspiração profunda
d) B3 vem imediatamente após o pulso carotídeo

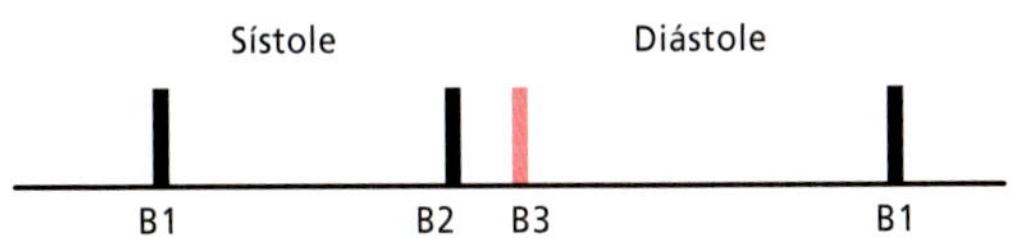

QUADRO 3.22 – Causas de galope ventricular: terceira bulha patológica

- Cardiomiopatia dilatada
- Insuficiência cardíaca diastólica
- Cardiomiopatia isquêmica
- Insuficiência mitral crônica
- Insuficiência aórtica crônica
- Estados hiperdinâmicos

Quarta bulha

A quarta bulha (B4) é outra bulha que pode ser auscultada (Quadro 3.23), porém, habitualmente menos comum em relação à B3. Também é um som de baixa frequência durante a diástole, mas este é telediastólico, auscultado no momento correspondente à sístole atrial.

A B4 patológica é consequente à diminuição da distensibilidade do ventrículo esquerdo e várias situações podem justificá-la (Quadro 3.24).

Estalido de abertura

O estalido de abertura (EA) é um ruído oriundo de vibração de valva estenótica, que ocorre logo após a B2, sendo seco, curto e de alta frequência (agudo). É patognomônico de estenose mitral ou tricúspide (Figura 3.18, *A* e *B*). Além de ajudar no diagnóstico, pode auxiliar a identificar a gravidade do grau de estenose: quanto maior a distância de B2, menor a gravidade e vice-versa.

O EA da mitral pode ser palpável em borda esternal esquerda baixa, quando em decúbito lateral esquerdo, sem alteração com inspiração. Algumas situações provocam estenose mitral sem estalido: calcificação intensa, estenose leve sem alteração hemodinâmica, hipertensão pulmonar com desvio do VE para trás e estenose mitral e insuficiência aórtica (por interferência da regurgitação na mitral, impedindo o estalido).

QUADRO 3.23 – Como auscultar a quarta bulha (B4)

a) Usar a campânula do estetoscópio. Palpar pulso periférico ou central concomitantemente
b) B4 de ventrículo esquerdo é a única audível; é mais audível no ápice cardíaco, em decúbito lateral esquerdo, sem alteração com a inspiração
c) B4 coincide com a sístole atrial e é concomitante à onda "a" do pulso venoso jugular

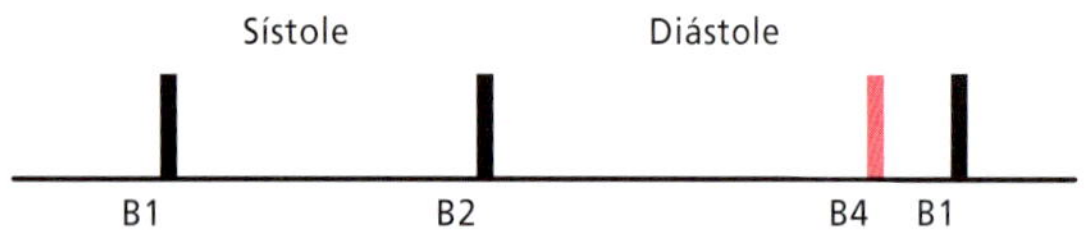

QUADRO 3.24 – Causas de galope atrial: quarta bulha patológica

- Cardiopatia hipertensiva
- Estenose aórtica
- Cardiomiopatia hipertrófica
- Fase aguda do infarto agudo do miocárdio
- Aneurisma de ventrículo esquerdo (VE)
- Discinesia de VE

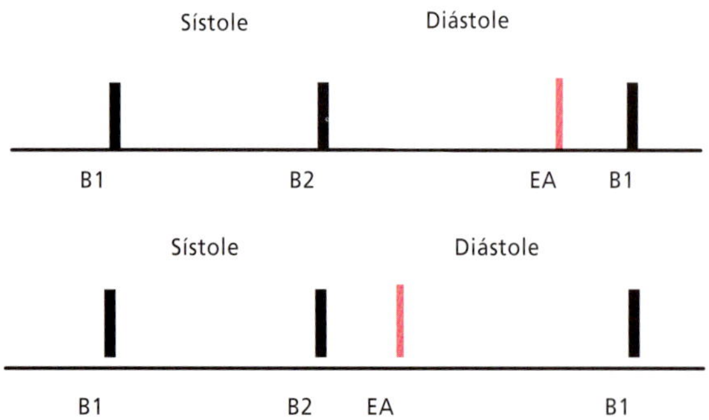

Figura 3.18 – (*A*) Estenose mitral ou tricúspide discreta. (*B*) Estenose mitral ou tricúspide importante. B1 = primeira bulha; B2 = segunda bulha; EA = estalido de abertura.

Estalidos sistólicos

Os estalidos sistólicos (ES) são ruídos curtos, secos e de alta frequência, audíveis entre B1 e B2, isto é, no intervalo sistólico. Podem ser proto, meso e telessistólicos.

Os estalidos protossistólicos (Figura 3.19) têm importância clínica, são de origem vascular e são consequentes à súbita ejeção de sangue para aorta ou pulmonar dilatada. Ocorrem no início da sístole, são curtos e de alta frequência.

O estalido protossistólico pulmonar tipicamente aumenta com a inspiração e pode ser decorrente de estenose pulmonar moderada, dilatação pulmonar e comunicação interatrial e hipertensão pulmonar grave – Eisenmenger. O estalido protossistólico aórtico pode ocorrer por lesões valvares aórticas: estenose aórtica, insuficiência aórtica, ectasia e aneurisma da aorta, coarctação de aorta, outras alterações congênitas da aorta.

Os estalidos meso e telessistólicos (Figuras 3.20 e 3.21) são de pouca importância clínica, em geral, por causas não cardíacas: pericardite, pleurites, movimento condrocostal ou condroesternal em Marfan, *pectus excavatum*, tumores, ascite, etc.

Sopros cardíacos

Os sopros cardíacos são manifestações habituais das valvopatias e de cardiopatias congênitas, sendo muito mais precoces do que o aparecimento dos sintomas decorrentes da desadaptação cardíaca ao problema valvar ou anatômico. Portanto, é de fundamental importância o reconhecimento precoce de sopros cardíacos, o que tem implicação não só diagnóstica, como prognóstica. Há relatos da ausculta cardíaca ter sensibilidade de 70% e especificidade de 98% para o diag-

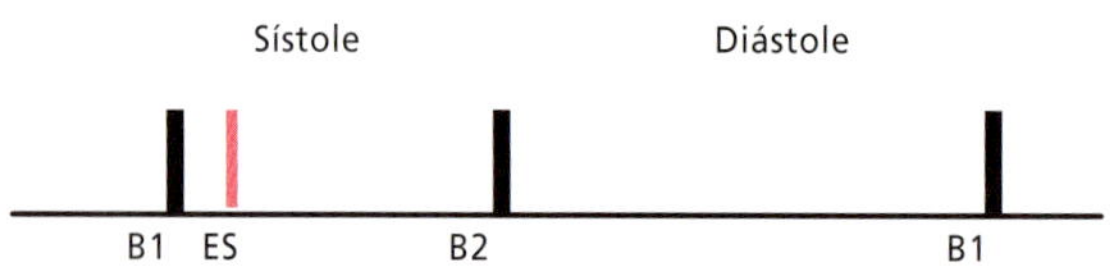

Figura 3.19 – Estalido protossistólico. B1 = primeira bulha; B2 = segunda bulha; ES = estalido sistólico.

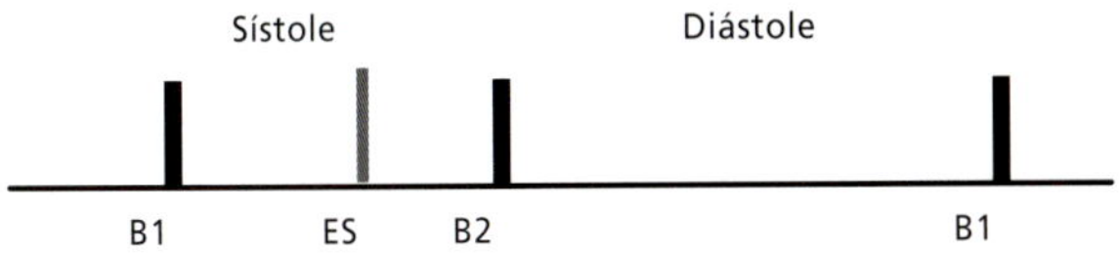

Figura 3.20 – Estalido mesossistólico. B1 = primeira bulha; B2 = segunda bulha; ES = estalido sistólico.

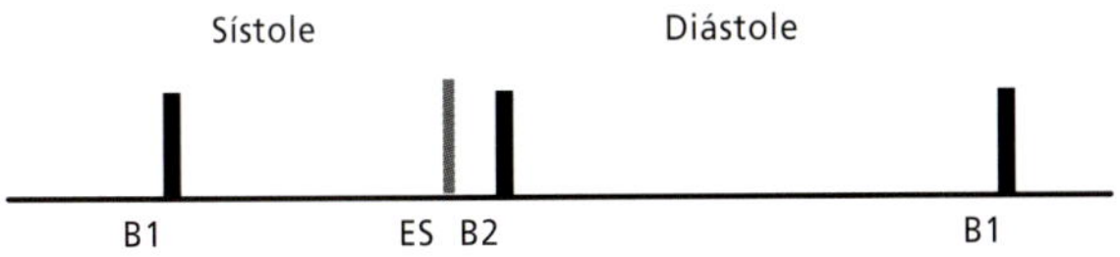

Figura 3.21 – Estalido telessistólico. B1 = primeira bulha; B2 = segunda bulha; ES = estalido sistólico.

nóstico de valvopatia, mas obviamente estes valores variam demais em relação à experiência do examinador.

A ausculta de um sopro implica em analisar sempre:

- Intensidade.
- Frequência (ou som, ou altura).
- Timbre.
- Configuração.
- Cronologia.
- Duração.
- Localização.
- Irradiação.

Intensidade

A intensidade de um sopro depende de quantidade e velocidade do sangue no local, local da ausculta e tecidos entre a estrutura cardíaca e o local auscultatório. É manifestação da amplitude das vibrações acústicas. Pode ser classificada em 6 graus – quanto menor o grau, mais fraco o sopro, e quanto maior, mais forte:

- Grau I ou +/6+ (uma cruz em seis): difícil de ser auscultado, porém, detectável; às vezes, só com manobras é evidenciado.
- Grau II ou 2+/6+: sopro ainda leve, porém, imediatamente detectável.
- Grau III ou 3+/6+: sopro moderadamente alto e frequentemente com irradiação.
- Grau IV ou 4+/6+: sopro alto e com frêmito palpável.
- Grau V ou 5+/6+: sopro muito alto, porém, ainda é necessário o uso do estetoscópio para identificá-lo; por vezes, perceptível apenas com parte do estetoscópio encostada sobre a pele.
- Grau VI ou 6+/6+: sopro muito alto e sem necessidade do uso do estetoscópio para identificá-lo; pode ser perceptível apenas com a aproximação do estetoscópio da pele (sem encostar).

A análise é subjetiva e não há sempre correlação nítida entre o grau do sopro e a gravidade de uma valvopatia ou alteração estrutural, porém, alterações de um sopro com o tempo têm implicação diagnóstica e prognóstica.

Frequência

A frequência do sopro depende do número de vibrações por segundo e também da velocidade de propagação. Os sopros pode ter alta ou baixa frequência e, conforme já citado, aqueles são mais bem auscultados com o diafragma e estes, com a campânula do estetoscópio.

Em geral, os de alta frequência (agudos) são originados por corrente sanguínea que percorre orifícios pequenos e com grande gradiente de pressão e os de baixa frequência (graves), por correntes de baixa velocidade, que percorrem orifícios grandes com baixo gradiente de pressão.

Timbre

O timbre – em acústica – é a qualidade que permite distinguir sons de mesma frequência e amplitude produzidos por instrumentos diferentes. São vários timbres possíveis nos sopros: musical, piante, rascante, raspante, aspirativo, ruflar, jato de vapor, tipo surdo, tipo ronco, sibilante, rangente, anfórico, entre outros (Tabela 3.18).

TABELA 3.18 – **Exemplos de alguns timbres de sopros**

Timbre	Situação associada
Aspirativo	Insuficiência aórtica e insuficiência pulmonar
Musical	Ruptura de cordoalha tendínea
Jato de vapor	Insuficiência mitral e comunicação interventricular
Ruflar	Estenose mitral e tricúspide
Raspante	Estenose aórtica e pulmonar
Áspero	Atrito pericárdico
Piante	Fenômeno de Gallivardin – irradiação do sopro da estenose aórtica para o foco mitral, com timbre característico

Configuração

A configuração de um sopro é o formato que adquire, baseado em gráficos de fonoaudiograma. Pode ser: em crescendo, em descrescendo, em crescendo-decrescendo ou em platô (Figura 3.22).

Cronologia

A cronologia é a fase do ciclo cardíaco em que os sopros ocorrem. Podem ser:

- Sistólicos.
- Diastólicos.
- Sistólico-diastólicos.
- Contínuos.

A melhor forma de saber a cronologia de um sopro é fazendo ausculta cardíaca concomitante à palpação do pulso radial ou carotídeo. Sons auscultados durante a palpação do pulso são sistólicos e durante a ausência do pulso, são diastólicos.

Duração

A duração de um sopro é o quanto da sístole e/ou da diástole é ocupado pelo sopro. Frequentemente, tem implicação diagnóstica e prognóstica. Os sopros podem ser divididos de acordo com a Tabela 3.19.

Localização

A localização de um sopro é, por definição, o local em que é mais audível. Frequentemente, está em algum dos focos principais de ausculta, podendo ser definido como sopro mitral, tricúspide, aórtico ou pulmonar. Também é possível nomear a localização pela posição anatômica, como paraesternais esquerdo ou direito altos (também chamados de sopros da base cardíaca), borda esternal esquerda, borda esternal esquerda baixa e ápice cardíaco.

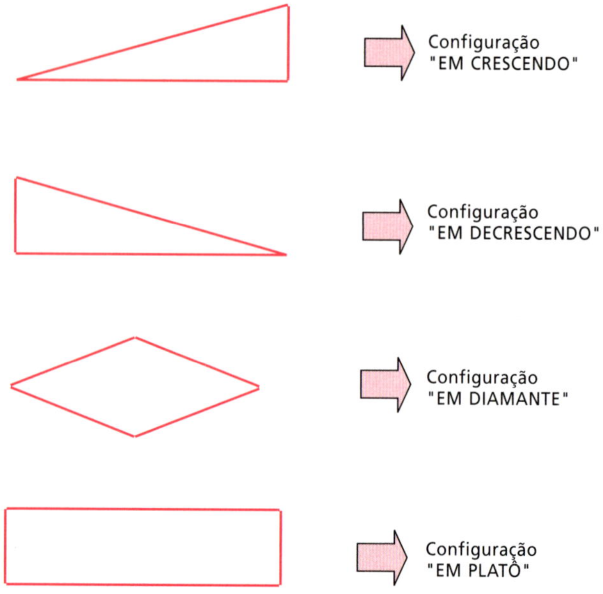

Figura 3.22 – (*A*) Configuração "em crescendo". (*B*) Configuração "em decrescendo". (*C*) Configuração "em diamante". (*D*) Configuração "em platô.

Irradiação

Os sopros podem se irradiar a partir de sua localização para diversos pontos. Normalmente, são audíveis nas regiões ao lado da sua intensidade máxima, sendo habitualmente audíveis ao longo de todo o precórdio. Porém, é possível a irradiação para fúrcula, carótidas, região axilar, dorso e abdome superior. A irradiação do sopro ajuda na identificação da sua intensidade e da sua localização (Tabela 3.20).

TABELA 3.19 – Duração dos sopros

Sopro	Divisão
Sistólico	Protossistólico
	Mesossistólico
	Telessistólico
	Holossistólico
Diastólico	Protodiastólico
	Mesodiastólico
	Telediastólico (pré-sistólico)
	Holodiastólico
Contínuo (sistólico e diastólico)	

TABELA 3.20 – Irradiação dos sopros

Sopro	Irradiação
Mitral	Axila, dorso
Tricúspide	Região epigástrica
Aórtico	Fúrcula, carótida

Focos de ausculta

Os lugares mais importantes para ausculta, que permitem realizar a maioria dos diagnósticos, estão exemplificados na Figura 3.23 e são chamados de focos de ausculta. A ausculta cardíaca é a captação do último fenômeno do ciclo cardíaco. O ciclo cardíaco inicia-se com uma atividade elétrica, que confere uma energia potencial, que gera energia mecânica responsável pela impulsão do sangue. O sangue em movimento gera energia acústica, que pode ser captada pela audição, facilitada e amplificada pelo estetoscópio, de forma que alterações elétricas ou anatômicas que alterem o ciclo cardíaco normal também vão alterar, por fim, as vibrações acústicas emitidas pelo coração. Portanto, através da ausculta cardíaca é possível inferir alterações elétricas, fisiológicas e anatômicas cardíacas.

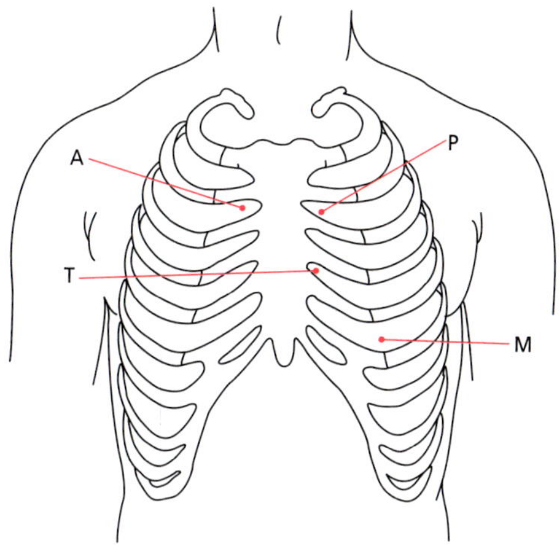

Figura 3.23 – Focos de ausculta cardíaca. A = aórtico; M = mitral; P = pulmonar; T = tricúspide.

Principais causas de sopros cardíacos

A melhor forma de interpretar um sopro cardíaco e inferir sua causa é classificar inicialmente o sopro em sistólico, diastólico, ou contínuo. Deve-se sempre auscultar o tórax concomitantemente à palpação do pulso arterial, seja periférico (habitualmente o radial) ou central (carotídeo ou femoral). Sopros auscultados concomitantemente à palpação do pulso serão sopros sistólicos; ao passo que aqueles auscultados sem percepção do pulso arterial serão sopros diastólicos. Todo precórdio deve ser auscultado, porém, com ênfase nos focos cardíacos, que são os lugares de maior percepção das vibrações acústicas oriundas das valvas. Os focos superiores, ou focos da base, correspondem às valvas aórtica e pulmonar e os focos inferiores, ou focos do ápice, representam as valvas mitral e tricúspide. Após definir se um sopro é sistólico ou diastólico, deve-se procurar o foco em que é mais audível e, na sequência, definir sua duração e configuração. Dessa forma, a maioria dos sopros será corretamente diagnosticada. Deve-se ressaltar que é possível e relativamente frequente a presença de sopro sistólico e diastólico oriundo da mesma valva, porém, tais sopros sempre terão frequência, timbre, configuração e duração diferentes, o que não deve ser confundido com sopro contínuo que apresenta timbre e duração semelhante na sístole e diástole.

Os quatro passos fundamentais para o diagnóstico correto de um sopro são:

1) Classificar em sistólico ou diastólico.
2) Definir o melhor foco de ausculta.
3) Definir a duração.
4) Definir a configuração.

A Tabela 3.21 exemplifica as principais causas de sopros cardíacos.

Na prática médica diária existem quatro padrões de sopros mais comuns e podem ser facilmente diagnosticados observando-se os esquemas seguintes.

Primeiro padrão

Sopro mesossistólico, em crescendo-decrescendo (ou diamante) nos focos da base (Figura 3.24).

Caracteristicamente representam sopro de passagem de sangue em valva sigmóidea (aórtica ou pulmonar) com obstrução ao fluxo ou com hiperfluxo valvar. Pode representar es tenose da valva aórtica ou estenose da valva pulmonar. O sopro tem configuração em crescendo-decrescendo, tendo em vista que a ejeção do sangue é progressivamente maior quanto maior a pressão na sístole ventricular e a obstrução valvar só é vencida após altas pressões – o que ocorre no meio da sístole. A diferenciação entre sopros aórtico e pulmonar pode ser feita com os dados da Tabela 3.22.

Há tendência à estenose aórtica grave quando há:

- Pulso anacrótico.
- Frêmito em foco aórtico.

TABELA 3.21 – **Sopros cardíacos e suas causas**

	Sopros sistólicos
	Aórtico
Mesossistólicos	Sopro inocente
	Hiperfluxo aórtico por anemia, gestação, sepse, tireotoxicose, insuficiência aórtica pura, comunicação interatrial sem hipertensão pulmonar, comunicação interventricular sem hipertensão pulmonar, bloqueio atrioventricular (BAV) total
	Esclerose da valva aórtica
	Estenose da valva aórtica
	Estenose subvalvar aórtica
	Estenose supravalvar aórtica
	Obstrução da via de saída do ventrículo esquerdo na cardiomiopatia hipertrófica obstrutiva
	Presença de prótese valvar
	Aneurisma de aorta torácica
	Pulmonar
Mesossistólicos	Sopro inocente de Still
	Sopro inocente da vibração do tronco pulmonar
	Hiperfluxo pulmonar por anemia, gestação, sepse, tireotoxicose, insuficiência pulmonar pura, BAV total
	Estenose da valva pulmonar
	Dilatações da artéria pulmonar
	Mitral
Holossistólico	Insuficiência mitral
Meso/telessistólicos	Insuficiência mitral por prolapso da valva mitral
	Insuficiência mitral por disfunção do músculo papilar
Protossistólicos	Insuficiência mitral aguda
	Insuficiência mitral na vigência de estenose mitral
	Tricúspide
Holossistólico	Insuficiência tricúspide
Meso/telessistólico	Insuficiência tricúspide por prolapso da valva tricúspide
Protossistólico	Insuficiência tricúspide primária (por exemplo, por endocardite infecciosa)
	Borda esternal esquerda baixa
Holossistólico	Comunicação interventricular
Protossistólico	Comunicação interventricular com hipertensão pulmonar
	Sopros diastólicos
	Aórtico
Protodiastólico	Insuficiência aórtica
	Pulmonar
Protodiastólico	Insuficiência pulmonar
	Mitral
Mesodiastólicos	Estenose mitral
	Sopro de Carey-Coombs
	Sopro de Austin-Flint
	Mixoma atrial
	Hiperfluxo mitral por insuficiência mitral, anemia, gravidez, tireotoxicose, sepse, BAV total
Telediastólicos	Reforço pré-sistólico do sopro da estenose mitral
	BAV total

TABELA 3.21 – (*Continuação*) **Sopros cardíacos e suas causas**

Sopros diastólicos	
Tricúspide	
Mesodiastólicos	Estenose tricúspide
	Hiperfluxo tricúspide por insuficiência tricúspide, anemia, gravidez, tireotoxicose, sepse, BAV total
Borda esternal esquerda	
Protodiastólico	Estenose da artéria coronária descendente anterior (sopro de Dock)
Sopros contínuos	
Persistência do canal arterial	
Fístula atrioventricular contínua	
Aneurisma roto do seio de Valsalva	
Coronária anômala	
Sopro venoso inocente cervical (*venous hum*)	
Sopro mamário inocente (*soufflé* mamário)	
Circulação colateral brônquica	
Janela aortopulmonar	
Outros *shunts* arteriovenosos	

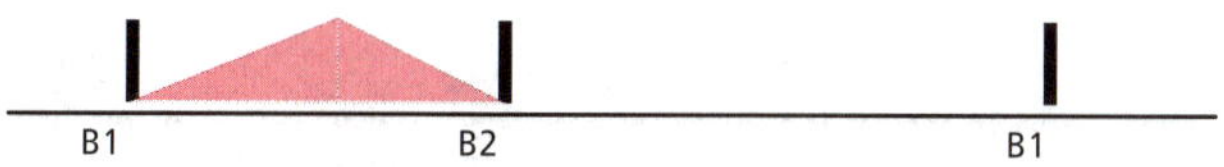

Figura 3.24 – Primeiro padrão de sopro. B1 = primeira bulha; B2 = segunda bulha.

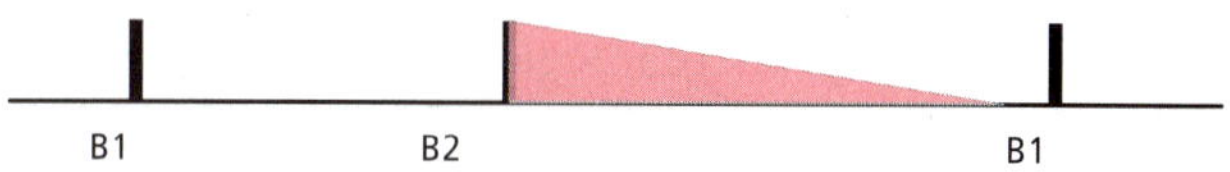

Figura 3.25 – Segundo padrão de sopro. B1 = primeira bulha; B2 = segunda bulha.

- Pico do sopro tardio (próximo de B2).
- B2 única.
- Desdobramento paradoxal de B2.

Segundo padrão

Sopro prodiastólico, em decrescendo, nos focos da base (Figura 3.25).

Esse sopro representa a regurgitação de sangue através das valvas aórtica ou pulmonar. Quando a valva é insuficiente, logo no início da diástole já ocorre refluxo de sangue para o interior do ventrículo, caracterizando sopro prodiastólico. Esses sopros têm um timbre característico: aspirativo. Representam insuficiência aórtica ou pulmonar, que podem ser diferenciados de acordo com a Tabela 3.23.

Na insuficiência aórtica anatomicamente importante há grande regurgitação de sangue para o interior do ventrículo esquerdo na diástole e, consequentemente, aumento do volume diastólico final, o que implica também em aumento do volume sistólico, com aumento do pico sistólico de pressão. Esse pico sistólico de pressão é transmitido para todo o território arterial, podendo trazer uma série de sinais propedêuticos característicos da regurgitação aórtica, conforme descritos a seguir:

- Sinal de Musset: balanço da cabeça a cada batimento cardíaco.
- Sinal de Traube: ausculta de som sistólico e diastólico (também chamado de *pistol shot*) na artéria femoral.

TABELA 3.22 – **Diferenciação entre sopro aórtico e sopro pulmonar**

Estenose aórtica	Estenose pulmonar
Mais audível no foco aórtico	Mais audível no foco pulmonar
Pode ter frêmito aórtico	Pode ter frêmito pulmonar
Pode estar acompanhada de pulso anacrótico ou *parvus et tardus*	Não altera pulso periférico
Irradiação frequente para fúrcula e carótida	Pouca irradiação para fúrcula e não irradia para carótidas
Não se altera significativamente na inspiração	Aumenta de intensidade na inspiração profunda

TABELA 3.23 – Diferenciação entre insuficiência aórtica e insuficiência pulmonar pelo sopro

Insuficiência aórtica	Insuficiência pulmonar
Mais audível no foco aórtico acessório (terceiro espaço intercostal da borda esternal direita)	Mais audível no foco pulmonar
Pode ter frêmito aórtico	Pode ter frêmito pulmonar
Pode estar acompanhada de pulso dicrótico	Não altera o pulso dicrótico
Pode estar acompanhada de pressão de pulso divergente	Não altera a pressão arterial
Pouca variação com a respiração	Aumenta de intensidade com a inspiração profunda
Pode estar acompanhada de múltiplos sinais propedêuticos periféricos	Não apresenta outras alterações significativas

- Sinal de Duroziez: ausculta de sopro arterial femoral sistólico e diastólico quando esta artéria é parcialmente comprimida.
- Pulso de Quincke: pulsação capilar sincrônica com os batimentos cardíacos no leito ungueal.
- Sinal de Mueller: vibração sistólica da úvula.
- Sinal de Becker: pulsação visível da artéria da retina e das pupilas.
- Sinal de Hill: pressão sistólica poplítea maior ou igual a 60 mmHg em relação à pressão braquial.
- Sinal de Mayne: diminuição de mais de 15 mmHg da pressão diastólica braquial após o braço permanecer elevado
- Sinal de Rosenbach: pulso hepático sistólico.
- Sinal de Gerhard: pulso esplênico sistólico.

É possível ocorrer o sopro de Austin-Flint na insuficiência aórtica grave, que é um sopro mesodiastólico mitral que aparece por compressão relativa do anel da valva mitral.

São marcadores de insuficiência aórtica grave:

- Frêmito aórtico.
- Sopro holodiastólico.
- Pressão de pulso alargada.
- Sopro de Austin-Flint.

É possível o aparecimento de insuficiência da valva pulmonar em situações de hipertensão pulmonar e dilatação do anel valvar pulmonar. O sopro diastólico aspirativo pulmonar nessas situações é chamado de sopro de Graham-Steel.

Terceiro padrão

Sopro holossistólico, em platô, nos focos do ápice (Figura 3.26).

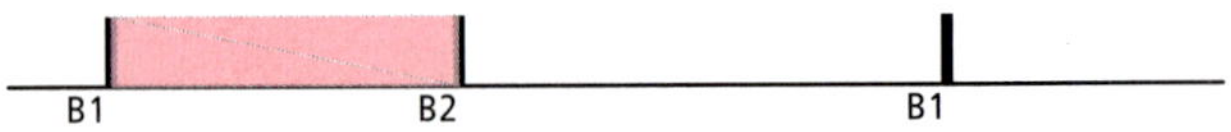

Figura 3.26 – Terceiro padrão de sopro. B1 = primeira bulha; B2 = segunda bulha.

Esse sopro aparece pela regurgitação de sangue de câmara de alta pressão para câmara de baixa pressão durante a sístole ventricular. Representa habitualmente insuficiência das valvas mitral e tricúspide, além de comunicação interventricular. Quando a valva mitral ou tricúspide é insuficiente, logo no início da sístole ventricular a pressão ventricular é maior que a pressão atrial, proporcionando regurgitação de sangue continuamente ao longo da sístole, configurando um sopro em platô. Tem o timbre característico como em jato de vapor. A diferenciação entre as insuficiências mitral e tricúspide pode ser feita com os dados da Tabela 3.24.

A insuficiência mitral é grave quando:

- É acompanhada de frêmito mitral.
- Tem irradiação ampla.

Uma causa frequente de insuficiência mitral é o prolapso da valva mitral, caracterizado por uma protrusão de uma ou de ambas as cúspides para o interior do átrio esquerdo durante a sístole ventricular. A protrusão origina um som característico, que é o clique do prolapso da valva mitral, habitualmente auscultado na meso/telessístole, após o qual pode haver sopro regurgitativo. Caracteristicamente, na insuficiência mitral por prolapso, a B1 é normofonética, há um intervalo (ou *gap*) entre a B1 e o clique, com sopro subsequente de timbre áspero. Quando o prolapso é da

TABELA 3.24 – Diferenciação entre insuficiência mitral e insuficiência tricúspide pelo sopro

Insuficiência mitral	Insuficiência tricúspide
Mais audível no foco mitral	Mais audível no foco tricúspide
Irradia para axila	Pouca irradiação
Mais bem auscultada em decúbito lateral esquerdo	Mais bem auscultada ao final da inspiração profunda

cúspide posterior, o sopro irradia para o precórdio e, quando é da cúspide anterior, a irradiação é para o dorso, podendo subir pelo processo espinhoso da coluna até a nuca.

Na Figura 3.27 observa-se o esquema da insuficiência mitral consequente ao prolapso.

Situações fisiológicas que diminuam o enchimento do ventrículo esquerdo vão fazer com que o clique do prolapso da valva mitral se aproxime de B1 e que o sopro se alongue na sístole, de tal forma que manobras podem ser úteis para ajudar a diagnosticar a etiologia da regurgitação mitral. O sopro da cardiomiopatia hipertrófica comporta-se, em relação às manobras auscultatórias, da mesma forma que o da insuficiência mitral por prolapso.

Na Tabela 3.25 encontra-se um resumo dos efeitos de algumas manobras no sopro do prolapso mitral.

Quarto padrão

Sopro mesodiastólico, decrescendo e crescendo, em focos apicais (Figura 3.28).

Esse sopro representa a passagem de sangue do átrio para o ventrículo através de uma valva atrioventricular estenótica, portanto, representa a estenose mitral ou a estenose tricúspide. É um sopro de baixa frequência, mais bem auscultado com o diafragma do estetoscópio. O sopro tem formato decrescente durante a maior parte da diástole, o que corresponde ao período de enchimento ventricular rápido e médio, em que caracteristicamente apresenta um timbre em ruflar.

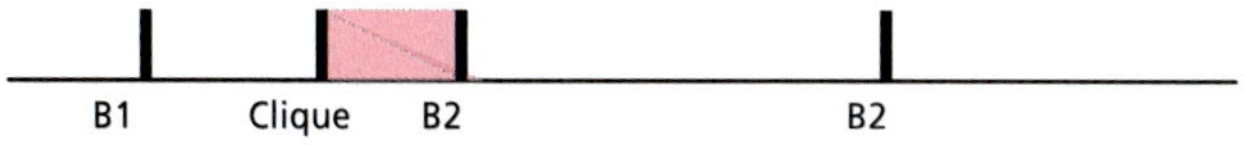

Figura 3.27 – Insuficiência mitral consequente ao prolapso. B1 = primeira bulha; B2 = segunda bulha.

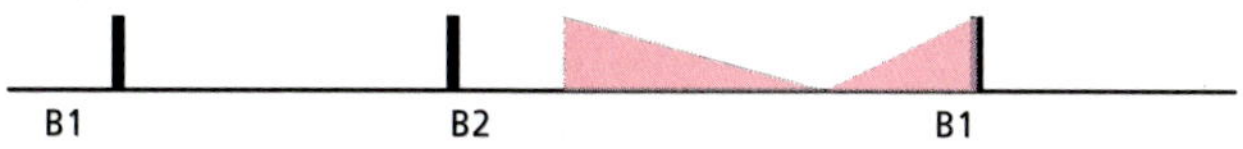

Figura 3.28 – Quarto padrão de sopro. B1 = primeira bulha; B2 = segunda bulha.

Na sístole atrial – fim da diástole ventricular – há um novo aumento do fluxo transvalvar, com aumento da intensidade do sopro pré-sístole ventricular. Esse aumento da intensidade do sopro tem o formato crescente e é chamado de reforço pré-sistólico. Esse reforço só é audível em pessoas com rítmico cardíaco que proporcione sístole atrial, desaparecendo, por exemplo, na fibrilação atrial, que comumente está associada à valvopatia mitral. Conforme descrito anteriormente, o sopro frequentemente é antecedido pelo estalido de abertura da valva mitral. A diferenciação entre estenose mitral e tricúspide pode ser feita de acordo com os dados da Tabela 3.26.

Há tendência de estenose mitral grave quando há:

- Estalido de abertura mitral e início do ruflar precoces (quanto mais próximo de B2, mais grave a estenose).
- Perda do reforço pré-sistólico por aparecimento de fibrilação atrial.
- Sinais de hipertensão pulmonar (B2 hiperfonética, sopro de Graham-Steel).
- Sinais de tricuspidização (insuficiência tricúspide).

Manobras auscultatórias/ ausculta dinâmica

Várias manobras propedêuticas e observações da ausculta podem auxiliar o examinador.

A inspiração profunda diminui a pressão intratorácica e aumenta o retorno venoso para o lado direito do coração e diminui o retorno venoso para o lado esquerdo (Quadro 3.25).

Quando um indivíduo sai da posição deitada e fica em pé, há uma diminuição do retorno venoso e, consequentemente, diminuição dos volumes ventriculares direito e esquerdo, diminuição do débito cardíaco e taquicardia reflexa (Quadro 3.26).

Quando um indivíduo, que estava de pé, agacha-se sentando sob os joelhos fletidos, há um rápido aumento do retorno venoso para o coração e aumento da resistência arterial periférica por compressão das artérias femorais, com aumento da pressão arterial (Quadro 3.27).

TABELA 3.25 – Efeitos de algumas manobras no sopro do prolapso mitral.

Manobra	B1-clique	Início do sopro	Duração do sopro
Deitado	Aumenta	Tardio	Menor
Em pé	Diminui	Precoce	Maior
Agachar	Aumenta	Tardio	Menor
Valsalva (fase 2)	Diminui	Precoce	Maior
Exercício	Aumenta	Tardio	Menor

B1 = primeira bulha.

TABELA 3.26 – Diferenciação entre estenose mitral e estenose tricúspide pelo sopro

Estenose mitral	Estenose tricúspide
Mais bem auscultado no foco mitral	Mais bem auscultado no foco tricúspide
Intensificado em decúbito lateral esquerdo	Intensificado com inspiração profunda

QUADRO 3.25 – Alterações auscultatórias com inspiração

- Aumento do desdobramento da segunda bulha (B2) (pelo retardo do fechamento da pulmonar [P2])
- Aumento de terceira e quarta bulhas (B3 e B4) de ventrículo direito
- Diminuição de B3 e B4 de ventrículo esquerdo
- Aumento do estalido de abertura da estenose tricúspide
- Diminuição do estalido de abertura da estenose mitral
- Diminuição do sopro da regurgitação associada ao prolapso da valva mitral
- Diminuição do sopro da estenose pulmonar
- Aumento do sopro de estenose tricúspide
- Aumento do sopro de insuficiência pulmonar
- Aumento do sopro de insuficiência tricúspide (sinal de Rivero-Carvallo)
- Aumento do sopro da anomalia de Ebstein
- Retardo do clique do prolapso da valva mitral

QUADRO 3.26 – Alterações auscultatórias com rápida manobra de levantar-se e permanecer de pé, partindo da posição deitada em decúbito dorsal horizontal

- Diminuição do sopro de estenose aórtica
- Diminuição do sopro de estenose pulmonar
- Diminuição do sopro de insuficiência mitral
- Diminuição do sopro de insuficiência tricúspide
- Antecipação do clique do prolapso da valva mitral
- Prolongamento do período de regurgitação por prolapso da valva mitral
- Diminuição do sopro de comunicação interventricular sem hipertensão pulmonar significante
- Aumento do sopro da cardiomiopatia hipertrófica obstrutiva

QUADRO 3.27 – Alterações auscultatórias com agachamento, partindo da posição de pé

- Aumento do sopro de insuficiência mitral
- Retardo do clique do prolapso da valva mitral
- Diminuição e retardo do tempo da regurgitação mitral associada ao prolapso da valva mitral
- Aumento do sopro de comunicação interventricular
- Aumento do sopro de insuficiência aórtica
- Aumento do sopro de Austin-Flint
- Aumento do sopro ejetivo pulmonar na tetralogia de Fallot
- Diminuição do sopro da cardiomiopatia hipertrófica obstrutiva
- Aumento do sopro da estenose aórtica se a manobra aumentar predominantemente a pós-carga
- Diminuição do sopro da estenose aórtica se a manobra aumentar predominantemente a pré-carga

O aumento da pós-carga com o agachamento aumenta a movimentação do sangue no sentido retrógrado, aumentando a insuficiência mitral e o sopro decorrente dela. O aumento da pré e da pós-carga aumenta o orifício de saída do ventrículo esquerdo e por isto diminui o sopro da cardiomiopatia hipertrófica.

A manobra de Valsalva, que consiste em prender a respiração com pulmões cheios, fazendo força com a musculatura abdominal, tem quatro fases:

- Fase 1: início da manobra, com aumento transitório do débito cardíaco.
- Fase 2: fase de sustentação da respiração presa e força abdominal, em que há diminuição do retorno venoso e do débito para ambos os ventrículos, com diminuição da pressão média e da pressão de pulso, associada à taquicardia reflexa (Quadro 3.28).
- Fase 3: com curta duração, é o relaxamento da musculatura e expiração, sem alterações significativas na hemodinâmica.
- Fase 4: é o aumento das pressões de enchimento, da pressão e do débito cardíacos, associado a reflexo bradicardizante.

A fase 4 da manobra de Valsava está associada ao retardo do clique do prolapso da valva mitral.

Qualquer exercício físico pode elevar a frequência e o débito cardíacos, com aumento da pressão arterial. Na avaliação clínica diária, é difícil para o paciente realizar exercícios aeróbicos por condições logísticas e de conforto e por incapacidade física. É comum a utilização de exercício isométrico para obter à beira leito os efeitos mencionados, por meio do aperto de mão sustentado, chamado de *hand grip*. O paciente deve apertar com uma de suas mãos a mão do profissional de saúde ou algum objeto (papel, toalha, etc.) por um período de 30 a 90 s (Quadro 3.29).

As alterações hemodinâmicas ao exercício físico isométrico são variáveis de pessoa para pessoa, sendo sua principal utilidade a diferenciação de sopro ejetivo aórtico de regurgitativo mitral. O aumento da resistência periférica com o exercício isométrico aumenta o gradiente de pressão sistólica entre o ventrículo e o

QUADRO 3.28 – Alterações auscultatórias com manobra de Valsalva, na fase 2

- Diminuição do sopro de estenose mitral
- Diminuição do sopro de estenose tricúspide
- Diminuição do sopro de insuficiência mitral
- Diminuição do sopro de insuficiência tricúspide
- Aumento do sopro da cardiomiopatia hipertrófica
- Diminuição do sopro de estenose aórtica
- Diminuição do sopro de estenose pulmonar
- Diminuição do sopro de insuficiência aórtica
- Diminuição do sopro de insuficiência pulmonar
- Antecipação do clique do prolapso da valva mitral

QUADRO 3.29 – Alterações auscultatórias com exercício físico

- Aumento do sopro de insuficiência aórtica
- Diminuição do sopro de estenose aórtica
- Aumento do sopro de insuficiência mitral
- Aumento do sopro de comunicação interventricular
- Aumento sopro da estenose mitral
- Diminuição do sopro da cardiomiopatia hipertrófica
- Retardo do clique do prolapso da valva mitral
- Diminuição da regurgitação mitral associada ao prolapso da valva mitral

átrio esquerdo, aumentando a intensidade do sopro de insuficiência mitral.

Um batimento ectópico precoce ou extrassístole é seguido de uma pausa compensatória que permite maior enchimento ventricular e aumento do volume ejetado (Quadro 3.30).

A insuficiência mitral habitualmente não se altera de forma significativa após pausa extrassistólica.

Algumas medidas farmacológicas podem ser usadas para melhor interpretação dos sopros cardíacos. O nitrito de amila é possível de ser usado à beira leito, porém, seu uso é infrequente. Pode ser administrado por via inalatória e, de início – fase 1 – tem efeito vasodilatador, provocando diminuição da pressão arterial. Posteriormente – fase 2 –, há taquicardia reflexa, com aumento de retorno venoso, volume ejetado e débito cardíaco (Quadro 3.31).

Sons pericárdicos

Knock pericárdico

O *knock* pericárdico (sem tradução específica para o português) é um ruído audível após a B2, que simula B3, porém, é mais precoce que esta, comum em pericardite constritiva com ou sem calcificação pericárdica que cursa com restrição ao enchimento diastólico, fazendo com que o enchimento ventricular ocorra predominantemente no início da diástole.

QUADRO 3.30 – Alterações auscultatórias após extrassístole

- Aumento do sopro da estenose aórtica
- Aumento do sopro da cardiomiopatia hipertrófica
- Aumento do sopro da insuficiência aórtica
- Aumento do sopro da insuficiência tricúspide
- Antecipação do clique do prolapso da valva mitral

Atrito pericárdico

O atrito pericárdico é um ruído consequente à fricção dos dois folhetos pericárdicos, visceral e parietal, quando há inflamação pericárdica. É um achado patognomônico de pericardite. É mais audível nas fases em que há maior contato do coração com o pericárdio, como sístole atrial, enchimento ventricular rápido e sístole ventricular. Quando há essas três fases audíveis, o atrito é dito trifásico. Porém, é mais comum a presença de apenas um ou dois componentes do atrito, isto é, mono ou bifásico.

O atrito pericárdico é mais audível com o diafragma do estoscópio, principalmente na região retroesternal e em decúbito dorsal horizontal. É um ruído presente tanto na inspiração quanto na expiração, sendo esta uma ferramenta para auxiliar na diferenciação com sons pleurais.

O atrito pericárdico consequente ao IAM é frequentemente monofásico.

Como diferenciais para o atrito podem-se citar:

- Tireotoxicose.
- Doença de Ebstein.
- Atritos pleurais.
- Enfisema de mediastino.
- Marca-passo provisório transvenoso.
- Alterações osteomusculares.

Pacientes com tireotoxicose podem apresentar um ruído, do tipo arranhão, no nível do 2º espaço intercostal, chamado de Means-Lerman. O pneumomediastino pode dar um som retroesternal coincidente com a sístole ventricular. A presença de cabo de marca-passo pode produzir oscilações acústicas com o contato com a valva tricúspide.

QUADRO 3.31 – Alterações auscultatórias após administração de nitrito de amila – fase 1

- Diminuição do sopro da insuficiência mitral
- Diminuição do sopro da comunicação interventricular
- Aumento do sopro de estenose aórtica
- Aumento do sopro de estenose pulmonar
- Aumento do sopro da cardiomiopatia hipertrófica
- Aumento do sopro inocente
- Diminuição do sopro da tetralogia de Fallot
- Diminuição do sopro de insuficiência aórtica
- Diminuição do sopro de Austin-Flint
- Diminuição do sopro da estenose mitral
- Antecipação do clique do prolapso da valva mitral
- Prolongamento da regurgitação mitral associada ao prolapso da valva mitral

APÊNDICE

Roteiro para Anamnese e Exame Físico

1) Data e horário da anamnese.
2) Identificação (ID):
   - Nome completo.
   - Sexo.
   - Idade (ou data de nascimento).
   - Raça.
   - Profissão.
   - Estado civil.
   - Religião.
   - Procedência atual.
   - Procedência remota.
   - Se possível: endereço e telefone para contato (caso o[a] paciente não tenha cadastro no serviço)

Considerações:
   - Nome sempre completo: homônimos são comuns no Brasil.
   - Raça: frequentemente é difícil de determinar. Usar o bom senso ou perguntar ao paciente como este se classifica.
   - Estado civil: útil para conhecer situação legal e social do indivíduo.
   - Procedência: útil para determinar probabilidade de certas doenças (malária, Chagas, dengue, etc.).
   - Profissão: útil para conhecer doenças ocupacionais e condições de trabalho que possam influenciar em doenças.
   - Religião: para traçar um perfil completo do paciente, avaliar e realizar procedimentos não compatíveis com certas crenças.

3) Informante e confiabilidade.

Considerações: fundamental em pacientes pediátricos; atenção para pacientes com alterações psiquiátricas e neurológicas; importante avaliar a veracidade das informações.

4) Queixa e duração (QD).

Considerações:
   - Motivo principal da consulta ou queixas principais quando há mais de uma relevante. Idealmente com no máximo 1 linha.
   - Pode ser registrado usando os termos descritos pelo próprio paciente ou mesmo em termos médicos.
   - Nem sempre é uma queixa: exame admissional para empresas, avaliação pré-operatória, avaliação pré-atividade física, etc.
   - Às vezes, a queixa não é o principal problema a ser identificado e solucionado.
   - Queixas decorrentes de doenças cardiovasculares e respiratórias mais comuns: *dor torácica, dispneia, fadiga, síncope, edema, cianose, tosse, palpitação.*

5) História da doença atual (HDA).

Considerações:
   - Relato detalhado das queixas que levaram o paciente a procurar o atendimento.
   - De início, é aconselhável ouvir tudo o que o paciente tem a dizer. Deve-se mentalizar as hipóteses diagnósticas possíveis e perguntar por dados não revelados espontaneamente pelo paciente que possam auxiliar a confirmar ou excluir uma hipótese: técnica hipotético-dedutiva.
   - Para pacientes com dificuldade para relatar as queixas, ou que apresentam queixas vagas que dificultem a formulação de uma hipótese diagnóstica, pode-se utilizar a técnica da exaustão (questionário minucioso e completo sobre vários sintomas/sistemas) até a obtenção de dados de valor.
   - Nesta fase, *todos* os dados que auxiliem o diagnóstico são úteis: antecedentes familiares, pessoais, etc.
   - Ordenar as informações em ordem cronológica, com descrições claras (mesmo que o relato do paciente tenha sido confuso).
   - Deixar clara a relação causa-efeito sempre que possível.
   - Letra *legível* – a anamnese é um documento.
   - Evitar usar sempre: "o paciente refere...", "o paciente refere...".
   - Não assumir postura de escriba.
   - Não perder tempo descrevendo roteiros médicos: "passou no hospital X, depois transferido para o Y, etc.".
   - Caracterizar *sempre*: como e quando começou, fatores de melhora e piora, sintomas associados, localização, qualidade, intensidade, início, duração, frequência, evolução no tempo e repercussão no dia a dia do paciente.

6) Antecedentes pessoais (AP).
   - Medicamentos em uso.
   - Outras doenças atuais: hipertensão arterial sistêmica, diabetes melito, dislipidemia, AIDS, etc. Doenças prévias: pneumonia, tuberculose, neoplasias, etc.
   - Alergia a substâncias/alimentos/medicações. Vacinação prévia.
   - Cirurgias prévias, acidentes prévios, hospitalizações prévias, transfusões, tratamentos.
   - Para mulheres: antecedentes obstétricos e ginecológicos.

7) Hábitos.
   - Tabagismo, etilismo, uso de drogas ilícitas.
   - Comportamento sexual.
   - Atividade física.
   - Alimentação.
8) Antecedentes familiares (AF).
   - Avaliar doenças com possibilidade de influência genética ou ambiental: hipertensão arterial sistêmica, diabetes melito, dislipidemia, neoplasias, insuficiência coronária, tuberculose, etc.
9) Interrogatório sobre os diferentes aparelhos (IDA).
   - Fazer perguntas sobre todos sistemas para avaliar melhor a hipótese principal e avaliar a presença de outras patologias.
   - *Geral*: alteração de peso, alteração do sono, dinamismo, febre, avaliar estado geral.
   - *Pele e anexos*: pigmentação, icterícia, máculas, pápulas, petéquias, púrpuras, alopecia.
   - *Olhos*: acuidade visual, dor ocular, olho vermelho, secreção, exoftalmo, ptose, alterações do campo visual.
   - *Ouvido*: acuidade auditiva, zumbido, vertigem, dor, secreção.
   - *Nariz/boca/garganta*: dor, obstrução nasal, sangramentos, secreção, infecções.
   - *Cabeça e pescoço*: cefaleia, tontura, dores, adenomegalia, massas, bócio.
   - *Tórax*: tosse, expectoração, hemoptise, dor, dispneia, palpitações.
   - *Trato gastrintestinal*: disfagia, odinofagia, pirose, náuseas, vômitos, puxo, tenesmo, meteorismo.
   - *Trato geniturinário*: disúria, polaciúria, nictúria, dispareunia, nós de mama, corrimento.
   - *Hematológico*: sangramentos de repetição, história de anemia, equimose, púrpura, hemartrose.
   - *Reumatológico*: artrite, artralgia, nós, deformidades.
   - *Neurológico*: paresias, plegias, parestesias, marcha, equilíbrio, reflexos, movimentos.
   - *Queixas espontâneas*.
10) Exame físico (EF)
   - Primeiramente, descrever os aspectos gerais:
     - Estado geral (bom, regular, ou mau estado geral: BEG, REG, MEG – subjetivo), pele corada ou descorada, hidratada ou desidratada, cianose?, icterícia?, febre?
     - Parâmetros vitais: frequência cardíaca (FC), pressão arterial (PA), frequência respiratória (FR), temperatura (t°C), peso, altura, índice de massa corpórea (IMC), cintura abdominal (CA) e quadril (Q)
   - Depois, examinar, conforme um padrão próprio, os vários sistemas:
     - *Cardiovascular*: FC – avaliar em 1 min. PA – sentado, deitado, de pé, nos 4 membros. Avaliar característica do pulso: normal, anacrótico ou *parvus et tardus*, *bisferiens*, dicrótico, *alternans*, paradoxal. Avaliar simetria e intensidade dos pulsos nos 4 membros. Avaliar pulso venoso jugular (inferir valor da pressão venosa central). Observar pulso venoso jugular. Sentir perfusão periférica, tempo de enchimento capilar, temperatura e cor da pele das extremidades. Fazer inspeção do tórax: deformidades? (*pectus excavatum*? *carinatum*?) Cifose? Lordose? Aumento do diâmetro anteroposterior? Esforço respiratório? *Ictus*? Impulsões? Palpar o tórax: *ictus*, fúrcula, apêndice xifoide, espaços intercostais. Percussão cardíaca é de pouca importância. Auscultar: usar campânula e diafragma. Avaliar bulhas e desdobramentos: B1, B2, B3 e B4, observar estalidos, observar sopros sistólicos, diastólicos e contínuos. Descrever para cada sopro: intensidade, frequência, cronologia, configuração, localização, irradiação, variação com manobras. Auscultar carótidas, aorta abdominal, artérias renais, ilíacas e femorais. Avaliar circulação nos membros inferiores.
     - *Respiratório*: avaliar vias respiratórias superiores, FR, esforço muscular, uso de musculatura acessória. Percutir caixa torácica, região anterior e posterior: identificar condensação, derrame pleural, pneumotórax, atelectasias. Auscultar a voz e os murmúrios vesiculares.
     - *Abdome*: é fundamental avaliar hepatimetria (percussão e palpação) e baço (percutível? palpável?). Tentar identificar ascite (percussão com círculo de Skoda, macicez móvel, piparote). Procurar massas, locais dolorosos, defesa abdominal. Complementar com exame da região pélvica, avaliação dos genitais externos, avaliação ginecológica, toque retal.
     - *Membros inferiores*: procurar edemas uni ou bilaterais. Avaliar possibilidade de TVP: edema com cacifo, empastamento, dilatação da circulação venosa superficial, etc. Avaliar pele, lesões tróficas, úlceras.
     - *Neurológico*: procurar fazer sempre que houver queixas ou suspeita de lesões neurológicas.
     - *Reumatológico*: avaliar preferencialmente mãos e punhos, joelhos, tornozelos e coluna e sempre que houver queixas ou suspeita de acometimento de outras articulações.
11) Hipóteses diagnósticas (HD).
    Consideração: cerca de 90% das hipóteses diagnósticas são possíveis com anamnese e exame físico.
12) Conduta (CD).

LEITURA COMPLEMENTAR

Andrade JP, Nobre F *et al.* VI Diretrizes Brasileiras de Hipertensão. Arq Bras Cardiol. 2010;95(1 supl.1):1-51.

Bayer AS. Infective endocarditis. Clin Infect Dis. 1993;17:313.

Bonow RO, Carabello B, de Leon AC Jr. *et al.* Guidelines for the management of patients with valvular heart disease: executive summary. A report of the American College of Cardiology/American Heart Association Task Force on Practice Guidelines (Committee on Management of Patients with Valvular Heart Disease). Circulation. 1998;98:1949.

Bonow RO, Carabello BA, Chatterjee K *et al.* ACC/AHA 2006 guidelines for the management of patients with valvular heart disease. A report of the American College of Cardiology/American Heart Association Task Force on Practice Guidelines (Writing Committee to revise the 1998 guidelines for the management of patients with valvular heart disease). J Am Coll Cardiol. 2006;48:e1.

Boon NA, Bloomfield P. Medical management of valvar heart disease. Heart. 2002;87:395-400.

Braunwald E. Valvular heart disease. In: Braunwald E. Heart disease. 6. ed. Nova York: W. B. Saunders; 2001.

Carabello BA, Crawford FA. Valvular heart disease. N Engl J Med. 1997;337:32-41.

Fowler VG Jr, Miro JM, Hoen B *et al.* Staphylococcus aureus endocarditis: a consequence of medical progress. JAMA. 2005;293:3012.

Griffin MR, Wilson WR, Edwards WD *et al.* Infective endocarditis Olmsted County, Minnesota, 1950 through 1981. JAMA. 1985;254:1199.

Grinberg M, Sampaio RO (eds.). Doença valvar. São Paulo: Manole; 2006.

Lee TH, Goldman L. Evaluation of the patient with acute chest pain. N Engl J Med. 2000;342:1187-95.

Moisés VA. Doenças valvares. In: Serrano Jr. CV, Nobre F. Tratado de cardiologia SOCESP. São Paulo: Manole; 2005 (p. 967-1026).

Pomerantzeff PM, Barbosa GV. Diretrizes de Cirurgia nas Valvopatias. Arq Bras Cardiol. 2004;82(supl V).

Stewart BF, Siscovick D, Lind BK *et al.* Clinical factors associated with calcific aortic valve disease. Cardiovascular health study. J Am Coll Cardiol. 1997; 29:630.

Tarasoutchi F, Bacal F. Insuficiência cardíaca secundária a valvopatias. In: Barreto ACP, Bocchi EA. Insuficiência cardíaca. 1. ed. São Paulo: Segmento; 2003.

CAPÍTULO

4

Eletrocardiograma de Repouso e Vetorcardiograma

Paulo César Ribeiro Sanches
Paulo Jorge Moffa
Carlos Alberto Pastore

INTRODUÇÃO

O eletrocardiograma (ECG) é a *representação gráfica das diferenças de potenciais elétricos gerados no campo elétrico produzido pelo coração.* O ECG revela a corrente elétrica gerada pelo movimento de íons através das membranas das células miocárdicas, registrando, basicamente, dois fenômenos: a *despolarização*, que é a transmissão do estímulo através do músculo cardíaco, e a *repolarização*, que é o retorno do músculo cardíaco estimulado ao estado de repouso.

Um sistema intrínseco de condução elétrica coordena a sequência de contrações musculares durante o ciclo cardíaco. Uma corrente elétrica ou impulso estimula cada contração miocárdica. Esse impulso origina-se no nó sinusal ou sinoatrial (SA), localizado na junção da veia cava superior com o átrio direito e, em seguida, é transmitido para ambos os átrios, deflagrando a contração destas câmaras, e para o nó atrioventricular (nó AV), localizado no septo atrial. No nó AV, o impulso sofre um atraso, sendo, em seguida, transmitido pelo feixe de His e seus ramos (sistema de condução cardíaco [SCC]) até as fibras de Purkinje no miocárdio ventricular, do endocárdio para o epicárdio, deflagrando a contração ventricular (Figura 4.1). No entanto, o ECG registra apenas os potenciais elétricos gerados pelo miocárdio ordinário atrial e ventricular. Todos esses fenômenos elétricos são explorados por eletrodos metálicos aplicados nas extremidades e na parede do tórax e, posteriormente, amplificados e registrados pelo eletrocardiógrafo, que é um *galvanômetro sofisticado*.

O ECG é extremamente útil na prática clínica diária, propiciando o diagnóstico de arritmias cardíacas, atrasos de condução atrioventricular e intraventricular (bloqueios de ramo ou de divisão), isquemia e infarto do miocárdio, sobrecarga das diferentes câmaras cardíacas, processos inflamatórios (miocardite e pericardite), efeitos de drogas (especialmente digitálicos e outras drogas antiarrítmicas), alterações metabólicas (por exemplo, hiperpotassemia), funcionamento de marca-passos e sinais de comprometimento cardíaco por doenças sistêmicas. No entanto, é oportuno lembrar que o cardiopata pode ter registro eletrocardiográfico muito próximo do normal e, em contrapartida, o indivíduo normal pode ter ECG aparentemente anormal. Dessa forma, como qualquer outro exame subsidiário, o ECG deve ser interpretado em conjunto com os dados da história clínica e do exame físico.

Em número relativamente recente do periódico *Cardiology Clinics – Advanced 12-Lead Electrocardiography* – o Prof. Dr. J. Willis Hurst reafirma que o ECG é o exame subsidiário mais solicitado para o diagnóstico de doenças cardiovasculares e, lamentavelmente, muitos médicos, nos Estados Unidos, não sabem interpretá-lo corretamente. Nesse artigo, intitulado *The interpretation of electrocardiograms: pretense or well-developed skill?*, o mundialmente respeitado autor do livro *The Heart* afirma explicitamente: "*muitos médicos não têm consciência de que não sabem interpretar o*

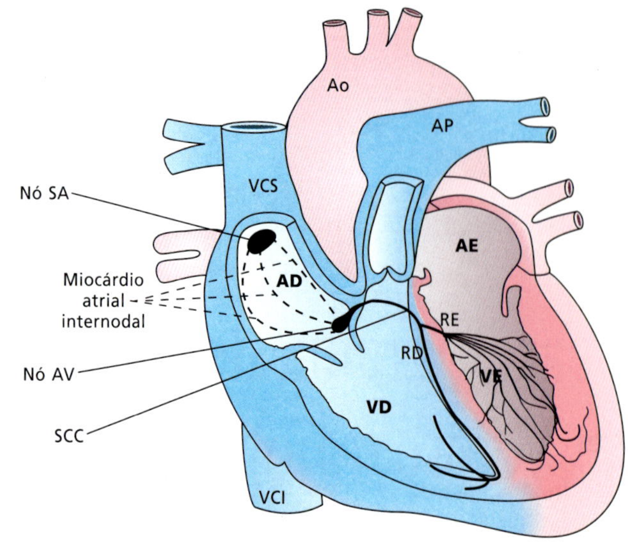

Figura 4.1 – Estruturas básicas da anatomia do coração para a compreensão do eletrocardiograma (ECG). AD = átrio direito; AE = átrio esquerdo; Ao = aorta; AP = artéria pulmonar; AV = atrioventricular; RD = ramo direito; RE = ramo esquerdo; SA = sinusal ou sinoatrial; SCC = sistema de condução cardíaco (feixe de His e seus ramos e fascículos); VCI = veia cava inferior; VCS = veia cava superior; VD = ventrículo direito; VE = ventrículo esquerdo.

ECG e, o que é muito pior, acreditam que sabem". É desnecessária a discussão das consequências da interpretação inexata desse exame tão crucial à avaliação, por exemplo, da dor torácica.

SISTEMAS DE DERIVAÇÕES

Para o registro do ECG é necessário que se feche o circuito elétrico entre o coração e o eletrocardiógrafo. Para esse fim, colocam-se eletrodos em diferentes pontos da superfície corpórea, conectados ao aparelho de registro por fios condutores. Dessa maneira, as derivações do ECG podem ser definidas como pares de terminais de polaridade definida e conectadas aos eletrodos exploradores. Podem ser divididas em dois tipos principais – *bipolares* e *unipolares* (Figura 4.2, *A* a *D*).

Derivações *bipolares* registram as diferenças de potenciais elétricos entre dois eletrodos posicionados em locais diferentes, uma vez que o potencial real de cada eletrodo não é conhecido. As derivações bipolares D_1, D_2 e D_3, também denominadas derivações dos membros ou *standards*, registram as diferenças de potenciais elétricos no *plano frontal* (*PF*). Os eletrodos são colocados nos braços e nas pernas, de maneira que D_1 registra as diferenças de potenciais elétricos entre o braço esquerdo (polo positivo) e o braço direito (polo negativo), D_2 entre a perna esquerda (polo positivo) e o braço direito (polo negativo) e D_3 entre a perna esquerda (polo positivo) e o braço esquerdo (polo negativo). O eletrodo da perna direita é considerado *conexão terra* (ver Figura 4.2).

Essas derivações foram idealizadas por Einthoven, com base em conveniências de ordem teórica e prática,

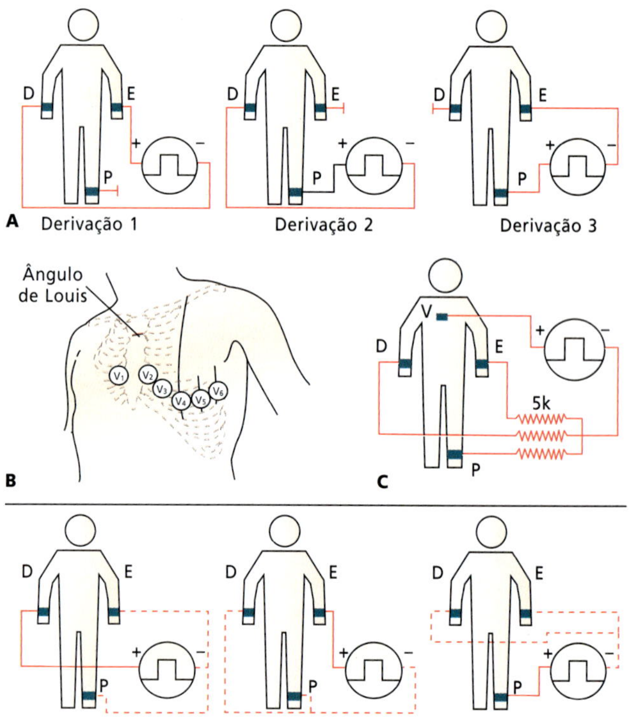

Figura 4.2 – (*A*) Conexões dos eletrodos para o registro das três derivações bipolares dos membros D_1, D_2 e D_3. (*B* e *C*) Localização dos eletrodos e das conexões elétricas para o registro das derivações unipolares precordiais. (*B*) Posições dos eletrodos exploradores (V) para as seis derivações precordiais. (*C*) Conexões para formar a central terminal de Wilson para o registro de uma derivação precordial. (*D*) Localizações dos eletrodos e das conexões elétricas para o registro das três derivações unipolares amplificadas aVR, aVL e aVF. As *linhas tracejadas* indicam as conexões para gerar o potencial do eletrodo-referência. As letras *D*, *E* e *P* indicam as localizações dos eletrodos nos braços direito e esquerdo e no pé esquerdo, respectivamente.

que as posicionou de maneira a formar os lados de um triângulo equilátero – triângulo de Einthoven. As conexões elétricas entre essas derivações fazem com que a diferença de potencial registrada por D_2 seja igual à soma das diferenças dos potenciais elétricos registrados por D_1 e D_3 ($D_2 = D_1 + D_3$), conhecida como lei de Einthoven (Figura 4.3).

Derivações *unipolares* registram as diferenças de potenciais elétricos de uma pequena área sob o eletrodo explorador e todos os fenômenos elétricos do ciclo cardíaco são analisados deste ponto. Para a compreensão do funcionamento das derivações unipolares é necessária a definição do *terminal central de Wilson*. Esse terminal central é formado pelo somatório das voltagens dos eletrodos dos braços esquerdo e direito e da perna esquerda, utilizando-se resistências de 5.000 Ω. Esse ponto comum (*terminal central de Wilson*) é ligado ao polo negativo do aparelho de registro e o eletrodo explorador é conectado ao polo positivo, de maneira que as variações dos potenciais elétricos são registradas apenas pelo eletrodo explorador, ou seja, a *derivação unipolar*. Na realidade, o potencial do terminal central de Wilson é quase nulo (aproximadamente 0,3 mV) porque representa a média dos potenciais das derivações dos membros, mas permanece relativamente constante durante todo o ciclo cardíaco. Dessa forma, *a voltagem registrada pela derivação unipolar é determinada predominantemente pelas alterações de potencial elétrico no local explorado*. Nas derivações *unipolares precordiais* (V_1 a V_6), o eletrodo explorador, conectado ao polo positivo do aparelho de registro, é colocado nos seis pontos clássicos da face anterior do tórax (ver Figura 4.2), utilizando-se o terminal central de Wilson como referencial ou *eletrodo indiferente*.

Nas *derivações unipolares amplificadas dos membros*, a diferença reside na modificação do eletrodo de referência, que é desconectado do eletrodo explorador. O potencial de referência é a média dos potenciais elétricos captados por apenas dois dos eletrodos das extremidades. Isso resulta em um aumento de voltagem de cerca de 50% (*a* = aumentada). Assim, na derivação aVR, o eletrodo explorador é o do braço direito; na derivação aVL, é o do braço esquerdo; e na derivação aVF, é o da perna direita.

O ECG convencional de 12 derivações pode ser complementado por derivações adicionais, como, por exemplo, as derivações precordiais direitas, V_3R, V_4R, etc., para o diagnóstico de isquemia ou sobrecarga do ventrículo direito, além das derivações V_7, V_8, V_9, etc., para o diagnóstico de infarto do miocárdio da parede posterior do ventrículo esquerdo (Figura 4.4, *A* e *B*).

As derivações do ECG registram deflexões positivas (para cima da linha de base) se a onda de despolarização for dirigida para o polo positivo destas e deflexões negativas (para baixo da linha de base) se a onda de despolarização for dirigida para o polo negativo. Se a onda de despolarização tiver orientação média perpendicular a uma determinada derivação, registra-se deflexão bifásica, ou seja, igualmente positiva e negativa.

SISTEMAS DE EIXOS

A partir do triângulo de Einthoven, podem-se transportar as linhas das derivações bipolares para o centro do triângulo (deslocando-as paralelamente à sua direção primitiva), compondo-se, assim, um sistema triaxial, com ângulos de 60° entre seus componentes (triângulo equilátero). Superpondo-se esse sistema a outro, constituído pelas três linhas das derivações unipolares dos membros, obtém-se um sistema hexaxial, com ângulos de 30° entre seus componentes. Todas essas derivações pertencem ao PF, funcionando como um sistema de eixos em que se projetam os vetores cardíacos. Todos esses eixos têm ângulos determinados e polaridades invariáveis, estabelecidos por convenção (Figura 4.5).

A projeção de um vetor no PF dá origem a outras seis projeções diferentes, uma sobre cada eixo de derivação. Portanto, quando são registradas as seis derivações do PF (D_1, D_2, D_3, aVR, aVL e aVF), apenas se estuda a projeção de um mesmo e único fenômeno elétrico. Isso possibilita a determinação da orientação

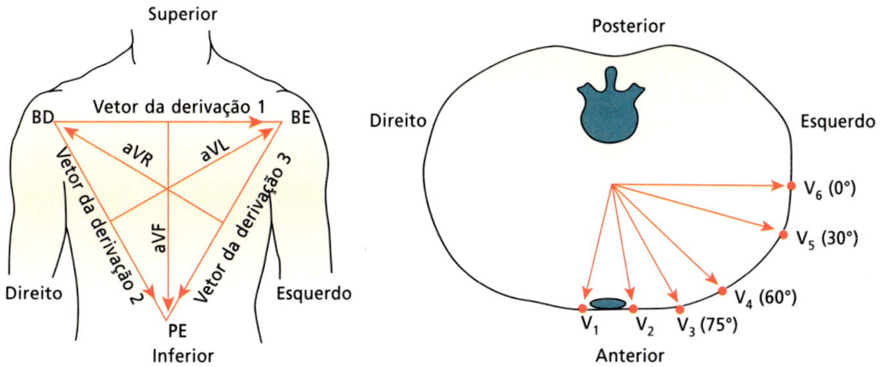

Figura 4.3 – Vetores das três derivações bipolares e unipolares amplificadas dos membros (*à esquerda*) e das seis derivações precordiais unipolares (*à direita*). BD = braço direito; BE = braço esquerdo; PE = perna esquerda.

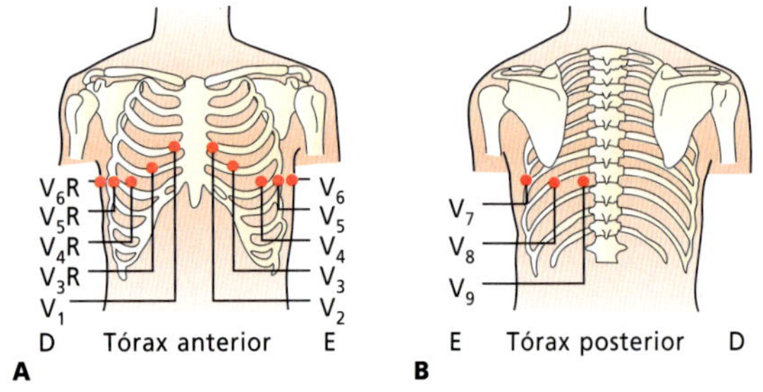

Figura 4.4 – (*A* e *B*) Derivações precordiais unipolares: V_1 – quarto espaço intercostal na borda esternal direita; V_2 – quarto espaço intercostal na borda esternal esquerda; V_3 – a meia distância entre V_2 e V_4; V_4 – quinto espaço intercostal na linha clavicular média; V_5 – linha axilar anterior no mesmo plano horizontal que V_4; V_6 – na linha axilar média no mesmo plano horizontal que V_4 e V_5. Derivações suplementares esquerdas: V_7 – linha axilar posterior; V_8 – linha escapular posterior; V_9 – borda esquerda da espinha. Derivações suplementares direitas: V_3R – a meia distância entre V_1 e V_4R; V_4R – quinto espaço intercostal direito na linha clavicular média; V_5R – linha axilar anterior direita no mesmo plano horizontal que V_4R – V_6R – na linha axilar média no mesmo plano horizontal que V_4R e V_5R. D = direita; E = esquerda.

de um vetor nesse plano. Para a localização de um vetor, utiliza-se a circunferência graduada, em que o diâmetro transversal separa dois campos: um de valores positivos, situado inferiormente (ângulos de 0 a +180°), e outro de valores negativos, situado superiormente (ângulos de 0 a –180°) (ver Figura 4.5).

No *plano horizontal* (*PH*), as derivações precordiais registram deflexões positivas, quando o vetor cardíaco tem direção anterior, e negativa quando este tem direção posterior. Da mesma forma que no PF, a projeção de um vetor no PH dá origem a outras seis projeções diferentes, permitindo a determinação da orientação a deste vetor para a frente ou para trás.

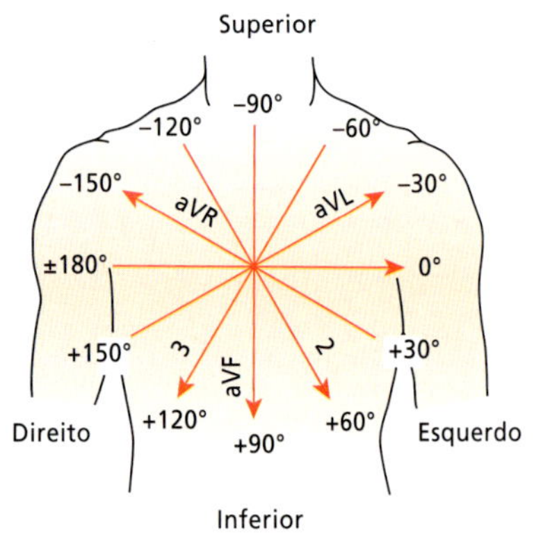

Figura 4.5 – Ilustração do sistema de referência hexaxial composto de seis derivações do plano frontal. Os eixos das seis derivações do plano frontal foram reajustados de maneira que os seus centros permaneçam sobrepostos. Esses eixos dividem o plano em 12 segmentos, cada um subentendendo 30°. As extremidades positivas de cada eixo mostram a denominação da derivação.

EIXO ELÉTRICO

Habitualmente, determina-se o eixo elétrico médio de P, QRS e T no PF e, com menor frequência, no PH. No PF, o eixo elétrico médio dessas deflexões tem orientação praticamente semelhante, variando de *–30° a +90°*. Considera-se desvio do eixo elétrico médio para a esquerda quando este se encontra entre –30° e –90° e para a direita quando se encontra entre +90° e +180°. É oportuno lembrar que o desvio do eixo elétrico médio para a esquerda pode acompanhar o envelhecimento, na ausência de qualquer evidência de cardiopatia estrutural. No PF, o eixo elétrico médio dessas deflexões reflete o predomínio das câmaras esquerdas, dirigindo-se para trás (Tabela 4.1).

REGISTRO DO ELETROCARDIOGRAMA

O ECG é registrado em um papel quadriculado com linhas horizontais e verticais separadas por intervalos de *1 mm* e linhas mais espessas com intervalos de *5 mm*. As linhas mais finas formam quadrados com *1 mm* de lado e as linhas espessas formam quadrados com *5 mm* de lado ou cinco quadrados menores. O tempo é medido pelas linhas horizontais, de forma que, na velocidade de registro habitual de 25 mm/s, 1 quadrado pequeno = 0,04 s. A voltagem é medida pelas linhas verticais em que, na calibração padrão, *10 mm = 1 mV*. O registro pode ser realizado nas clássicas tiras de papel ou em página (Figura 4.6).

CONCEITOS BÁSICOS DE ELETROFISIOLOGIA DA CÉLULA CARDÍACA

As fibras miocárdicas em repouso apresentam diferença de potencial elétrico através da membrana. Se o microeletrodo de um galvanômetro for implantado no interior da célula miocárdica e o outro polo for implantado no meio extracelular, evidencia-se uma diferença de voltagem, uma vez que o interior da célula é menos positivo que o exterior. Essa diferença entre os lados da membrana celular é denominada *potencial de repouso transmembrana*, cujo valor é aproximadamente –90 mV (milivolts). É secundária às diferentes permeabilidades da membrana e concentrações iônicas. A concentração iônica do *meio extracelular* é muito semelhante à do plasma sanguíneo, ou seja, as concentrações de cálcio (Ca^{2+}) e sódio (Na^+) são elevadas e a de potássio (K^+) é baixa. Inversamente, no *meio intracelular*, as concentrações de Ca^{2+} e Na^+ são relativamente mais baixas, enquanto a de K^+ é elevada.

Durante o repouso, todos os pontos do meio extracelular têm o mesmo potencial e entre estes não existe qualquer corrente elétrica, acontecendo o mesmo entre os diferentes pontos do meio intracelular. Apesar da existência do *potencial de repouso transmembrana*, não

TABELA 4.1 – Causas de desvio do eixo elétrico médio do complexo QRS

Para a esquerda	Para a direita	Para a frente
Infarto do miocárdio de parede inferior extenso	Coração em posição vertical	Infarto do miocárdio de paredes posterior e lateral
Infarto do miocárdio de parede inferior associado a BDASE	Pneumopatias crônicas e certas deformidades torácicas	Sobrecarga ventricular direita
Síndrome de Wolff-Parkinson-White	Embolia pulmonar	Atraso da condução do ramo direito de leve a moderado
Enfisema pulmonar	Comunicação interatrial (tipo *ostium secundum*)	Hipertrofia ventricular esquerda – seletiva apical
Hiperpotassemia	Sobrecarga ventricular direita	Coração em posição horizontal
Angiografia coronária esquerda	Infarto do miocárdio em parede lateral	Síndrome de Wolff-Parkinson-White
Marca-passo em veia cardíaca média	Síndrome de Wolff-Parkinson-White	Distrofia muscular de Duchenne
Atrasos finais de condução à direita	Dextrocardia	
Atresia tricúspide	Troca de eletrodos dos membros inferiores	
Comunicação interatrial (tipo *ostium primum*)	Angiografia coronária direita	

BDASE = bloqueio da divisão anterossuperior esquerda.

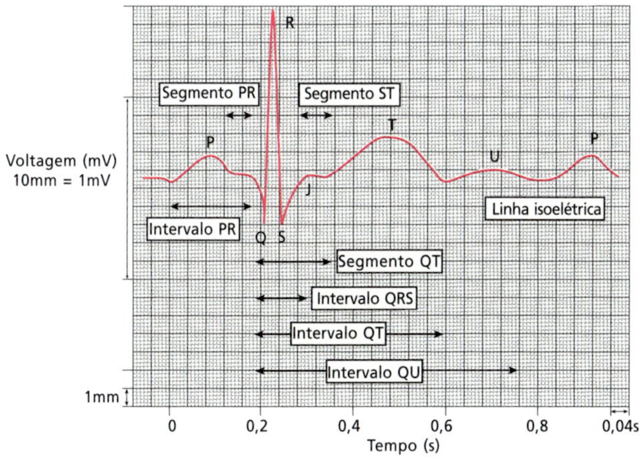

Figura 4.6 – Registro do eletrocardiograma (ECG) normal.

há qualquer corrente entre estes em virtude das propriedades dielétricas da membrana. Contudo, se a membrana for estimulada, torna-se permeável aos ânions e cátions, sua resistência diminui aproximadamente 50 vezes e, por consequência, sua condutância aumenta 200 vezes o valor do repouso. As modificações da membrana permitem o fluxo de íons Na^+ e K^+, que se deslocam na direção da diminuição dos seus respectivos gradientes eletroquímicos. A célula perde a sua condição de *polarizada*, tornando-se agora *despolarizada*. O registro elétrico da despolarização da membrana celular é denominado *potencial de ação transmembrana*. Esse potencial de ação (Figura 4.7, *A* e *B*) começa com a fase ascendente rápida, que corresponde à despolarização da célula, sendo denominada *fase 0*. Com a perda das propriedades dielétricas da membrana celular após a sua estimulação, há uma modificação abrupta na permeabilidade da membrana ao Na^+, fazendo com que esses íons e, em menor grau, íons Ca^{2+} entrem na célula pelos respectivos canais, acarretando a rápida ascensão do potencial intracelular para aproximadamente +20 mV, ou seja, o meio intracelular torna-se eletricamente positivo e o meio extracelular, negativo. A *fase 0* também é conhecida como tempo de ascensão da curva do potencial de ação transmembrana e sua magnitude reflete a velocidade de condução do estímulo. Assim, o tempo de ascensão rápida significa rápida velocidade de condução do estímulo na estrutura estudada e, inversamente, o tempo de ascensão lento significa condução lenta. O potencial de ação de resposta rápida é observado nas células miocárdicas ordinárias e fibras de Purkinje. As células marca-passo dos nós SA e AV exibem potencial de ação de resposta lenta dependente dos canais de Ca^{2+}.

Após a despolarização celular, o potencial de ação retorna gradualmente ao valor do potencial de repouso, caracterizando o processo de *repolarização*. Esse processo tem quatro fases:

- Fase 1: o potencial de ação diminui rapidamente para 0 mV, principalmente em virtude do fechamento dos canais de Na^+.
- Fase 2: platô resultante da entrada de Ca^{2+} para o interior da célula e saída de K^+.
- Fase 3: retorno do potencial intracelular ao nível de repouso (–90 mV), em decorrência da saída de K^+ para o meio extracelular.
- Fase 4: fase de repouso ou diastólica, o perfil iônico é recuperado pela saída de Na^+ e entrada de K^+ pela bomba de Na^+/K^+ com gasto energético. Nessa fase, também ocorre saída de Ca^{2+}.

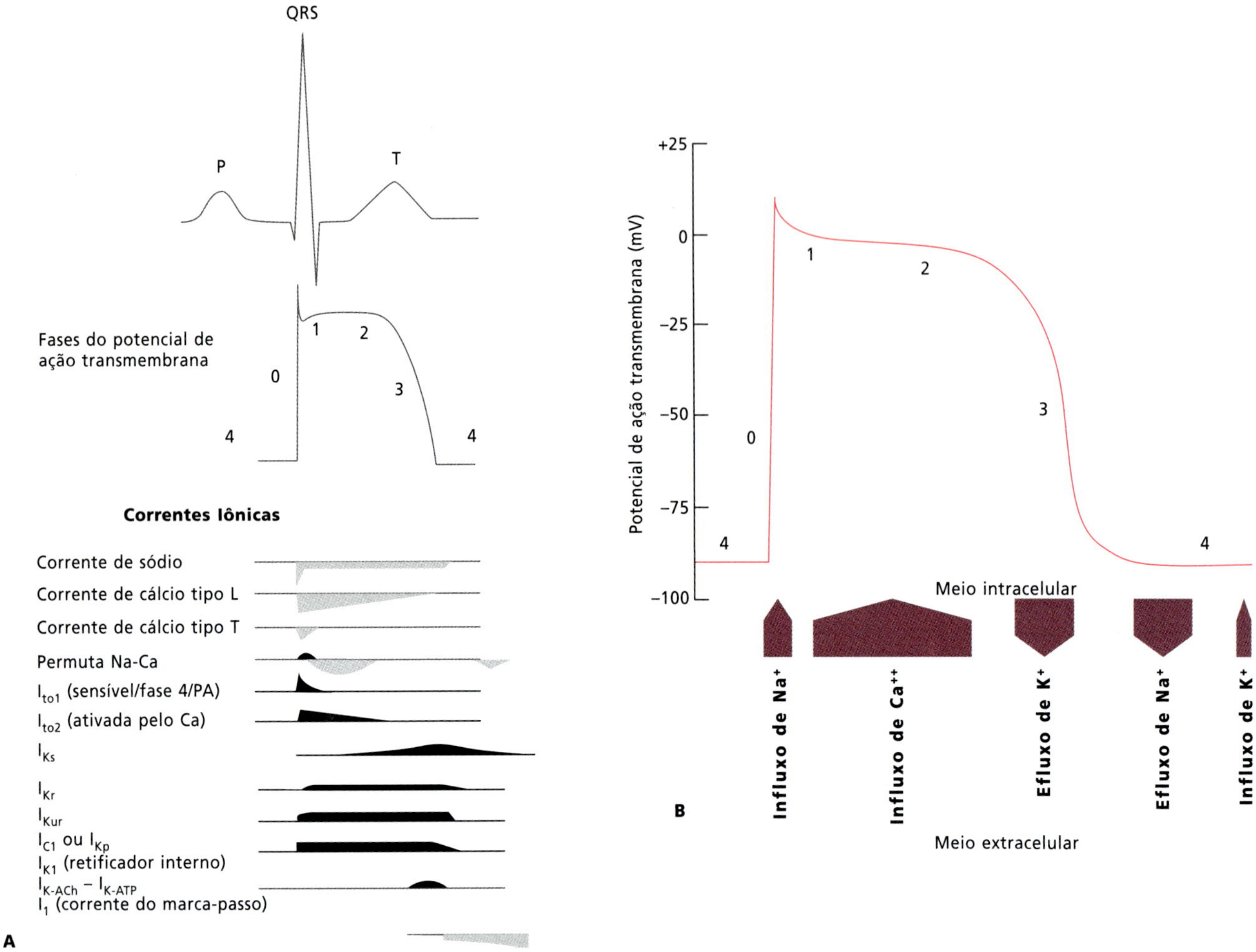

Figura 4.7 – Relação entre as diferentes correntes iônicas e o potencial de ação transmembrana. (*A*) Esquematiza-se o traçado do eletrocardiograma, o potencial de ação transmembrana do miócito e as correntes iônicas correspondentes. (*B*) Resumo da movimentação de íons durante o potencial de ação transmembrana do miócito. I = corrente iônica; PA = potencial de ação.

Nas células que exibem potencial de ação de resposta lenta (células do nó SA e nó AV), as diferentes fases da repolarização não são muito nítidas. A fase 4 dessas células apresenta ascensão lenta do potencial de ação, chegando próximo a –40 mV, ou seja, próximo ao *potencial limiar de excitação*. Esse fenômeno é denominado *despolarização diastólica* e caracteriza o automatismo celular. As células cardíacas miocárdicas ordinárias dos átrios e ventrículos são excitadas quando um estímulo reduz o potencial transmembrana a um valor próximo ao potencial limiar de excitação, que gira em torno de –60 mV.

O somatório de todos os potenciais da fase 0 das células miocárdicas atriais resulta no registro da onda P no ECG convencional. A fase 2 corresponde ao segmento PR, que sucede a onda P, e a fase 3 corresponde à onda Ta, ou seja, à repolarização atrial, que em condições normais não é registrada no ECG convencional. Por outro lado, o somatório de todos os potenciais da fase 0 das células miocárdicas ventriculares resulta no registro do complexo QRS no ECG convencional. A fase 2 corresponde ao segmento ST e a fase 3 corresponde à onda T.

É oportuno lembrar que no potencial de ação transmembrana existe um período em que nenhum estímulo de qualquer intensidade é capaz de obter resposta. É denominado *período refratário absoluto*, e abrange do início da despolarização até um pouco antes da porção final da fase 3 de repolarização. Após esse período refratário absoluto e estendendo-se até o final da fase 3, segue-se o *período refratário relativo*, em que a célula responde de forma inadequada apenas a estímulos mais intensos. A seguir, durante um curto intervalo de tempo após o período refratário, a célula é capaz de responder a estímulos de pequena intensidade, denominado *período supranormal* (Figura 4.8).

ELETROCARDIOGRAMA NORMAL

No ECG normal, o primeiro registro identificável é o da *onda P*, que representa a despolarização dos átrios.

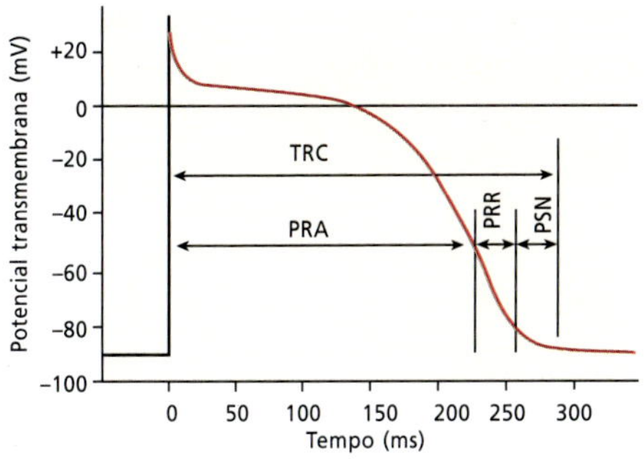

Figura 4.8 – Relação entre o potencial de ação transmembrana de uma fibra e sua excitabilidade. PRA = período refratário absoluto (ausência de resposta); PRR = período refratário relativo (resposta dependente da intensidade do estímulo); PSN = período supranormal; TRC = tempo de recuperação completa.

Uma vez que o nó sinusal está localizado na junção da veia cava superior com o átrio direito, a ativação atrial inicia-se nesta câmara e progride simultaneamente para a esquerda, em direção ao átrio esquerdo, e para baixo, em direção ao nó AV. Esse padrão de ativação é responsável pelo eixo elétrico da onda P no PF de aproximadamente +60°. Assim, a onda P é positiva em D_1, D_2, aVL, aVF e de V_3 a V_6 e negativa em aVR e, dependendo do eixo elétrico (acima de +30°), em D_3. Habitualmente, tem duração de 0,06 a 0,09 s em crianças e de 0,08 a 0,11 s em adultos. A amplitude varia de 0,25 a 0,3 mV (2,5 a 3 mm) em D_2 e o eixo elétrico, no PF, varia de –30° a +90° (Figura 4.9, *A* e *B*). O intervalo entre a onda P e o segundo registro identificável (complexo QRS) é denominado *intervalo PR*. Esse intervalo mede o tempo necessário para: condução intra-atrial, condução através do nó AV (com o atraso usual de 0,07 s) e condução pelo feixe de His e seus ramos. A duração mínima para o intervalo PR em crianças é de 0,09 s e, para adultos, de 0,12 s. Varia com a frequência cardíaca, com a idade e com o tônus autônomo. O valor máximo para adultos é 0,20 s. A porção isoelétrica do intervalo PR, ou seja, o *segmento PR*, corresponde ao tempo de condução através do nó AV e pelo feixe de His e seus ramos, após o término da ativação do átrio esquerdo. Durante esse período, também ocorre a *repolarização atrial* (*Ta*), mas normalmente tem amplitude muito baixa para acarretar qualquer registro no ECG convencional, com exceção dos casos de pericardite aguda ou infarto atrial, nos quais se torna aparente.

O segundo registro identificável no ECG é o *complexo QRS*, que representa a despolarização ventricular. Como a massa muscular dos ventrículos é maior que a dos átrios, normalmente o complexo QRS tem amplitude superior àquela da onda P. Os padrões do complexo QRS são designados pela composição das diferentes ondas, ou seja, a primeira deflexão negativa é denominada *onda Q*, a primeira deflexão positiva, *onda R*, e a primeira deflexão negativa após uma positiva, *onda S*. Uma segunda deflexão positiva após uma onda S, *onda R'* (por exemplo, padrão clássico do bloqueio do ramo direito – *RSR'*). As deflexões com amplitude superior a 5 mm são designadas por letras maiúsculas e as com amplitude inferior a 5 mm, por letras minúsculas (por exemplo, onda *q* do início do complexo QRS normal em V_6).

A despolarização ventricular inicia-se pela ativação do lado esquerdo do septo interventricular, provavelmente em virtude da curta extensão do ramo esquerdo

978-85-4120-208-4

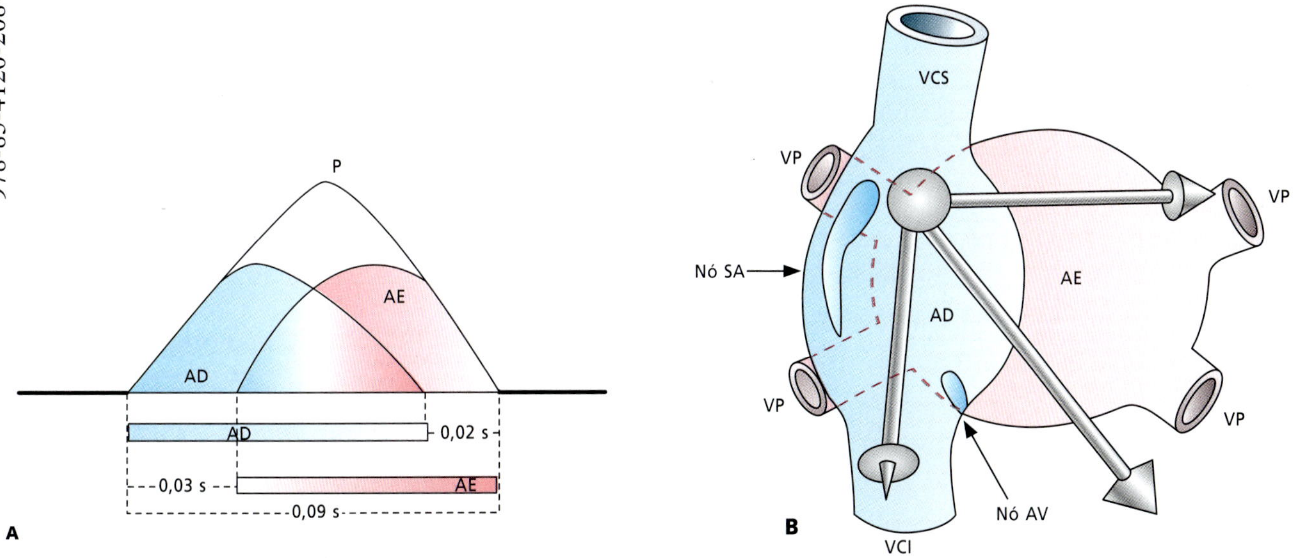

Figura 4.9 – (*A*) Onda de ativação atrial (onda P). O átrio direito (AD) é o primeiro a se ativar, vindo a seguir a ativação do átrio esquerdo (AE). (*B*) Orientação espacial dos vetores representativos da despolarização de AD e AE. AV = atrioventricular; SA = sinusal ou sinoatrial; VCI = veia cava inferior; VCS = veia cava superior; VP = veia pulmonar.

e pela distribuição *em leque* das suas ramificações deste lado, ativando maior número de células miocárdicas ordinárias por unidade de tempo. Dessa forma, a fase inicial da despolarização ventricular está dirigida da esquerda para a direita, no PF, e para a frente, no PH, responsabilizando-se pelo registro da onda *r* de V_1 e pela onda *q* de D_1, aVL, V_5 e V_6 (Figura 4.10). A seguir, acontece a despolarização simultânea dos ventrículos direito e esquerdo, que é dominada pelo ventrículo esquerdo, pelo fato de a massa ventricular desta câmara ser consideravelmente maior que a do ventrículo direito. Assim, o restante da despolarização dirige-se da direita para a esquerda, no PF, e para trás, no PH. Esse padrão de despolarização acarreta o registro de onda negativa (onda *S*) profunda em V_1 e onda amplamente positiva (onda *R*) em V_6 (Figura 4.10). As derivações intermediárias, V_2 a V_5, mostram aumento relativo de ondas R e diminuição de ondas S em torno da face anterior do tórax da direita para a esquerda. A derivação precordial que registra ondas R e S com amplitudes semelhantes é denominada *zona de transição* (V_3 ou V_4).

No PF, a morfologia do complexo QRS é extremamente variável e depende da orientação do eixo elétrico médio. Como já foi mencionado, normalmente o eixo elétrico médio do complexo QRS varia de –30° a +100°. Quando o eixo elétrico médio do complexo QRS encontra-se além de –30°, caracteriza-se o *desvio do eixo elétrico médio para a esquerda* e, em contrapartida, quando se encontra além de +100°, caracteriza-se o *desvio do eixo elétrico médio para a direita*. Denomina-se *eixo elétrico médio indeterminado* quando as seis derivações dos membros registram deflexões bifásicas (QR ou RS).

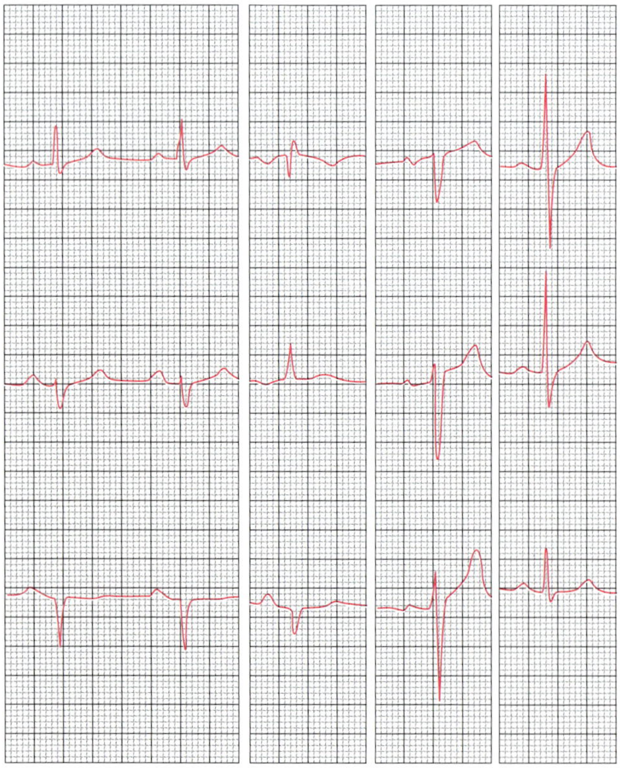

Figura 4.10 – Embolia pulmonar maciça. Alteração da repolarização ventricular de grande magnitude em derivação V_1, V_2 e V_3.

A duração do complexo QRS varia de 0,05 a 0,10 s em crianças e de 0,08 a 0,10 s em adultos. Da mesma maneira que para a onda P, a duração do complexo QRS tende a aumentar com a diminuição da frequência cardíaca. Também aumenta com o envelhecimento, mesmo sem modificação da frequência cardíaca, com os incrementos da superfície corpórea ou, mais diretamente, com os aumentos de tamanho do coração e atrasos da condução intraventricular. Como já foi mencionado, a morfologia e a amplitude do complexo QRS são extremamente variáveis, sendo influenciadas por diferentes fatores cardíacos (doenças infiltrativas do miocárdio e derrame pericárdico) e extracardíacos (derrame pleural, pneumotórax, enfisema, hipotireoidismo e obesidade).

Após o complexo QRS, registra-se nova linha isoelétrica, denominada *segmento ST*, uma vez que não ocorre qualquer diferença de voltagem expressiva no coração. O ponto de junção entre o final do complexo QRS e o início do segmento ST é denominado ponto *J*. Na maioria dos casos, não há um limite nítido entre segmento ST e onda T, ambos representando partes do processo de repolarização ventricular que se inicia no ponto J e termina na porção final da onda T.

A *onda T* representa a repolarização ventricular. Como a repolarização de diferentes porções dos ventrículos direito e esquerdo acontece de maneira mais heterogênea que a despolarização, registram-se ondas T mais largas e de menor amplitude, ou seja, em geral abaixo de 6 mm. Tem morfologia arredondada e assimétrica, sendo a primeira porção mais longa que a segunda. Habitualmente, a deflexão da onda T tem a mesma direção que o complexo QRS, ou seja, *em várias derivações os dois fenômenos registram deflexões positivas*. Em indivíduos normais, porém vagotônicos e com bradicardia sinusal, é possível observar o registro de ondas T amplas e pontiagudas nas derivações precordiais.

Mede-se o *intervalo QT* do início do complexo QRS à porção terminal da onda T. Esse intervalo corresponde à duração total da sístole elétrica ventricular. Varia inversamente com a frequência cardíaca, ou seja, o intervalo QT aumenta com a diminuição da frequência cardíaca. Para os limites de 45 a 115 bpm, os limites normais desse intervalo são 0,46 a 0,33 s. Habitualmente, utiliza-se a derivação com a onda T de maior amplitude e limites nítidos (geralmente V_2 e V_3). Com o auxílio da fórmula de Bazett, calcula-se o intervalo QT corrigido, ou seja, $QTc = QT/\sqrt{(R-R)}^{1/2}$.

Após a onda T, pode-se observar, principalmente nas derivações precordiais V_3 e V_4, uma deflexão pequena e arredondada, de baixa frequência, denominada *onda U*. Tem direção semelhante à da onda T, sendo positiva nas derivações dos membros e precordiais e negativa em aVR. A amplitude é proporcional à da onda T (5 a 25% desta). Sua gênese é controversa, mas pode estar relacionada a pós-potenciais do miocárdio ventricular ou à repolarização das fibras de Purkinje.

VARIAÇÕES DO PADRÃO NORMAL

Na infância, é comum encontrar-se inversão da polaridade da onda T nas derivações precordiais direitas (V_1 e V_2, podendo chegar até V_4). Esse padrão pode persistir até a idade adulta, caracterizando a *persistência do padrão juvenil*. Às vezes, a inversão da polaridade da onda T pode alcançar até 5 mm de profundidade, sem qualquer sinal de cardiopatia. É mais comum em mulheres do que em homens e em negros mais do que em outros grupos étnicos e sociais. Alguns indivíduos normais apresentam discreto grau de elevação do segmento ST, principalmente nas derivações precordiais. A elevação do segmento ST com concavidade superior, geralmente acompanhada de entalhes na porção descendente da onda R, ondas Q profundas e estreitas nas derivações precordiais esquerdas, ondas T simétricas e amplas e, eventualmente, negativas, além de baixa frequência cardíaca. Recebem a denominação *repolarização precoce*. Sua importância reside no diagnóstico diferencial eletrocardiográfico de alterações relacionadas com a isquemia. O *padrão* S_1, S_2, S_3 pode ser encontrado em adultos jovens e saudáveis e caracteriza-se pelo registro de *onda S* nas derivações inferiores (D_1, D_2 e D_3, mas a onda S em D_2 é maior que em D_3) e onda R terminal em aVR, secundária ao atraso da condução na divisão superior do ramo direito do feixe de His. Ainda, em indivíduos normais, também é possível identificar-se o *padrão rSr' em* V_1, em que o complexo QRS tem duração inferior a 0,1 s, amplitude abaixo de 7 mm e, caracteristicamente, a amplitude de *r'* é inferior à de *r* ou *S*.

PRINCIPAIS ALTERAÇÕES DO ELETROCARDIOGRAMA

Sobrecarga de câmaras

É oportuno lembrar que o ECG não constitui método de imagem e, por isso, não é adequado usar termos como *hipertrofia* ou *dilatação* de câmaras cardíacas. Obviamente, um método de imagem como a ecocardiografia é mais adequado para identificar essas alterações, além de ter maior sensibilidade e especificidade.

A Figura 4.11, *A* e *B*, ilustra as principais alterações eletrocardiográficas relacionadas com as *sobrecargas atriais, em que o substrato anatômico pode ser a dilatação, a hipertrofia, o aumento do estresse sob a parede dos átrios ou também alterações da condução interatrial.*

Sobrecarga atrial esquerda

A sobrecarga atrial esquerda (*SAE*) caracteriza-se pelo aumento da duração (> 0,11 s em adultos e > 0,9 s em crianças), avaliada preferencialmente em D_2. Pode-se identificar entalhe dessa onda em D_1 e D_2, tornando-a bífida. Em V_1, evidencia-se onda P bifásica, em que o componente negativo terminal é profundo (≥ 1 mm), com aumento da duração (> 0,04 s). Desvio do eixo elétrico da onda P para a esquerda no PF (Figura 4.12).

Sobrecarga atrial direita

Onda P pontiaguda, com aumento da amplitude (> 2,5 mm) em D_2, D_3 e aVF e com duração próxima do normal (< 0,11 s), denominada *P pulmonale* (Figura 4.13, *A* a *D*). Em V_1, V_2 e V_4R, observa-se aumento da deflexão positiva inicial (> 1,5 mm). Pode haver desvio do eixo elétrico médio da onda P para a direita no PF (≥ +80°). Além disso, existem sinais indiretos da sobrecarga atrial direita (*SAD*), constituídos principalmente por alterações do complexo QRS: a) complexo qR na derivação V_1; e b) diminuição da amplitude do complexo QRS em V_1, com evidente aumento deste complexo em V_2 (sinal de Peñaloza e Tranchesi).

Sobrecarga biatrial

Onda P de grande amplitude (> 2,5 mm), principalmente à custa da primeira porção, e com aumento da duração

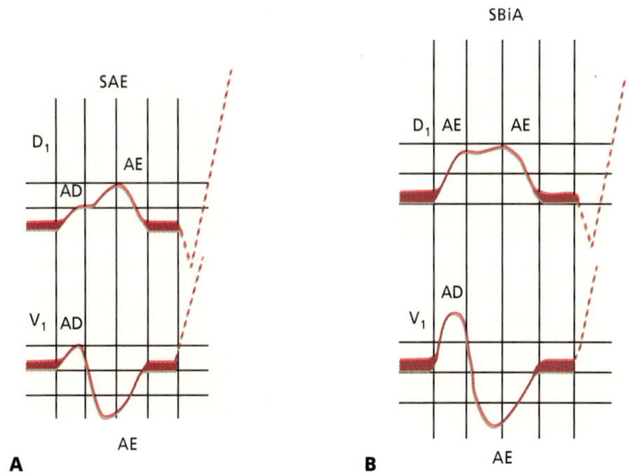

Figura 4.11 – (*A*) Sobrecarga atrial esquerda (SAE). Onda P e seus componentes: despolarização dos átrios direito (AD) e esquerdo (AE). Segmento PR = 40 ms. Projeção da alça de P e de seus componentes nos três planos de registro. (*B*) Sobrecarga biatrial (SBiA). Onda P e seus componentes: despolarização de AD e AE. Segmento PR = 40 ms.

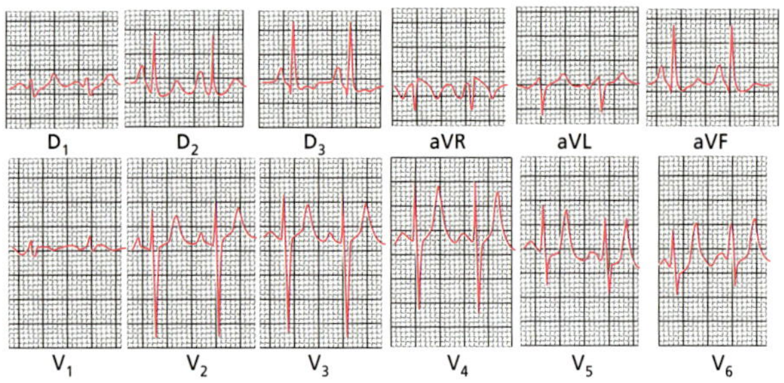

Figura 4.12 – Sobrecarga atrial esquerda em traçado do eletrocardiograma de paciente de 18 anos de idade, com estenose mitral pura. A onda P é ampla e entalhada, com 0,11 s de duração em D_1. A distância entre os dois ápices é de 0,55 s. O desvio do eixo elétrico médio do complexo QRS para a direita evidencia sobrecarga da câmara ventricular direita (SVD). Onda P em D_2 com 3 mm de amplitude sugere hipertrofia do átrio esquerdo.

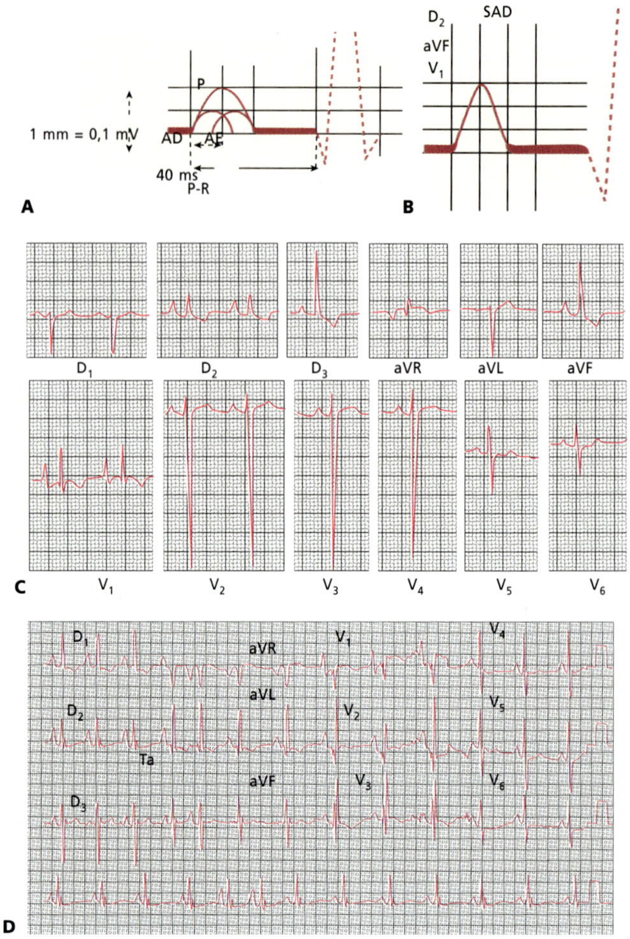

Figura 4.13 – (*A*) Onda P normal e seus componentes: despolarização dos átrios direito (AD) e esquerdo (AE). Intervalo PR = 160 ms. Projeção da alça normal de P e de seus componentes nos três planos de registro. (*B*) Sobrecarga atrial direita (SAD). (*C*) Onda *P pulmonale*. Paciente com 60 anos de idade e portador de *cor pulmonale* crônico. A onda P é pontiaguda em D_2 (3 mm de altura) e D_3, sendo de baixa voltagem em D_1 (ÂP a +85°). (*D*) Traçado de sobrecarga atrial direita. Atentar para a variação da morfologia na derivação D_2: ondas P de 7 mm, no quinto e sexto batimentos, e de 3 mm, no sétimo, oitavo e nono batimentos. Existe infradesnível do segmento PR nas derivações inferiores determinado pela repolarização atrial (Ta).

(> 0,12 s). Às vezes, identificam-se sinais de *SAE*, com desvio do eixo elétrico para a direita (> +80°). Nas derivações precordiais, pode-se encontrar onda P ampla e pontiaguda em V_1 e V_2 (*SAD*), algumas vezes com pequena fase negativa e onda P entalhada e com duração aumentada em V_3, V_4 e V_5.

Sobrecargas ventriculares

Sobrecarga ventricular esquerda

- Alterações do complexo QRS:
  - Aumento da voltagem do complexo QRS (critérios mais comuns: R em V_5 ou V_6 + S em V_1 = 35 mm, S em V_1 > 20 mm, R em V_6 > 20 mm, R em V_6 > R em V_5, R em D_1 > 15 mm, R em aVL > 15 mm e R em D_1 + S em D_3 > 25 mm).
  - Atenuação da onda *q* inicial das derivações precordiais esquerdas.
  - Aumento do tempo de ativação ventricular (TAV) esquerdo.
  - Desvio do eixo elétrico médio do complexo QRS para a esquerda com sentido anti-horário.
- Alterações do segmento ST e da onda T.
- Inversão da onda U em derivações precordiais esquerdas.
- Sobrecarga atrial esquerda (*SAE*) (Figura 4.14).

Sobrecarga ventricular direita

- Desvio do eixo elétrico médio do complexo QRS para a direita (> 90° em adultos e > 110° em crianças).
- Rotação do eixo elétrico médio do complexo QRS para a direita em sentido horário.
- Alterações do complexo QRS em V_1:
  - Onda R ampla (padrões qR, rR e rsR').
  - Complexos RS (padrões Rs ou Rsr').
  - Complexos rS (rS ou rsr').
- Aumento da voltagem do complexo QRS (critérios mais comuns: onda R em V_1 ≥ 0,7 mV, onda S em V_1 < 0,2 mV), rsr' em V_1 > 1 mV, onda R em V_1 + onda S em V_5 ou V_6 > 1,05 mV, onda R em aVR > 0,5 mV e onda R em V_5 e V_6 < 0,5 mV).
- Complexos RS ou rS em derivações precordiais esquerdas.
- Síndrome S_1, S_2, S_3.
- Alterações da repolarização ventricular em derivações precordiais direitas (Figura 4.15, *A* e *B*).

Sobrecarga biventricular

- Ondas R amplas em V_5 e V_6 com eixo elétrico do complexo QRS desviado para a direita (≥ +90°).

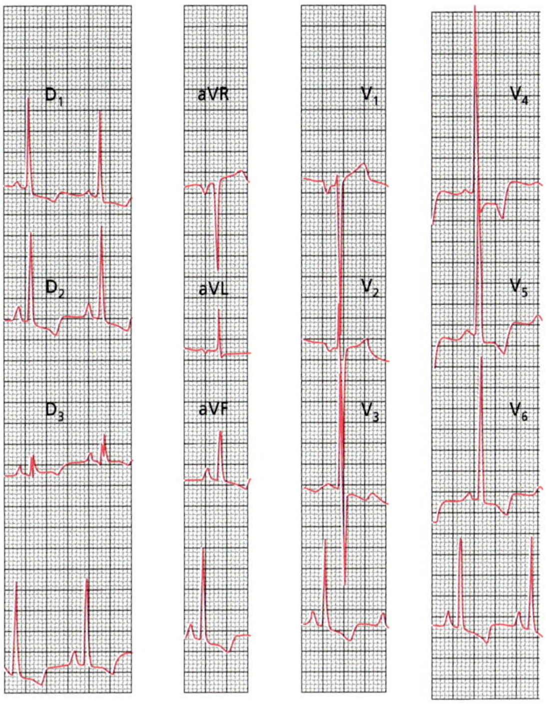

Figura 4.14 – Registro eletrocardiográfico característico de *sobrecarga ventricular esquerda* (SVE) – padrão sistólico. Observar a ausência de ondas *Q* em D_1 e aVL e de V_3 e V_6.

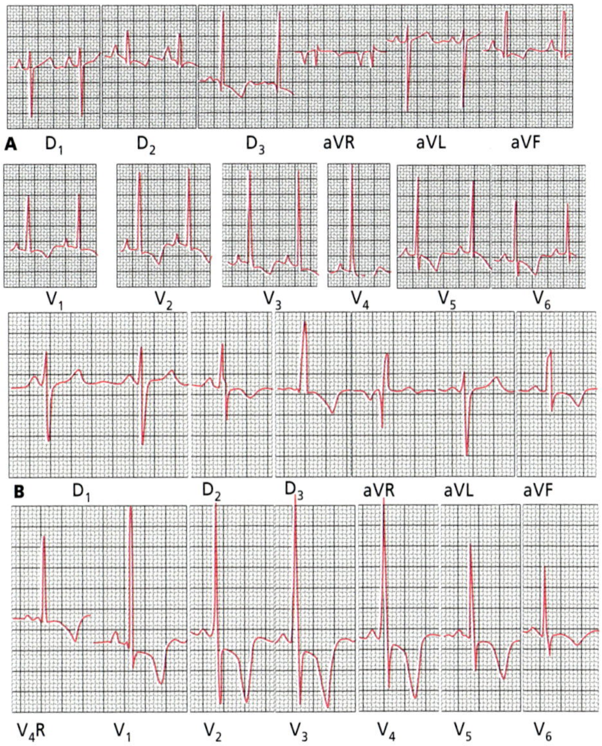

Figura 4.15 – (*A*) *Sobrecarga ventricular direita* (SVD) – padrão sistólico. Observa-se morfologia de onda R pura e onda T negativa em V_1 a V_6 (rotação horária acentuada pela importante *SVD*). (*B*) *SVD* – padrão sistólico. Observar o aspecto *QR* em V_4R e V_1 – inversão da ativação septal. A pressão em ventrículo direito é de 98 mmHg.

- Ondas R amplas em V_5 e V_6 com ondas R amplas ou padrão rSr' em V_1 e V_2, especialmente se associadas a sinais de sobrecarga biatrial (SBiA) ou ritmo de fibrilação atrial.
- Complexo QRS dentro de limites normais associado a alterações da repolarização ventricular (depressão do segmento ST e da onda T negativa), principalmente se o ritmo for fibrilação atrial.
- Onda S de pequena amplitude em V_1 com onda S profunda em V_2, com ondas R amplas em V_5 e V_6, desvio do eixo elétrico médio do complexo QRS para a direita no PF ou morfologia S_1, S_2, S_3.
- Complexos QRS de grande voltagem em derivações precordiais intermediárias, acompanhados de ondas R amplas em derivações precordiais esquerdas (Figura 4.16).

Atrasos da condução intraventricular (bloqueios)

A denominação *bloqueio do ramo*, apesar de amplamente utilizada na prática clínica, implica um erro comum de interpretação, uma vez que encerra uma conotação definitiva da interrupção do estímulo, quando na realidade o que ocorre é um *atraso* na condução. Esse atraso na condução de graus diferentes acarreta também diferentes alterações na *morfologia e duração do complexo QRS*. De acordo com esse raciocínio, torna-se dispensável a caracterização como *completo* ou *incompleto*, convenientemente substituída por *graus leve*, *moderado* ou *avançado*.

Bloqueios de ramo

Bloqueio do ramo esquerdo

- Grau avançado:
  - Aumento da duração do complexo QRS ($\geq 0,14$ s).
  - Ondas R alargadas e monofásicas, geralmente apresentando entalhes e empastamentos em D_1, V_5 e V_6 (clássico aspecto em torre).

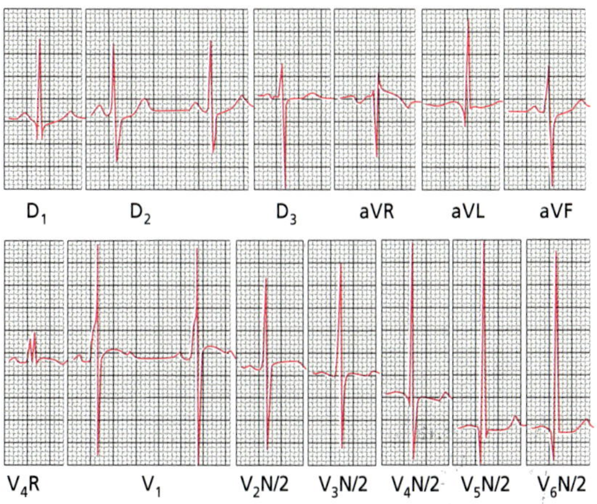

Figura 4.16 – *Sobrecarga ventricular direita* (SVD) – a alça de QRS orientada para trás e para a direita e complexos *rS* de V_3 a V_6.

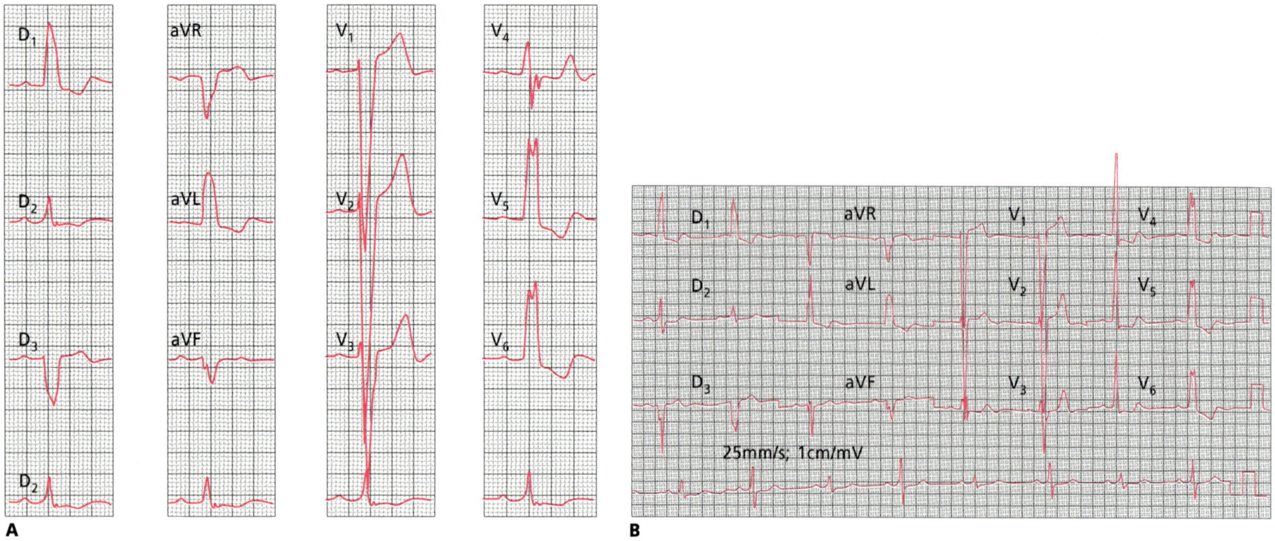

Figura 4.17 – (*A*) *Bloqueio do ramo esquerdo* (BRE) clássico. O ritmo é sinusal, com onda P procedendo regularmente a ativação ventricular. Complexos QRS espessados e alargados com 0,156 s de duração. Onda R *pura* (sem onda Q e sem onda S) espessada e entalhada em D_1, aVL, V_5 e V_6. Complexos do tipo rS em V_1 e V_2. Segmento ST e onda T com polaridade oposta daquela do complexo QRS. A positividade inicial em V_1 depende do predomínio da ativação da parede livre do ventrículo direito e das porções baixas e direitas do septo. A alça vetorcardiográfica orienta-se para a esquerda, para trás e discretamente para cima, com rotação horária na sua maior porção e com retardo evidente na sua porção média. A alça da onda T opõe-se à do complexo QRS. (*B*) *BRE* intermitente. Observar a mudança da morfologia das derivações D_3 e aVF.

- Ausência de ondas Q em D_1, V_5 e V_6.
- Complexos QRS polifásicos e de pequena magnitude (compressos) em D_2, D_3 e aVF.
- Aumento do tempo de ativação ventricular (TAV) com atraso da deflexão intrinsecoide de 0,10 s em V_5 e V_6.
- Deslocamento do segmento ST e onda T na direção oposta à maior deflexão do QRS (Figura 4.17, *A* e *B*).

■ Grau leve a moderado:
- Duração do complexo QRS entre 0,12 e 0,14 s.
- Aumento da ativação ventricular com atraso do início da deflexão intrinsecoide de pelo menos 0,06 s em derivações precordiais esquerdas.
- Ausência de onda Q em derivações precordiais esquerdas.
- Entalhe da fase ascendente da onda R em derivações precordiais esquerdas (Figura 4.18).

Bloqueio do ramo direito

■ Grau avançado:
- Aumento da duração do complexo QRS ≥ 0,14 s.
- As derivações precordiais direitas, principalmente V_1, mostram onda R' alargada e com frequência entalhada, geralmente maior que a onda r inicial (rSR' ou rsR').
- Complexos QRS polifásicos (bi ou trifásico), de pequena magnitude (compressos) em D_2, D_3, aVF e V_2.
- Aumento do TAV com atraso da deflexão intrinsecoide superior a 0,06 em derivações precordiais direitas.
- Onda S alargada nas derivações D_1, V_5 e V_6.
- Onda T com direção oposta à deflexão terminal do complexo QRS (Figura 4.19).

■ Grau leve a moderado:
- Duração do complexo QRS entre 0,12 e 0,14 s.
- Diminuição progressiva da onda S em V_2 quando se comparam diferentes traçados.
- Empastamento da onda S em V_2.
- Registro de padrões rsr' ou rsR' em V_2 e posteriormente em V_1.
- Onda T com direção oposta à deflexão terminal do complexo QRS (Figura 4.20, *A* a *F*).

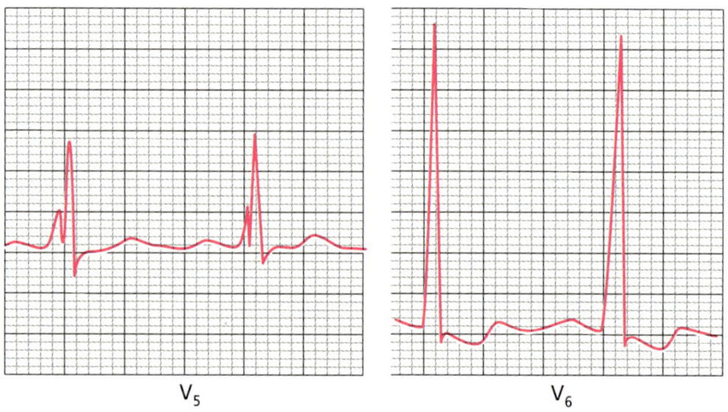

Figura 4.18 – *Bloqueio do ramo esquerdo* (BRE) de grau leve a moderado. *Sobrecarga ventricular esquerda*. Complexos QRS de 0,10 s de duração, com entalhe (V_5) e espessamento (V_6) do ramo ascendente de *R*. O QTC curto e o infradesnível do segmento ST (côncavo para cima) estão relacionados com a ação digitálica. Paciente de 30 anos de idade, com miocardite subaguda.

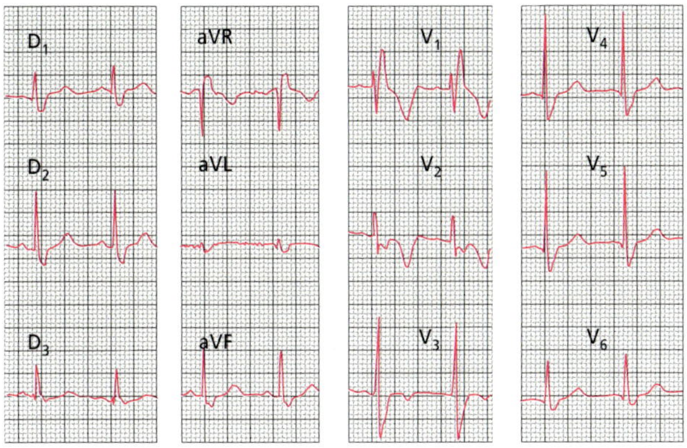

Figura 4.19 – *Bloqueio do ramo direito* (BRD). Complexos QRS espessados, com duração de 0,131 s. Morfologia *rsR'* em V_1 e *qRS*, com onda S espessada e alargada em D_1, aVL e V_6. Observar os complexos QRS compressos em D_2, D_3 e aVF e o aspecto polifásico em V_2. O vetorcardiograma mostra morfologia aberta no plano horizontal e rotação anti-horária em toda a sua extensão. O atraso final de condução orienta-se para a frente, para cima e para a direita.

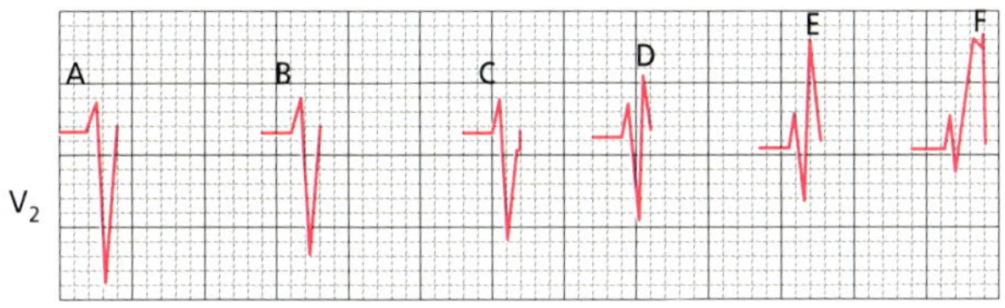

Figura 4.20 – Diagrama ilustrando as modificações do atraso progressivo pelo ramo direito. (*A*) Complexo QRS normal. (*B*) Diminuição da amplitude da onda S. (*C*) A diminuição da onda S é acompanhada de empastamento do ramo ascendente da onda. (*D*) Pequena deflexão r' e de mínima duração. (*E*) Aumento da amplitude e do tempo da deflexão R'. (*F*) A onda R' apresenta duração acima de 40 ms e com empastamento. *Bloqueio do ramo direito* (BRD) de grau avançado.

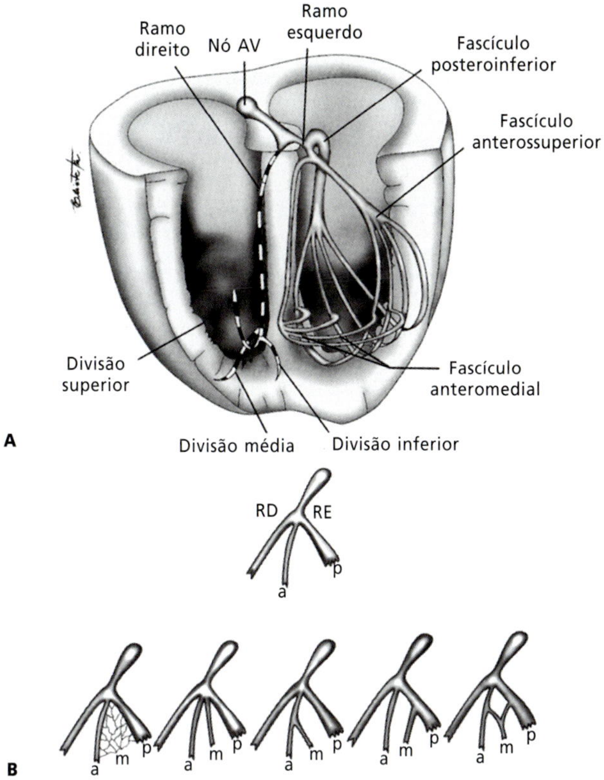

Figura 4.21 – (*A*) Representação esquemática do sistema de condução atrioventricular, septo membranoso (*SM*) e cúspides direita e posterior da valva aórtica. A origem dos fascículos do ramo esquerdo ocorre principalmente na região do SM. Na região distal do ramo esquerdo, podem-se definir os fascículos anterior, médio e posterior. São representados ainda a parte não ramificante do feixe de His (região entre as setas identificadas por 1,5 e 2 mm) e o ramo direito. (*B*) A divisão anteromedial do ramo esquerdo (DAME), mais que um verdadeiro fascículo, é uma rede de delgados filetes, que se origina de ambos os fascículos, anterior (divisão anterossuperior [DASE]) e posteroinferior (DPIE), do mesmo ramo e se distribui no subendocárdio do terço médio do septo. Outras vezes, constitui um fino fascículo que nasce do tronco do ramo esquerdo, da divisão anterior ou posterior, ou de ambas, ramificando-se com a porção média do septo e região parasseptal anterior da câmara ventricular esquerda. AV = atrioventricular; RD = ramo direito; RE = ramo esquerdo.

Bloqueios divisionais ou fasciculares do ramo esquerdo

O ramo esquerdo inicia-se próximo ao ponto em que o feixe de His emerge do corpo central fibroso e, após curta extensão, abre-se em um *leque de fibras* na superfície septal ventricular esquerda, didaticamente subdividido em *fascículos* ou *divisões anterior*, *média (septal)* e *posterior* (Figura 4.21, *A* e *B*). Essas divisões apresentam grande variabilidade anatômica, o que provoca controvérsias quanto às expressões eletrocardiográficas do atraso de condução nessas estruturas.

Os critérios eletrocardiográficos dos bloqueios divisionais estão resumidos na Tabela 4.2 e os respectivos traçados eletrocardiográficos nas Figuras 4.22 a 4.24.

Bloqueios divisionais do ramo direito

O ramo direito surge mais anteriormente no septo membranoso distal, como continuação direta da porção penetrante do feixe de His, posicionando-se ao longo da face direita do septo ventricular. Após alcançar o músculo papilar anterior na ponta do ventrículo direito, ramifica-se também em três fascículos ou divisões: *anterior*, *média* e *inferior*.

Quando uma determinada área do ventrículo direito se despolariza mais tardiamente que o habitual, sem atraso da condução no tronco do ramo direito, a parte final da despolarização ventricular orienta-se mais para a direita que o normal, pelo fato de não existir a oposição das forças do ventrículo esquerdo. Dessa forma, pode-se inferir que o bloqueio da divisão superior do ramo direito (*BDSD*) dá origem a forças anômalas dirigidas para cima e para a direita (*padrão* S_1, S_2, S_3) (Figura 4.25) e o bloqueio da divisão inferior do ramo direito (*BDID*) dá origem a forças anômalas dirigidas para baixo e para a direita, muito semelhante ao bloqueio

TABELA 4.2 – Critérios diagnósticos dos bloqueios divisionais do ramo esquerdo

Critérios do ECG	BDAS	BDPI	BDAM
Duração	≤ 120 ms	≤ 120 ms	≤ 120 ms
SÂQRS (PF)	–45° e –110°	+80° e +110°	Normal
TAV ≥ 45 ms	R-aVL	S-D_3	R-V_2
Morfologia em D_1 e aVL	QR	rS	Normal
Morfologia em D_2, D_3 e aVF	rS ($S_3 > S_2$)	qR ($R_3 > R_2$)	Normal
Morfologia em V_2 e V_3	Normal	Normal	qR ($R_2 > R_3$)
Amplitude	$S_3 \geq 15$ mm	$R_3 \geq 15$ mm	R-$V_2 \geq 15$ mm
Expressão do fenômeno elétrico	Plano frontal	Plano frontal	Plano horizontal
Relação temporal entre as derivações D_2 e D_3	r-D_3 é mais precoce que r-D_2 (rotação anti-horária)	q-D_3 é mais precoce que q-D_2 (rotação horária)	Rotação variável
Relação temporal entre as derivações aVL e V_6/V_2 e V_3	Ra/VL/mais tardio que R-V_6 (rotação anti-horária)	S aVL mais precoce que V_6	R-V_2 mais precoce que R-V_3 (rotação anti-horária ou horária)

BDAM = bloqueio da divisão anteromedial; BDAS = bloqueio da divisão anterossuperior; BDPI = bloqueio da divisão posteroinferior; ECG = eletrocardiograma; PF = plano frontal; TAV = tempo de ativação ventricular.

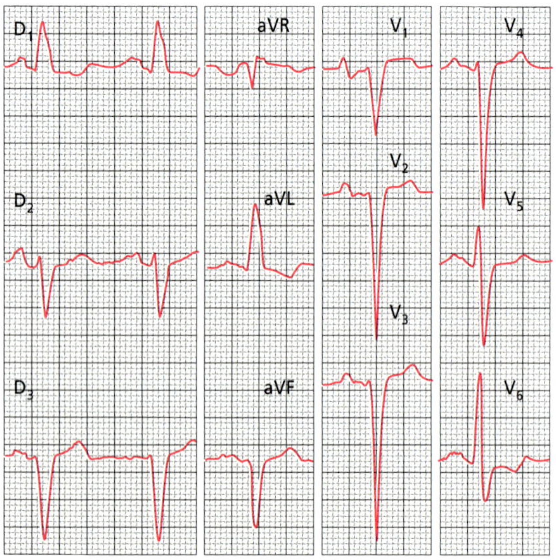

Figura 4.22 – Bloqueio da divisão anterossuperior esquerda (BDASE) com eixo elétrico médio do complexo QRS a –60°, duração do complexo QRS = 0,10 s. Valores iniciais orientados a +120° (*q1 r3*). Ondas S profundas em D_2, D_3, aVF, V_2 a V_6. Alça orientada para cima, para a esquerda e para trás, com rotação anti-horária nos planos frontal e horizontal. Alça de T arredondada, indicando alteração da repolarização ventricular. Paciente com 35 anos de idade, portador de estenose subaórtica.

da divisão posteroinferior do ramo esquerdo (*BDPIE*). Portanto, no ECG, a onda R em D_2 tem maior voltagem que em D_3 e evidencia-se onda S empastada em D_1, aVL, V_5 e V_6.

Associação de bloqueios

Não é raro o registro de padrões simultâneos de bloqueios intraventriculares. O mais comum na prática clínica, tendo em vista a sua alta incidência na doença de Chagas e em doenças degenerativas que comprometem o sistema de condução, é a associação de bloqueio do ramo direito (*BRD*) com bloqueio divisional anterossuperior esquerdo (*BDASE*) (Figura 4.26).

ISQUEMIA E INFARTO DO MIOCÁRDIO

O ECG é fundamental para o diagnóstico da cardiopatia isquêmica aguda e crônica. As alterações do traçado eletrocardiográfico dependem dos seguintes fatores relacionados com o processo isquêmico:

- *Natureza* (reversível ou irreversível, ou seja, isquemia ou infarto).
- *Duração* (agudo ou crônico).
- *Extensão* (transmural ou subendocárdico).
- *Topografia* (inferior, posterior, anterior, etc.).
- *Existência de alterações pregressas do ECG* (atrasos de condução, sobrecarga de câmaras, pré-excitação, etc.).

A isquemia e o infarto do miocárdio acompanham-se de alterações do segmento ST, da onda T e do complexo QRS. A isquemia miocárdica manifesta-se principalmente por alterações da repolarização ventricular, constituídas por *infradesnível horizontal ou descendente do segmento ST e inversão da onda T*. Normalmente, o segmento ST é quase isoelétrico, uma vez que as células miocárdicas sadias atingem aproximadamente o mesmo potencial durante o início da repolarização, que corresponde à fase de platô do potencial de ação ventricular. A isquemia aguda e grave é capaz de diminuir o potencial transmembrana de repouso e de encurtar a duração do potencial de ação na área isquêmica. Isso acarreta um *gradiente de voltagem entre as áreas isquêmica e normal*, criando uma corrente entre

978-85-4120-208-4

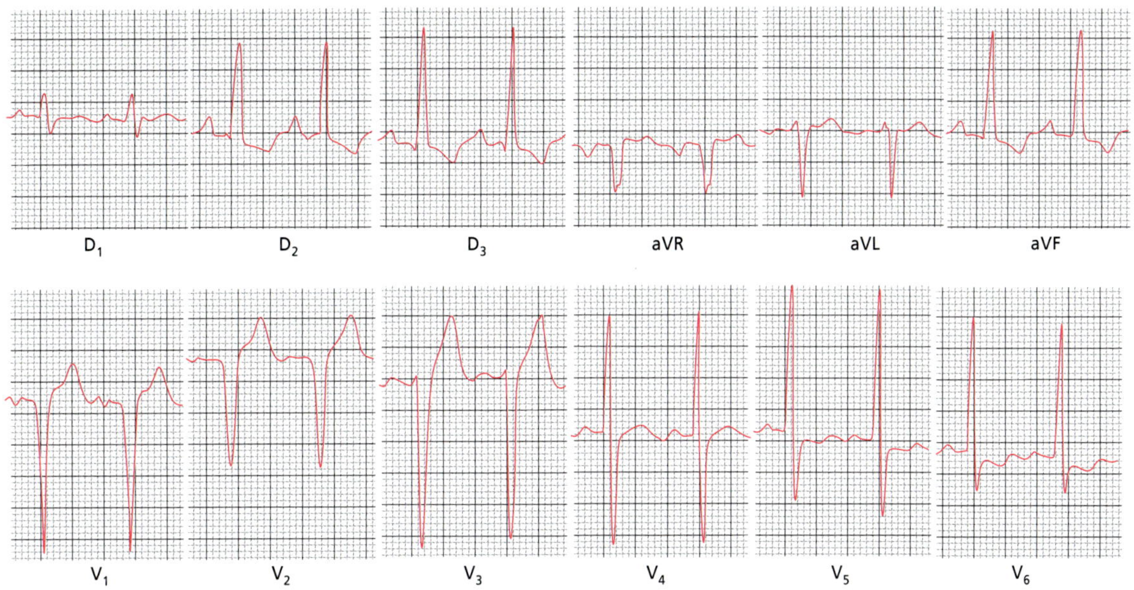

Figura 4.23 – Traçado eletrocardiográfico característico de bloqueio da divisão posteroinferior esquerda (BDPIE). Observar o desvio do eixo elétrico médio do complexo QRS para a direita, com duração inferior a 120 ms, registro de onda "q" em D_2, D_3 e aVF e amplitude de "qR" em D_3 maior que a de "qR" em D_2. Além disso, o traçado revela sinais de sobrecarga ventricular esquerda (SVE), com alterações secundárias da repolarização ventricular (ver Tabela 4.2).

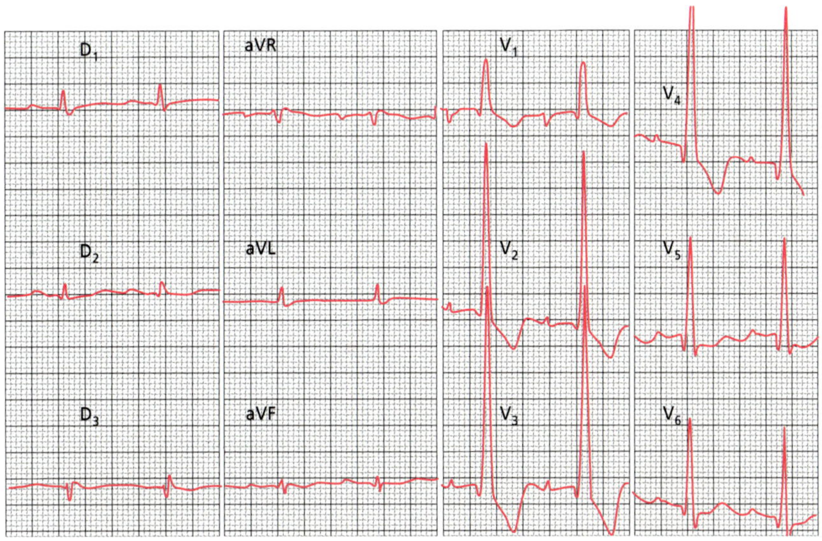

Figura 4.24 – Bloqueio da divisão anteromedial esquerda (*BDASE*) e infarto septal e anterior. Presença de ondas *Q* patológicas de V_1 a V_5 acompanhadas de ondas R de grande amplitude de 30 mm em V_2 e V_3. Observar a baixa amplitude dos complexos QRS no plano frontal devido à perpendicularidade do fenômeno elétrico. Paciente de 56 anos de idade, portador de coronariopatia (comprometimento da artéria descendente anterior). Alça do complexo QRS anteriorizada e com rotação horária. Ausência de forças septais e alça de repolarização ventricular orientada posteriormente.

as duas regiões. Essa *corrente de lesão* é registrada no ECG convencional como desnível ou desnivelamento do segmento ST.

Quando a isquemia aguda for *transmural*, o vetor ST dirige-se para as áreas mais externas (epicárdio), acarretando *supradesnível* do segmento ST (Figura 4.27, *A* e *B*). Nos estágios iniciais da isquemia, podem-se observar as denominadas *alterações hiperagudas*, constituídas por ondas T positivas e amplas sobre a área isquêmica. Quando a isquemia aguda for *subendocárdica*, o vetor ST dirige-se para subendocárdio e cavidade ventricular (Figura 4.27), de maneira que as derivações que exploram esta área revelam *infradesnível* do segmento ST (Figura 4.28, *A* e *B*). Essas alterações podem ser transitórias, como durante um episódio de angina ou o teste de esforço, ou mais duradouras,

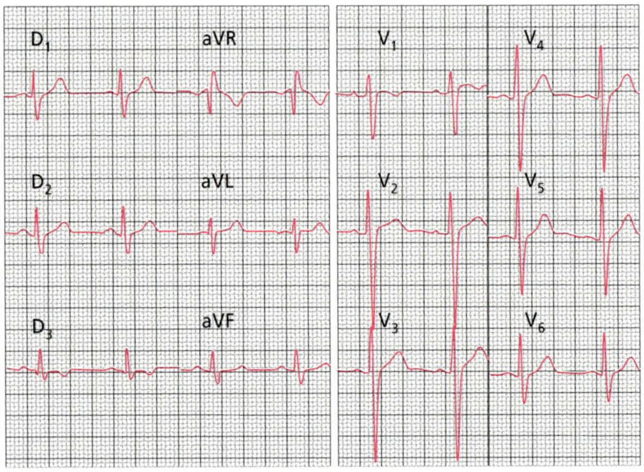

Figura 4.25 – Bloqueio da divisão superior do ramo direito: a onda S em D_2 é maior que em D_3. Registra-se S empastado em D_1, aVL e V_5 e V_6. O vetorcardiograma mostra retardo final orientado para trás e para cima.

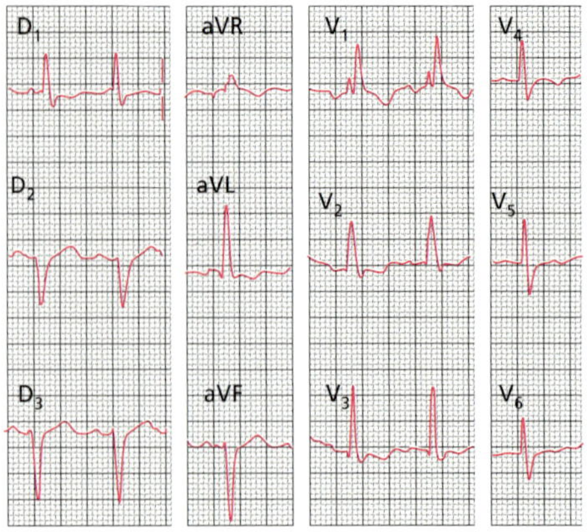

Figura 4.26 – Bloqueio do ramo direito (*BRD*) associado a bloqueio da divisão anterossuperior esquerda (*BDASE*).

como em angina instável ou infarto do miocárdio em evolução (Figura 4.29, *A* e *B*). A inversão da polaridade da onda T, sem a associação de alterações do segmento ST, constitui achado inespecífico e deve ser correlacionada com os dados clínicos.

As alterações do complexo QRS, frequentemente acompanhadas por alterações da repolarização ventricular, envolvem a redução da amplitude da onda R e o desenvolvimento de ondas Q, em decorrência da perda de forças elétricas da área infartada. A onda Q patológica tem duração igual ou superior a 0,04 s e sua profundidade é igual ou superior a um quarto da amplitude da onda R correspondente.

Do ponto de vista eletrocardiográfico, os pacientes com desconforto precordial isquêmico, ou melhor, com síndrome coronariana aguda podem ou não desenvolver supradesnível do segmento ST. Grande parte dos pacientes que revelam supradesnível desse segmento acaba desenvolvendo *infarto do miocárdio com onda Q* e uma pequena minoria desenvolve *infarto do miocárdio sem onda Q*. Em contrapartida, aqueles que não desenvolvem supradesnível do segmento ST são portadores de angina instável ou infarto do miocárdio sem supradesnível do segmento ST. A maior parte dos pacientes que desenvolvem *infarto do miocárdio sem supradesnível de ST* não registra onda *Q* no ECG convencional. A topografia da área infartada pode ser estimada pelo conhecimento das áreas do miocárdio

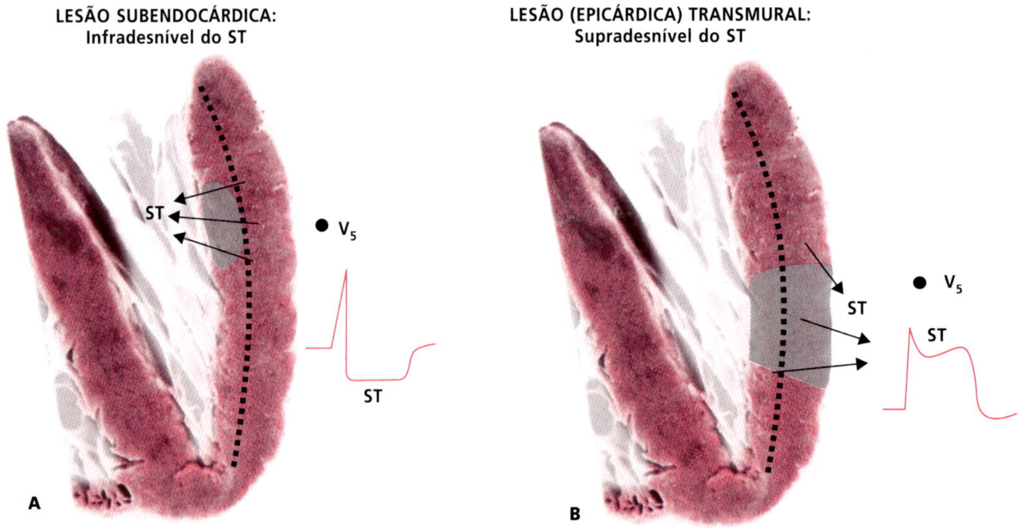

Figura 4.27 – Padrões de corrente de lesão da isquemia aguda. Com a predominância de isquemia subendocárdica (*A*), o vetor ST resultante é dirigido para as camadas internas do ventrículo comprometido e para a cavidade ventricular. Dessa forma, as derivações sobrejacentes registram infradesnível do segmento ST. Quando a isquemia envolve a camada ventricular mais externa (*B*) (lesão epicárdica ou transmural), o vetor ST é dirigido para fora. As derivações sobrejacentes registram supradesnível do segmento ST. Pode haver infradesnível recíproco do segmento ST nas derivações contralaterais.

978-85-4120-208-4

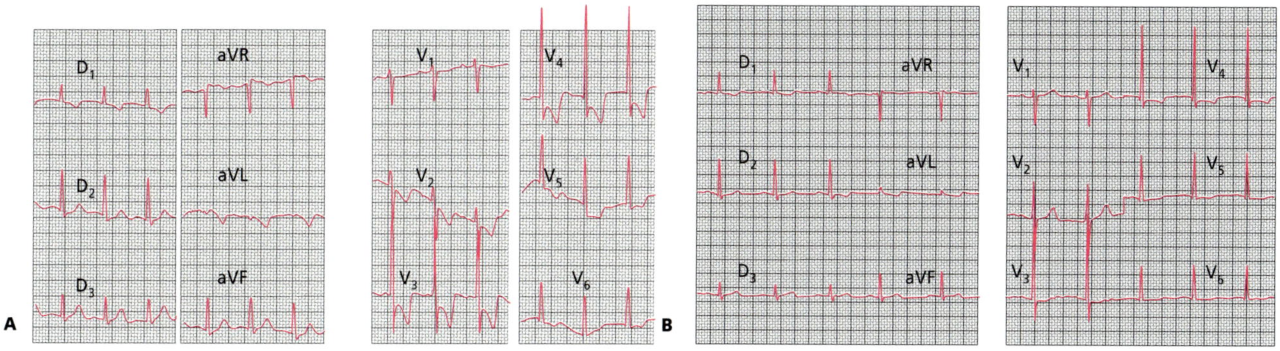

Figura 4.28 – (*A*) Corrente de lesão subendocárdica durante episódio agudo de insuficiência coronariana. Vetor de lesão orientado a –150° (infradesnível do segmento ST em D_1 e D_2, supradesnível em aVR e inalterado em D_3) e para trás (infradesnível do segmento ST de V_2 a V_5). Forte crise de *angina pectoris*. Suspeita clínica de infarto subendocárdico. Não há evidências de necrose miocárdica no eletrocardiograma. (*B*) Mesmo paciente 40 min depois – observa-se apenas alteração da repolarização ventricular.

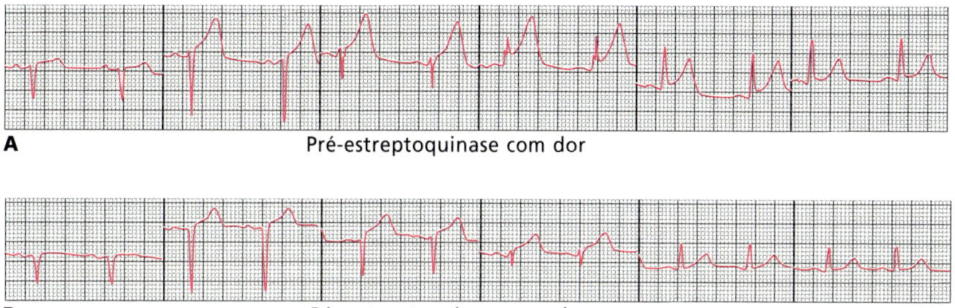

Figura 4.29 – Traçados eletrocardiográficos de V_1 a V_6 realizados em duas situações diferentes. (*A*) Na vigência de dor precordial e antes da infusão de estreptoquinase, observa-se discreto supradesnível do segmento ST de V_3 a V_5 e onda T ampla e pontiaguda de V_2 a V_6 (alterações hiperagudas). (*B*) Realizado após a infusão da estreptoquinase e sem dor, observa-se a regressão das alterações.

exploradas pelas diferentes derivações. Uma abordagem didática dessa correlação encontra-se na Tabela 4.3.

Com a evolução da doença, as alterações hiperagudas da onda T e o supradesnível do segmento ST, após um período de várias horas ou dias, começam a regredir, sendo substituídos pela inversão da polaridade da onda T e, em alguns casos, por ondas *Q*. Por sua vez, pode regredir após dias ou semanas ou persistir indefinidamente. Da mesma forma e com ampla variação, as alterações do complexo QRS podem regredir ou também persistir indefinidamente. A normalização completa do ECG pode ocorrer após infartos de pequena extensão e com a melhora da fração de ejeção ventricular esquerda e da movimentação regional da parede.

TABELA 4.3 – Correlação entre a topografia da área infartada e as derivações eletrocardiográficas

Topografia da área infartada	Derivações que registram alterações no eletrocardiograma
Inferior	D_2, D_3 e aVF
Septal	V_1 e V_2
Anterior	V_3 e V_4
Anterosseptal	V_1 – V_4
Anterior extenso	D_1, aVL, V_1 – V_6
Lateral	D_1, aVL, V_5 e V_6
Lateral alto	D_1 e aVL
Posterior (frequentemente associado a infarto do miocárdio inferior ou lateral)	Onda R ampla em V_1
Ventrículo direito (frequentemente associado a infarto do miocárdio inferior)	Supradesnível do segmento ST em V_1 e também em V_4R

TABELA 4.4 – Alterações do eletrocardiograma (ECG) provocadas por drogas, distúrbios metabólicos e eletrolíticos

Drogas e distúrbios	Alterações
Hiperpotassemia	Leve a moderada (K^+ = 5 – 7 mEq/ℓ) Ondas T amplas, pontiagudas e de base estreita Grave (K· = 8 – 11 mEq/ℓ) Alargamento do QRS, prolongamento do segmento PR e desaparecimento da onda P. Nos casos ainda mais graves, o traçado do ECG assemelha-se a uma onda senoidal
Hipopotassemia	Infradesnível do segmento ST, achatamento da onda T e onda U positiva e ampla
Hipercalcemia	Infradesnível do intervalo QT em decorrência do encurtamento do segmento ST
Hipocalcemia	Aumento do intervalo QT devido ao prolongamento do segmento ST, com onda T de duração normal
Digitálico (Fig. 4.30)	Infradesnível do segmento ST, retificação ou inversão da polaridade da onda T, diminuição do intervalo QT e aumento da amplitude da onda U
Quinidina (Fig. 4.31)	Prolongamento do intervalo QT, devido, principalmente, ao aumento de duração da onda T, que se encontra retificada ou com polaridade invertida
Antidepressivos tricíclicos	Aumento do intervalo QTc, alterações do segmento ST e da onda T, aumento da duração do complexo QRS e taquicardias supra e ventriculares
Lesão do sistema nervoso central	Ondas T invertidas, profundas e alargadas e com aumento do intervalo QT (hemorragia intracerebral, tumor)

ALTERAÇÕES PROVOCADAS POR DROGAS, DISTÚRBIOS METABÓLICOS E DOS ELETRÓLITOS

Além das diferentes alterações do segmento ST e da onda T que fazem parte da variação normal, várias drogas e alterações metabólicas e dos eletrólitos também podem ter o mesmo efeito e estão resumidas na Tabela 4.4 (Figuras 4.30, *A* e *B*, e 4.31).

MÉTODOS DERIVADOS DO ELETROCARDIOGRAMA

Vetorcardiograma

O vetorcardiograma (*VCG*) espacial é a figura tridimensional correspondente aos efeitos elétricos das forças vetoriais que se desenvolvem durante a despolarização e a repolarização dos átrios e ventrículos (*ECG espacial*). Inicia-se no ponto de origem E (centro elétrico do coração ou ponto de origem aparente das suas forças elétricas) e, em seguida, descreve uma curva no espaço, geralmente arredondada e sem variações bruscas da direção, voltando ao ponto de partida. Na tela do VCG, observam-se os movimentos que o feixe dos raios catódicos sofre sob a influência das variações de potencial das distintas partes da superfície corpórea, durante a atividade elétrica cardíaca. As curvas que se inscrevem na tela podem ser registradas por processos habituais e representam as projeções nos planos ortogonais: frontal, horizontal e sagital, da figura tridimensional que é o vetorcardiograma espacial (Figura 4.32). Nesses planos, podem-se observar três curvas ou alças distintas: uma menor, correspondente à despolarização atrial (alça de P); outra de maior magnitude, relacionada com a despolarização ventricular (alça de QRS) e uma de tamanho intermediário,

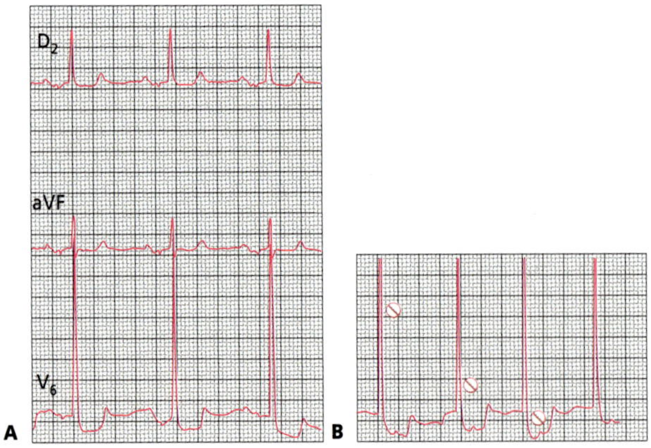

Figura 4.30 – (*A*) Sinais de ação digitálica e morfologia *em colher* do segmento ST e da onda T. (*B*) Quando o comprimido de digitálico cai no ramo descendente da onda R, para na *colher*.

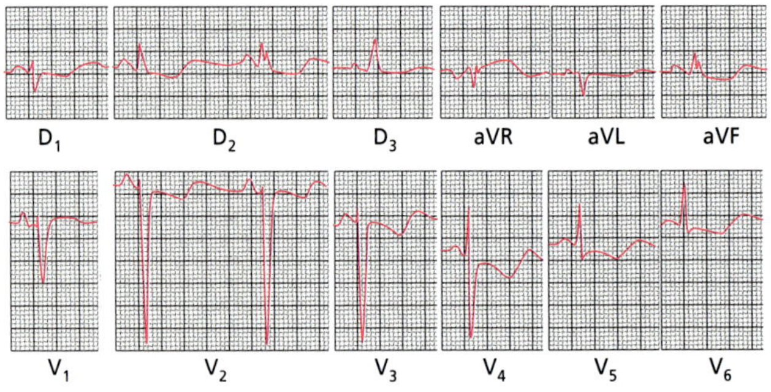

Figura 4.31 – Ação quinidínica em paciente de 52 anos de idade e portador de disfunção mitral completa. No traçado anterior havia sido registrada fibrilação atrial, que se reverteu ao ritmo sinusal após o uso de quinidina.

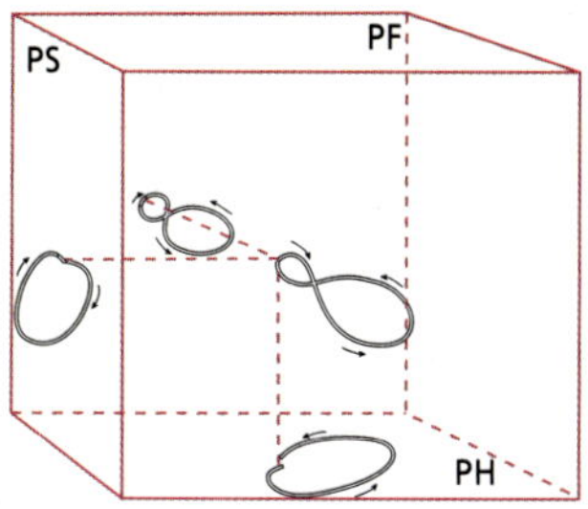

Figura 4.32 – Alça espacial da ativação ventricular normal e suas projeções nos três planos: frontal (*PF*), horizontal (*PH*) e sagital (*PS*).

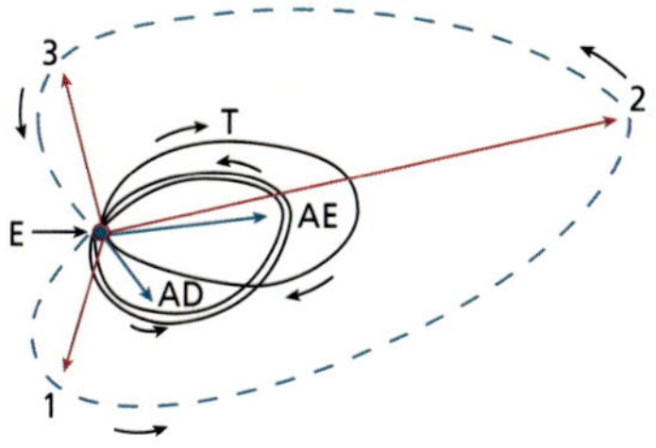

Figura 4.33 – Projeção horizontal das curvas representativas da ativação atrial, ativação ventricular (vetores 1, 2 e 3) e repolarização ventricular (AD = átrio direito; AE = átrio esquerdo).

que corresponde à repolarização ventricular (alça de T) (Figura 4.33).

A descrição dos aspectos vetorcardiográficos das diferentes cardiopatias foge ao escopo deste livro, mas pode ser encontrada em detalhes no segundo livro listado na *Leitura Complementar* deste capítulo.

LEITURA COMPLEMENTAR

Hurst JW. The interpretation of electrocardiograms: pretense or well-developed skill? Cardiol Clin – advanced 12-lead electrocardiography. 2006;24:305-7.

Moffa PJ, Sanches PCR, Ramires JAF, Oliveira SA (eds.). Tranchesi – eletrocardiograma normal e patológico. 7. ed. São Paulo: Roca; 2001.

Sanches PCR, Moffa PJ. Eletrocardiograma – uma abordagem didática. 1. ed. São Paulo: Roca; 2010.

CAPÍTULO

5

Eletrocardiograma durante o Esforço (Teste de Esforço)

Augusto Hiroshi Uchida
Paulo Augusto de Camargo Jr.
William Azem Chalela

INTRODUÇÃO

O teste ergométrico é um exame amplamente adotado na prática da medicina cardiovascular para:

1. Diagnóstico das principais doenças cardiovasculares.
2. Documentação de isquemia miocárdica.
3. Avaliação prognóstica.
4. Avaliação da resposta terapêutica.
5. Avaliação da tolerância ao esforço.
6. Investigação de sintomas relacionados com o exercício.
7. Embasar a prescrição de exercícios.
8. Investigação de arritmias cardíacas.
9. Avaliação de marca-passos artificiais e cardiodesfibriladores implantáveis.
10. Avaliação hemodinâmica (comportamento da pressão arterial, da resposta cronotrópica e do duplo produto).
11. Avaliação de cardiopatias congênitas.
12. Fornecer dados para perícia médica.

O termo teste de esforço é considerado pelos especialistas como a expressão mais adequada para substituir o termo teste ergométrico. Todavia, teste ergométrico é o termo mais adotado na prática clínica e consagrado pelo uso.

As principais indicações do teste ergométrico[1-3] com seus correspondentes graus de recomendação e níveis de evidência estão pormenorizadas na Tabela 5.1.

A correspondência entre o grau de recomendação e a força de evidência científica está resumida a seguir:

- Graus de recomendação:
  - Classe I: há evidências conclusivas ou consenso geral sobre segurança e eficácia do procedimento.
  - Classe II: há polêmica. Classe IIa: a maioria aprova. Classe IIb: não há predomínio de opiniões.
  - Classe III: há evidências conclusivas ou consenso geral de que o procedimento é ineficaz, inútil, ou até prejudicial.
- Níveis de evidência:
  - Nível A: dados obtidos de grandes estudos randomizados ou de meta-análise de ensaios clínicos randomizados.
  - Nível B: dados obtidos de revisões sistemáticas, poucos estudos randomizados ou estudos observacionais.
  - Nível C: dados obtidos por opinião de especialistas.

CONTRAINDICAÇÕES PARA A REALIZAÇÃO DO TESTE ERGOMÉTRICO

As principais contraindicações[1-3] podem ser vistas no Quadro 5.1.
As situações consideradas de alto risco para a realização do teste ergométrico são[2,3]:

- Infarto agudo do miocárdio (IAM) não complicado.
- Dor torácica aguda em sala de emergência.
- Lesão conhecida e tratada de tronco de coronária esquerda ou equivalente.

TABELA 5.1 – Indicações do teste ergométrico

Indicação	Categoria
Investigação de DAC	
Probabilidade pré-teste de DAC intermediária BRD no ECG basal Infradesnível do segmento ST basal < 1 mm SCA aguda após estabilização clínica com marcadores de necrose normais Coronariopatas antes da alta hospitalar para prescrição de exercícios e estratificação de risco Dor torácica aguda atípica	**Classe I** Nível B
Avaliação prognóstica do cardiopata estável	**Classe I** Nível C
Suspeita de angina vasoespástica	**Classe IIa**
Apoio decisório em pacientes com lesões coronárias intermediárias Avaliação seriada de coronariopatas em reabilitação cardiovascular Avaliação de assintomáticos com dois ou mais fatores de risco Avaliação de terapia farmacológica	**Classe IIa** Nível B
Alta probabilidade de DAC conforme Diamond-Forrester Baixa probabilidade de DAC conforme Diamond-Forrester SVE com infra ST basal < 1 mm Avaliação prognóstica pós-ATC e pós-RM Avaliação anual prognóstica e evolutiva de DAC Complementação diagnóstica de outro método que evidenciou suspeita de DAC	**Classe IIb** Nível B
Investigação de alteração da repolarização ventricular em ECG basal Avaliação de risco em cirurgia não cardíaca em pacientes de baixo risco cardiovascular Perícia médica: avaliação de DAC com fins trabalhistas ou securitários	**Classe IIb** Nível C
Diagnóstico de DAC em portadores de BRE, SVE, marca-passo, WPW e depressão do segmento ST > 1 mm no ECG basal Na SCA sem estabilização ou com alterações eletrocardiográficas persistentes ou marcadores de necrose não normalizados Lesão de tronco ou equivalente	**Classe III** Nível B
Assintomáticos ou atletas	
História familiar de DAC precoce ou morte súbita Alto risco pelo escore de Framingham	**Classe I** Nível B
Pré-operatório de cirurgia não cardíaca com risco intermediário a alto e história familiar de DAC	**Classe I** Nível C
Pré-participação em programa de exercícios: homens > 40 anos de idade e mulheres > 50 anos de idade Ocupações especiais: pilotos, motoristas, etc.	**Classe IIa** Nível C
Avaliação inicial de atletas de competição Avaliação seriada de atletas para ajuste de treinamento	**Classe IIb** Nível B
Hipertensão arterial sistêmica	
Investigação de DAC em hipertensos ou com mais de um fator de risco	**Classe I** Nível A
Avaliação da pressão arterial em pacientes com história familiar de HAS ou com suspeita de síndrome metabólica	**Classe IIa** Nível B
Avaliação da pressão arterial em diabéticos	**Classe IIa** Nível C
Investigação de HAS em pacientes com comportamento anormal da pressão arterial em exercício Diagnóstico de DAC em hipertensos com SVE no ECG basal Diagnóstico de DAC em hipertensos que usam drogas cronotrópicas negativas ou vasodilatadores coronários Avaliação de hipertensos idosos para programa de exercícios	**Classe IIb** Nível B
Avaliação de pacientes com HAS descompensada (PA > 240/120 mmHg)	**Classe III** Nível C
Valvopatias	
Avaliação da capacidade funcional e dos sintomas na IAo com sintomatologia mal definida	**Classe I** Nível B
Avaliação da capacidade funcional em portadores de valvopatia leve a moderada para esclarecer sintomas Avaliação da capacidade funcional para definir indicação cirúrgica Avaliação da capacidade funcional antes de participação em atividades físicas Avaliação de IAo para detectar piora da capacidade funcional Avaliação de EAo moderada a grave, sem sintomas ou com sintomas atípicos	**Classe IIa** Nível B

TABELA 5.1 – (*Continuação*) Indicações do teste ergométrico

Indicação	Categoria
Avaliação de pacientes sintomáticos (CF III/V) com estenose mitral leve (área entre 1,5 e 2 cm²), quando associado ao ecocardiograma Avaliação do comportamento hemodinâmico para determinar os efeitos da troca valvar na função ventricular Avaliação prognóstica antes da troca valvar em pacientes com IAo e disfunção ventricular esquerda	**Classe IIb** Nível B
Diagnóstico de DAC em valvopatas	**Classe III** Nível B
Avaliação da capacidade funcional em pacientes sintomáticos com estenose aórtica ou mitral grave	**Classe III** Nível C
Insuficiência cardíaca e cardiomiopatias	
Investigação de DAC como causa da ICC em pacientes sem etiologia indefinida	**Classe I** Nível B
Elaboração da prescrição de exercício Determinação do nível necessário de supervisão e monitoramento do programa de exercício Avaliação da gravidade da síndrome Avaliação da resposta a intervenções terapêuticas Identificação de mecanismos fisiopatológicos e esclarecimento de sintomas	**Classe IIb** Nível B
Seleção para transplante cardíaco, com base nos valores de V_{O_2} estimados	**Classe III** Nível B
Miocardite e pericardite aguda Diagnóstico de insuficiência cardíaca Miocardiopatia hipertrófica obstrutiva	**Classe III** Nível C
Arritmias cardíacas	
Palpitação, síncope, pré-sincope, equivalentes sincopais, mal-estar indefinido ou palidez relacionada com esforço físico Assintomáticos que tiveram constatada ou suspeitada arritmia durante ou logo após esforço	**Classe I** Nível B
Avaliação da terapêutica antiarrítmica ou ablação que tenha sido instituída em casos de arritmias induzidas pelo esforço Avaliação de adultos com arritmias ventriculares que apresentam uma probabilidade intermediária ou alta de DAC	**Classe IIa** Nível B
Estratificação de risco para morte súbita	
Adultos com arritmias ventriculares e que apresentem probabilidade intermediária ou elevada de doença arterial coronária	**Classe I** Nível B
Indivíduos com arritmias ventriculares conhecidas ou suspeitadas durante o esforço, incluindo a taquicardia ventricular catecolaminérgica, independentemente da idade Avaliação da terapêutica com betabloqueadores e possível indicação de cardiodesfibrilador implantável em casos de taquicardias ventriculares catecolaminérgicas	**Classe I** Nível C
Avaliação de pacientes recuperados de parada cardiorrespiratória antes da liberação para vida normal e para programação da atividade física recreacional e da vida diária	**Classe IIa** Nível B
Avaliação de pacientes com síndrome de WPW para estudo do comportamento da condução pela via anômala e do potencial arritmogênico esforço-induzido Avaliação de pacientes com miocardiopatia hipertrófica sem obstrução grave para avaliação do potencial arritmogênico e liberação e programação de atividade física Avaliação para estratificação de risco, potencial arritmogênico e liberação para atividades físicas em casos de displasia arritmogênica do ventrículo direito com diagnóstico definido por método de imagem Avaliação para estratificação de risco, potencial arritmogênico e de terapêutica com betabloqueador em pacientes com a síndrome do QT longo Avaliação de pacientes com síndrome do QT longo assintomáticos, mas com antecedentes familiares de morte súbita ou síncope Avaliação periódica de pacientes com arritmias conhecidas em programas de reabilitação Adultos com baixa probabilidade de DAC e que tenham arritmia ventricular conhecida Investigação de pacientes de meia-idade ou idosos com extrassístoles ventriculares isoladas	**Classe IIb** Nível C
Arritmia não controlada, sintomática, ou com comprometimento hemodinâmico	**Classe III** Nível C
Fibrilação atrial permanente	
Avaliação da resposta cronotrópica para adequação da terapêutica farmacológica e programação de atividade física ou reabilitação	**Classe IIb** Nível C

(Continua)

TABELA 5.1 – (*Continuação*) Indicações do teste ergométrico

Indicação	Categoria
Disfunção do nó sinusal, bradiarritmias e marca-passo cardíaco	
Avaliação da resposta cronotrópica ao exercício em portadores de BAVT congênito Avaliação da resposta cronotrópica ao exercício em portadores de doença do nó sinusal	**Classe I** Nível B
Avaliação da resposta cronotrópica da ativação atrial, em portadores de BAVT congênito	**Classe I** Nível C
Avaliação funcional de portadores de marca-passo com biossensores	**Classe IIa** Nível B
Avaliação de portadores de desfibrilador cardíaco implantável	**Ctlasse IIb** Nível B
Avaliação de pacientes com marca-passo de frequência fixa BAVT com baixa resposta da frequência ventricular	**Classe III** Nível B
Sala de emergência	
Avaliação de dor torácica aguda	**Classe I** Nível B
Situações especiais	
Cardiopatias congênitas Crianças com sopro ou disfunções leves, arritmias, ou pós-operatório de cardiopatias congênitas Doenças não cardíacas	?

ATC = angioplastia transluminal coronária; BAVT = bloqueio atrioventricular total; BRD = bloqueio de ramo direito; BRE = bloqueio de ramo esquerdo; CF = classe funcional; DAC = doença arterial coronária; EAo = estenose aórtica; ECG = eletrocardiograma; HAS = hipertensão arterial sistêmica; IAo = insuficiência aórtica; ICC = insuficiência cardíaca congestiva; PA = pressão arterial; RM= revascularização miocárdica; SCA = síndrome coronária aguda; SVE = sobrecarga ventricular esquerda; WPW = Wolff-Parkinson-White.

- Arritmias ventriculares complexas.
- Arritmias com repercussões clínicas e hemodinâmicas sob controle.
- Síncopes por provável etiologia arritmogênica ou bloqueio atrioventricular de alto grau.
- Presença de desfibrilador implantado.
- Insuficiência cardíaca compensada avançada (classe funcional [CF] III da New York Heart Association [NYHA]).
- Lesões valvares estenóticas moderadas e graves em indivíduos assintomáticos e nas insuficiências valvares graves.
- Hipertensão pulmonar.
- Cardiomiopatia hipertrófica não obstrutiva.
- Insuficiência respiratória renal ou hepática.

ASPECTOS METODOLÓGICOS

Resultados mais consistentes e reprodutíveis são obtidos se houver obediência a aspectos metodológicos que são padronizados nas principais diretrizes[1-5].

Registros eletrocardiográficos

O eletrocardiograma no teste ergométrico é obtido seguindo-se o sistema de Mason-Likar[4,5], no qual as 12 derivações do eletrocardiograma clássico são registradas com a aproximação dos eletrodos dos membros para o tórax.

A realização de testes ergométricos com apenas três derivações deve ser abolida em razão da baixa sensibilidade deste sistema de registro[1-5].

QUADRO 5.1 – Contraindicações para a realização do teste ergométrico

- Contraindicações absolutas:
  - Embolia pulmonar
  - Enfermidade aguda, febril ou grave
  - Limitação física ou psicológica
  - Intoxicação medicamentosa
  - Distúrbios hidroeletrolíticos e metabólicos não corrigidos
- Contraindicações relativas:
  - Dor torácica aguda, exceto quando os protocolos disponíveis em unidades de dor torácica sejam seguidos
  - Estenoses valvares moderadas e graves em assintomáticos
  - Insuficiências valvares graves
  - Taquiarritmias, bradiarritmias e arritmias ventriculares complexas
  - Afecções não cardíacas capazes de agravamento pelo esforço e/ou de impedimento para realização do exame. Exemplos: infecções, hipertireoidismo, insuficiência renal, hepática ou respiratória, obstrução arterial periférica, lesões musculares, ósseas ou articulares, deslocamento da retina e afecções psiquiátricas

Derivações bipolares precordiais, como CM5 (ou MC5), CC5 e CS5, também podem ser obtidas nos sistemas de registro comercialmente disponíveis.

Os registros devem seguir uma sequência lógica, com a obtenção obrigatória dos seguintes traçados eletrocardiográficos: repouso, pico do exercício e recuperação. Um traçado deve ser obtido no início de eventual alteração morfológica, no momento de maior magnitude da alteração e no momento da resolução. Um traçado também deve ser obtido no início de eventual sintoma.

Na presença de eventuais arritmias, deve haver documentação eletrocardiográfica relatando sua provável origem, complexidade, frequência e momentos de aparecimento e desaparecimento.

Aspectos clínicos

Sinais e sintomas, tais como palidez, tonturas, sudorese, fadiga e dispneia, devem ser anotados e relacionados com a condição hemodinâmica e com o eletrocardiograma.

A dor torácica deve ser caracterizada de forma objetiva, incluindo seu momento de aparecimento, intensidade, evolução, caráter, fenômenos associados e irradiação.

As auscultas cardíaca e pulmonar devem ser realizadas no pré-esforço e nas fases de recuperação imediata e tardia.

A percepção subjetiva da intensidade do esforço pode ser expressa de forma categórica por meio de valores numéricos. Recomenda-se o emprego de uma das duas escalas de Borg, que variam entre 0 e 10 ou de 6 a 20[2,3].

Critérios para interrupção do exercício

A decisão para interromper o esforço deve ser tomada pelo médico executante, ponderando-se os riscos e os benefícios. São considerados critérios para sugerir o término do exercício[1-5]:

- Elevação da pressão arterial diastólica (PAD) até 120 mmHg nos normotensos.
- Elevação da PAD até140 mmHg nos hipertensos.
- Queda persistente da pressão arterial sistólica (PAS) > 10 mmHg com o incremento de carga.
- Elevação acentuada da PAS até 260 mmHg.
- Manifestação clínica de desconforto torácico exacerbada com o aumento da carga ou que esteja associada a alterações eletrocardiográficas de isquemia.
- Ataxia.
- Tontura.
- Palidez.
- Cianose.
- Pré-síncope ou síncope.
- Dispneia desproporcional à intensidade do esforço.
- Depressão do segmento ST de 0,3 mV ou 3 mm, adicional aos valores de repouso na presença de doença arterial coronariana (DAC) suspeita ou conhecida.
- Elevação do segmento ST de 0,2 mV ou 2 mm em região sem presença de onda Q.
- Arritmia ventricular complexa.
- Aparecimento de taquicardia supraventricular sustentada.
- Taquicardia atrial.
- Fibrilação atrial.
- Bloqueio atrioventricular de segundo ou terceiro graus.
- Sinais sugestivos de insuficiência ventricular esquerda.
- Falência dos sistemas de monitoramento e/ou registro.

Escolha do ergômetro e do protocolo

A escolha do ergômetro a ser adotado deve sempre levar em consideração o contexto clínico do indivíduo. A resposta fisiológica é distinta para a esteira e para o cicloergômetro, os dois principais ergômetros adotados na prática clínica.

Cicloergômetro

O cicloergômetro é mais adequado para os indivíduos com determinadas limitações ortopédicas, neurológicas, com déficit de equilíbrio, com alterações vasculares periféricas e quando se deseja adquirir, durante o esforço, o ecocardiograma ou imagens cintigráficas para estudo da função ventricular. Também é mais apropriado para aqueles indivíduos que praticam ciclismo. Entretanto, nota-se frequentemente uma interrupção precoce do esforço por exaustão dos membros inferiores, especialmente nas pessoas que não têm o hábito de pedalar.

Dois tipos de protocolos podem ser adotados no cicloergômetro[2,3]:

1. Protocolos escalonados: o mais utilizado é o protocolo de Balke com incremento de cargas de 25 watts (W) a cada 2 min. Em nosso meio, existem serviços que utilizam o intervalo de 3 min em cada estágio. Para homens sadios, recomenda-se iniciar com 50 W; e para mulheres e pacientes em geral, com 25 W. Para indivíduos limitados, recomenda-se iniciar sem qualquer resistência ao movimento dos pedais.
2. Protocolos em rampa: geralmente utilizam incrementos de 5 a 50 W a cada minuto, dependendo da capacidade funcional do paciente. É recomendável que esses incrementos possam ser subdivididos em valores iguais e aplicados em intervalos regulares, que podem variar de 10 a 30 s. A fórmula recomendada para se calcular o incremento da rampa a cada 60 s é a seguinte[2,3]:

Incremento em W a cada minuto para homens:

$$[(altura\ em\ cm - idade\ em\ anos) \times 20] - [150 + (6 \times peso\ em\ kg)]/100$$

Incremento em W a cada minuto para mulheres:

$$[(altura\ em\ cm - idade\ em\ anos) \times 14] - [150 + (6 \times peso\ em\ kg)]/100$$

O incremento obtido, para cada sexo, pode ser dividido pela metade quando o indivíduo a ser testado tiver limitação funcional importante e multiplicado por 1,5 a 2 quando se tratar de atletas.

Sistemas computadorizados que permitem o controle automático do cicloergômetro são de melhor acurácia e facilitam a aplicação do protocolo de rampa. Nos cicloergômetros de frenagem mecânica ou eletromagnética, mas sem mecanismo de compensação de cargas, a velocidade de pedalagem preconizada é de 60 rpm, para que se possam empregar as fórmulas para estimativa do consumo de oxigênio. Quando há mecanismo de compensação de cargas, a velocidade recomendada é o intervalo definido pelo fabricante do equipamento.

O consumo de oxigênio (V_{O_2}) pode ser estimado no cicloergômetro pela fórmula[2,3]:

$$V_{O_2}\ (m\ell/kg.min) = 1,8\ (carga\ em\ kpm)/peso\ em\ kg + V_{O_2}\ de\ repouso\ [3,5\ (m\ell/kg.min)] + pedalagem\ sem\ carga\ [3,5\ (m\ell/kg.min)]$$

O V_{O_2} pico mensurado no cicloergômetro é menor que o medido na esteira. Para a comparação do V_{O_2} pico obtido em esteira e em cicloergômetro, pode-se utilizar a seguinte fórmula[2,3]:

$$Equivalente\ metabólico\ (MET)\ em\ esteira = (0,98 \times MET\ em\ cicloergômetro) + 1,85$$

O resultado deve ser multiplicado por 3,5 mℓ/kg.min, para se obter o V_{O_2} pico equivalente na esteira.

Esteira rolante

É o ergômetro mais utilizado na prática clínica. Também é empregado com dois tipos de protocolo: escalonados e em rampa.

Protocolos escalonados

Os protocolos escalonados mais utilizados são o de Bruce e o de Ellestad[2,3].

O protocolo de Bruce apresenta aumentos progressivos e amplos de carga, com predomínio da inclinação sobre a velocidade. O incremento de trabalho não é linear, com súbitos aumentos de carga entre os estágios.

A estimativa do V_{O_2} máximo para homens e mulheres pode ser calculada pelas fórmulas[2,3]:

Homens:

$$V_{O_2}\ (m\ell.kg^{-1}.min^{-1}) = (2,9 \times tempo\ em\ minutos) + 8,33$$

Mulheres:

$$V_{O_2}\ (m\ell.kg^{-1}.min^{-1}) = (2,74 \times tempo\ em\ minutos) + 8,03$$

O protocolo de Bruce modificado[2,3] é uma atenuação do protocolo de Bruce, em que o primeiro estágio apresenta velocidade de 1,7 mph ou 2,7 km/h, a mesma do Bruce original, mas sem inclinação, durante 3 min. O segundo estágio é constituído da velocidade de 2,7 km/h, com inclinação de 5%. A partir do terceiro estágio, seguese o protocolo original. Existem serviços que utilizam como Bruce modificado um estágio inicial com velocidade de 1 mph (1,61 km/h) e 5% de inclinação, em razão do fato de o primeiro estágio do protocolo clássico ter gasto energético de 5 MET, o que é demasiado para pacientes com insuficiência cardíaca. É indicado para pacientes com capacidade mais baixa e idosos.

O protocolo de Ellestad possui aplicação semelhante ao de Bruce. Possui aumentos progressivos e amplos de carga, com predomínio da velocidade sobre a inclinação.

Protocolos em rampa

São estruturados para aplicar um aumento constante e gradativo da carga, com a finalidade de melhor avaliar a capacidade funcional. São classificados como protocolos fixos ou individualizados. Quando fixos, os incrementos de cargas são predeterminados (por exemplo, Bruce rampeado, Ellestad rampeado). Quando individualizados, para iniciar o exame, o V_{O_2} máximo deve ser estimado conforme equações ou por meio de questionários que podem também estimar a capacidade funcional máxima, como a escala de atividade de Duke ou o questionário Veterans Specific Activity Questionnaire (VSAQ). Uma vez estimado o V_{O_2} máximo do indivíduo, o tempo total do exercício é definido e o incremento de carga é uniformemente distribuído ao longo do exame.

INTERPRETAÇÃO DO EXAME

Respostas eletrocardiográficas

A análise da resposta eletrocardiográfica deve contemplar o ritmo e a morfologia do traçado eletrocardiográfico nas fases de repouso, exercício e recuperação.

Análise morfológica

Para caracterização dos desvios do segmento ST, é considerada como linha de base a linha que une as junções PQ (final do segmento PR e início do complexo QRS), levando-se em consideração, pelo menos, três complexos sucessivos.

A prova documental da isquemia miocárdica é baseada fundamentalmente na alteração do segmento ST. Consideram-se anormais e indicativas de isquemia miocárdica as seguintes alterações do segmento ST, na fase de exercício ou na de recuperação[1-5]:

1. Depressão do segmento ST de pelo menos 1 mm, com morfologia horizontal ou descendente, aferido no ponto J.
2. Elevação do segmento ST de pelo menos 1 mm, em área sem onda Q.

A Figura 5.1 ilustra os padrões morfológicos de depressão do segmento ST e a Figura 5.2, os padrões de elevação do segmento ST. O padrão ascendente pode ser classificado em rápido ou lento. O ascendente rápido é considerado normal. O ascendente lento é considerado anormal. Todavia, segundo as diretrizes americanas,

978-85-4120-208-4

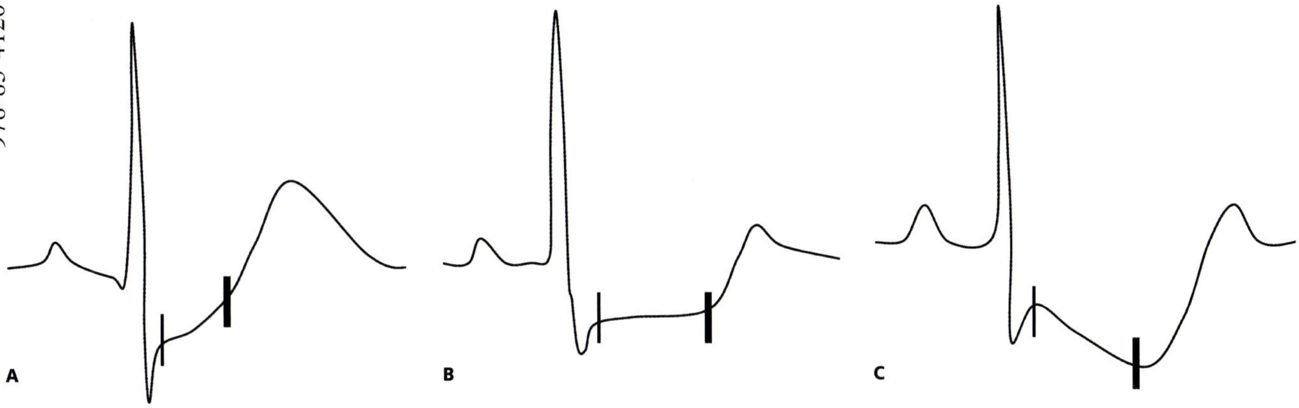

Figura 5.1 – Tipos morfológicos de depressão do segmento ST. O *risco mais fino* identifica o ponto J (final do complexo QRS). O *risco mais grosso* identifica o ponto Y, que fica a 80 ms do ponto J. (*A*) Padrão ascendente lento. (*B*) Padrão horizontal. (*C*) Padrão descendente.

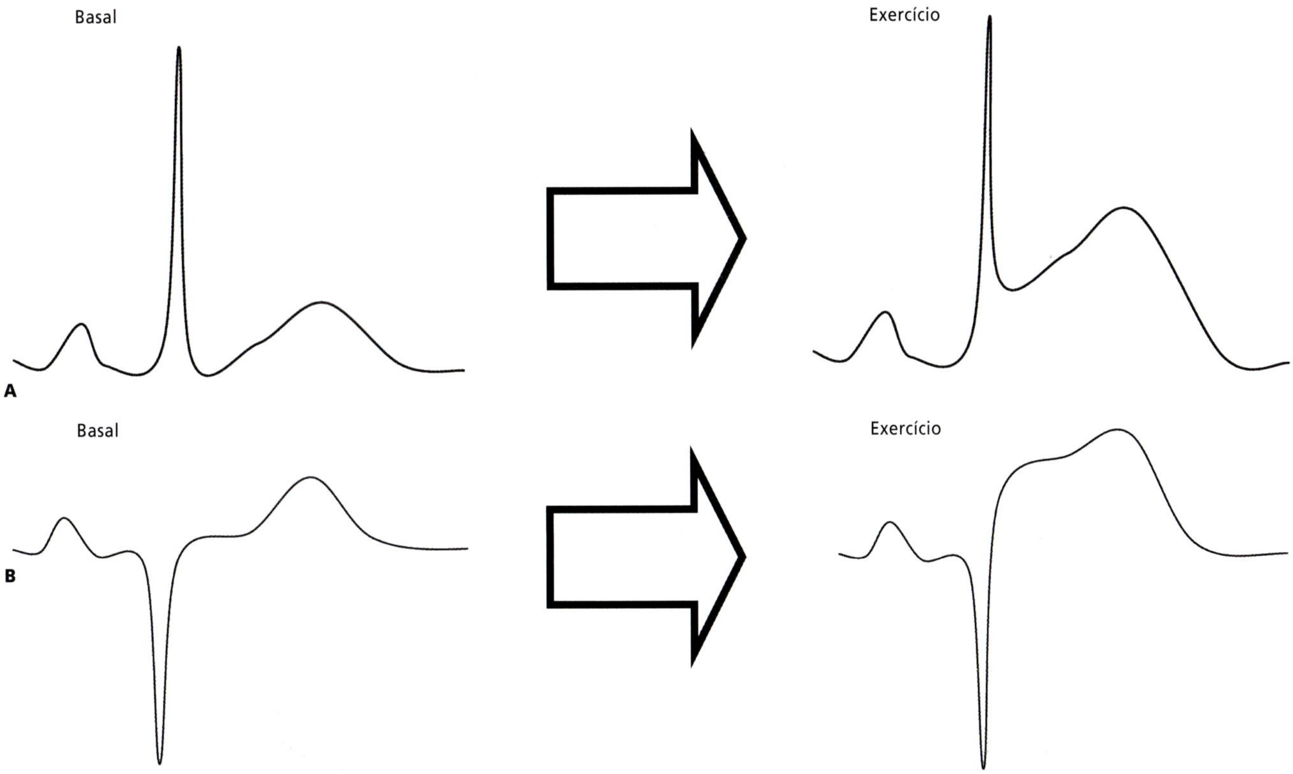

Figura 5.2 – Padrões de elevação do segmento ST. (*A*) Elevação do segmento ST partindo-se de eletrocardiograma normal. (*B*) Elevação do segmento ST partindo-se de eletrocardiograma com onda Q patológica.

o padrão ascendente lento não deve ser considerado nos critérios clássicos de positividade, pois determina um aumento significativo na taxa de falso-positivos. Segundo a diretriz brasileira, o padrão ascendente lento deve ser considerado anormal quando igual ou superior a 1,5 mm. Existe ainda um padrão convexo de depressão do segmento ST, pouco reconhecido e ainda polêmico na literatura.

Inversões da onda T são consideradas inespecíficas. Outras formas raras de documentação de isquemia miocárdica são: bloqueios divisionais intraesforço e inversão da onda U.

As seguintes situações limitam a análise morfológica para definição de isquemia miocárdica[1-5]: depressão do segmento ST > 2 mm no eletrocardiograma (ECG) basal, bloqueio de ramo esquerdo, sobrecarga ventricular esquerda, estimulação cardíaca artificial, pré-excitação ventricular, PR curto e QT longo.

Na vigência de bloqueio de ramo direito, a depressão do segmento ST não deve ser valorizada na análise de derivações[1-5] V1, V2, V3 e V4.

Os critérios de pior prognóstico no coronariopata são[2,3]:

1. Incapacidade de realizar exercício com gasto energético estimado de pelo menos 5 MET.
2. Incapacidade de atingir pressão arterial sistólica 120 mmHg.
3. Presença de segmento ST infradesnivelado, com morfologia descendente 2 mm, com duração igual ou superior a 5 min na recuperação, em cinco ou mais derivações, em indivíduo com capacidade funcional menor que 6 MET.
4. Hipotensão igual ou maior que 10 mmHg em relação aos níveis de repouso.
5. Elevação de segmento ST, na ausência de infarto prévio com onda q.
6. Sintoma de angina típica limitante.
7. Taquicardia ventricular sustentada.

Ritmo

As arritmias, de forma geral, e os bloqueios completos de ramo que ocorrem no exercício não são sinais específicos de isquemia miocárdica.

As extrassístoles ventriculares polifocais, bigeminadas, trigeminadas, em salva e a taquicardia ventricular, quando surgem no teste ergométrico, devem ser valorizadas, pois podem ter importante implicação prognóstica, especialmente quando surgem na fase de recuperação com frequência acima de[6] 7/min.

Respostas hemodinâmicas

Contemplam a análise dos comportamentos da frequência cardíaca e da pressão arterial no exercício e na fase de recuperação.

Resposta cronotrópica

No exercício, avalia-se o comportamento da frequência cardíaca (FC) com base na relação entre o valor máximo que o indivíduo atinge e a FC máxima predita.

A FC máxima predita pode ser calculada por várias fórmulas. As mais utilizadas na prática são[7]:

- FC máxima predita = 220 – idade (em anos).
- FC máxima predita = 208 – 0,7 × idade (em anos).
- FC máxima predita = 206 – 0,88 × idade (anos) (para mulheres).

A elevação exacerbada da FC, desproporcional à carga de trabalho, é em geral encontrada em sedentários, nos ansiosos, na distonia neurovegetativa, no hipertireoidismo, nas condições que reduzem a volemia e a resistência periférica, na anemia, nas alterações metabólicas, etc. Esse achado também pode estar presente em testes precoces realizados em pacientes após infarto e/ou cirurgia de revascularização.

A redução do incremento da FC frente ao esforço pode resultar do treinamento físico, do aumento do volume sistólico, de doenças que afetam o nó sinusal, de hipotireoidismo, da doença de Chagas e do uso de drogas cronotrópicas negativas.

A incompetência cronotrópica pode ser definida quando[7,8]:

1. A FC atingida está abaixo de dois desvios-padrão da FC máxima prevista (cada desvio-padrão = 15 bpm).
2. O paciente não atinge 85% da FC prevista para a idade.
3. Índice cronotrópico < 0,8.

$$\textit{Incompetência cronotrópica} = (FC\ pico - FC\ repouso \times 100)/(FC\ máxima - FC\ repouso)$$

Em que: FC pico = frequência cardíaca máxima atingida; FC repouso = frequência cardíaca basal pré-teste; FC máxima = frequência cardíaca máxima prevista pela fórmula 220 – idade (em anos).

A queda da FC com a progressão do esforço, apesar de rara, apresenta alta correlação com doença isquêmica grave, sendo critério para interrupção do esforço.

Recuperação lenta da FC na fase de recuperação[9,10] sugere diminuição da atividade vagal e é um fator independente de risco. A queda da FC na recuperação varia de acordo com aspectos metodológicos[9]. Quando de recuperação ativa, na velocidade de 1,5 mph e 2,5% de inclinação, a FC no primeiro minuto deve cair pelo menos 12 bpm. Se a recuperação for passiva, com o indivíduo sentado, a FC deve cair pelo menos 22 bpm ao final do segundo minuto. Com o paciente deitado após o esforço, a FC deve cair pelo menos 18 bpm no primeiro minuto.

Comportamento da pressão arterial

Normalmente, durante o exercício a pressão arterial sistólica (PAS) aumenta com a intensidade crescente do trabalho aplicado (pelo menos 30 mmHg) e a pressão arterial diastólica (PAD) pode oscilar cerca de 10 mmHg para cima ou para baixo[1-5]. As mulheres apresentam variações da PAS no esforço sensivelmente menores que os homens. Níveis fixos ou comportamento em platô e eventualmente queda da PAS podem ser registrados em mulheres, sem outras evidências de cardiopatias, inclusive em casos com boa tolerância ao esforço. Crianças e adolescentes também podem apresentar resposta deprimida ou em platô da PAS sem significado patológico.

Hiper-reatividade sistólica é caracterizada quando o indivíduo atinge valores de PAS de 210 mmHg no pico do exercício e/ou 180 mmHg no segundo estágio do protocolo de Bruce, partindo-se de basal normotenso[11-13].

Hiper-reatividade diastólica é definida quando há elevação de 15 mmHg ou mais da PAD, partindo-se de valores normais de pressão em repouso[11-13].

Os indivíduos que apresentam resposta hiper-reativa frente ao esforço têm probabilidade futura quatro a cinco vezes maior de se tornarem hipertensos e maior taxa de eventos cardiovasculares.

Considera-se resposta deprimida da PAS (déficit inotrópico) quando o seu incremento é inferior a 30 mmHg, na ausência de acentuada queda na PAD[1-5]. A queda do componente sistólico da pressão arterial durante o esforço tem valor preditivo para doença cardíaca grave. Hipotensão arterial sistólica discreta no esforço máximo pode ocorrer em jovens atletas.

A hipotensão arterial pós-esforço em indivíduos aparentemente sadios, a despeito de aumentar a incidência de arritmias, não tem associação com morbimortalidade cardiovascular, sendo mais frequente em indivíduos jovens exercitados até a exaustão.

A elevação da PAS nos três primeiros minutos da recuperação, acima dos valores máximos atingidos durante a fase de esforço (resposta paradoxal), e a recuperação lenta da PAS no pós-esforço são consideradas fatores de risco independentes para coronariopatia[14]. Essa resposta paradoxal é caracterizada quando a razão entre o valor da PAS no terceiro minuto pós-esforço e o valor do primeiro minuto pós-esforço é igual ou maior que um.

ESCORES

Escores para avaliação de doença coronária podem ser classificados didaticamente como pré-teste, pós-teste, simplificados, multivariados, diagnósticos ou prognósticos. Escores diagnósticos são estruturados visando essencialmente a estimativa de probabilidade de doença arterial coronária e incorporam diferentes variáveis. Quando se consideram somente variáveis clínicas, fala-se em análise pré-teste (por exemplo, Diamond-Forrester); ao se incluírem parâmetros do teste ergométrico, define-se um escore pós-teste. Um escore diagnóstico pode ter caráter prognóstico quando realiza a estimativa de coronariopatia grave (padrão triarterial ou lesão de tronco de coronária esquerda). Escores prognósticos são estruturados para avaliação de risco de óbito por causa cardiovascular.

O escore mais amplamente utilizado na prática clínica é o escore de Duke[1-5]. Seu cálculo pode ser realizado por meio de um normograma ou de uma equação:

$$\textit{Tempo de exercício} - (5 \times \textit{desnível ST}) - (4 \times \textit{angina})$$

Classifica o risco em alto, intermediário e baixo.

O escore de Duke foi desenvolvido inicialmente com caráter prognóstico e, posteriormente, foi validado para avaliação diagnóstica.

O escore de Duke incorpora apenas três variáveis do teste ergométrico para o seu cálculo:

1. A magnitude do desnível do segmento ST.
2. A capacidade funcional.
3. A angina durante o esforço.

No desnível do segmento ST, a depressão ou a elevação do segmento ST podem ser consideradas. Deve ser medido em milímetros.

A angina deve ser codificada em valores de 0 a 2. Um valor igual a 0 é conferido para ausência de angina; 1 ponto se ocorreu angina durante o esforço e 2 pontos se a angina foi limitante.

Para o tempo de exercício, utilizar os minutos de exercício no protocolo de Bruce. Em caso de utilização de outros protocolos, há necessidade de equivalência em MET ao protocolo de Bruce.

A pontuação final do escore varia de ≥ +15 pontos a ≤ –25 pontos. O grupo de alto risco é definido por um escore ≤ –11 pontos, com mortalidade anual ≥ 3%; o de moderado risco varia de –10 a +4 pontos, com mortalidade anual de 1 a 3%; e o de baixo risco, ≥+5 pontos, mortalidade ≤ 1%.

O escore de Duke é limitado em: assintomáticos, idosos, após revascularização cirúrgica do miocárdio e após infarto do miocárdio recente.

REFERÊNCIAS

1. Gibbons RJ, Balady GJ, Bricker JT, Chaitman BR, Fletcher GF, Froelicher VF *et al.* ACC/AHA 2002 guideline update for exercise testing. Summary article: a report of the American College of Cardiology/ American Heart Association Task Force on Practice Guidelines (Committee to update the 1997 Exercise Testing Guidelines). Circulation. 2002;106:1883-92.
2. Consenso Nacional de Ergometria. Arq Bras Cardiol 1995 65(Supl 2):1995.
3. Andrade J (ed.). II Diretriz da Sociedade Brasileira de Cardiologia sobre teste ergométrico. Arq Bras Cardiol. 2002 78(Supl 2):1-16.
4. Myers J, Arena R, Franklin B, Pina I, Kraus WE, McInnis K, Balady GJ, American Heart Association Committee on Exercise, Cardiac Rehabilitation,

and Prevention of the Council on Clinical Cardiology, the Council on Nutrition, Physical Activity, and Metabolism, and the Council on Cardiovascular Nursing. Recommendations for clinical exercise laboratories: a scientific statement from the American Heart Association. Circulation. 2009 Jun 23;119(24):3144-61.

5. Fletcher GF, Balady GJ, Amsterdam EA, Chaitman B, Eckel R, Fleg J, Froelicher VF, Leon AS, Piña IL, Rodney R, Simons-Morton DA, Williams MA, Bazzarre T. Exercise standards for testing and training: a statement for healthcare professionals from the American Heart Association. Circulation. 2001 Oct 2;104(14):1694-740.
6. Frolkis JP, Pothier CE, Blackstone EH, Lauer MS. Frequent ventricular ectopy after exercise as a predictor of death. N Engl J Med. 2003;348:78190.
7. Gulati M, Shaw LJ, Thisted RA, Black HR, Bairey Merz CN, Arnsdorf MF. Heart rate response to exercise stress testing in asymptomatic women: the St. James women take heart project. Circulation. 2010 Jul 13;122(2):130-7. Epub 2010 Jun 28.
8. Lauer MS, Francis GS, Okin PM, Pashkow FJ, Snader CE, Marwick TH. Impaired chronotropic response to exercise stress testing as a predictor of mortality. JAMA. 1999;281:524-9.
9. Cole CR, Blackstone EH, Pashkow FJ, Snaider CE, Lauer MS. Heart rate recovery immediately after exercise as a predictor of mortality. N Engl J Med. 1999;341:1351-7.
10. Shetler K, Marcus R, Froelicher VF, Vora S, Kalisetti D, Prakash M *et al.* Heart rate recovery: validation and methodologic issues. J Am Coll Cardiol. 2001 38:1980-7.
11. Miyai N, Arita M, Miyashita K, Morioka I, Shiraishi T, Nishio I. Blood pressure response to heart rate during exercise test and risk of future hypertension. Hypertension. 2002 39:761.
12. Singh JP, Larson MG, Manolio TA, O'Donnell CJ, Lauer M, Evans JC *et al.* Blood pressure response during treadmill testing as a risk factor for new-onset hypertension – The Framingham Heart Study. Circulation. 1999;99:1831-6.
13. Weiss SA, Blumenthal RS, Sharrett AR, Redberg RF, Mora S. Exercise blood pressure and future cardiovascular death in asymptomatic individuals. Circulation. 2010 May 18;121(19):2109-16.
14. Hsu JC, Chu PS, Su TC, Lin LY, Chen WJ, Hwang JS *et al.* Predictors for coronary artery disease in patients with paradoxical systolic blood pressure elevation during recovery after graded exercise. Int J Cardiol. 2007 119:2746.

CAPÍTULO

6

Sistema Holter - 24 h

Cesar José Grupi
Sílvio Alves Barbosa

A monitorização eletrocardiográfica ambulatorial ou monitorização prolongada do eletrocardiograma (ECG) durante as atividades diárias habituais dos pacientes é o método não invasivo mais usado para documentar e quantificar a frequência e a complexidade das arritmias, avaliar risco de novos eventos cardíacos, correlacionar arritmias aos sintomas do paciente, avaliar o efeito da terapia antiarrítmica na arritmia espontânea, identificar a ocorrência de proarritmia e estudar a variabilidade da frequência cardíaca, além de identificar eventuais eventos isquêmicos.

Atualmente, estão disponíveis dois tipos de monitorização prolongada do ECG:

1. Gravação contínua.
2. Gravação intermitente com memória circular.

GRAVAÇÃO CONTÍNUA

O método também é conhecido pelo nome de Holter em razão do cientista que propôs o método em 1961, Norman Holter. O sistema Holter provavelmente é o método mais utilizado de monitorização do ECG. Consiste em um conjunto para aquisição do ECG chamado de *gravador* e um conjunto para análise, revisão e impressão dos dados chamado de *analisador*.

Os gravadores utilizam tecnologia que permite registrar todos os batimentos cardíacos no período que se deseja monitorar. Atualmente, estão disponíveis sistemas com gravação de memória sólida (fixa ou removível), o que possibilita o registro do eletrocardiograma digitalizado com alta frequência de amostragem, melhorando a resolução e permitindo até a aquisição do eletrocardiograma de alta resolução (Figura 6.1, *A* e *B*).

O ECG pode ser registrado em 2, 3 ou até 12 derivações simultâneas, ou ainda em sistema ortogonal que permite a reconstituição das 12 derivações clássicas do ECG. Após preparo adequado da pele, os eletrodos são colocados em posições estratégicas que permitam a configuração das derivações escolhidas (Figura 6.2, *A* e *B*).

A duração-padrão do exame é de 24 h, que inclusive está incorporada ao seu nome ("Holter de 24 h"), e permite a observação do ECG por um ciclo circadiano completo. No entanto, em algumas situações, é necessária a extensão da duração da gravação para mais dias em função da ocorrência do fenômeno que se quer estudar; por exemplo, para o estudo de eventos isquêmicos, a duração preconizada é de 48 h e no controle terapêutico da fibrilação atrial existem equipamentos que podem gravar o ECG por até sete dias. Durante o período de monitorização, o paciente leva consigo um *diário* de atividades e sintomas, no qual deverá anotar suas atividades e, principalmente, os seus sintomas para que, posteriormente, se faça a perfeita correlação entre estes e o ECG.

Os sistemas de análise são compostos de um módulo de transferência de dados dos gravadores digitais e um sistema para tratamento do sinal, normalmente um computador dedicado à análise do Holter; a análise é feita por um programa (*software*) específico para este fim, desenvolvido por cada fabricante. Os programas de um fabricante não se comunicam com os dos outros e os arquivos gerados pelo gravador de um fabricante só poderão ser analisados pelo programa de análise daquele fabricante. Embora esses programas sejam diferentes, de um modo geral, seguem uma sequência de passos mais ou menos constante:

- Detecção do QRS.
- "Delineamento" dos complexos QRS, ou seja, determinação das morfologias dos complexos QRS detectados.

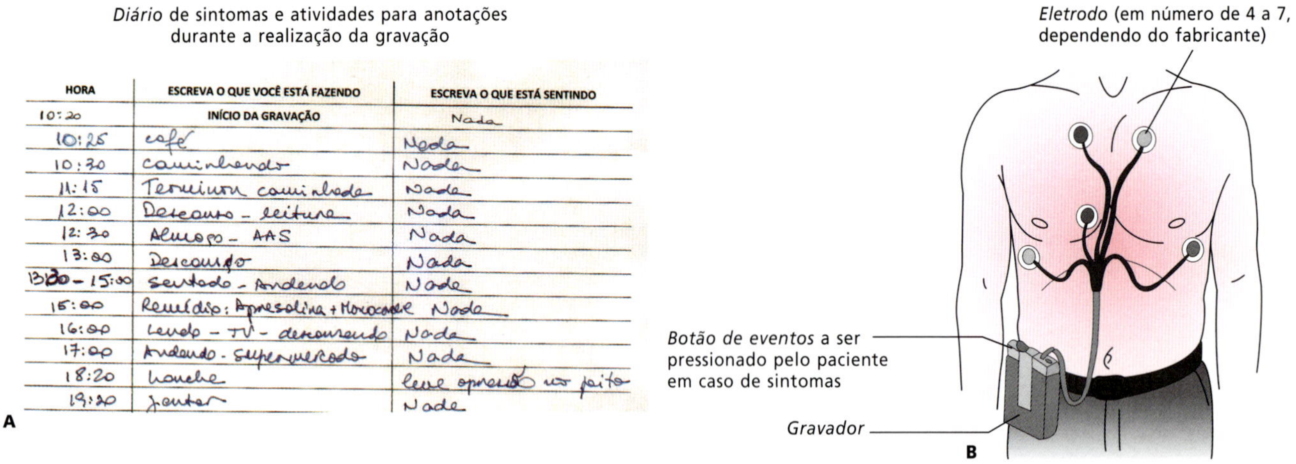

Figura 6.1 – (*A* e *B*) Representação esquemática do conjunto de aquisição do Holter.

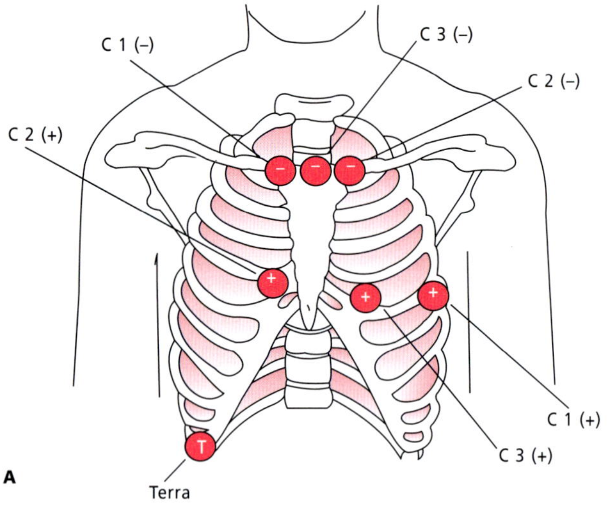

CANAL	DERIVAÇÃO	LOCAL
1 (–)	CM5 (–)	Clavícula direita, justalateral ao esterno
1 (+)	CM5 (+)	Sobre a 5ª costela na linha axilar anterior esquerda
2 (–)	CM1 (–)	Clavícula esquerda, justalateral ao esterno
2 (+)	CM1 (+)	Sobre a 4ª articulação externocostal direita
3 (–)	CM2 (–)	Sobre o esterno, logo abaixo da fúrcula
3 (+)	CM2 (+)	Sobre a 4ª articulação externocostal direita
3 (–)	CC5 (–)	Sobre a 5ª costela na linha axilar anterior direita (não representado)
3 (+)	CC5 (+)	Sobre a 5ª costela na linha axilar média esquerda (não representado)
	Terra	Últimos arcos costais à direita

B

Figura 6.2 – (*A* e *B*) Sugestão para colocação dos eletrodos para monitorização com Holter. C = canal.

- Classificação das diversas morfologias identificadas de QRS.
- Identificação das arritmias.
- Produção de gráficos, tabelas, estatísticas e traçados de ECG no formato convencional.

Até este momento, as máquinas utilizam-se de algoritmos que fazem automaticamente a detecção de arritmias, análise da frequência cardíaca, identificação de pausas, de alterações do segmento ST e do funcionamento dos marca-passos e análise da variabilidade da frequência cardíaca (Figura 6.3). Alguns fabricantes têm incluído no sistema Holter outras ferramentas como ECG de alta resolução, vetocardiograma, programas para identificação da apneia obstrutiva do sono, medida dos intervalos QT e QTc e microalternância da onda T. A partir deste ponto, os sistemas de análise permitem a intervenção de um operador que geralmente é um técnico ou um médico especialmente treinado para isto. O operador deverá, então, proceder à revisão e à devida edição daqueles dados gerados automaticamente pelo sistema. Finalmente, produz-se um *relatório* final com um *laudo*, o qual necessariamente é feito por um médico. Alguns serviços têm uma "central" de análise que recebe os dados das gravações pela internet e, posteriormente, envia de volta o exame já pronto, analisado e laudado; isto permite que a mesma central faça a análise de exames gravados de inúmeros lugares distantes dela.

Indicações

As indicações para utilização do Holter podem ser divididas em cinco grupos:

1. Esclarecimento de sintomas provavelmente relacionados com a presença de alterações no ritmo cardíaco.

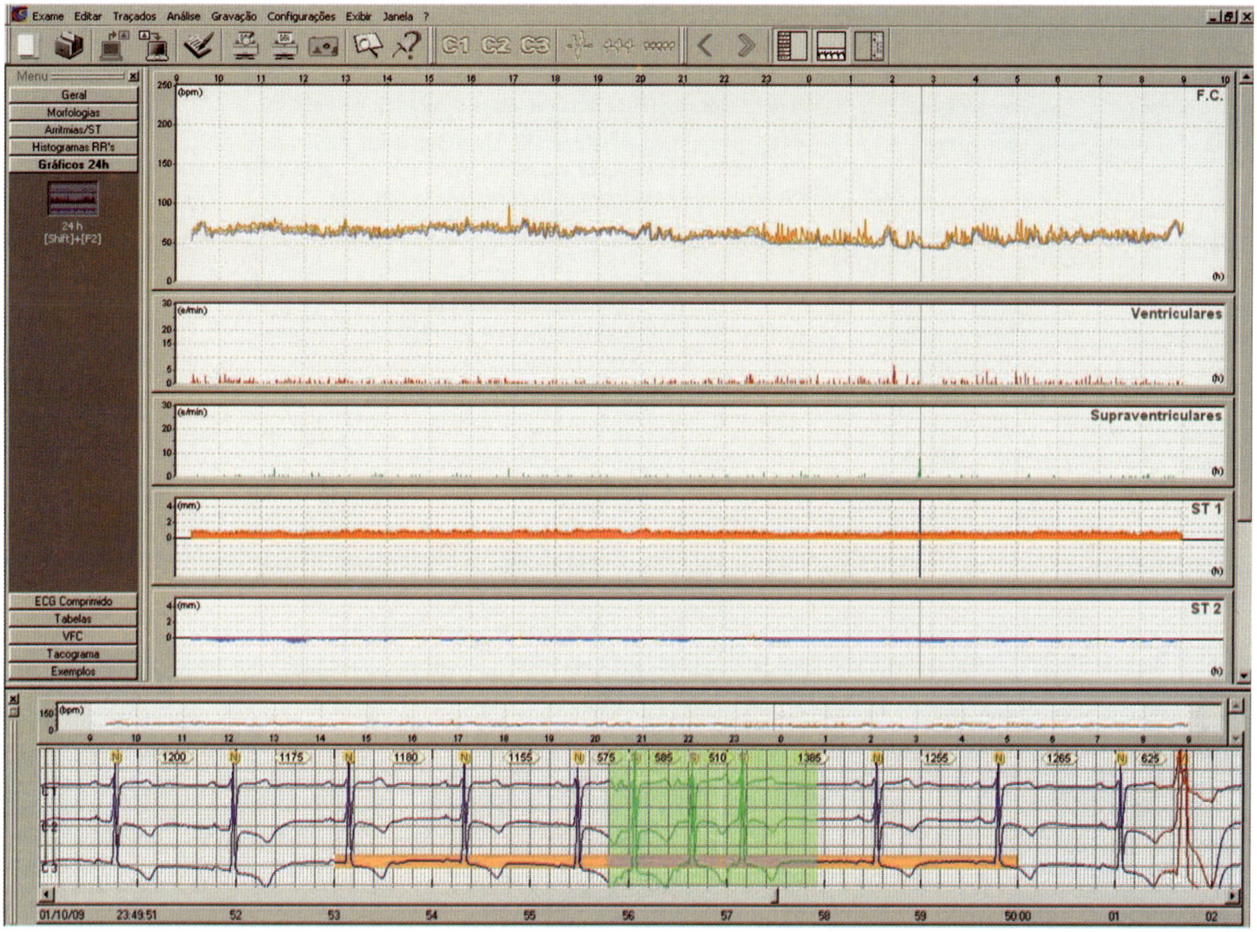

Figura 6.3 – Tela de análise de um sistema Holter, em que temos: gráfico da frequência cardíaca, da ocorrência de eventos prematuros ventriculares e supraventriculares e desnível do segmento ST e tira do traçado do eletrocardiograma.

2. Avaliação do risco de eventos cardíacos futuros:
   a) Arritmia cardíaca.
   b) Variabilidade da frequência cardíaca.
   c) Isquemia miocárdica.
   d) Microalternância da onda T.
3. Diagnóstico de isquemia miocárdica.
4. Avaliação de intervenções terapêuticas:
   a) Fármacos antiarrítmicos.
   b) Cirurgias.
   c) Ablação por cateter.
   d) Marca-passos.
   e) Cardioversor-desfibrilador implantável.
5. Situações especiais (ver *Condições clínicas nas quais a monitorização ambulatorial tem papel relevante*, a seguir):
   a) Fibrilação atrial.
   b) Síncope.

Esclarecimento de sintomas provavelmente relacionados com as arritmias cardíacas

Esta é a indicação mais frequente do exame. Os sintomas ligados às arritmias cardíacas podem ser divididos em dois grupos:

1. Palpitações, desconforto precordial, mal-estar, dor precordial de curta duração, relacionados com as arritmias não sustentadas ou sustentadas sem comprometimento hemodinâmico.
2. Síncope, pré-síncope, tontura, mal-estar, palidez cutânea, relacionados com a queda ou o aumento súbito da frequência cardíaca com comprometimento hemodinâmico.

A documentação do eletrocardiograma durante a ocorrência do sintoma é o objetivo a ser atingido. Se presente, a arritmia pode explicar o sintoma; se ausente, afastamos a causa arrítmica e devemos procurar outra causa (Tabela 6.1).

As grandes limitações para se conseguir o registro simultâneo do ECG durante a manifestação sintomática são a frequência de ocorrência, a duração e a incapacidade funcional provocada pelos sintomas. Se os sintomas têm frequência de ocorrência em torno de uma vez por dia ou mais, a monitorização com o sistema Holter é a ideal. Entretanto, se os sintomas são ocasionais, do tipo uma vez por semana ou mais raros, com ou sem comprometimento funcional grave,

TABELA 6.1 – Relação entre sintomas durante a monitorização e a ocorrência de arritmia

Paciente	Holter	Interpretação
Sem sintoma	Sem arritmia	Repetir a gravação, se possível, até a ocorrência de sintomas
	Com arritmia	• Repetir a gravação, se possível, até a ocorrência de sintomas • A arritmia é irrelevante e deve-se procurar outra causa para os sintomas • A arritmia é potencialmente indicativa de sintomas
Com sintoma	Sem arritmia	Os sintomas estarão provavelmente relacionados com outras causas
	Com arritmia concomitante	Existe relação de causa e efeito entre a arritmia e os sintomas
	Com arritmia e sem relação	• Não existe correlação direta entre a arritmia e os sintomas • A arritmia é irrelevante e deve-se procurar outra causa para os sintomas • A arritmia é potencialmente indicativa de sintomas

é desconfortável e caro para o paciente estender a monitorização com Holter até a ocorrência dos sintomas. Se os sintomas forem raros, porém de longa duração, com ou sem incapacitação funcional, o paciente poderá ser levado a um serviço de emergência onde o registro do ECG convencional isoladamente ou associado a derivação esofágica ou manobras de estimulação vagal provavelmente permitirá a obtenção do diagnóstico. Por outro lado, o Holter permite o registro de arritmias que sejam potencialmente capazes de provocar sintomas. Como exemplo, pode-se citar o bloqueio atrioventricular do 2º do tipo II, o qual, mesmo que assintomático durante a gravação do Holter, pode explicar os casos de síncope ou pré-síncope em pacientes com distúrbios da condução intraventricular.

Avaliação de risco de ocorrência de novos eventos cardiológicos

Dentre os métodos eletrocardiográficos não invasivos, o Holter talvez seja aquele que investiga um maior número de variáveis na ocorrência de eventos cardíacos adversos, pois pode estudar o fator disparador das taquicardias (extrassístoles), a atividade do sistema nervoso autônomo (variabilidade da frequência cardíaca), a ocorrência de isquemia miocárdica transitória (principalmente quando assintomática), as variações do intervalo QT e a microalternância da onda T (Tabela 6.2).

Arritmia cardíaca

A ocorrência de extrassístoles, tanto atriais quanto ventriculares, é um evento comum nas gravações de Holter, inclusive de indivíduos sem doença cardíaca. Dados do nosso laboratório mostraram que as arritmias atriais ocorrem em 68% dos indivíduos entre 15 e 30 anos de idade, em 84% entre 31 e 64 anos e em 95% daqueles com 65 anos ou mais. Em portadores de fibrilação atrial paroxística, a presença de extrassístoles atriais com um padrão focal no Holter identifica um grupo de pacientes que pode se beneficiar do tratamento por ablação por cateter, visto que estas extrassístoles funcionam como gatilhos para a ocorrência de episódios sustentados ou não de fibrilação atrial e infere-se um mecanismo de origem focal como causa desta taquiarritmia.

Em relação às extrassístoles ventriculares, estas apresentaram prevalência de 53% entre 15 e 30 anos de idade, de 65% entre 31 e 64 anos e de 90% naqueles com 65 ou mais anos, em um grupo de 625 indivíduos saudáveis. Kennedy *et al.* demonstraram que

TABELA 6.2 – Escolha do método de monitorização em função do sintoma

Frequência dos sintomas	Tipo de sintoma		Tipo de monitorização
Diários	Fugazes		Holter
	Persistentes	Incapacitantes	Holter
		Não incapacitantes	Holter
Semanais ou mensais	Fugazes		Monitor de eventos externo
	Persistentes	Incapacitantes	Pronto-socorro
		Não incapacitantes	Monitor de eventos externo ou pronto-socorro
Raros	Fugazes		Necessita diagnóstico?
	Persistentes	Incapacitantes	Pronto-socorro
		Não incapacitantes	Pronto-socorro ou monitor de eventos implantável

indivíduos sem cardiopatia, mas com extrassístoles ventriculares frequentes e em alguns casos complexas, apresentaram, após seguimento de 10 anos, evolução semelhante àquela de pacientes normais ou com doença coronariana mínima[1]. As arritmias ventriculares são consideradas fatores de risco quando associadas à doença cardíaca. Entretanto, em pacientes com coração normal, a alta incidência de ectopias ventriculares por períodos longos pode ocasionar assincronismo da contração ventricular acarretando aumento dos diâmetros do ventrículo esquerdo e disfunção ventricular, semelhante ao que acontece nas taquicardiomiopatias. No estudo de Takemoto *et al.*, pacientes com mais de 20% de batimentos ectópicos foram submetidos ao tratamento de ablação por cateter com supressão da arritmia e no seguimento de 12 meses apresentaram elevação da fração de ejeção[2].

Foram desenvolvidas várias classificações para as arritmias ventriculares detectadas no Holter, tentando-se estabelecer uma correlação com o risco de morte súbita. Em todas usaram-se basicamente dois critérios, um numérico e outro de complexidade. No numérico há vários níveis de corte como 10, 20 ou 30 extrassístoles por hora. O conceito de complexidade leva em conta a presença de batimentos repetitivos, tais como os pares e as salvas de três ou mais complexos ectópicos sucessivos chamados de taquicardia ventricular não sustentada quando apresentam frequência cardíaca ≥ 100 bpm. De fato, diversas publicações relacionam a ocorrência de extrassístoles ventriculares quando frequentes e complexas como fator independente de risco, quando associadas à presença de doença cardíaca, seja doença coronariana ou miocardiopatia. Entretanto, todas as publicações que estudaram o assunto chamam a atenção para a relevância da disfunção ventricular como fator fundamental para a pior evolução dos pacientes. Além disso, em estudos como o clássico CAST[3], observou-se que as intervenções medicamentosas que foram feitas com o objetivo de diminuir ou suprimir as arritmias ventriculares acabaram por provocar um efeito contrário ao esperado, aumentando a mortalidade.

Independentemente da questão do risco, a gravação de Holter permite conhecer a distribuição das arritmias nas 24 h e suas relações com a frequência cardíaca, a atividade do paciente, o uso de medicamentos, a influência do sistema nervoso autônomo, etc. É muito comum observarmos gravações de Holter em que o predomínio das ectopias ventriculares ocorre durante o sono, sugerindo influência do sistema parassimpático; outras vezes, há predomínio durante a vigília, sugerindo a participação do sistema simpático, nos alertando assim para a escolha da medicação mais apropriada.

Portanto, podemos dizer que a arritmia ventricular e a disfunção ventricular esquerda se somam como fatores de risco para morte após infarto do miocárdio. Por outro lado, a presença de arritmia ventricular, mesmo que frequente, se ocorrer em indivíduos sem cardiopatia, tem prognóstico favorável, semelhante ao da população normal. Em ambos os casos, as informações obtidas nas gravações de Holter são úteis e podem auxiliar o clínico na compreensão dos mecanismos envolvidos na gênese das arritmias ventriculares e, portanto, também podem ajudar na tomada de decisão terapêutica.

Variabilidade da frequência cardíaca

Os intervalos entre os batimentos cardíacos não são regulares como os do pêndulo de um relógio. Essa variação no intervalo dos batimentos é fisiológica e mediada pelo sistema nervoso autônomo. A diminuição da variabilidade da frequência cardíaca (VFC) significa diminuição da atividade autonômica, principalmente da atividade parassimpática. Segundo Kleiger[4], é o índice mais importante, obtido com o Holter, para discriminação de pacientes pós-infarto do miocárdio tardio com risco de morte súbita. Tem sido estudada, também, na fase aguda do infarto do miocárdio, na insuficiência cardíaca congestiva, na neuropatia visceral do diabetes e outras. Pode ser estudada em segmentos curtos de 2 a 30 min, com o paciente em repouso ou em gravações de Holter com duração de 24 h, sendo esta última a mais utilizada na prática clínica.

Seus índices são obtidos por meio de tratamento matemático realizado na sequência de todos os intervalos RR dos batimentos, que se convencionou chamar de "normais" (NN), ocorridos em um determinado intervalo de tempo; batimentos ectópicos, extrassístoles, bloqueios atrioventriculares e pausas compensadoras têm que ser excluídos. Para a determinação da VFC são utilizadas várias técnicas. Para a análise no domínio do tempo os índices mais conhecidos são o desvio-padrão da média (sdNN) e a porcentagem de batimentos nos quais a diferença do intervalo entre batimentos contíguos supera 50 ms (pNN50) (Tabela 6.3). Kleiger *et al.*[4] utilizaram-se de gravações de Holter, em pacientes pós-infarto do miocárdio e observaram que o risco de morte foi 5,3 vezes mais alto no grupo com sdNN < 50 ms, quando comparado ao grupo com sdNN > 100 ms. A análise no domínio da frequência fornece curvas da força espectral da VFC cujas áreas podem ser relacionadas com regiões de maior ou menor atividade simpática ou parassimpática. Mais comumente, são divididas em três bandas de resposta de frequência: banda de muito baixa frequência (0,01 a 0,05 Hz) – é pouco conhecida e parece estar relacionada com a variabilidade da frequência cardíaca dependente dos mecanismos termorreguladores e do sistema renina-angiotensina; banda de baixa frequência (0,05 a 0,15 Hz) – depende do simpático, com modulação do parassimpático, representando a atividade barorreflexa; banda de alta frequência (de 0,15 a 0,4 Hz) – traduz a atividade vagal pura e é relacionada com a respiração (Figura 6.4).

TABELA 6.3 – **Variáveis para análise da variabilidade da frequência cardíaca (VFC) no domínio do tempo**

Variável	Definição
Média dos intervalos NN	Média dos intervalos de acoplamento de todos os batimentos normais consecutivos (NN)
sdNN	Desvio-padrão da média dos intervalos de acoplamento de todos os batimentos normais consecutivos
SDANN	Desvio-padrão da média dos intervalos NN obtidos a cada 5 min
SD	Média de todos os desvios-padrão dos intervalos NN obtidos em 5 min
pNN50	Porcentagem dos intervalos NN adjacentes com diferença maior que 50 ms
rMSSD	Raiz quadrada da média das diferenças de intervalos NN sucessivos
Turbulência da frequência cardíaca (FC)	Aceleração e desaceleração da FC imediatamente após extrassístole ventricular

São ainda utilizados a análise triangular de Malik, os gráficos de Poincarrè, o gráfico de retorno tridimensional e outros.

Na variabilidade da frequência cardíaca, os índices não são considerados como normais ou anormais, mas são utilizados níveis de corte para avaliação de risco ou a comparação de valores para os estudos funcionais.

A análise da VFC sofre várias limitações. Por ser dependente da presença de ritmo sinusal e da integridade da condução atrioventricular, não pode ser realizada quando estas condições não estiverem presentes. A presença de artefatos e os batimentos ectópicos produzem resultados errôneos. Embora existam técnicas para compensar esses artefatos, não são totalmente eficientes.

Em nosso serviço, as variáveis do domínio do tempo e algumas variáveis do domínio da frequência são automaticamente geradas pelos programas de análise de Holter. No entanto, do ponto de vista prático e assistencial, em conformidade com algumas diretrizes, levamos em consideração apenas o *sdNN* e considermos uma baixa VFC quando este índice tem um valor inferior a 70 ms. Pode e deve ser utilizado como um marcador de risco de eventos cardiovasculares futuros juntamente com outros testes, como a fração de ejeção do ventrículo esquerdo e o próprio estudo eletrofisiológico.

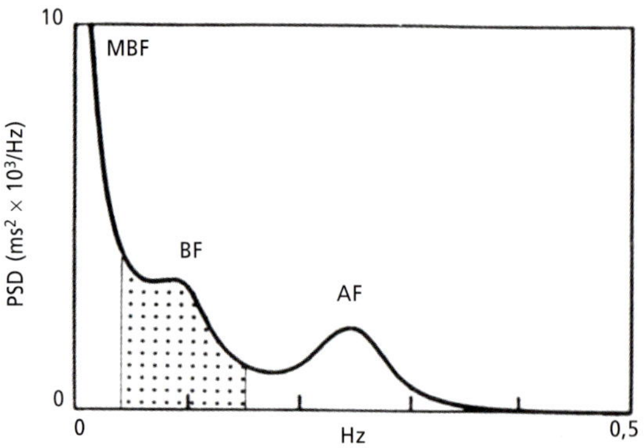

Figura 6.4 – Gráfico esquemático da densidade da força espectral (PSD) com os limites das faixas de frequência. AF = alta frequência (de 0,15 a 0,4 Hz); BF = baixa frequência (de 0,05 a 0,15 Hz); MBF = muito baixa frequência (de 0,01 a 0,05 Hz).

Isquemia miocárdica

Identificada precocemente após infarto do miocárdio durante atividades habituais constitui outro índice de mau prognóstico nesta população (ver mais detalhes em *Diagnóstico de isquemia miocárdica*, a seguir).

Microalternância da onda T

A alternância da onda T (AOT) é uma flutuação batimento-a-batimento na amplitude e/ou morfologia da onda T que, em sua forma macroscópica, já foi reconhecida como sinal precursor de arritmias ventriculares malignas. Também já há algumas evidências de que microalternâncias da onda T (MAOT), invisíveis ao olho nu, também estariam relacionadas com o risco de arritmias graves e morte súbita; a sua identificação só é possível com sistemas sofisticados de processamento de sinal, com filtragem de ruídos e amplificação do sinal remanescente. A análise da MAOT depende da determinação de sua presença de forma sustentada em uma faixa de frequência cardíaca entre 105 bpm e 110 bpm e, portanto, originalmente, a sua avaliação foi feita durante esforço físico em esteira ergométrica ou durante estimulação artificial atrial. Posteriormente, foram criadas algumas mudanças metodológicas, o que permitiu a sua introdução em alguns sistemas de análise de Holter. Até o momento, podemos dizer que existem algumas evidências de que a identificação de MAOT pode auxiliar na estratificação de risco de morte súbita, mas ainda são necessários mais estudos para comprovação da sua real utilidade na prática clínica.

Diagnóstico de isquemia miocárdica

A identificação de um episódio isquêmico é feita pela observação de infra ou supradesnivelamento transitório do segmento ST $\leq$ 1 mm, medido a 80 ms do ponto J, com duração mínima de 1 min e separados entre si por pelo menos 1 min. As alterações isoladas da onda T não são consideradas para o diagnóstico de episódio isquêmico. Deanfield *et al.*[5], usando tomografia por emissão de Rb19, comprovaram que, no momento das depressões do segmento ST detectadas pelo Holter, estava ocorrendo déficit na perfusão miocárdica. Se durante a ocorrência de um episódio isquêmico identificado no eletrocardiograma o paciente apresentar sintoma, este é chamado de episódio isquêmico sintomático, se não, é chamado de assintomático ou silencioso. O somatório da duração de todos os episódios isquêmicos sintomáticos e silenciosos durante um período determinado, geralmente de 24 h, é chamado de *carga isquêmica total*.

Existem vários fatores que limitam o diagnóstico de isquemia miocárdica em gravações de Holter, como por exemplo, baixa probabilidade de ocorrência de insuficiência coronariana na população estudada, uso de derivações impróprias, presença de grandes variações na amplitude do QRS, de natureza postural, complexos QRS de baixa amplitude, sobrecarga ventricular esquerda, bloqueios de ramo, presença de pré-excitação ventricular, prolapso da válvula mitral, uso de drogas antiarrítmicas ou digital, distúrbios eletrolíticos e alterações autonômicas.

O achado de isquemia miocárdica espontânea em gravações de Holter em pacientes portadores de doença coronariana crônica estável está associado a um aumento significativo na ocorrência de novos eventos coronarianos quando em comparação com pacientes sem isquemia. Entretanto, o método não deve ser usado para o diagnóstico de isquemia em grandes populações ou para avaliação geral de dor torácica.

Avaliação de terapêutica antiarrítmica

A utilização de medicamentos antiarrítmicos ou as técnicas terapêuticas não medicamentosas podem ser avaliadas pela observação da sua ação sobre a ocorrência espontânea da arritmia, o que pode ser obtido em gravações com o Holter.

Drogas antiarrítmicas

O conceito de que a diminuição do número e da complexidade da arritmia ventricular consequente ao tratamento pode diminuir o risco dependente desta arritmia tem sido discutido na literatura, a ponto de alguns autores considerarem que a diminuição da arritmia indica somente um grupo de baixo risco, independentemente da ação da droga. Diferentes publicações que avaliam a eficácia de drogas antiarrítmicas definem como diminuição da arritmia consequente à ação da medicação somente quando esta for superior a 90% do número total de extrassístoles e houver supressão total dos batimentos repetitivos. Essa exigência deve-se à grande variabilidade espontânea da arritmia, seja no ciclo de um dia, seja dia a dia e principalmente quando existe diferença de vários dias entre uma observação e outra.

Durante a terapêutica medicamentosa deverá ser observada a ocorrência de pró-arritmia, definida como um agravamento da arritmia preexistente, o aparecimento de uma nova arritmia, a transformação de uma arritmia não sustentada em sustentada ou assintomática em sintomática e a modulação do segmento ST-T (Figura 6.5). A incidência de efeitos pró-arrítmicos varia de 1 a 12% dependendo do medicamento utilizado.

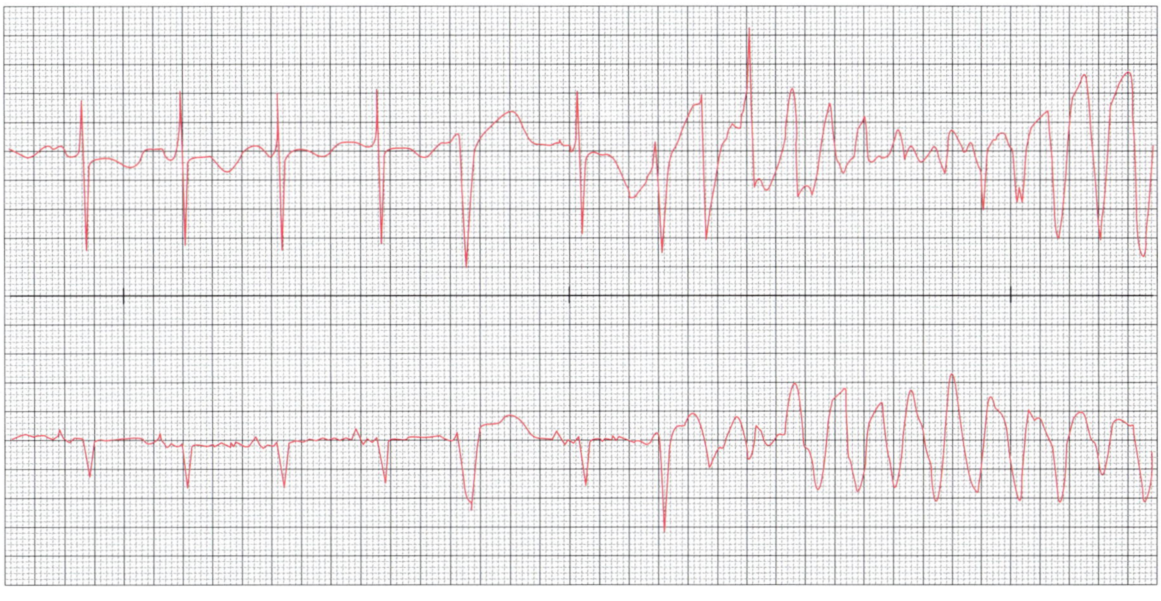

Figura 6.5 – Gravação de Holter de paciente de 67 anos de idade, portador de insuficiência coronária crônica, em uso de drogas antiarrítmicas, mostrando extrassístole ventricular seguida de batimento sinusal com alargamento no intervalo QT seguido de taquicardia ventricular do tipo *torsades des points*.

Pós-cirurgia ou pós-ablação por radiofrequência

Nestes casos, deverá ser utilizado tanto para identificação de arritmias assintomáticas de alto risco como para esclarecimento de sintomas provavelmente ligados a falhas no tratamento ou a complicações.

Marca-passos artificiais

Estes equipamentos têm se tornado progressivamente mais sofisticados, inclusive com sistemas de automonitorização que podem informar sobre o funcionamento do equipamento e de gravação de eventos arrítmicos, semelhante ao Holter. No entanto, a gravação com o Holter continua sendo a ferramenta mais importante tanto na identificação de mau funcionamento que não é diagnosticado pelos testes de laboratório como na identificação de arritmias de risco ou no esclarecimento de sintomas.

Cardiodesfibriladores implantáveis

A gravação com Holter está indicada para o esclarecimento de sintomas, identificação de efeito pró-arrítmico, de drogas usadas para inibir a ocorrência da taquiarritmia e a comprovação da eficácia da programação do equipamento com o objetivo de evitar descargas desnecessárias.

Interpretação do relatório de Holter

Um exame não é um fim em si mesmo. Sempre deverá ser considerado no contexto do paciente como um todo.

Conceitualmente, não existe resultado normal ou anormal, mas padrões de comportamento da frequência cardíaca, do ritmo, da condução e da repolarização ventricular que poderão significar risco de eventos futuros, resposta a uma dada terapêutica, desequilíbrio autônomo, efeitos indesejáveis de medicamentos, além de ser possível identificar a ocorrência de episódios isquêmicos, arritmias assintomáticas e arritmias que justificam os sintomas do paciente.

A primeira coisa a se considerar na interpretação do resultado de um exame de Holter é o motivo pelo qual o exame foi solicitado, a seguir, a doença de base e o eletrocardiograma de 12 derivações. Estas constituem as bases nas quais se sustentará a valorização dos achados. Em raras situações, o achado de um exame de Holter poderá, sozinho, determinar uma conduta.

A sequência básica em relação aos dados do exame é a seguinte:

1. Observação dos números dos batimentos normais e das arritmias.
2. As frequências cardíacas mínima, máxima e média e a duração das pausas.
3. Os distúrbios de condução atrioventricular e intraventricular persistentes ou transitórios.
4. A ocorrência e a duração dos eventos isquêmicos, se existiram.
5. Os informes de variabilidade da frequência cardíaca e de microalternância da onda T, se existirem.

Os gráficos são as melhores fontes de informação, pois condensam os dados das 24 h em uma linha e, se colocados em uma página, permitem a visualização de vários parâmetros simultaneamente com possibilidade de analisar as suas inter-relações e o seu padrão circadiano.

A análise dos sintomas é mais bem avaliada nos gráficos de frequência cardíaca e de arritmias do que nas tiras de eletrocardiograma.

A identificação de diferentes morfologias das ectopias ventriculares, a prevalência de uma delas, a forma de apresentação isolada ou repetitiva, fenômenos R/T, os intervalos de acoplamento, a análise dos inícios e términos das taquicardias, a sua regularidade e a identificação de ondas P permitem o supor o seu mecanismo e sua provável origem. Essas informações aliadas ao gráfico que mostra a distribuição nictemeral das ectopias ventriculares auxiliam o médico na escolha do tratamento mais adequado.

Em relação às arritmias supraventriculares, a frequência de aparecimento das ectopias, a forma de apresentação, a presença de aberrância de condução e o desencadeamento de surtos taquicárdicos também nos permitem inferir sobre o provável mecanismo da arritmia.

A repolarização ventricular deverá ser sempre analisada, a duração do intervalo QT na vigília e no sono é de fundamental importância na pesquisa de efeitos pró-arrítmicos e em crianças.

GRAVAÇÃO INTERMITENTE COM MEMÓRIA CIRCULAR

Também chamado de gravador de eventos, gravador de memória circular, *looping system* ou *looping*, pode ser de dois tipos, com monitores externos (Figura 6.6, *A*), que permanecem constantemente ligados ao paciente, ou implantáveis (Figura 6.6, *B*).

Externos

Estes equipamentos são de pequeno porte, fáceis de transportar, não causando transtorno aos pacientes, podendo permanecer com eles durante longos períodos de tempo, como semanas, meses ou até que ocorra o sintoma que estamos tentando esclarecer. Monitoram de uma a três derivações do eletrocardiograma, sendo CM5(–) a mais usada. Ao apresentar o sintoma, o paciente aciona um botão no aparelho e este retém em sua memória o último ou os últimos minutos do ECG e o próximo ou os próximos minutos. Os gravadores podem estar associados a um sistema de transmissão

978-85-4120-208-4

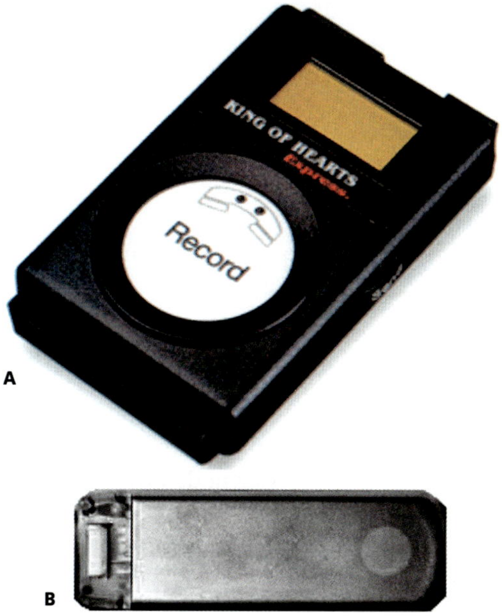

Figura 6.6 – (*A*) Monitor de eventos externo. (*B*) Monitor de eventos implantável. Obs.: as proporções não são exatas.

transtelefônica do ECG gravado ou podem transmitir o ECG automaticamente via telefone celular pela internet (Figura 6.7, *A* e *B*). Dessa forma, consegue-se uma perfeita correlação entre o sintoma apresentado pelo paciente e o traçado eletrocadiográfico e o esclarecimento de sintomas é o objetivo principal deste equipamento (Figura 6.8).

Sintomas frequentemente relacionados com arritmias cardíacas, como palpitações, tonturas e síncopes, podem ser esclarecidos por meio da monitorização transtelefônica, que pode também ser utilizada na avaliação da

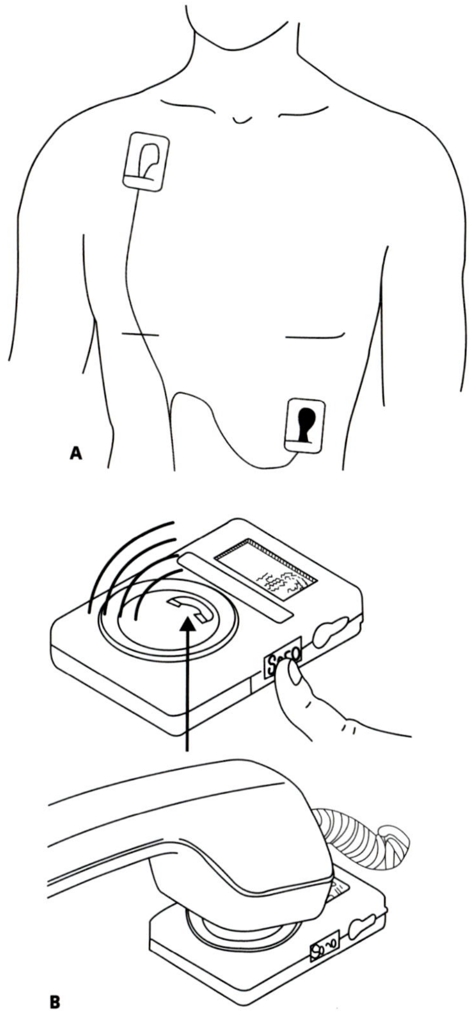

Figura 6.7 – (*A* e *B*) Esquema de colocação dos eletrodos e transmissão transtelefônica do eletrocardiograma gravado com o monitor de eventos.

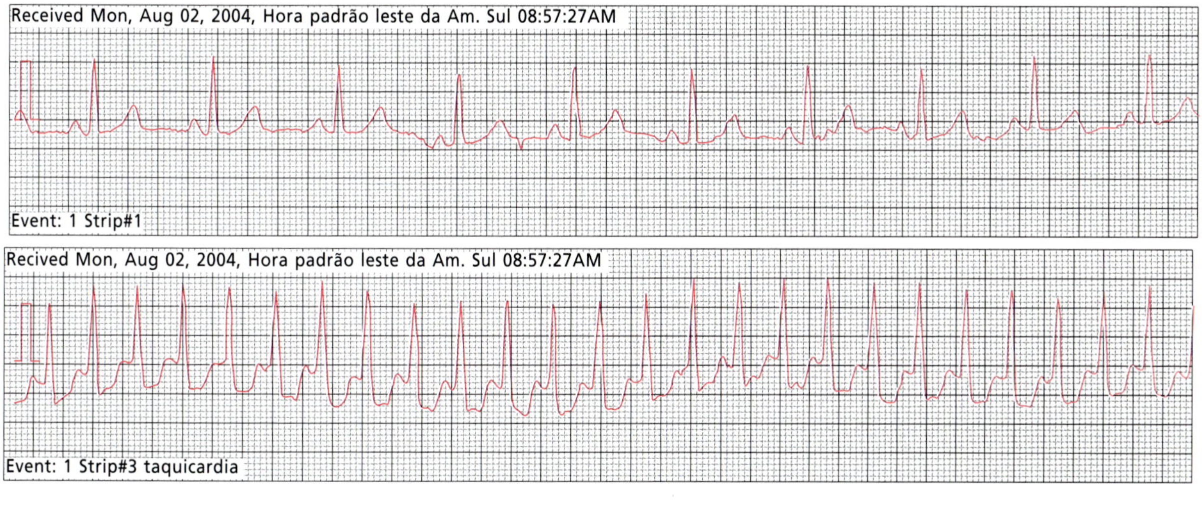

Figura 6.8 – Registros na derivação V5, em monitor de eventos sintomáticos, de paciente com história de crises de palpitações de curta duração com frequência de uma a duas vezes por semana. Traçado superior com ritmo sinusal e frequência cardíaca de 72 bpm. Traçado inferior mostra taquicardia supraventricular regular com frequência cardíaca de 170 bpm, obtido após cinco dias de monitorização. A paciente já havia realizado quatro gravações de Holter.

angina, em acompanhamento de programas de reabilitação pós-infarto do miocárdio e no ajuste de terapêutica antiarrítmica.

O sistema apresenta algumas limitações, a principal delas é a falta de capacidade dos pacientes em conseguir operá-lo. Para realização do exame, os sintomas não podem colocar em risco a vida dos pacientes, nem, tampouco, impedi-los de usar o equipamento, além disso, não podem ser muito raros, pois obrigaria a uma utilização muito prolongada do equipamento.

Internos ou implantáveis

Os monitores internos ou implantáveis são de pequeno tamanho, pesando 17 g, possuem bateria com capacidade para 18 meses e são implantados subcutaneamente na região infraclavicular. Foram criados com o objetivo de surpreender sintomas de ocorrência muito rara, provavelmente ligados às arritmias cardíacas, como síncope e pré-síncope. Também necessitam da participação do paciente para ativá-lo, funcionando de maneira semelhante ao externo. Têm o inconveniente da necessidade de uma pequena cirurgia e do alto custo inicial. No entanto, uma vez que há um número substancial de pacientes nos quais se obtém a correlação do ECG com o sintoma durante a vida útil do aparelho, esta abordagem pode ser mais custo-efetiva do que a abordagem convencional em casos selecionados.

Atualmente, vários marca-passos e desfibriladores possuem função de monitorização do eletrocardiograma e de funções vitais e são capazes de transmissão para a central do fabricante.

A utilização dos monitores de eventos está se consolidando como a ferramenta mais útil no esclarecimento de sintomas provavelmente relacionados com as arritmias cardíacas cuja ocorrência tem intervalo maior do que um dia, especialmente nos pacientes com síncope de origem indeterminada ou em que o foco da avaliação é o estabelecimento do risco e a necessidade do registro de ECG no momento da crise é o elemento mais importante. Isso só poderá ser feito com os monitores de eventos, sejam externos ou implantáveis (ver a seguir).

CONDIÇÕES CLÍNICAS NAS QUAIS A MONITORIZAÇÃO AMBULATORIAL TEM PAPEL RELEVANTE

Fibrilação atrial

A fibrilação atrial (FA), por ser uma manifestação típica do envelhecimento, chegando a atingir cerca de 15% da população acima de 80 anos de idade, associada ao aumento progressivo da população nesta faixa etária e considerando suas comorbidades, assume importância cada vez maior na prática clínica. No cuidado com o paciente portador de fibrilação atrial, a intensidade e a duração da monitorização devem ser determinadas por parâmetros clínicos, levando em consideração, principalmente, o impacto clínico que terá para o paciente a detecção da FA. Assim, nos pacientes nos quais ainda não foi feito o diagnóstico de FA, mas há suspeita, a monitorização mais prolongada está justificada em pacientes altamente sintomáticos, pacientes com síncope recorrente e pacientes com potencial indicação para anticoagulação (especialmente após acidente isquêmico cerebral de causa não esclarecida). Nesse contexto, em pacientes selecionados pode ser considerado o uso de monitor implantável para a definição diagnóstica. Já nos pacientes com FA conhecida, a monitorização com Holter ou gravador de eventos sintomáticos geralmente está indicada quando o paciente apresenta sintomas suspeitos de serem relacionados com a arritmia ou o tratamento. Nos pacientes com FA paroxística, a monitorização mais prolongada facilita a sua detecção; tem sido estimado que um registro de Holter de 7 dias ou a monitorização intermitente com registros diários mais registros obtidos durante sintomas podem documentar a FA em aproximadamente 70% dos pacientes com um valor preditivo negativo para ausência de FA entre 30 e 50%. Nos pacientes com FA permanente, o Holter deve ser realizado para avaliação do controle da frequência cardíaca e para averiguação de pausas e bradicardias. Além disso, após procedimentos terapêuticos, como a ablação por cateter da FA, tem sido proposta a realização do Holter com duração mais prolongada – por até sete dias – para a demonstração do controle da arritmia.

Síncope

A manifestação sincopal continua sendo um desafio tanto diagnóstico quanto terapêutico. Apesar de todo o esforço, cerca de 30% dos pacientes permanecem sem diagnóstico etiológico. Considerando que a síncope de causa cardíaca é a de pior prognóstico e as arritmias cardíacas as suas causas mais comuns, a monitorização eletrocardiográfica é um dos procedimentos indicados para o diagnóstico das bradicardias e das taquicardias intermitentes. A pedra fundamental para o diagnóstico é a correlação entre o sintoma – a síncope – e o registro da arritmia. No entanto, algumas arritmias significativas, mesmo assintomáticas, têm sido consideradas de valor diagnóstico: assistolias prolongadas (> 3 s), taquicardias supraventriculares rápidas (isto é, ≥ 160 bpm por > 32 batimentos) e taquicardias ventriculares. Além disso, a documentação de ausência de arritmias durante um episódio sincopal exclui a possibilidade de arritmia como mecanismo da perda de consciência, ou seja, coloca o paciente em um grupo de risco significativamente menor para morte súbita.

Como a síncope é um fenômeno que não ocorre diariamente, o registro com Holter, é efetivo para o seu diagnóstico em somente 1 a 2% dos casos, se aplicado em grupos não selecionados. O Holter somente pode ser efetivo nos casos em que os sintomas são muito frequentes, ou seja quando os desmaios ocorrem uma ou mais vezes por dia. Por isso, os sistemas de gravação intermitente com memória circular são as ferramentas mais adequadas para quando se suspeita de síncope arrítmica. Dos gravadores de memória circular, os sistemas externos acabam por fornecer um pouco mais de elucidação diagnóstica do que o Holter, mas mesmo assim a correlação ECG-sintoma não é obtida quando a síncope é muito rara. Então, se for assumida a necessidade de registro do ECG durante o sintoma, o uso de um monitor implantável poderá estar indicado. Esse sistema foi capaz de correlacionar o sintoma com o ECG em 35% dos pacientes, sendo que destes, 56% tinham bradiarritmias, 11% tinham taquicardias e 33% não tinham arritmias durante a síncope. No entanto, é importante ressaltarmos que a propedêutica da síncope deve ser sempre guiada pelos parâmetros clínicos e que a monitorização eletrocardiográfica é apenas um dos métodos diagnósticos e que nem sempre ela é utilizada.

Como vimos anteriormente, a monitorização prolongada do ECG é uma ferramenta propedêutica que pode ser obtida de várias maneiras, sendo a mais comum delas por meio do Holter. É capaz de diagnosticar sintomas, estratificar risco e avaliar tratamento. A observação de alguns cuidados na seleção do método de monitorização, assim como a correta interpretação dos seus resultados juntamente com os dados clínicos, pode contribuir para um melhor tratamento dos pacientes.

APÊNDICE

Quatro Casos

CASO 1

Exemplo de paciente portador de doença de Chagas, com bloqueio de ramo direito e bloqueio divisional anterossuperior no ECG de repouso e que teve uma síncope de causa a esclarecer. Durante a gravação, observou-se ritmo sinusal bradicárdico alternado com períodos de ritmo de escape juncional e com episódios de fibrilação atrial paroxística; após as reversões dos episódios de fibrilação atrial, apresentava assistolias mais ou menos prolongadas, sendo a maior delas de 3,8 s. Permaneceu assintomático durante a gravação. Embora assintomático, esse exame de Holter permite, com uma alta probabilidade de estar certo, esclarecer o mecanismo da síncope desse paciente, que deve estar relacionada a algum episódio de assistolia um pouco mais prolongada do que aquelas observadas nesse exame. Caso de disfunção sinusal provavelmente de etiologia chagásica e com apresentação clínica de "síndrome bradi-taqui".

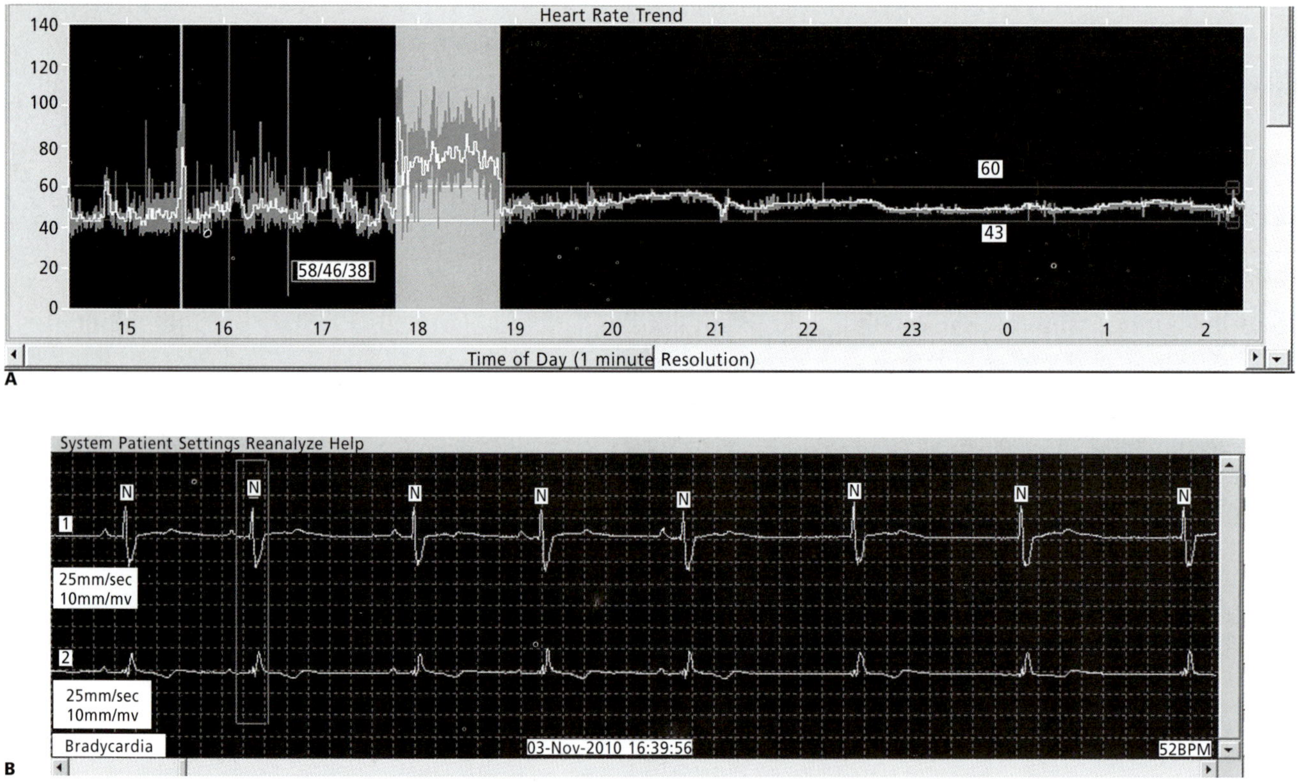

Figura 6.9 – (*A*) Gráfico da frequência cardíaca (FC) (parte). Observar: 1) bradicardia a partir de 18 h 50; e 2) período entre mais ou menos 17 h 45 e 18 h 50 (área com fundo cinza-claro) com FC mais alta e irregular (período de fibrilação atrial paroxística). (*B*) Traçado de eletrocardiograma (ECG) em velocidade convencional (25 mm/s) mostrando o ritmo sinusal bradicárdico alternado com ritmo de escape juncional.

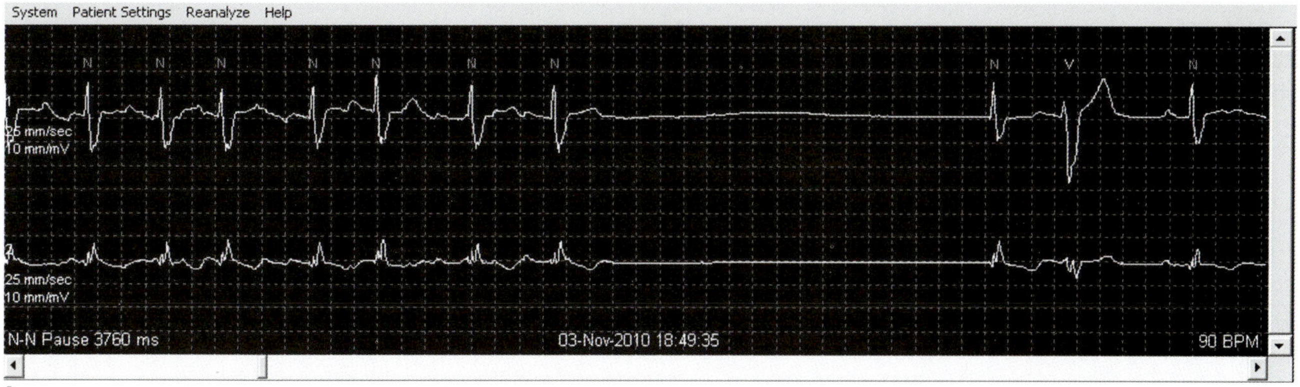

A

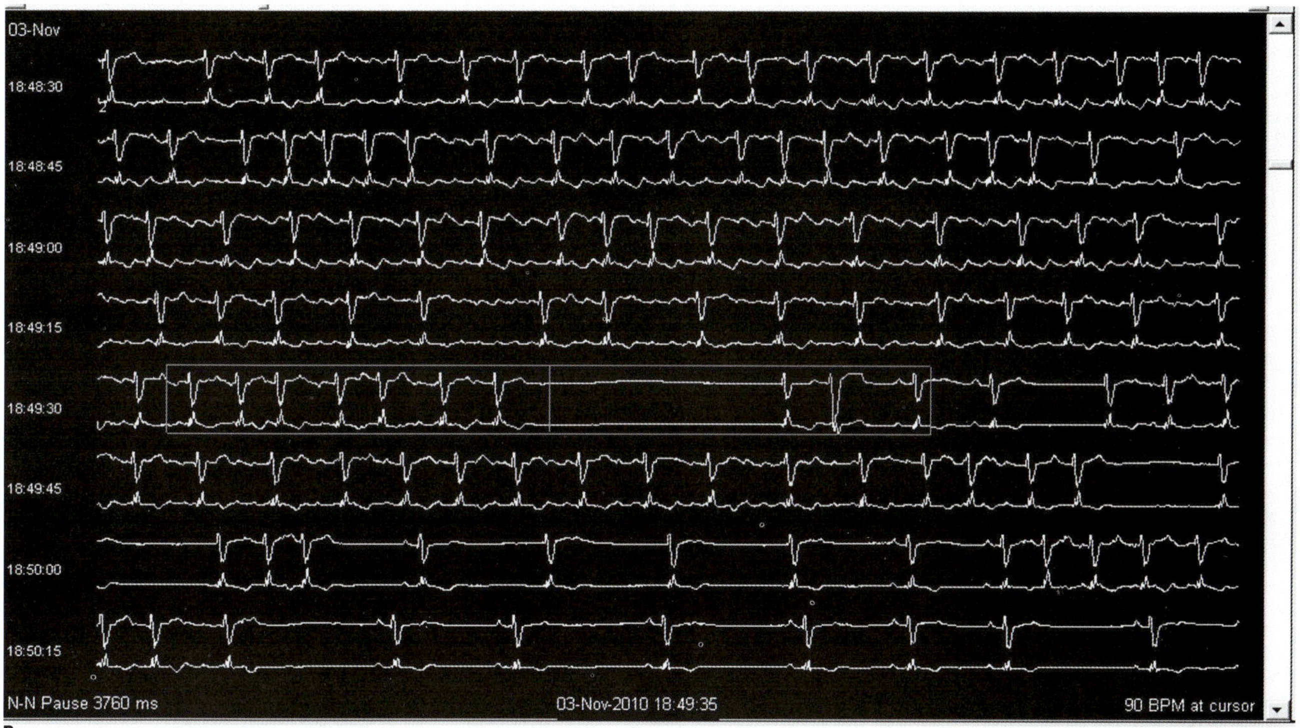

B

Figura 6.10 – (*A*) Momento da reversão da fibrilação atrial, mostrando assistolia de 3,8 s. Traçado do eletrocardiograma (ECG) na velocidade convencional (25 mm/s) própria para a visibilização do detalhe da pausa. (*B*) Mesmo momento. Traçado condensado contínuo de 2 min de duração, próprio para uma vista geral do ritmo cardíaco resultante após a reversão da fibrilação atrial.

CASO 2

A.M.A.R., paciente do sexo feminino, 67 anos de idade. Sem medicação. Portadora de marca-passo de dupla câmara, com avaliação eletrônica de marca-passo sem anormalidades e com queixa de palpitações sem sintomas de baixo débito esporádicas.

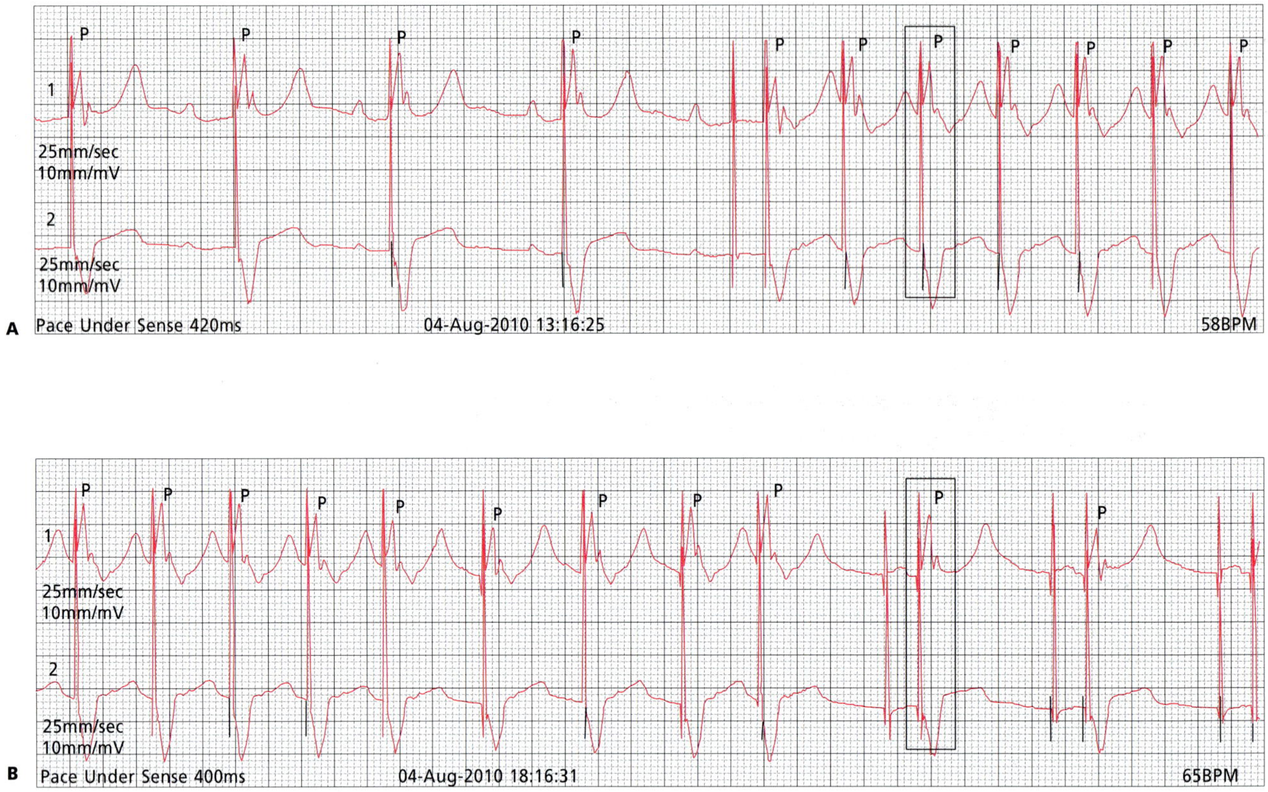

Figura 6.11 – (*A* e *B*) Traçados de Holter em velocidade convencional (25 mm/s), nos quais se observa falha de sensibilidade do canal atrial do tipo *undersensing* (5º batimento do traçado superior) que acaba por ocasionar uma taquicardia mediada pelo marca-passo (início no 5º batimento do traçado superior e término no traçado inferior).

978-85-4120-208-4

CASO 3

J.R.C., 68 anos de idade, sexo masculino. Medicação: glibenclamida, anlodipino, enalapril.

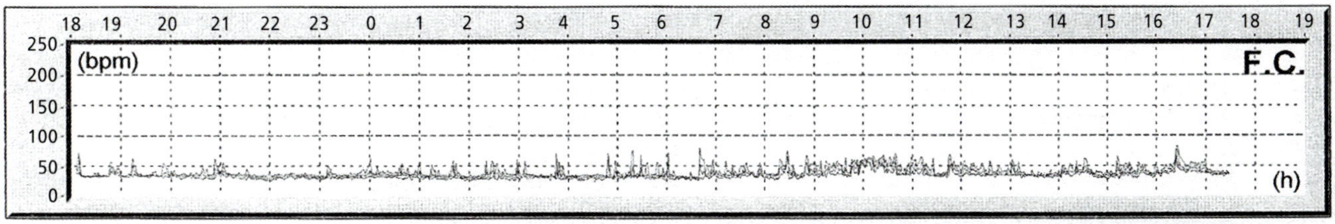

Figura 6.12 – Gráfico da frequência cardíadiaca do período de 24 h, mostrando uma variação entre 25 bpm (mínima às 04:33 h) e 83 bpm (máxima às 16:26 h), com uma média de 38 bpm.

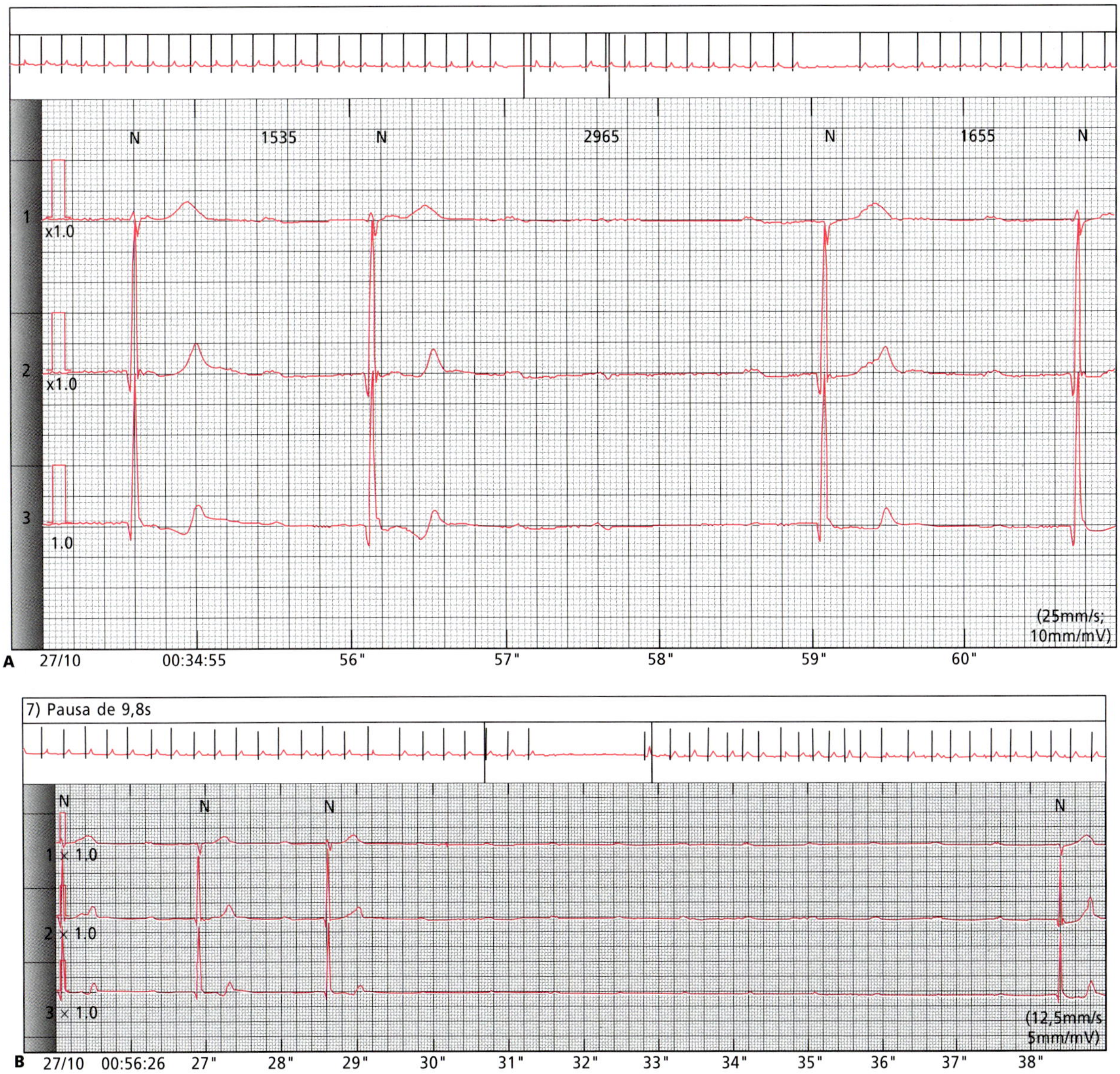

Figura 6.13 – Duas formas de apresentação do eletrocardiograma (ECG). (*A*) Traçado em velocidade convencional (25mm/s), no qual se observa bloqueio atrioventricular total com ritmo de escape juncional irregular. (*B*) Traçado condensado, em baixa velocidade (12,5 mm/s), em que se evidencia um período de assistolia de 9,8 s durante o sono. Notar que em cima de ambos os traçados há uma tira com o ECG bastante condensado com 1,5 min de duração e que permite uma visualização em perspectiva do traçado maior.

CASO 4

G.S., sexo feminino, 63 anos de idade. Chega ao pronto-socorro queixando-se de síncopes há dois dias. Eletrocardiograma (ECG) de entrada mostra ritmo sinusal para os átrios e ritmo de marca-passo de dupla câmara operando em modo VAT para os ventrículos.

General
- **82001** QRS complexes
- **81675** Paced beats (100%)
- **0** Ventricular beats (< 1%)
- **0** Supraventricular beats (< 1%)
- **0** BB beats (< 1%)
- **0** Junctional beats (< 1%)
- **0** Aberrant beats
- **0** % of total time in AF/AFL
- **7** % of total time classified as noise

Ventriculars (V, F, E, I)
- **0** Isolated
- **0** Couplets
- **0** Bigeminal cycles
- **0** Runs totaling 0 beats

Heart Rates
- **29** Minimum at 23:26:14 20-Oct
- **62** Average
- **89** Maximum at 02:24:28 21-Oct
- **0** Beats in tachycardia (>100 bpm), 0% total
- **14764** Beats in bradycardia (<60 bpm), 18% total
- **11.76** Seconds Max R-R at 07:30:10 21-Oct

Supraventriculars (S, J, A)
- **0** Isolated
- **0** Couplets
- **0** Bigeminal cycles
- **0** Runs totaling 0 beats

A

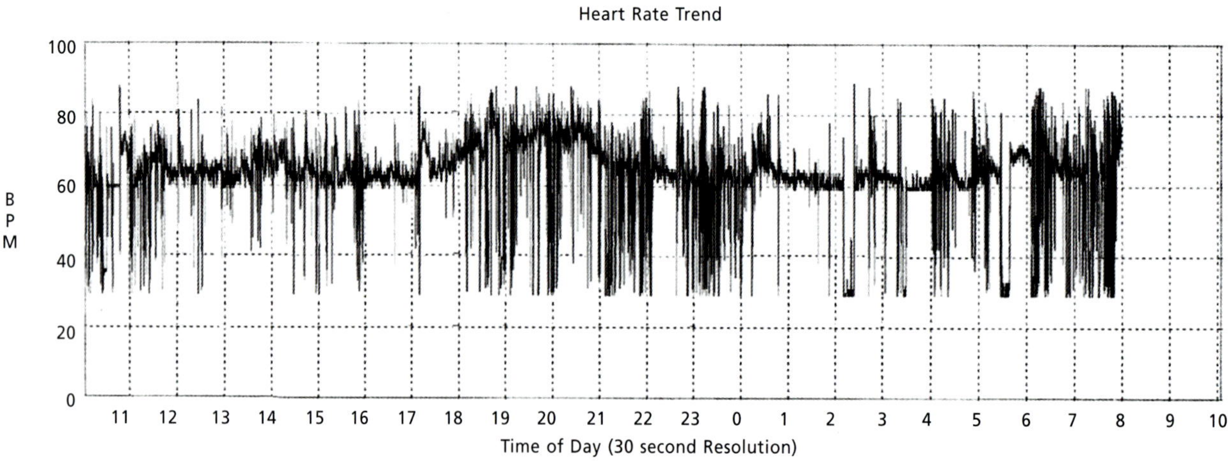

B

Figura 6.14 – Página de rosto do relatório de Holter gravado na paciente no dia em que chegou ao pronto-socorro. Observar: *A*) os dados numéricos referentes à frequência cardíaca e às pausas (parte superior à direita); e *B*) gráfico da frequência cardíaca (FC) nas 24 h, no qual há inúmeras quedas súbitas da FC sem relação com o horário.

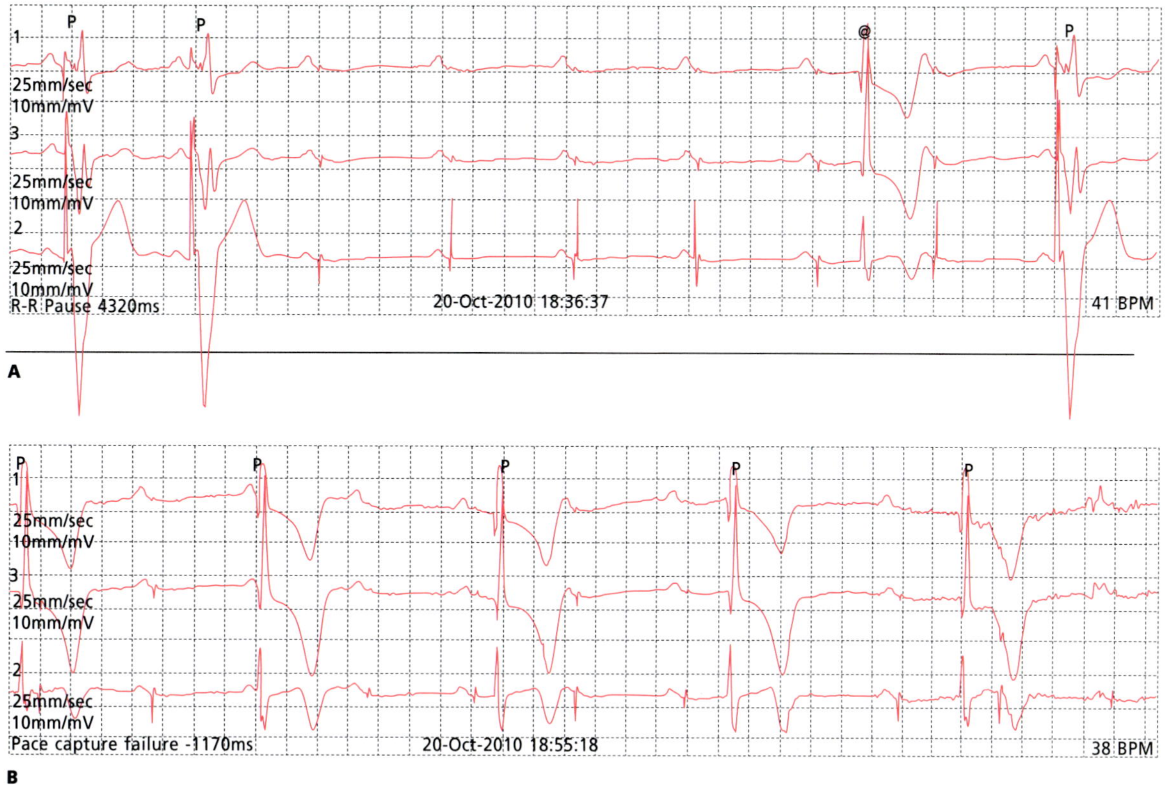

Figura 6.15 – Traçados em três derivações de eletrocardiograma (ECG) convencional em velocidade normal (25mm/s) em dois momentos diferentes da mesma gravação. Observar: *A*) traçado superior: ritmo sinusal para os átrios com frequência cardíaca (FC) = 71 bpm; os dois primeiros batimentos e o último batimento com ritmo de marca-passo artificial para os ventrículos; no meio do traçado, a presença de espículas do canal ventricular de marca-passo artificial (deflagradas pelas ondas P espontâneas), mas não seguidas de complexos QRS; terceiro complexo QRS de escape juncional; período de assistolia de 4,3 s; *B*) traçado inferior: bloqueio atrioventricular total com ritmo ventricular de escape com QRS estreito com FC de mais ou menos 30 bpm, além da presença das espículas de marca-passo ventricular não seguidas de QRS. Caso de perda de comando do canal ventricular do marca-passo artificial em paciente com bloqueio atrioventricular total.

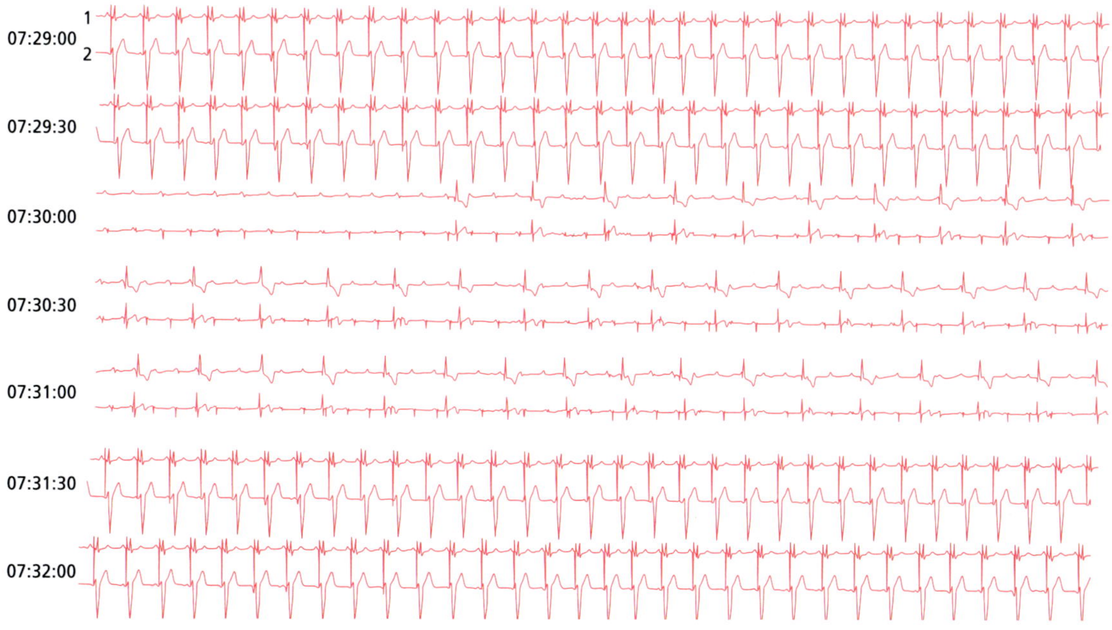

Figura 6.16 – Traçado contínuo de duas derivações do eletrocardiograma (ECG) com 3,5 min de duração, no qual se vê período de perda do comando do canal ventricular do marca-passo com aproximadamente 1,5 min de duração.

REFERÊNCIAS

1. Kennedy HL, Whitlock JA, Sprague MK, Kennedy LJ, Buckingham TA, Goldberg RJ. Long-term follow-up of asymptomatic healthy subjects with frequent and complex ventricular ectopy. N Engl J Med. 1985 Jan 24;312(4):193-7.
2. Takemoto M, Yoshimura H, Ohba Y *et al*. Radiofrequency catheter ablation of premature ventricular complexes from right ventricular outflow tract improves left ventricular dilation and clinical status in patients without structural heart disease J Am Coll Cardiol. 2005 Apr 19;45(8):1259-65.
3. Cardiac Arrhythmia Suppression Trial (CAST) Investigators. The preliminary report: effect of encainide and flecainide on mortality in a randomized trial of arrhythmia suppression after myocardial infarction. N Engl J Med 1989;321:406-12.
4. Kleiger RE, Miller JP, Bigger JT *et al*. Decreased heart rate variability and its association with increased normality after acute myocardial infarction. Am J Cardiol 1987;59:256-62.
5. Deanfield JE, Shea M, Ribiero P, de Landsheere CM, Wilson RA, Horlock P, Selwyn AP. Transient ST-segment depression as a marker of myocardial ischemia during daily life. Am J Cardiol. 1984 Dec 1;54(10):1195-200.

LEITURA COMPLEMENTAR

Bigger JT Jr, Fleiss JL, Kleiger R, Miller P, Rolnitzky LM. The relationships among ventricular arrhythmias, left ventricular dysfunction, and mortality in the 2 years after myocardial infarction. Circulation. 1984;69:250-8.

Bigger JT, Rolnitzky LM, Leahey EB, LaPook JD. Duration of recording; activity protocol. In: Wenger NK, Nock MB, Ringquist I. Year Book. Chicago: Medical Publishers; 1981 (p. 87-102).

Crawford MH, Bernstein SJ, Deedwania PC et al. ACC/AHA Guidelines for Ambulatory Electrocardiography. A report of the American College of Cardiology/American Heart Association Task Force on Practice Guidelines (Committee to Revise the Guidelines for Ambulatory Electrocardiography). J Am Coll Cardiol. 1999;34:912-48.

De Paula SR. Influência da idade e do sexo na frequência cardíaca, nas arritmias cardíacas e nos distúrbios da condução atrioventricular em indivíduos assintomáticos sem evidência de doença cardíaca. 2002. (Tese de Doutorado) Faculdade de Medicina da Universidade de São Paulo. São Paulo, 2002.

Deedwania P. Ischemia detected by Holter monitoring in coronary artery disease. In: Moss AJ, Stern SS. Noninvasive electrocardiology – Clinical aspects of Holter monitoring. Londres: W. B. Saunders; 1996 (p. 331-44).

Dimarco JP, Philbrick JT. Use of ambulatory electrocardiographic (Holter) monitoring. Ann Inter Med. 1990;11353-68.

ESVEM Investigators. The ESVEM trial: electrophysiologic study *versus* electrocardiographic monitoring for selection of antiarrhythmic therapy of ventricular tachyarrhythmias. Circulation. 1989;79:1354-60.

Goldberger JJ, Cain ME, Hohnloser SH, Kadish AH, Knight BP, Lauer MS, Maron BJ, Page RL, Passman R, Siscovick D, Stevenson WG, Zipes DP. American Heart Association/American College of Cardiology Foundation/ Heart Rhythm Society scientific statement on noninvasive risk stratification techniques for identifying patients at risk for sudden cardiac death: a scientific statement from the American Heart Association Council on Clinical Cardiology Committee on Electrocardiography and Arrhythmias and Council on Epidemiology and Prevention. J Am Coll Cardiol. 2008;52:1179-99.

Grupi CJ, Barbosa SA, Sampaio CR, Moffa PJ. Contribuição do monitor de eventos no diagnóstico de sintomas. Arq Bras Cardiol. 1998;70:309-14.

Grupi CJ, Sosa EA, Carvalho JF, Antonelli RH, Bellotti G, Pileggi F. Variabilidade espontânea da extrassistolia ventricular na cardiopatia chagásica crônica. Arq Bras Cardiol. 1991;56(6):445-50.

Horta JA, Sosa E, Scanavacca M, d'Avila A, Bellotti G, Pileggi F. Persistence of palpitations after successful radiofrequency catheter ablation. Arq Bras Cardiol. 1997 Feb;68(2):103-6.

Krahn AD, Klein GJ, Yee R, Takle Newhouse T; Norris C. Use of an extended monitoring strategy in patients with problematic syncope. Circulation. 1999 Jan;99(3):406-10.

Libby P, Bonow RO, Zipes DP *et al*. (eds.). Braunwald's – Heart Disease. 8. ed. Nova York: Saunders Elsevier; 2007.

Malik M, Camm AJ (eds.). Heart rate variability. Nova York: Futura Publishing Company; 1995.

Moss AJ, Stern S (eds.). Noninvasive electrocardiology – Clinical aspects of Holter monitoring. Londres: W. B. Saunders Company; 1996.

Sociedade Brasileira de Cardiologia. Diretrizes Brasileiras de Fibrilação Atrial. Arq Bras Cardiol. 2009;92(6 supl. 1):1-39.

Stone PH. ST-segment analysis in ambulatory ECG (AECG or Holter) monitoring in patients with coronary artery disease: clinical significance and analytic techniques. Ann Noninvasive Electrocardiol. 2005 Apr;10(2):263-78.

Task Force for the Diagnosis and Management of Syncope of the European Society of Cardiology (ESC), Moya A (Chairperson). Eur Heart J. 2009;30(21):2631-71.

Task Force for the Management of Atrial Fibrillation of the European Society of Cardiology (ESC). Guidelines for the management of atrial fibrillation. Eur Heart J. 2010 Oct;31(19):2369-429.

Task Force of the European Society of Cardiology and the North American Society of Pacing and Eletrophysiology. Heart rate variability – Standards of measurement, physiological interpretation, and clinical use. Circulation. 1996;93:1043-65.

Zimetbaum PJ, Kim KY, Josephson ME, Goldberger AL, Cohen DJ. Diagnostic yield and optimal duration of continuous-loop event monitoring for the diagnosis of palpitations. A cost-effectiveness analysis. Ann Intern Med. 1998 Jun 1;128(11):890-5.

CAPÍTULO

7

Radiologia do Coração e dos Grandes Vasos da Base – Tomografia Computadorizada e Ressonância Magnética do Sistema Vascular

Claudio Luiz Lucarelli
Kiyomi Kato Uezumi

Radiologia do Coração e dos Grandes Vasos da Base

INTRODUÇÃO

A importância atual das radiografias de tórax prende-se à avaliação inicial dos pacientes com suspeita de doenças do tórax, sejam cardíacas, pulmonares, mediastinais ou da parede, o seu seguimento pós-tratamento clínico e/ou cirúrgico e no acompanhamento nas unidades de terapia intensiva (UTI). A sua função diagnóstica, embora ainda significativa, foi amplamente substituída por métodos mais modernos como ecocardiogramas, tomografia computadorizada, ressonância magnética e medicina nuclear[1-3].

No processo de avaliação de pacientes com suspeita de terem doença do coração, a radiografia simples do tórax colabora confirmando ou afastando a suspeita clínica inicial e, frequentemente, revelando outras causas para os sintomas, oferecendo uma boa visão do estado hemodinâmico e detectando outras doenças pulmonares e/ou mediastinais, relacionadas ou não ao quadro cardiológico[3]. É um exame de baixo custo, com uma excelente relação custo-benefício; tem grande disponibilidade e não é invasivo[4].

As radiografias do tórax devem ter qualidade técnica adequada, de modo que seja possível analisar todas as estruturas como parede, pleura, mediastino, pulmões e coração (Figura 7.1, *A* e *B*), tarefa hoje muito facilitada pelas novas técnicas digitais dada a possibilidade de manipulação eletrônica das imagens.

As projeções recomendadas são a frontal, com incidência posteroanterior, e a lateral esquerda. O esôfago contrastado facilita a avaliação das câmaras cardíacas que com ele se relacionam (átrio esquerdo e ventrículo esquerdo) e outras estruturas do mediastino posterior.

Para que as informações registradas nas radiografias sejam adequadas e comparáveis, deve-se observar a qualidade dos filmes quanto à penetração (grau de escurecimento da imagem), posição do paciente e nível de inspiração no momento da exposição.

Na radiografia frontal, em condições ideais, a coluna vertebral deve se projetar na linha mediana do tórax, com as escápulas fora dos campos pulmonares. A penetração deve ser tal que os espaços intervertebrais sejam identificados através da coluna aérea da traqueia, porém não do coração. A inspiração adequada é aquela na qual haja a interseção da porção anterior do sexto arco costal com a cúpula diafragmática.

A formação da imagem radiológica baseia-se na diferente absorção da radiação pelos tecidos. Assim, o contraste natural dado pela densidade de ar dos alvéolos com a densidade de água nos vasos e coração permite a identificação dos contornos destas estruturas. A imagem

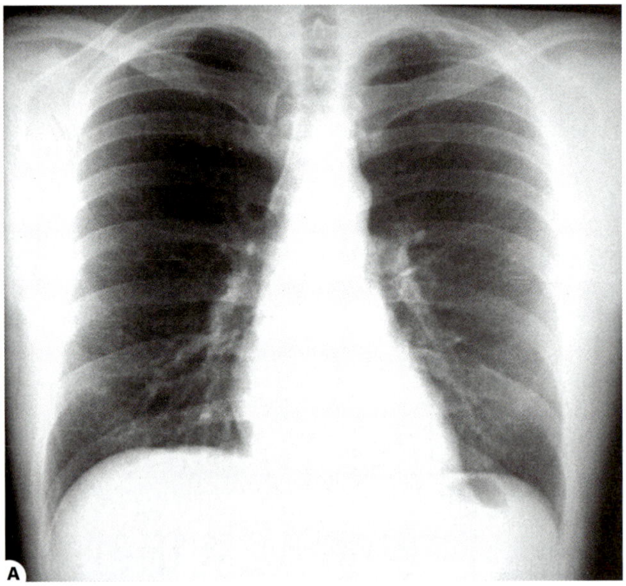

A

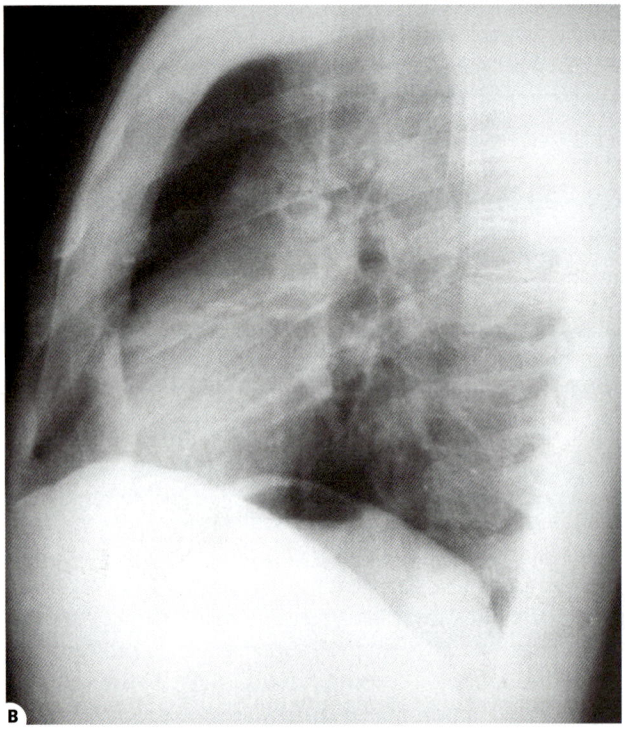

B

Figura 7.1 - (*A*) Tórax normal em posição frontal. (*B*) Projeção lateral.

do coração, no entanto, aparece como uma sombra única, não sendo possível a identificação direta das câmaras cardíacas, mas apenas dos contornos de algumas delas, não sendo possível a sua dissociação dos vasos da base, de eventuais coleções, massas mediastinais, pericárdicas ou mesmo de condensações parenquimatosas pulmonares quando contíguas ao coração, já que são estruturas que têm a mesma densidade, ou seja, que absorvem igualmente a radiação. Alguns sinais radiológicos são descritos auxiliando nessa diferenciação[5].

As radiografias simples do tórax, em projeções frontal e lateral, permitem a avaliação das dimensões do coração e, pela análise de seus contornos, o reconhecimento de aumentos seletivos de câmaras cardíacas. Não é possível, entretanto, o reconhecimento de estruturas intracardíacas, exceto quando calcificadas – calcificações valvares, por exemplo – ou metálicas (próteses) (Figura 7.2, *A* a *F*).

Um dos pontos de destaque na análise das radiografias simples do tórax é a avaliação da vascularização pulmonar e das alterações decorrentes das hipertensões pré e pós-capilar e das secundárias, como edema pulmonar e derrames pleurais.

A vascularização e o parênquima pulmonar

Na radiografia do tórax, como já mencionado, a diferença na atenuação dos raios X pelas estruturas aéreas e por aquelas com componente de tecidos moles e conteúdo sanguíneo, como coração e vasos, permite a identificação de seus contornos. Nos pulmões, os lóbulos secundários e os brônquios, embora tendo dimensões dentro dos limites de resolução espacial do método, normalmente não são visíveis por terem paredes muito finas e por estarem rodeados de ar. Já as estruturas vasculares, envolvidas pelo ar do parênquima pulmonar, têm seus limites bem visíveis e apresentam-se como estruturas tubulares que dos hilos à periferia diminuem progressivamente de calibre, são mais evidentes na porção medial da base pulmonar direita e devem ser descritos anatomicamente como artérias ou veias pulmonares ou, quando indistinguíveis entre si, como vasos ou vascularização pulmonar.

A artéria pulmonar direita, por estar mergulhada na densidade do mediastino, é invisível nas radiografias em projeção frontal, porém, pode ser identificada na lateral como uma opacidade ovalada anterior à traqueia (ver Figura 7.1, *B*). A artéria pulmonar esquerda pode ser vista no hilo em projeção frontal passando por cima do brônquio correspondente e com diâmetro menor que o do botão aórtico (ver Figura 7.1, *A*).

As artérias intraparenquimatosas acompanham a ramificação brônquica e têm a mesma denominação dos brônquios. Seu trajeto é oblíquo, do hilo para a periferia. Já as veias do lobo inferior direito cursam horizontalmente, a do lobo inferior esquerdo é mais vertical com orientação semelhante à da artéria, e as dos lobos superiores têm orientação também oblíqua e situam-se lateralmente às artérias. A ramificação das artérias ocorre de duas maneiras. Como uma bifurcação com ramos de igual calibre ou como ramificação colateral com vasos menores saindo perpendicularmente ao maior, suprindo as regiões mais profundas.

Outras estruturas venosas que devem ser lembradas são a veia cava superior (Figura 7.3), que pode compor o contorno mediastinal superior direito, perdendo-se

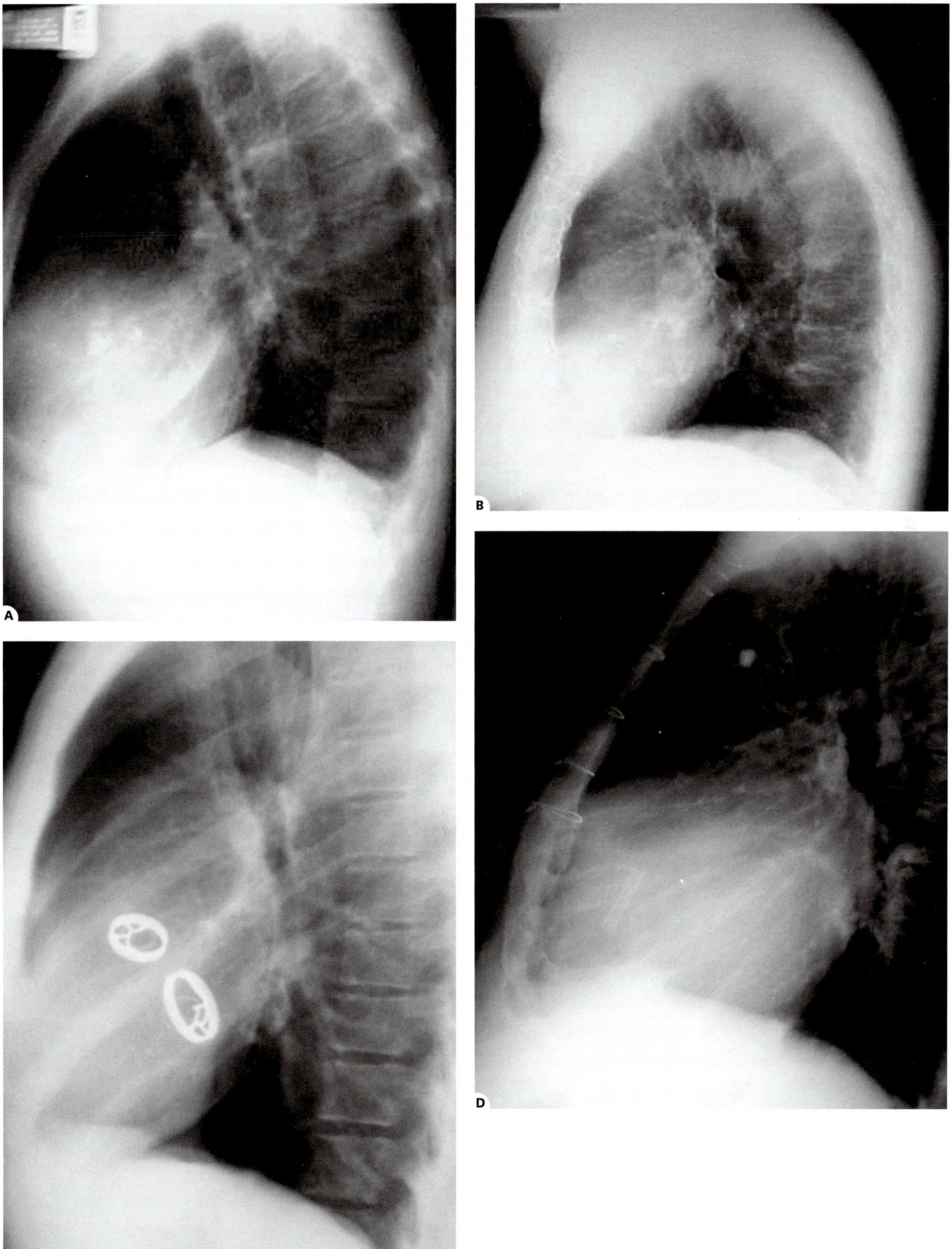

Figura 7.2 – (*A*) Calcificação da valva aórtica. (*B*) Calcificação da parede do átrio esquerdo e válvula aórtica. (*C*) Próteses valvares mitral e aórtica. (*D*) *Stent* em artéria coronária. (*Continua*)

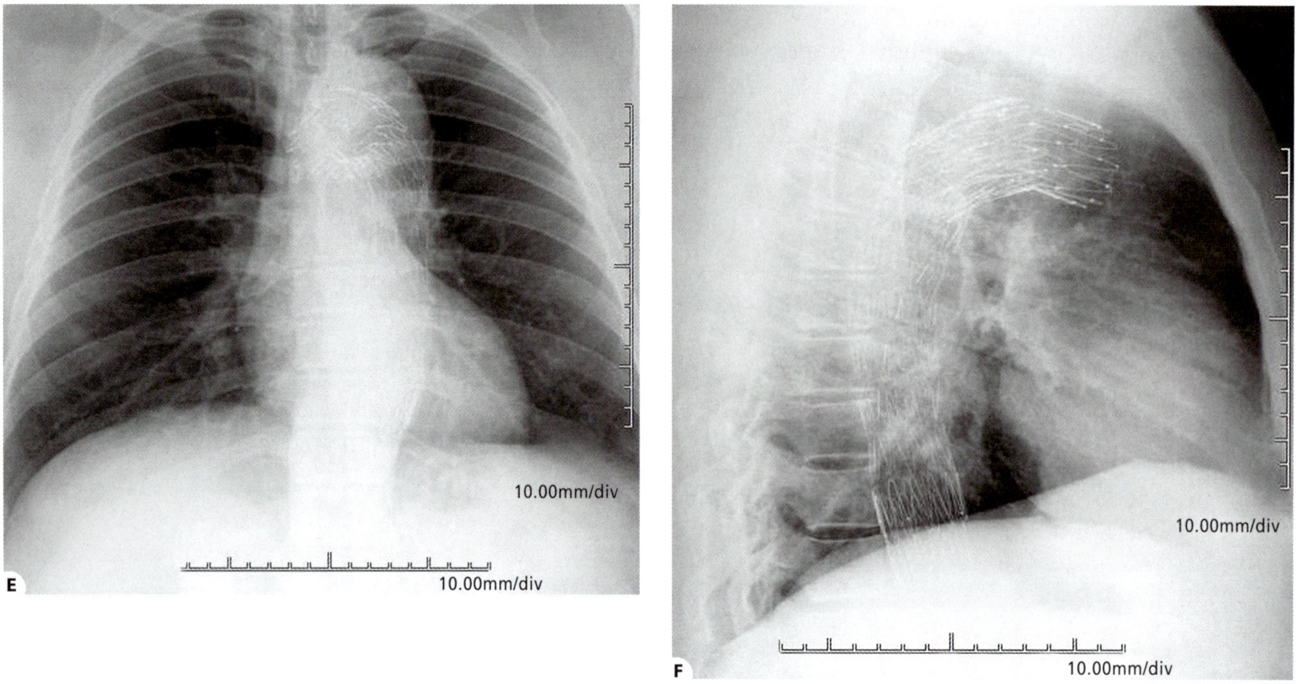

Figura 7.2 - (*Continuação*) (*E* e *F*) Endoprótese aórtica.

na altura da clavícula, e a veia ázigos, que pode aparecer como imagem ovalada no ângulo traqueobrônquico direito (Figura 7.4).

Normalmente, há um gradiente de perfusão gravidade-dependente, dos ápices para as bases, de modo que, em posição ortostática, a perfusão dos lobos inferiores é até quatro vezes maior que nos superiores[5]. Além disso, a pressão alveolar nos segmentos pulmonares superiores estreita e oblitera os capilares e as veias dos lobos superiores, aumentando a resistência ao fluxo. Assim, na radiografia de tórax em posição ortostática, em mais de 60% das pessoas normais, os vasos nos lobos superiores aparecem menores que os dos inferiores, são iguais em cerca de 35% e apenas 3 a 5% são maiores[5]. Os ramos dos lobos superiores funcionariam como uma reserva vascular para situações de sobrecarga. Nas radiografias obtidas em decúbito dorsal, esse gradiente de perfusão deixa de existir, passa, na verdade, a ter uma orientação da frente para trás e os vasos dos campos pulmonares superiores passam a ter calibre semelhante àqueles dos campos inferiores.

O calibre dos vasos pulmonares depende do fluxo sanguíneo e, portanto, é uma representação indireta dele.

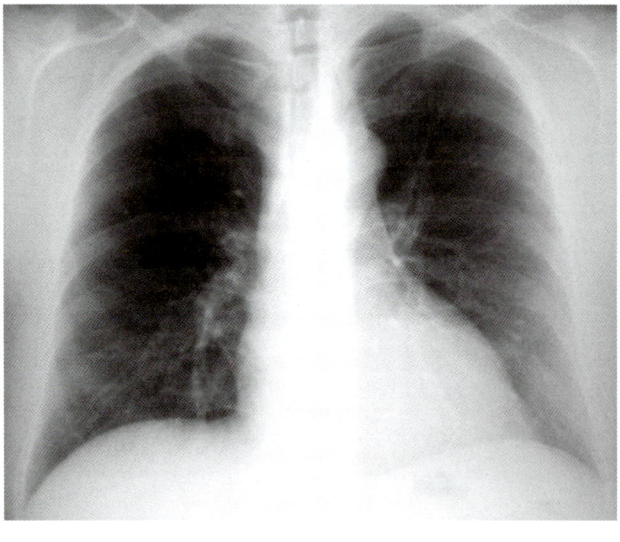

Figura 7.3 - Tórax normal - veia cava superior.

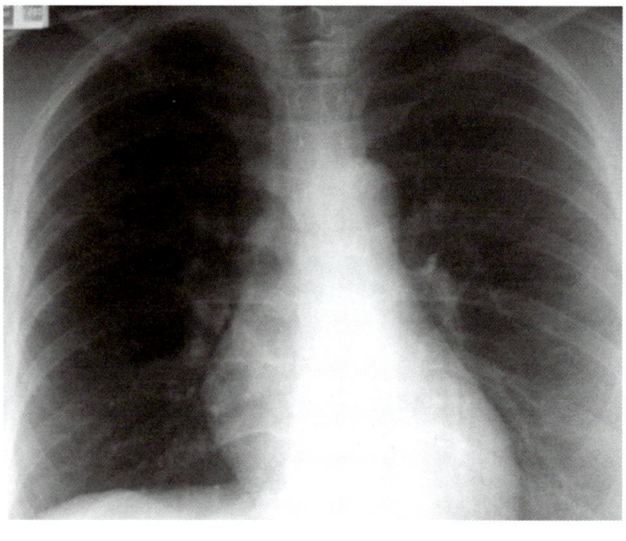

Figura 7.4 - Tórax normal - crossa da veia ázigos.

Assim, nos casos de aumento do fluxo sanguíneo pulmonar há um aumento no calibre das artérias indicando a presença de um curto-circuito esquerda-direita (Figura 7.5).

Na caracterização de aumento do fluxo pulmonar, a artéria de mais fácil avaliação é a do lobo inferior do pulmão direito, que em homens adultos deve medir menos que 16 mm de diâmetro e de 15 mm em mulheres ou nunca ter diâmetro superior à luz da traqueia. As artérias segmentares e veias também aparecem alargadas. Em crianças pode ainda haver edema por hiperperfusão com aspecto mosqueado na radiografia.

Ao contrário, na redução do fluxo sanguíneo aos pulmões há uma diminuição difusa do calibre dos vasos, admitindo-se como largura mínima normal da artéria pulmonar do lobo inferior direito 10 mm em homens adultos e 9 mm em mulheres (Figura 7.6, *A* e *B*). Embora seja manifestação de um obstáculo ao fluxo em câmaras direitas, nas estenoses pulmonares, com septo interventricular intacto, com frequência, o aumento da pressão no ventrículo direito mantém o fluxo normal.

Há que se ter cuidado com uma situação especial, a síndrome de Eisenmenger, em que há redução da vascularização, porém como consequência da hipertensão arterial secundária a um hiperfluxo primário.

Quando há um aumento na resistência ao fluxo além dos capilares pulmonares, a pressão aumenta nas veias, produzindo a hipertensão venosa pulmonar ou pós-capilar.

Quando a pressão média no átrio esquerdo alcança valores em torno de 12 a 18 mmHg, há uma inversão no padrão normal da vascularização pulmonar, com aumento de calibre e evidência das veias dos campos pulmonares superiores – há uma cefalização da vascularização pulmonar (Figura 7.7). Com aumentos progressivos nos níveis pressóricos, acima de 22 mmHg, a pressão venosa ultrapassa a pressão osmótica do sangue e há um aumento do líquido no espaço intersticial e aumento da drenagem linfática. Com isso, os hilos pulmonares aumentam como consequência do aumento do calibre dos vasos e seus contornos tornam-se borrados. Nesta fase, surge ainda o espessamento pleural, devido ao edema subpleural, e a última manifestação do edema intersticial, talvez a mais evidente,

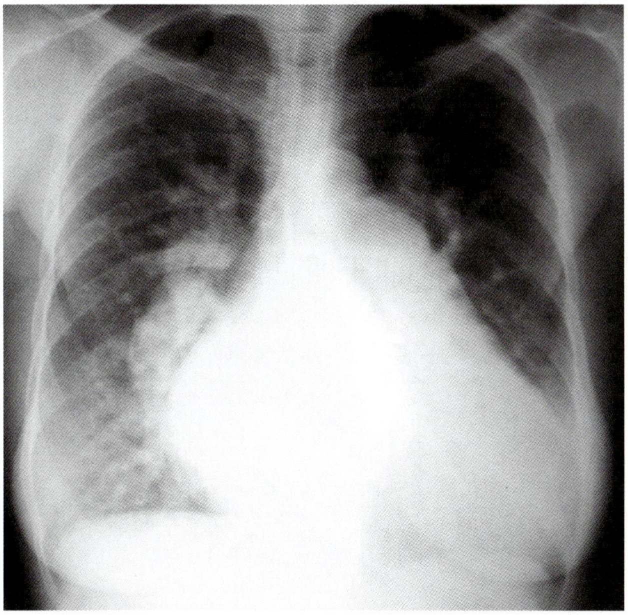

Figura 7.5 – Hiperfluxo pulmonar – alargamento da artéria interlobar direita.

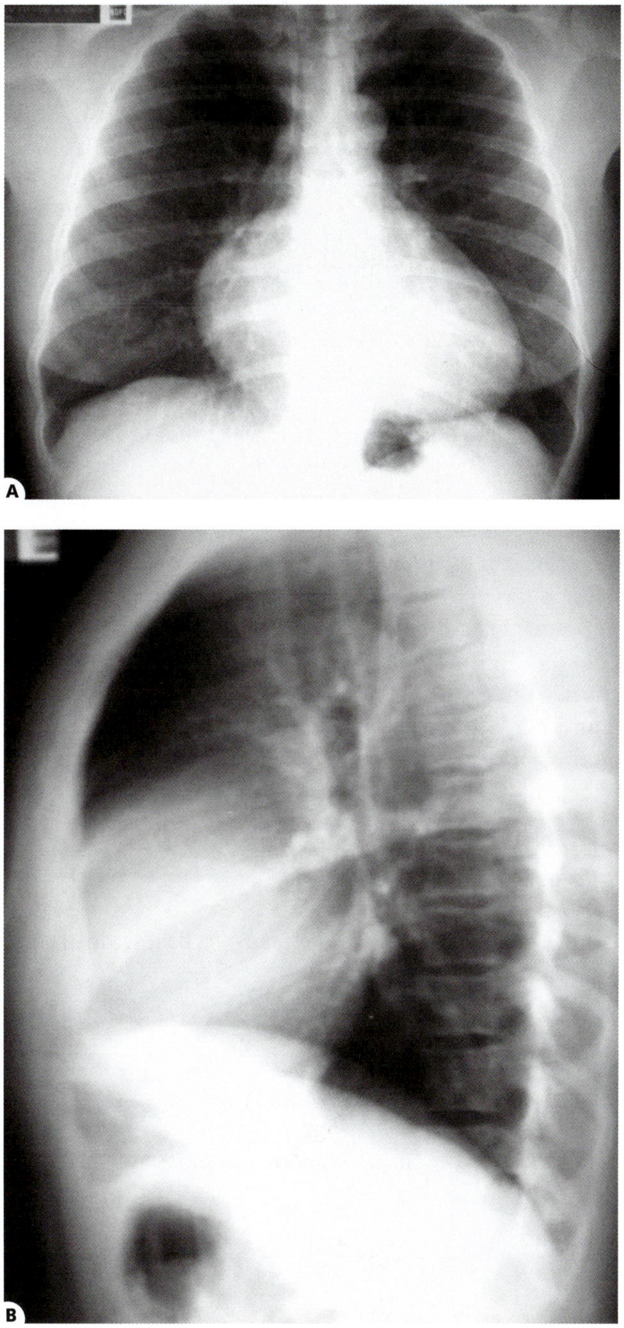

Figura 7.6 – (*A*) Tórax em projeções frontal e (*B*) lateral – fluxo pulmonar reduzido.

é o aparecimento do espessamento dos septos interlobulares relacionado com a dilatação linfática, cujo aspecto é de imagens lineares, perpendiculares à superfície pleural, periféricas, nas bases, junto aos seios costofrênicos, com cerca de 2 a 3 cm de comprimento, as mais frequentes; ou linhas mais longas que se irradiam a partir dos hilos e outras com aspecto em teia de aranha, difusas nos pulmões (Figura 7.8, *A* e *B*)[6,7]. Representam não só a fase transitória de edema, mas também imagens permanentes nos casos de depósito de hemossiderina e fibrose intersticial.

Com o aumento das pressões à esquerda, o quadro progride para edema alveolar, entre 25 e 30 mmHg, cuja imagem característica é a de opacidades irregulares de contornos imprecisos, confluentes, com distribuição predominante nas regiões centrais, poupando a periferia, dando o aspecto clássico "em asa de borboleta" (Figura 7.9). Há que se lembrar que essa não é a única distribuição possível do edema alveolar pulmonar. Pode-se ter uma distribuição assimétrica, com predomínio em um dos lados, em uma das bases, em um lobo ou segmento, dependendo de fatores que alterem a preferência do fluxo sanguíneo, como decúbitos preferenciais, doenças pulmonares preexistentes etc[8].

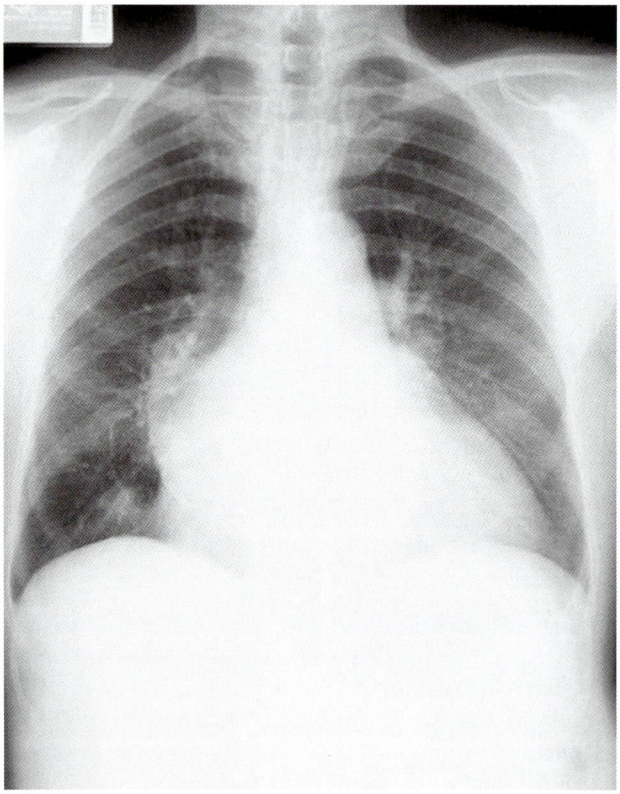

Figura 7.7 – Tórax em projeção frontal – arco médio desdobrado e abaulado inferiormente (aumento da auriculeta esquerda); átrio esquerdo aumentado ultrapassando o contorno do átrio direito; ventrículo esquerdo aumentado; vascularização pulmonar aumentada nos campos superiores.

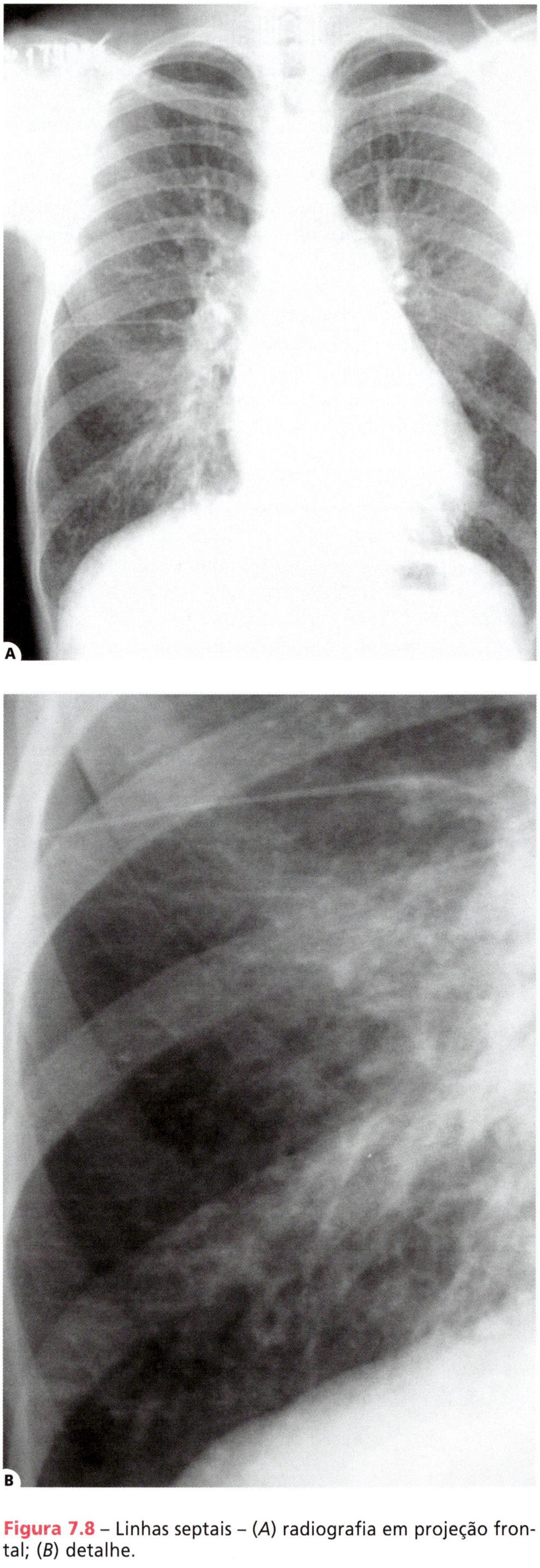

Figura 7.8 – Linhas septais – (*A*) radiografia em projeção frontal; (*B*) detalhe.

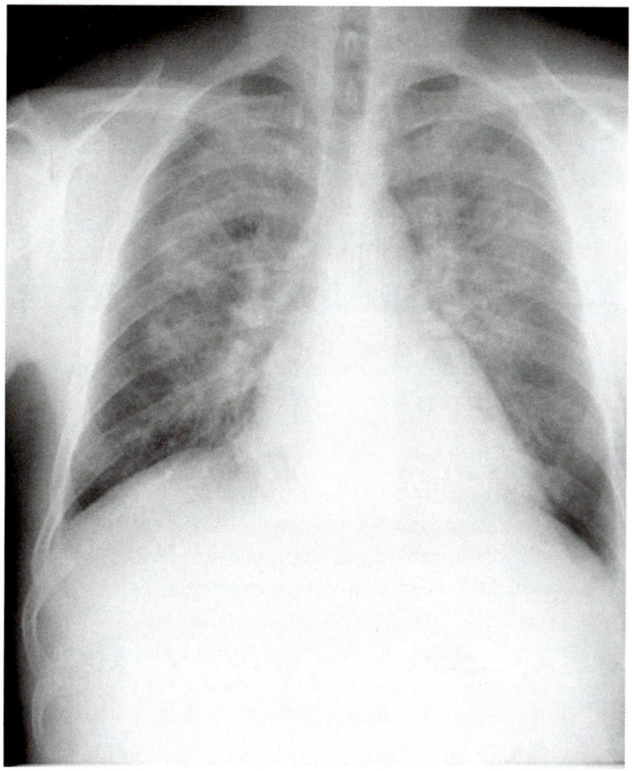

Figura 7.9 – Edema pulmonar alveolar.

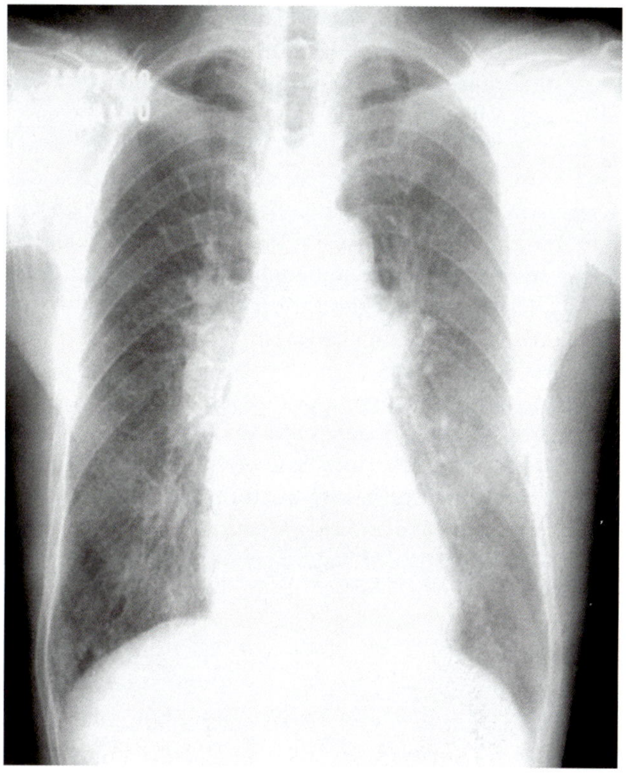

Figura 7.10 – Hipertensão venosa e arterial pulmonar com hemossiderose (micronodularidade).

Existe uma correlação entre as pressões médias no átrio esquerdo e as alterações vasculares e parenquimatosas pulmonares[2]. Estas, entretanto, devem ser tomadas apenas como uma orientação geral, já que fatores como pressão oncótica plasmática e eficiência da drenagem linfática não são levados em consideração. Além disso, as alterações vasculares e no parênquima pulmonar não ocorrem imediatamente ao serem alcançados determinados níveis de pressão, mas, na verdade, decorre um espaço de tempo entre os dois eventos.

Caso persista a alteração hemodinâmica, o quadro de edema pulmonar leva à deposição de produtos de degradação da hemoglobina nos alvéolos, lóbulos e interstício perivascular[9], com consequente hemossiderose, que se caracteriza pelo aparecimento de micronódulos de alta densidade difusos em ambos os pulmões (Figura 7.10). Nestes, ocorre deposição de cálcio, manifestando-se radiograficamente como micronódulos de densidade cálcica principalmente nos campos médios e bases, quadro este conhecido como ossificação nodular (Figura 7.11).

Evidentemente, esses dois últimos aspectos, de hemossiderose e ossificação nodular, são de ocorrência muito pequena, já que dependem da existência de uma doença não tratada por longo espaço de tempo. A hemossiderose é vista em 10 a 25% dos pacientes com estenose mitral e a ossificação, em 3 a 13%[9].

A hipertensão venosa pulmonar crônica, eventualmente, provoca hipertensão arterial pulmonar passiva,

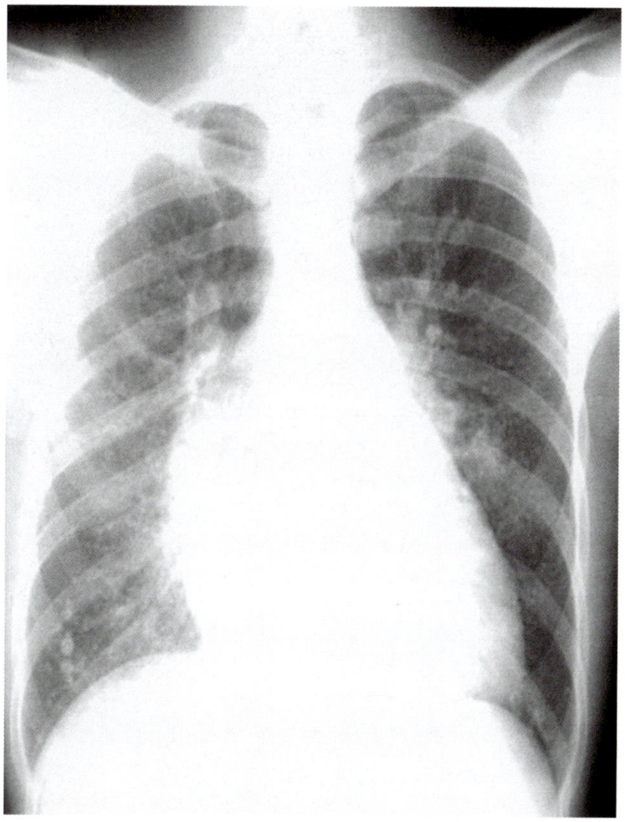

Figura 7.11 – Cardiomegalia; aumento de átrio e ventrículo direitos; auriculeta esquerda aumentada; vascularização pulmonar aumentada nos campos superiores; ossificação nodular.

devido ao aumento da resistência vascular periférica e hipertrofia da camada muscular das arteríolas.

A hipertensão arterial pulmonar tem manifestação radiológica bastante característica.

Em situações em que ocorre um aumento da resistência ao fluxo sanguíneo nos ramos periféricos das artérias pulmonares, estas tornam-se mais delgadas e, portanto, menos evidentes, e há uma dilatação das artérias centrais, com grande aumento dos hilos, aumento este desproporcional ao calibre dos vasos periféricos, caracterizando a chamada desproporção hilo-periferia[4] (Figura 7.12, *A* e *B*).

Os derrames pleurais são frequentes e, em geral, associados à insuficiência cardíaca direita.

Embora assim descritas essas alterações pareçam ser parte de um processo contínuo, na prática não é assim e são muito influenciadas pela duração e natureza do processo e pelo uso de medicamentos.

A silhueta cardiovascular e as câmaras cardíacas

Na avaliação inicial das radiografias de tórax no estudo das doenças do coração, a primeira observação que se faz é o tamanho global da imagem cardíaca e, para tanto, usa-se geralmente o índice cardiotorácico que é dado pela relação entre o maior diâmetro laterolateral da sombra cardíaca e o maior diâmetro do tórax. Considera-se normal quando $\leq 0{,}5$, embora em uma pequena porcentagem de casos (2,1%) possa ser maior[6].

Nas radiografias simples de tórax, o coração e os grandes vasos são representados por imagem de densidade homogênea, de contornos bem definidos, de modo que a avaliação de aumentos de câmaras ou alterações anatômicas nas grandes artérias e veias faz-se pela análise das modificações que estas causam nos seus contornos.

Vejamos então a representação radiográfica normal e do aumento de cada câmara cardíaca e dos grandes vasos:

- *Átrio direito*: os contornos cardíacos inferior direito na radiografia em projeção frontal e o anterior e superior na lateral representam o átrio direito. Quando aumentado, observa-se o aumento desses arcos que passam a ter maior convexidade lateral na radiografia em projeção frontal e a ocupar uma extensão maior da silhueta cardiomediastinal na lateral (ver Figuras 7.5 e 7.6, *A* e *B*).
- *Átrio esquerdo*: por ser uma estrutura posterior e mediana, não participa dos contornos cardíacos quando normal, na projeção frontal, e na radiografia em perfil forma a parte mais alta do contorno

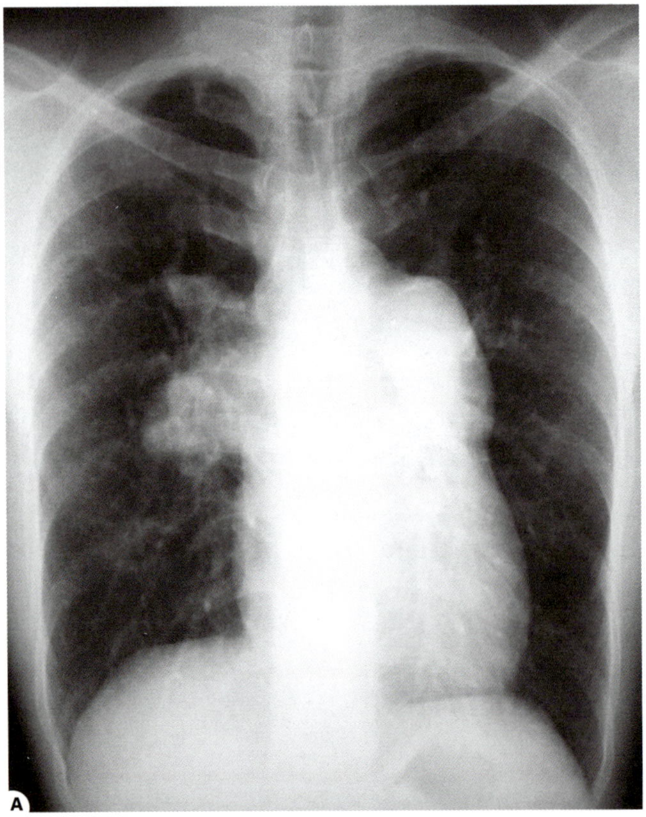

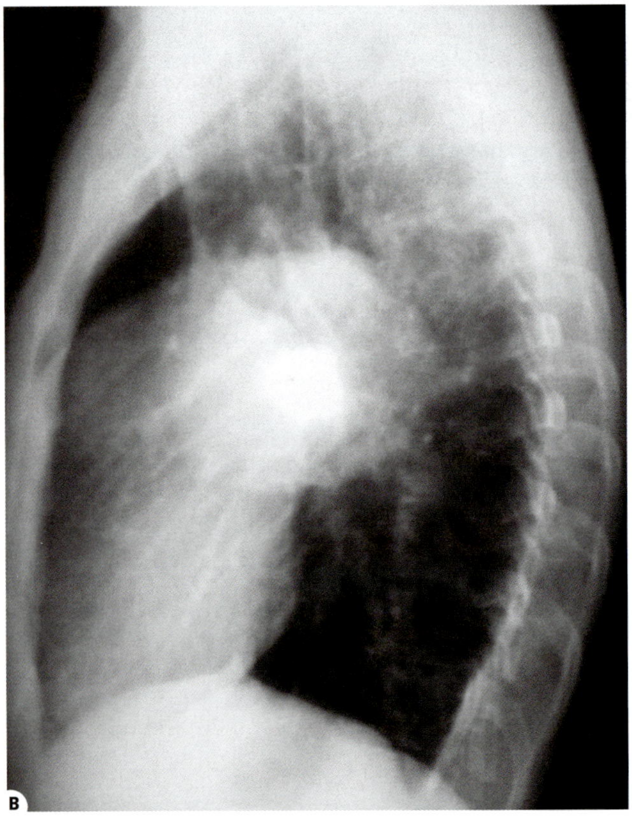

Figura 7.12 – Hipertensão arterial pulmonar. (*A*) Frontal; (*B*) lateral – hilos muito aumentados desproporcionalmente à vascularização periférica.

posterior do coração e tem íntimo contato com o esôfago e com a carina, não sendo visível nos exames normais. O seu aumento manifesta-se progressivamente pelos seguintes sinais: alargamento do ângulo da carina e elevação do brônquio do pulmão esquerdo (Figura 7.13); duplo contorno à direita na silhueta cardiovascular em projeção frontal (ver Figura 7.7); compressão esofágica no sentido anteroposterior no perfil (Figura 7.14); desdobramento do arco médio, sendo que a porção inferior deste arco corresponde à projeção do apêndice atrial (Figura 7.15).

- *Ventrículo direito*: esta câmara também não participa dos contornos da sombra cardíaca em projeção frontal, quando normal, e, no perfil, forma o seu contorno anterior e inferior. Quando aumentado, leva a uma rotação do coração de modo que em projeção frontal se observa a elevação da sua ponta e um abaulamento do arco médio. Em perfil, o contorno anterior da silhueta cardíaca se aproxima da parede torácica anterior (ver Figura 7.6, *A* e *B*).
- *Ventrículo esquerdo*: seu contorno corresponde ao arco inferior esquerdo em projeção frontal e ao arco inferior e posterior no perfil. Seu aumento acentua a convexidade e a altura do arco posteroinferior e a sua impressão sobre o esôfago contrastado no perfil e o arco cardíaco inferior esquerdo em projeção frontal. Há uma acentuação na concavidade do arco médio (Figuras 7.16 e 7.17).
- *Via de saída do ventrículo direito e tronco da artéria pulmonar*: representados pelo arco médio cardíaco, que tem a sua forma normal muito variável, variando de côncavo, reto ou mesmo abaulado (ver Figura 7.1).

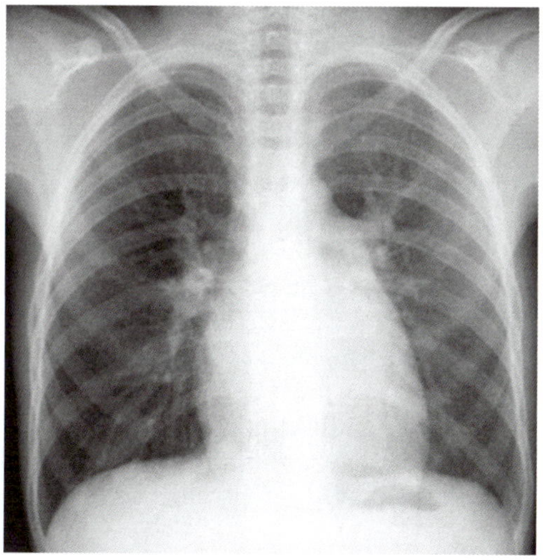

Figura 7.13 – Átrio esquerdo aumentado (imagem de maior densidade na região subcarinal).

- *Aorta*: normalmente, sua única porção visível é o arco que se projeta como convexidade discreta na porção mais alta da silhueta cardiovascular à esquerda. Com o envelhecimento, torna-se mais evidente devido ao alongamento do arco aórtico e, pelo mesmo motivo, a aorta ascendente passa a

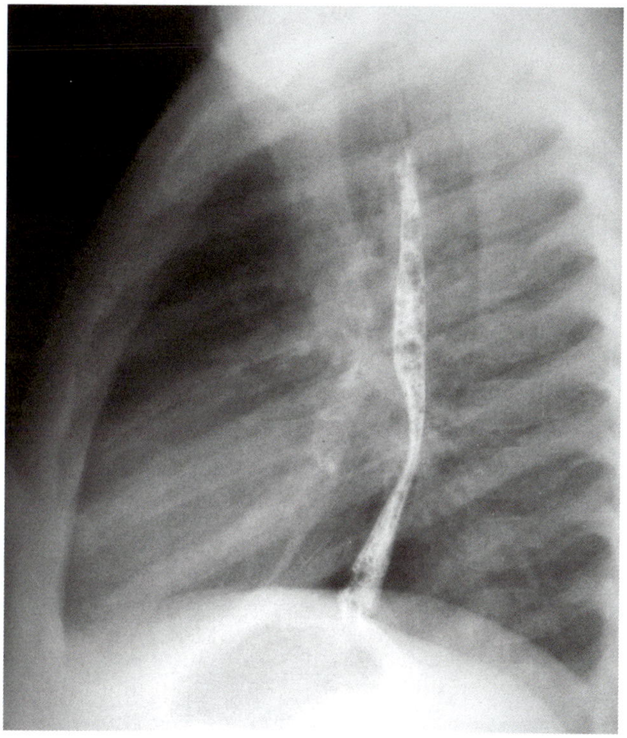

Figura 7.14 – Compressão anterior do esôfago pelo átrio esquerdo aumentado.

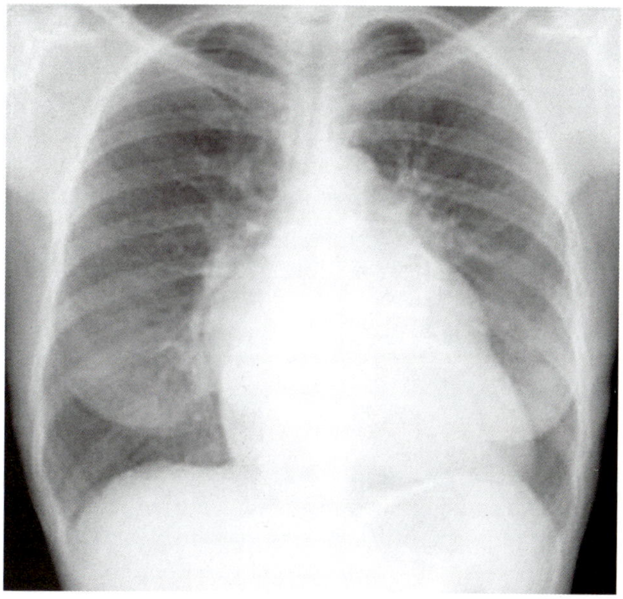

Figura 7.15 – Átrio esquerdo aumentado; auriculeta esquerda aumentada; ventrículo esquerdo aumentado.

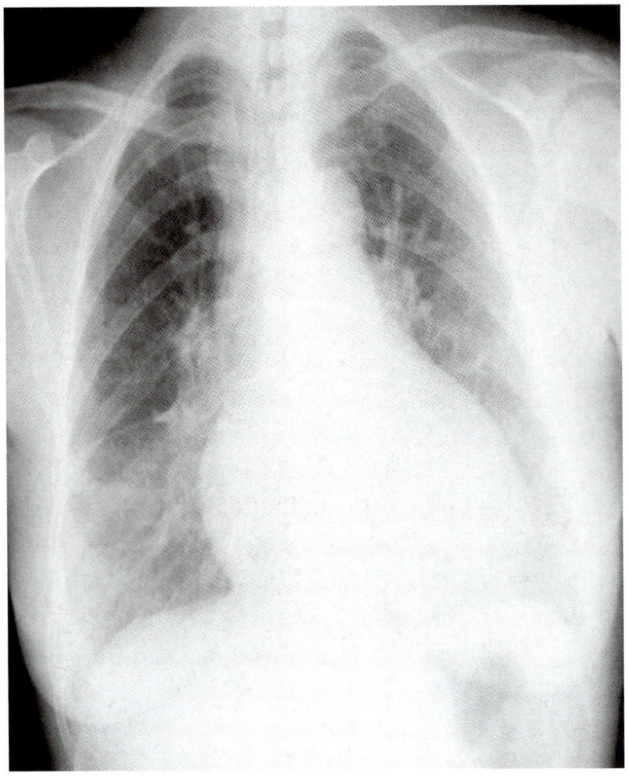

Figura 7.16 – Ventrículo esquerdo aumentado.

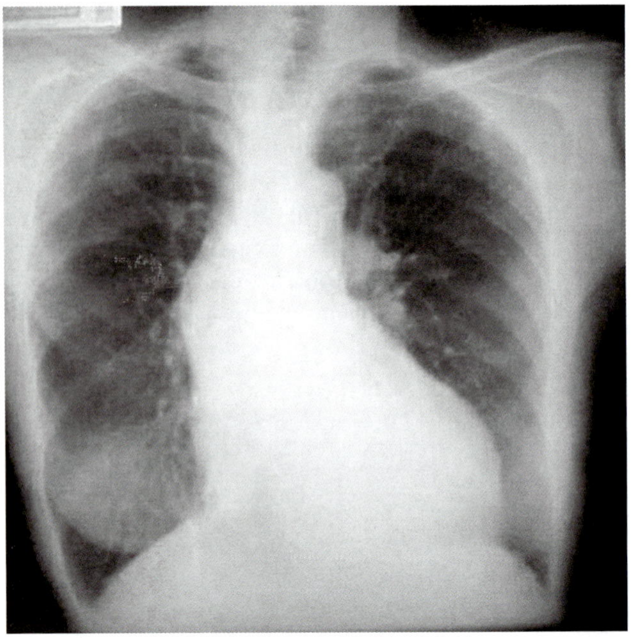

Figura 7.17 – Ventrículo esquerdo aumentado; aorta ascendente dilatada.

fazer convexidade no contorno direito da sombra cardíaca (ver Figura 7.17).

- *Veia cava superior*: compõe o limite lateral direito superior da imagem cardiomediastinal, como estrutura reta, que se perde no nível da clavícula. A aorta ascendente muito alongada e/ou dilatada pode deslocá-la lateralmente, colocando-a em evidência maior. Em situações de estase, projeta-se mais lateralmente.
- *Crossa da veia ázigos*: aparece na radiografia simples em projeção frontal como pequena imagem ovalada, junto à transição da traqueia e do brônquio direito. Aumenta de calibre nas situações de estase.
- *Artéria subclávia esquerda*: forma o contorno lateral esquerdo do mediastino superior desde o nível da crossa da aorta até a altura da transição cervicotorácica.

DOENÇAS CARDÍACAS ADQUIRIDAS

Valvopatias

Nas doenças valvares cardíacas o que norteia o seu diagnóstico radiográfico são os aumentos específicos de determinadas câmaras. Assim, nas doenças da valva mitral deve-se observar o estado anatômico do átrio esquerdo; nas lesões da valva aórtica, avaliam-se as alterações sofridas pelo ventrículo esquerdo e pela aorta; aumentos do ventrículo direito e modificações nos contornos de sua via de saída e da artéria pulmonar relacionam-se com doenças da valva pulmonar; já alterações na valva tricúspide associam-se a aumento do átrio direito.

É importante lembrar que os maiores aumentos de câmaras cardíacas ocorrem nas situações de sobrecargas de volume, ao passo que naquelas de pressão o maior esforço muscular necessário a vencer um obstáculo leva à hipertrofia do miocárdio, que pode se manifestar apenas como uma alteração na forma do contorno cardíaco correspondente.

A avaliação das dimensões globais do coração pode ter importância não só do ponto de vista evolutivo clínico, mas também como prognóstico pós-operatório em casos de substituição valvar.

Estenose mitral

A causa mais frequente de estenose mitral é a febre reumática. Os folhetos da valva estão espessados, imóveis e têm tecido fibroso e calcificado. Este processo pode comprometer também as comissuras e o aparelho subvalvar. Como consequência, há um aumento na resistência ao esvaziamento do átrio esquerdo e elevação da pressão venosa, já que por ser um sistema sem valvas a pressão se transmite diretamente aos vasos. Eventualmente, esse aumento na pressão estendendo-se às arteríolas provoca hipertrofia da média e esclerose da íntima, resultando em hipertensão arterial.

Por ser uma doença que causa sobrecarga de pressão, não há um aumento global significativo da imagem cardíaca[8]. Entretanto, há aumento característico do átrio e da auriculeta esquerdos e sinais de hipertensão venosa pulmonar.

O destaque à radiografia simples do tórax na estenose da valva mitral, assim como na insuficiência, é o aumento seletivo do átrio esquerdo.

No contorno esquerdo da imagem cardíaca, a auriculeta esquerda ocupa a região entre o arco do ventrículo esquerdo inferiormente e o segmento do tronco da artéria pulmonar. Não tem projeção importante quando tem dimensões normais. Quando o átrio esquerdo aumenta, inicialmente há uma retificação da região de projeção da auriculeta, que, com aumentos progressivos, se torna gradualmente abaulada e convexa, levando à imagem característica do assim chamado desdobramento do arco médio e abaulamento de sua porção inferior (ver Figuras 7.7 e 7.15). O aumento da auriculeta esquerda ocorre em especial em pacientes com estenose mitral de origem reumática. Outro sinal de aumento do átrio esquerdo é a dupla densidade na porção média da silhueta cardíaca em projeção frontal (ver Figura 7.7). Essa imagem representa, na realidade, a projeção do átrio esquerdo e, com aumentos muito grandes pode chegar a ultrapassar a borda direita da sombra cardíaca, formada pelo átrio direito. Alargamento do ângulo da carina, elevação do brônquio esquerdo e deslocamento posterior do esôfago contrastado também indicam aumento do átrio esquerdo (ver Figuras 7.13 e 7.14).

Em casos de estenose de longa duração a parede do átrio esquerdo pode calcificar (ver Figura 7.2, *B*). Em 10% dos casos pode haver calcificação da valva mitral, que deve ser diferenciada da calcificação do anel valvar, que tem a forma típica de um "C" e não afeta a função[10].

Se houver aumento associado do ventrículo esquerdo, deve-se pensar na possibilidade de existir também insuficiência da valva ou doença da valva aórtica.

Com aumentos muito grandes do átrio esquerdo pode ocorrer o alargamento do anel da valva tricúspide, que se torna insuficiente, e surgem os sinais de aumento do átrio direito.

Quando houver hipertensão arterial pulmonar, aparecerá o aumento do ventrículo direito.

Insuficiência mitral

Na insuficiência mitral aguda, o coração pode ter dimensões normais, sem sinais de aumento atrial esquerdo, com edema pulmonar, já que as alterações hemodinâmicas agudas superam o efeito tampão do átrio esquerdo.

Uma manifestação pouco comum, porém patognomônica da insuficiência mitral aguda, é o edema pulmonar assimétrico do lobo superior direito, explicado pela anatomia das veias pulmonares com relação ao aparelho valvar mitral[9].

Na regurgitação mitral de longa duração o aumento do átrio esquerdo pode ser observado nas radiografias de tórax. De um modo geral, são aumentos maiores que os observados na estenose, já que essa câmara protege a vascularização pulmonar das pressões do ventrículo esquerdo e, consequentemente, a congestão pulmonar é menor do que na estenose.

Se a insuficiência mitral é isolada, a aorta ascendente é pequena. Consequentemente, se em pacientes com insuficiência mitral houver aorta ascendente proeminente, poderá haver doença da valva aórtica associada.

O átrio esquerdo gigante, embora possa ocorrer tanto na estenose como na insuficiência mitral, é mais associado à insuficiência[8,10].

O aumento global do coração pode ser um indicador razoável da gravidade da doença e, em geral, pacientes com cardiomegalias menores têm maior taxa de sobrevida após cinco anos de troca de valva[8].

Prolapso da valva mitral

Não há evidências radiográficas de aumento de câmaras ou de aumento global da imagem cardíaca na grande maioria dos casos. Somente se houver insuficiência valvar importante poderá ocorrer aumento do átrio esquerdo.

As únicas alterações eventuais que podem ser vistas são aquelas referentes à configuração do tórax, como: diâmetro anteroposterior estreito, coluna reta, escoliose e deformidades como *pectus excavatum* (Figura 7.18, *A* e *B*) ou *pectus carinatum*.

Estenose aórtica

Cerca da metade dos pacientes com estenose aórtica terá radiografias do tórax normais. O aspecto inicial mais frequente é do arco do ventrículo esquerdo arredondado devido à hipertrofia concêntrica do miocárdio como consequência à sobrecarga de pressão imposta pela estenose.

Há frequentemente uma dilatação pós-estenótica da aorta ascendente, sem que, no entanto, haja correlação entre o grau da dilatação e a gravidade da estenose. O arco, representado na radiografia pelo botão aórtico, e a descendente são normais, ao contrário do que ocorre na insuficiência aórtica (ver Figura 7.17).

Uma dificuldade que existe é a diferenciação dos alongamentos da aorta ascendente decorrentes do envelhecimento e daqueles decorrentes da estenose valvar. Porém, se um indivíduo jovem apresenta aorta ascendente alongada ao exame radiológico, deve-se investigar a possibilidade de lesão valvar.

A estenose aórtica isolada com muita frequência mostra calcificação da valva e sua presença geralmente supõe gradiente de 50 mmHg através dela – ou seja, uma estenose importante (ver Figura 7.2, *A*).

Evidentemente, o achado de calcificação valvar tem significado maior em pacientes abaixo de 55 anos de idade.

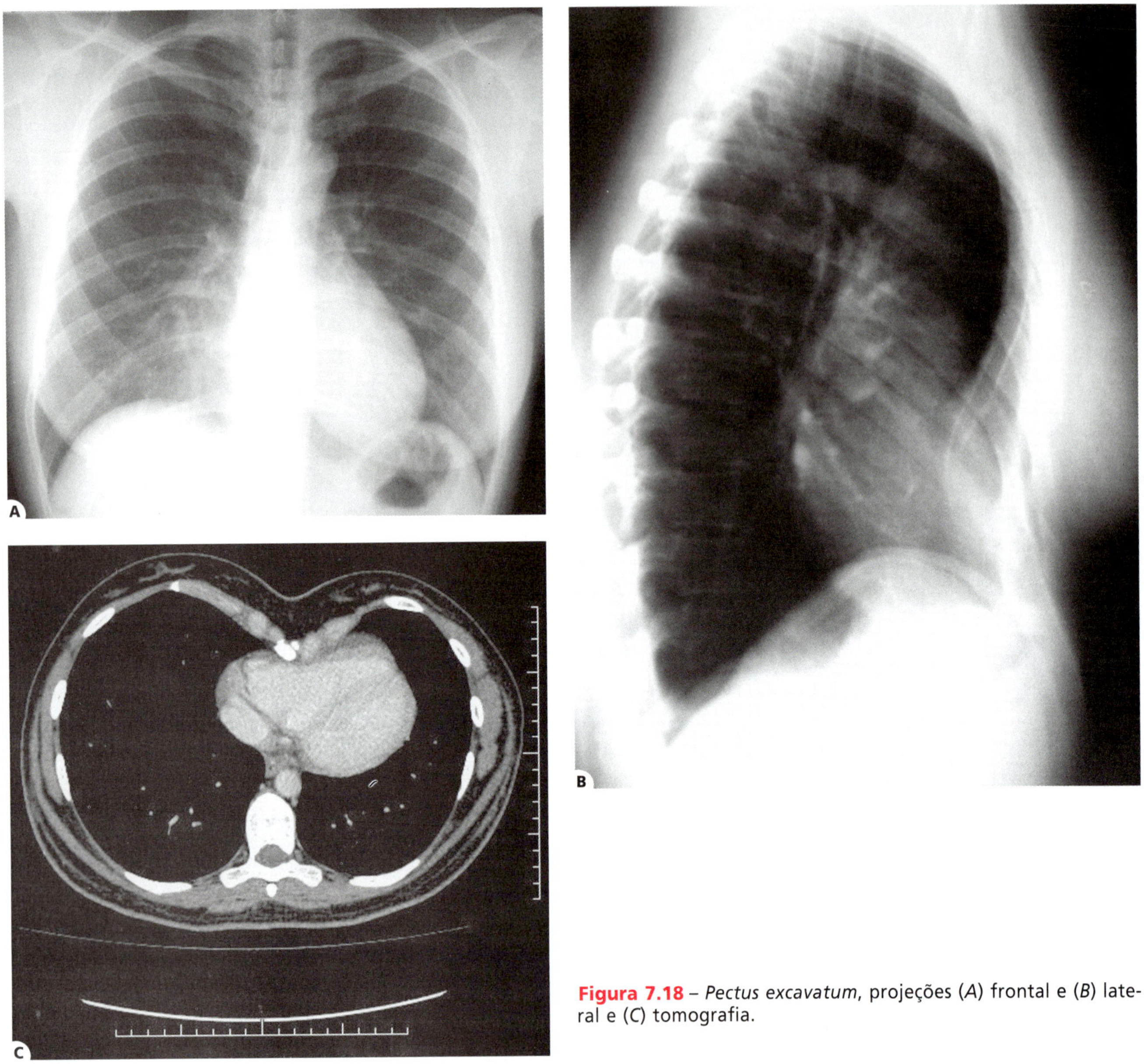

Figura 7.18 – *Pectus excavatum*, projeções (*A*) frontal e (*B*) lateral e (*C*) tomografia.

978-85-4120-208-4

A utilização rotineira de técnica de alta quilovoltagem na obtenção de radiografias do tórax dificulta a identificação de calcificações em geral e das calcificações valvares em particular. Estas muitas vezes só seriam vistas à fluoroscopia ou com a tomografia computadorizada. De qualquer modo, pode-se mais facilmente ver a calcificação da valva na radiografia em projeção lateral.

A vascularização pulmonar é normal.

A presença de imagem cardíaca aumentada e de sinais de hipertensão venosa indica descompensação cardíaca.

Insuficiência aórtica

Na radiografia observa-se aumento ventricular esquerdo, caracterizado por deslocamento para baixo e para a esquerda do arco do ventrículo esquerdo em projeção frontal (ver Figuras 7.15 e 7.16). Outro sinal de aumento do ventrículo esquerdo é o deslocamento para trás da margem cardíaca posterior, que é mais bem avaliado pelo sinal de Hoffman-Rigler, o qual é positivo quando a margem cardíaca posterior ultrapassa a sombra da veia cava mais de 1,8 cm, 2 cm acima da interseção do diafragma e da veia cava inferior (Figura 7.19)[8].

O aumento progressivo do ventrículo esquerdo ocorre conforme o grau de regurgitação.

Se o índice cardiotorácico é maior que 60%, há um aumento na morbidade pós-operatória e há uma redução da taxa de sobrevida após cinco anos[5].

Dilatação da aorta ascendente é discreta ou ausente. A presença da aorta ascendente alargada e tortuosa indica que a regurgitação é secundária a doença da aorta que leva à dilatação do anel valvar. Há aumento do arco aórtico e da aorta descendente.

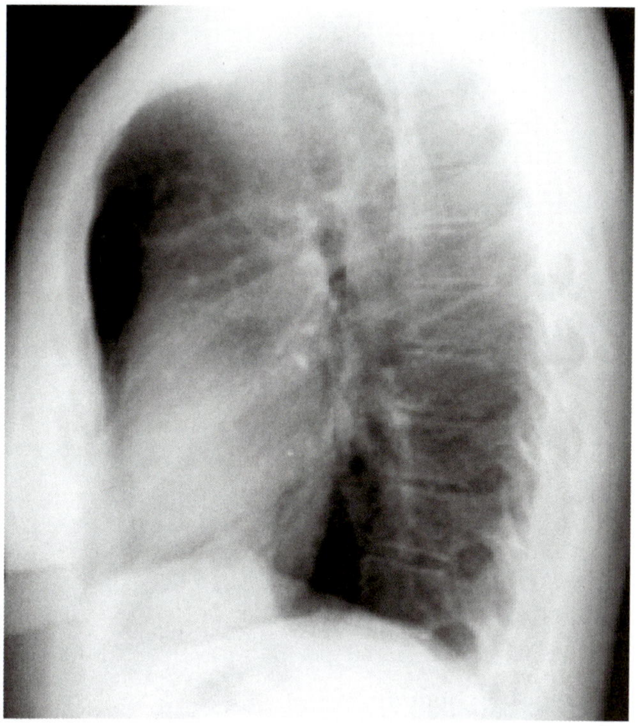

Figura 7.19 – Ventrículo esquerdo aumentado (sinal de Hoffman-Rigler).

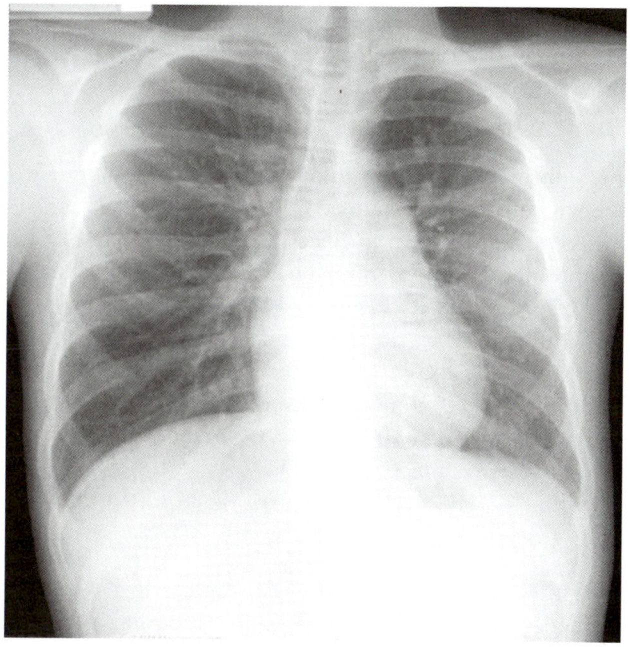

Figura 7.20 – Dilatação pós-estenótica da artéria pulmonar.

Doença valvar pulmonar

A única alteração visível à radiografia do tórax na estenose da valva pulmonar é a dilatação pós-estenótica do tronco da artéria pulmonar, que se manifesta por abaulamento do arco médio cardíaco (Figura 7.20). A dilatação pode se estender à artéria pulmonar esquerda proximal e, ocasionalmente, para a direita dependendo da orientação do jato através da valva estenosada. Pelo mesmo motivo pode haver diferença no fluxo para um dos pulmões, sendo mais frequentemente maior à esquerda, com aumento do calibre da artéria pulmonar deste lado.

Não há aumento global da imagem cardíaca, a não ser que ocorra descompensação do ventrículo direito.

A insuficiência pulmonar clinicamente significativa é rara e as alterações radiográficas são discretas e, quando ocorrem, são cardiomegalia e aumento de câmaras direitas.

Doença da valva tricúspide

O rótulo da doença da valva tricúspide à radiografia simples é o aumento do átrio direito. Os sinais radiográficos de aumento do átrio direito são duvidosos, a não ser que o aumento seja muito grande e então se manifesta como alongamento de seu arco de projeção, o qual passa a ocupar uma altura maior no contorno mediastinal direito (Figura 7.21). A sua presença sugere a possibilidade de comprometimento funcional ou orgânico no curso de doença reumática. Pode haver ainda dilatação das veias cavas superior e inferior.

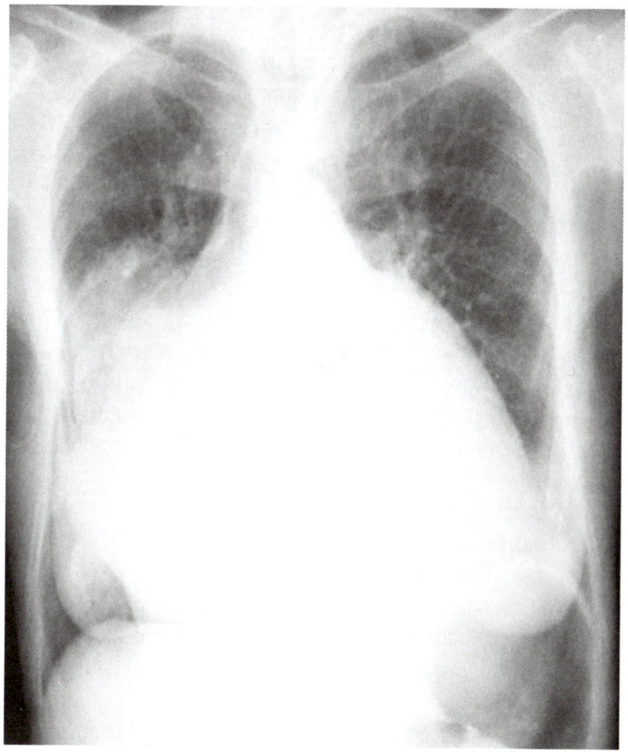

Figura 7.21 – Átrio direito aumentado; átrio esquerdo aumentado ultrapassando o átrio direito; ventrículo aumentado.

A estenose é quase sempre de origem reumática e associada à estenose mitral e sua presença pode reduzir os efeitos desta na vascularização pulmonar.

A insuficiência é, em geral, funcional e só ocorre quando há hipertensão pulmonar[10].

Doenças multivalvares

O comprometimento de múltiplas valvas é comum na doença cardíaca reumática.

As valvas mitral e aórtica são as mais comumente comprometidas e a combinação de estenose da primeira e insuficiência da última é a mais frequente.

A interpretação da radiografia de tórax é difícil, assim como o diagnóstico clínico. Os aspectos que predominam são aqueles consequentes aos efeitos da lesão da valva proximal e o comprometimento das outras valvas não é considerado[10].

Pericardiopatias

A contribuição da radiografia simples do tórax em projeções frontal e lateral no diagnóstico das pericardiopatias é muito modesta e a sua participação neste processo prende-se mais às repercussões da doença na hemodinâmica pulmonar.

A identificação do pericárdio na radiografia do tórax em projeção lateral é possível em condições especiais em que é caracterizado como fina linha com densidade de partes moles entre a gordura sob o pericárdio visceral e adjacente ao parietal, o que ocorre muito pouco frequentemente. Na presença de derrames, mostra-se de espessura aumentada. Semelhantemente, embora ainda com menos frequência, o sinal pode ser identificado na radiografia em projeção frontal. O aumento súbito das dimensões da sombra cardíaca em exames sequenciais é mais um sinal clássico de derrame pericárdico.

Quando calcificado, pode ser facilmente identificado na radiografia, sem que exista, no entanto, uma correlação evidente com o estado hemodinâmico, podendo refletir apenas a resolução de uma pericardiopatia inflamatória prévia (Figura 7.22, *A* e *B*).

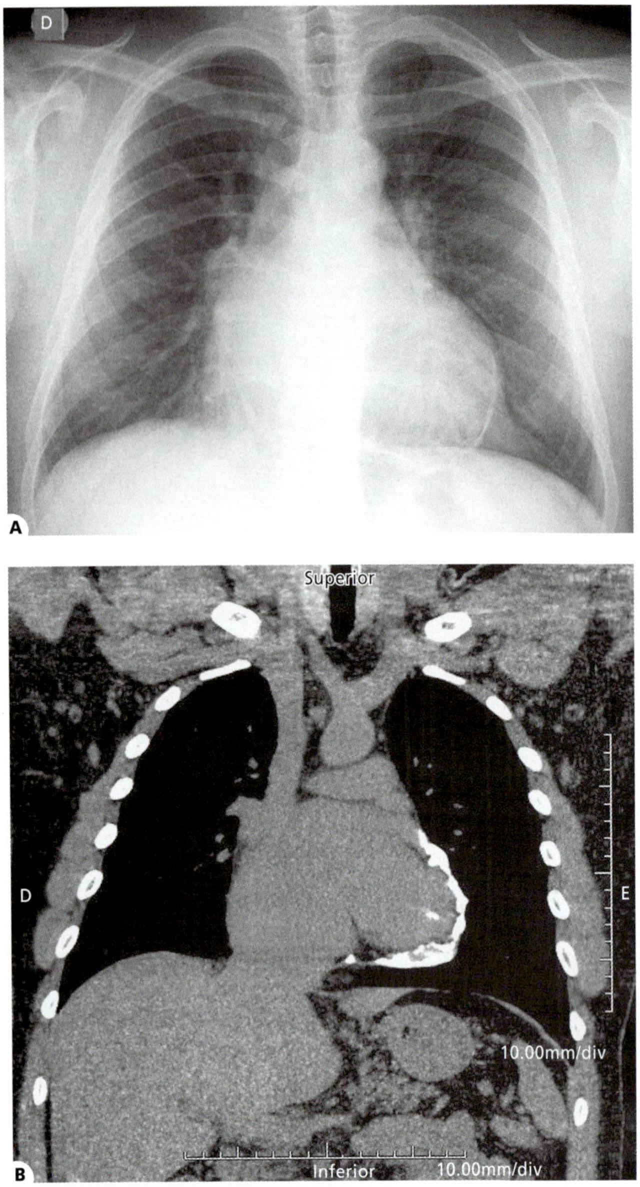

Figura 7.22 – Calcificação de pericárdio: (*A*) radiografia frontal; (*B*) tomografia computadorizada.

Já nos casos de constrição prevalecem ainda os sinais de hipertensão venosa pulmonar consequentes ao aumento da pressão do átrio esquerdo pela dificuldade no esvaziamento diastólico. No entanto, também em uma minoria de pacientes, descreve-se como patognomônica a retificação da borda cardíaca direita em projeção frontal. Se houver calcificação, o diagnóstico torna-se mais fácil.

Coleções pericárdicas, como por exemplo, hematomas pós-cirúrgicos, podem manifestar-se como alterações no contorno da imagem cardiovascular e, da mesma maneira, os cistos de pericárdio que, mais frequentemente, se localizam nos seios cardiofrênicos, em especial à direita (Figura 7.23).

Miocardiopatias

Nas miocardiopatias restritivas, à semelhança do que se comentou nas pericardiopatias, o papel do raios X simples do tórax está na avaliação do estado hemodinâmico da circulação pulmonar, refletindo a hipertensão nas câmaras esquerdas. Pode haver ainda um aumento do átrio esquerdo, levando a um aspecto semelhante ao da estenose mitral. Com o progredir da doença, pode ocorrer ainda algum grau de aumento do ventrículo e, posteriormente, instalando-se uma cardiomiopatia congestiva, um aumento ainda maior da silhueta cardíaca.

Já a miocardiopatia congestiva ou dilatada é caracterizada por um aumento significativo da sombra cardíaca, porém sem que se identifiquem sinais de sobrecarga de câmaras cardíacas característicos das lesões mitrais, tricúspides ou aórticas (Figura 7.24, *A* e *B*).

As evidências de hipertensão venosa pulmonar não são frequentes, mas, em situações de descompensação,

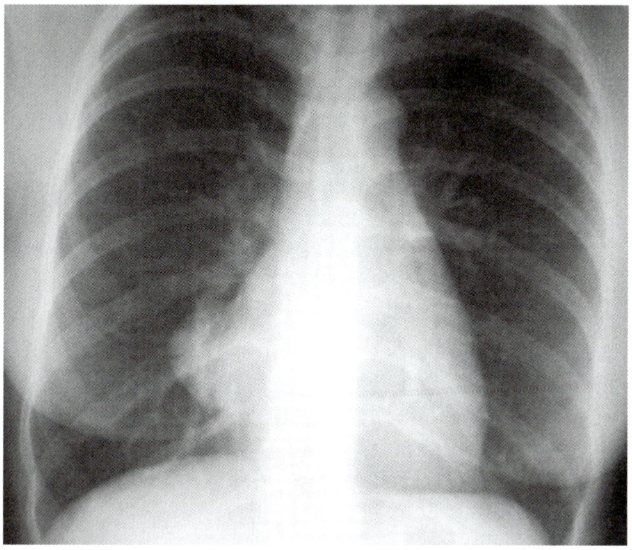

Figura 7.23 – Cisto de pericárdio.

pode haver edema pulmonar e alguns relacionam as dimensões do coração com o prognóstico da doença.

Mais de 50% dos pacientes com miocardiopatia hipertrófica têm radiografias do tórax normais e, naqueles que mostram alguma alteração, estas são muito pouco específicas. Pacientes com sopro sistólico e miocardiopatia da forma obstrutiva têm radiografias sem alongamento da aorta ascendente, ao contrário daqueles com estenose da valva aórtica.

Coronariopatia e infarto do miocárdio

O papel da radiografia do tórax no diagnóstico das doenças das artérias coronárias é nulo e a identificação de calcificações é muito difícil.

Nos infartos agudos do miocárdio as radiografias em 50% dos casos são absolutamente normais nas primeiras 24 h. Nas demais observam-se sinais de algum grau de hipertensão venosa pulmonar, o que é bastante significativo, uma vez que, de fato, existe uma relação entre o grau da hipertensão venosa pulmonar nas primeiras 24 h e a porcentagem de sobrevida.

As radiografias podem ser úteis na identificação de algumas complicações do infarto do miocárdio, como por exemplo, os aneurismas verdadeiros do ventrículo esquerdo que, por se localizarem na sua parede anterolateral ou apical, manifestam-se, em alguns pacientes, como um abaulamento localizado no arco do ventrículo esquerdo em projeção frontal. Já os falsos aneurismas, em geral maiores, localizam-se na parede diafragmática e posterior e levam a um abaulamento nestas regiões.

As rupturas de músculo papilar mostram edema pulmonar sem aumento da imagem cardíaca ou do átrio esquerdo.

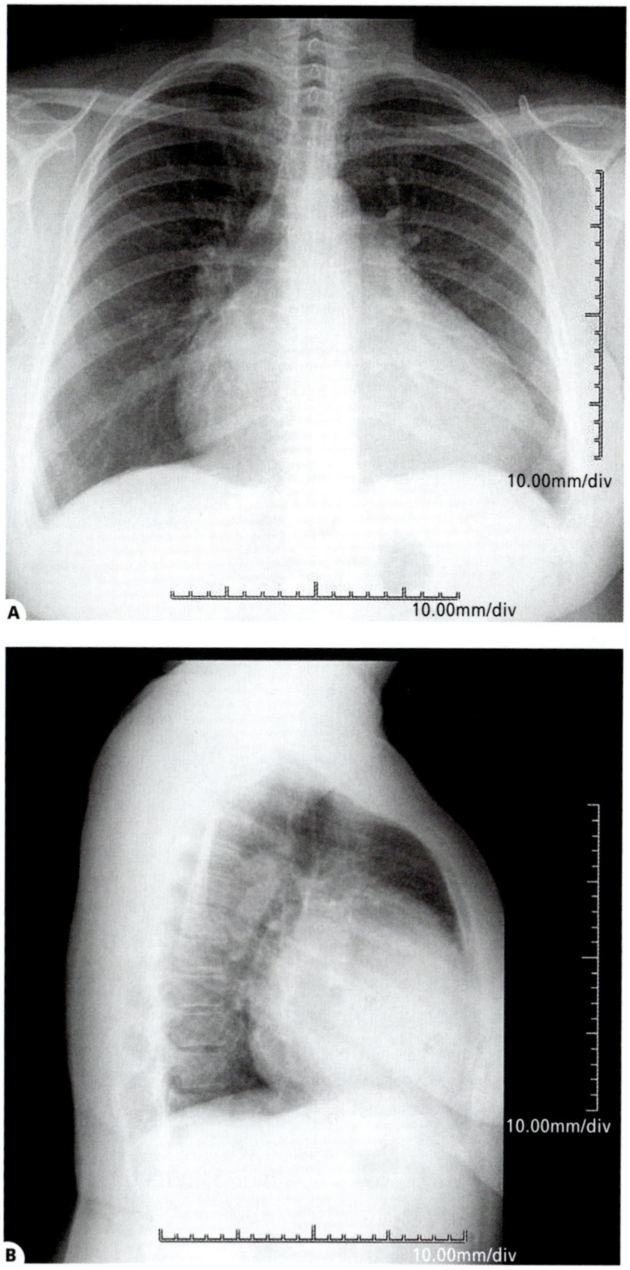

Figura 7.24 – Miocardiopatia chagásica: (*A*) frontal; (*B*) lateral.

Hipertensão arterial sistêmica

Na doença hipertensiva a radiografia do tórax mostra-se habitualmente normal, sem sinais de aumento do coração ou de câmaras, vascularização pulmonar normal, observando-se apenas aumento da aorta, em especial do botão e da descendente, já que a ascendente não é tão proeminente como na estenose aórtica.

Tumores cardíacos

As neoplasias do coração não são em geral identificadas às radiografias simples e, novamente, apenas as suas consequências na dinâmica da circulação pulmonar

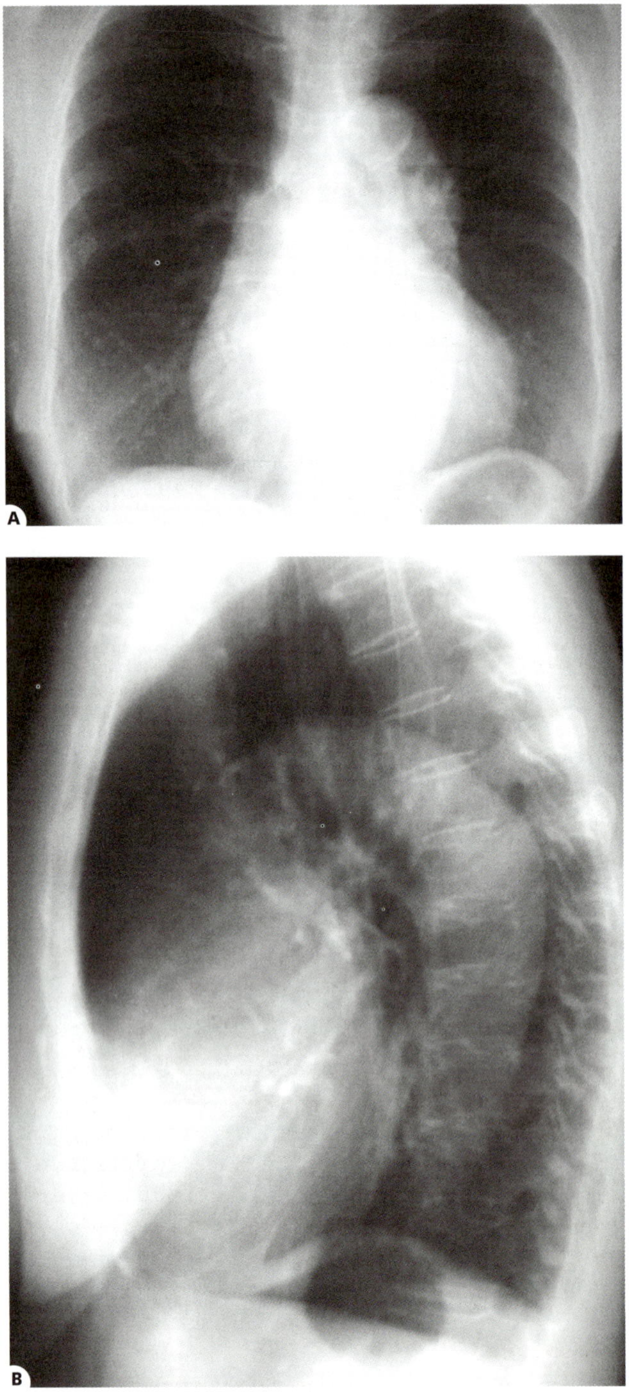

Figura 7.25 – Aorta de calibre difusamente aumentado apresentando aneurisma na descendente – (*A*) frontal; (*B*) lateral.

serão identificadas. Eventualmente, se calcificadas, poderão ser visíveis.

Doenças da aorta

Os diagnósticos das alterações na aorta, como aneurismas, rupturas e dissecções principalmente, podem ser apenas sugeridos pelas radiografias do tórax. Os aneurismas em geral entram no diagnóstico diferencial dos tumores de mediastino (Figura 7.25, *A* e *B*). As rupturas apresentam-se como alargamentos do mediastino, inespecíficos. O sinal de dissecção da aorta descrito como o deslocamento medial da calcificação da parede da aorta é muito pouco frequente.

As anomalias congênitas podem ser identificadas por alterações nos contornos da aorta, como na coarctação, em que se identifica uma reentrância na aorta descendente com o aspecto de um "3" (Figura 7.26), pelas modificações nas relações e impressões do vaso em estruturas vizinhas como o esôfago ou por alterações em estruturas ósseas como nas erosões costais encontradas na coarctação da aorta.

CARDIOPATIAS CONGÊNITAS

Embora a radiologia convencional tenha uma importância muito pequena no diagnóstico morfológico das doenças congênitas do coração, uma função hoje primordial da ecocardiografia, da ressonância magnética e, agora, da tomografia computadorizada, algumas delas – como a drenagem anômala total das veias pulmonares com seu aspecto descrito como "em boneco de neve", a síndrome da cimitarra com a imagem característica do vaso anômalo drenando abaixo do diafragma, os vícios de posição do coração e órgãos abdominais – têm manifestação radiológica absolutamente característica e devem ser conhecidas (Figuras 7.27, 7.28 e 7.29).

Novamente, deve-se destacar a identificação de padrões de circulação pulmonar aumentada (pletora), diminuída (oligoemia), colateral (brônquicas) ou normal,

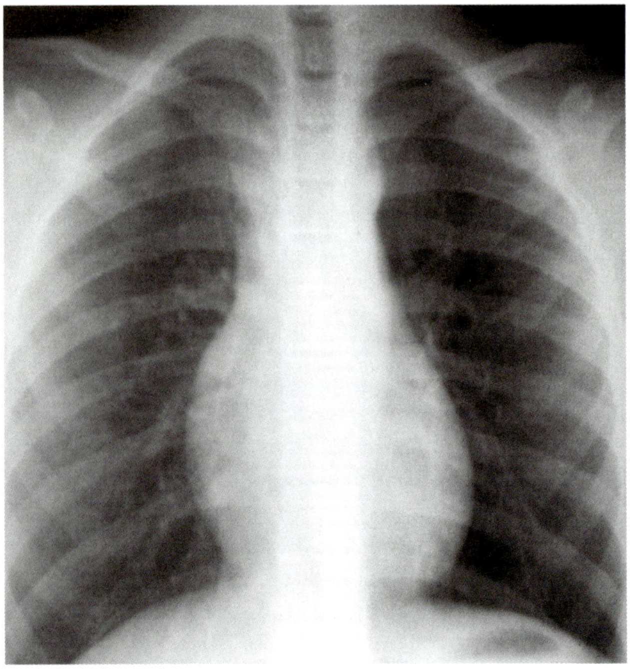

Figura 7.26 – Coarctação da aorta – sinal do "3".

978-85-4120-208-4

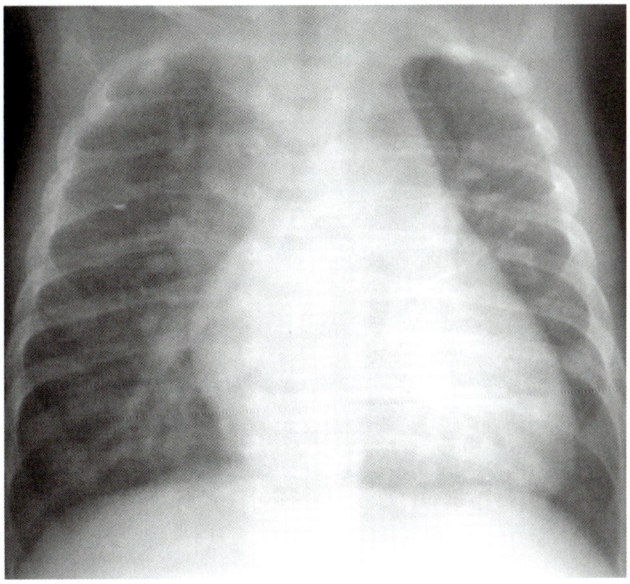

Figura 7.27 – Ebstein – aspecto em "boneco de neve".

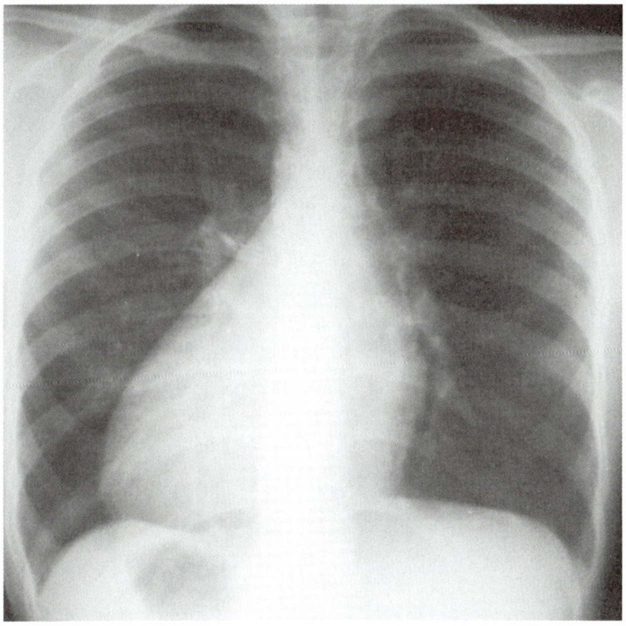

Figura 7.29 – *Situs inversus totalis*.

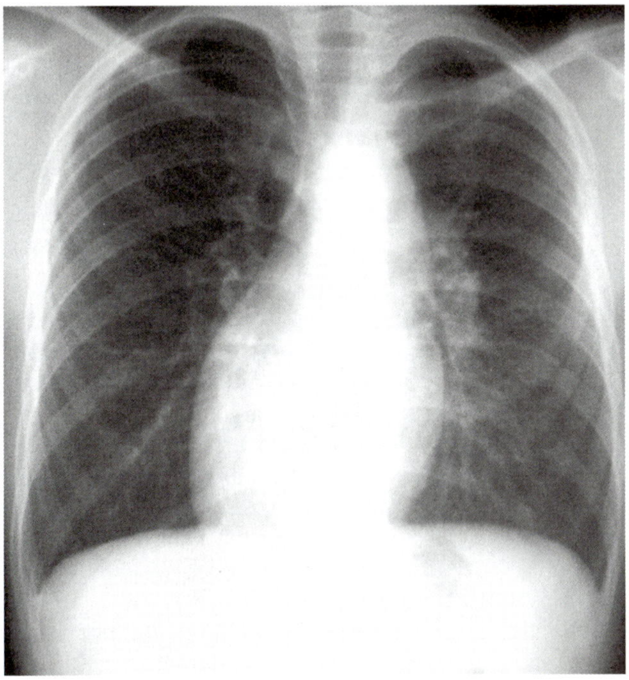

Figura 7.28 – Dextroposição cardíaca.

que restringe as possibilidades de diagnóstico a determinados grupos de doenças.

RADIOGRAFIAS NA UNIDADE DE TERAPIA INTENSIVA

As radiografias realizadas nos pacientes nas UTI são obtidas com aparelhos portáteis com recursos limitados pela própria natureza destes equipamentos e pelo estado destes doentes, resultando em exames de pior qualidade técnica e que necessitam de outros parâmetros de avaliação. Normalmente, esses filmes são obtidos a distâncias mais curtas (em torno de 1 m), com o paciente em posição semissentada, ou, nas piores situações, com o doente em posição supina. Assim, variáveis como artefatos de movimento decorrentes do maior tempo de exposição empregado, ampliações pela menor distância foco-filme e alterações na transparência dos hemitórax por mau posicionamento são introduzidas na análise das radiografias.

O diagnóstico de pequenos derrames é mais difícil, uma vez que o líquido se acumula nas regiões posteriores reduzindo a transparência do hemitórax correspondente, os pneumotórax têm o ar localizado anteriormente e, assim, critérios diferentes devem ser considerados no seu diagnóstico. Eventualmente, podem ser realizadas radiografias em decúbitos laterais para facilitar a sua identificação.

Em geral, as radiografias são realizadas diariamente para acompanhamento da evolução do paciente e após a realização de algum tipo de procedimento como passagem de cateteres, introdução de drenos, etc.

Outra indicação é a localização e a identificação de tubos, sondas e cateteres torácicos como sondas traqueais, que devem ser avaliadas quanto à localização de sua extremidade com relação à carina, prevenindo a sua introdução seletiva no brônquio direito; a localização de tubos de drenagem torácica; a posição dos cateteres venosos centrais para controle da pressão e introdução de medicamentos; balões intra-aórticos; cateteres de Swan-Ganz; marca-passos e desfibriladores, etc (Figura 7.30, *A* e *B*).

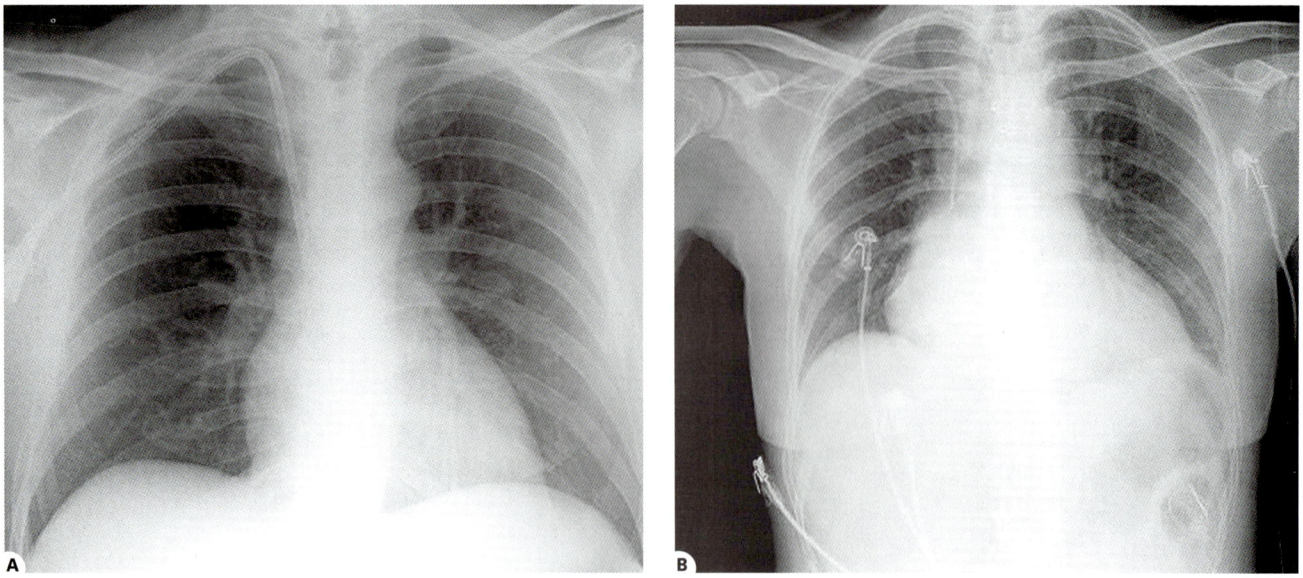

Figura 7.30 – (*A*) Cateter venoso de infusão. (*B*) Cateter venoso central e eletrodos.

Tomografia Computadorizada e Ressonância Magnética do Sistema Vascular

INTRODUÇÃO

No final da década de 1960, a introdução da técnica de Seldinger para angiografias, o aprimoramento dos equipamentos radiológicos com intensificadores de imagem de maior resolução, bidimensionais, seriógrafos sequenciais, associado à fabricação de cateteres específicos e fios-guias mais seguros, melhoraram em muito a resolução dos estudos angiográficos. Na década seguinte, os estudos radiológicos do sistema vascular ultrapassaram a área de diagnóstico e se estenderam para o âmbito terapêutico.

Na década de 1980, o aprimoramento dos aparelhos de ultrassonografia com transdutores de alta frequência, a introdução do Doppler colorido e novos *softwares* tornaram a técnica mais acessível e menos dependente do operador, com amplo uso clínico.

Paralelamente surgiram outras técnicas de estudo do sistema vascular, utilizando a ressonância magnética e a tomografia computadorizada.

A evolução tecnológica com a criação de aparelhos de ressonância magnética de campo mais alto e antenas mais eficazes permitiu a realização de estudos mais rápidos e mais abrangentes e com menos artefatos. No campo da tomografia, a evolução da técnica helicoidal, posteriormente ampliada para o uso de multidetectores possibilitando o estudo de segmentos anatômicos mais extensos e em tempos mais curto[11] permitiu e expandiu o uso das angiotomografias (angioTC).

A evolução tecnológica dos equipamentos de radiologia vascular e o desenvolvimento de novos materiais como cateteres, *stents*, molas e outros fez com que este método se orientasse cada vez mais para o tratamento, legando o diagnóstico a técnicas menos invasivas como ultrassonografia, ressonância magnética e tomografia computadorizada, que, por sua vez, se beneficiaram muito do desenvolvimento da informática que, com programas de pós-processamento específicos, melhoraram e agilizaram a produção de imagens de melhor qualidade. Os dois últimos, principalmente, por permitirem uma melhor correlação anatômica, vêm substituindo a angiografia no diagnóstico preliminar para programação de procedimentos cirúrgicos ou intervencionistas e também para acompanhamento evolutivo.

RESSONÂNCIA MAGNÉTICA E ANGIOGRAFIA POR RESSONÂNCIA MAGNÉTICA

As técnicas utilizadas para caracterização dos vasos e do fluxo no seu interior pela ressonância magnética são relacionadas com o movimento dos elementos do sangue e não são adequadas para a demonstração da sua anatomia externa.

A presença de hemossiderina, calcificações e trombos não é identificada claramente na angiografia por ressonância magnética (angioRM), sendo que, no estudo de vasos mais calibrosos, as imagens externas dos vasos são mais bem caracterizadas pelas aquisições em múltiplos planos, com cortes de espessura adequada, e não nas reconstruções tridimensionais dos registros de fluxos.

Entre as contraindicações da ressonância magnética estão o uso de marca-passos, a claustrofobia e o implante prévio de dispositivos metálicos que possam gerar artefatos. Cirurgias prévias com resíduos de hemoglobina também podem gerar artefatos, prejudicando a análise das imagens. O estudo de pacientes instáveis também é dificultado pelo fato do exame ser de duração mais longa, exigir imobilidade durante a aquisição dos dados e ser feita em um ambiente mais restrito do que nos demais métodos.

Entre suas vantagens está a não utilização de radiação ionizante e a possibilidade de ser feita sem o uso do contraste intravenoso. Mesmo nos casos de utilização do contraste intravenoso, sua dosagem é menor e de menor nefrotoxicidade do que com o uso de contraste iodado. Atualmente, existem protocolos de exame e técnicas que permitem a realização desses estudos com doses de contraste mais baixas[12], com possível redução das complicações, como a da esclerose sistêmica nefrogênica[13].

Técnicas

As técnicas de estudo do sistema vascular por ressonância magnética mais utilizadas atualmente são as seguintes.

Time of flight

As imagens são adquiridas perpendicularmente ao plano de comprimento do vaso pela técnica gradiente *echo*, sendo depois reconstruídas pela técnica de reconstrução de projeção de intensidade máxima (MIP, *maximum intensity projection*). Devido ao seu tempo de aquisição relativamente longo, é contraindicada para estudos de segmentos extensos. A técnica é muito sensível ao fluxo, mas também a artefatos. A associação do *time of flight* (TOF) (Figuras 7.31, *A*, e 7.32) com técnicas mais modernas e rápidas permite a visualização de vasos abdominais e pulmonares; porém, nesses segmentos, a preferência tem sido pela utilização da angioRM com contraste intravenoso (Figura 7.31, *B*) por sua rapidez de aquisição. É indicada principalmente no estudo de vasos com fluxo rápido e em estruturas com pouco movimento como extremidades, crânio e região cervical, que aparecem com alto sinal (branca). A utilização mais difundida é no estudo das artérias intracranianas.

Angiografia por ressonância magnética com contraste

Nessa técnica é utilizada também a sequência gradiente-*echo*, adquirida paralelamente ao plano do vaso a ser examinado, pré e pós-contraste ou durante a injeção do contraste intravenoso, fazendo-se o pós-processamento dessas imagens adquiridas por subtração e MIP, conseguindo-se imagens similares às da angiografia convencional. Existem também sequências rápidas que permitem o estudo dinâmico do sistema

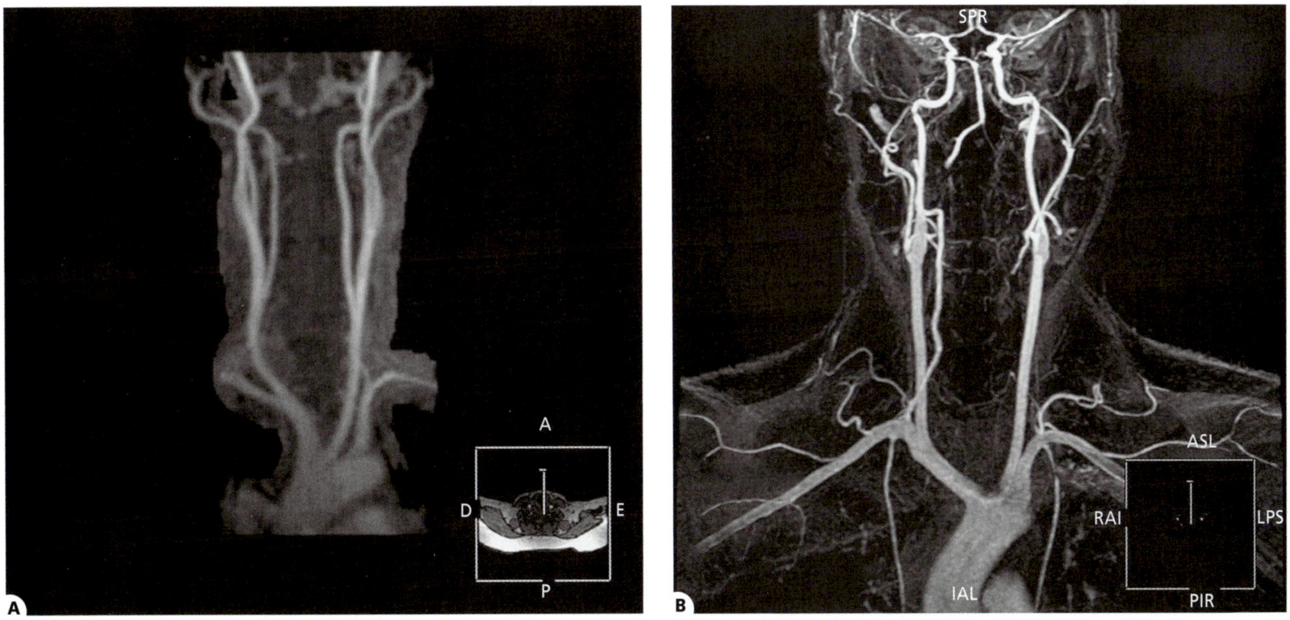

Figura 7.31 – Pacientes normais. Observar a maior nitidez e a riqueza de detalhes, além da extensão da área de exame maior, na angiografia por ressonância magnética (angioRM) com contraste – (*A*) angioRM cervical, bidimensional, *time of flight*; (*B*) angioRM com contraste.

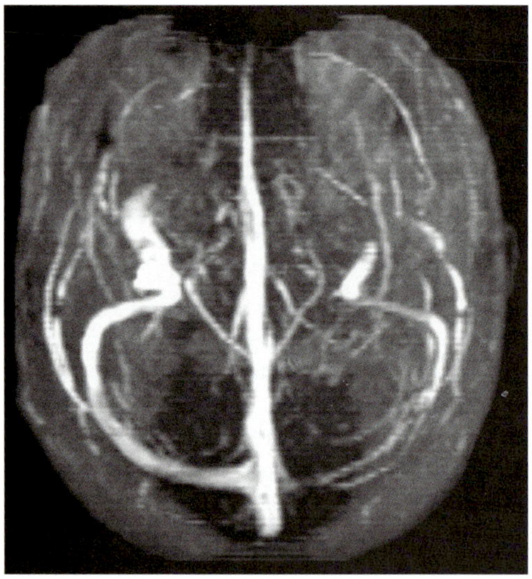

Figura 7.32 – Angiografia de crânio, fase venosa, bidimensional, *time of flight*. Nessa sequência, por motivos físicos inerentes ao método, vasos com fluxo mais lento podem apresentar menor sinal. Observar a assimetria de sinal nos seios transversos, menor à esquerda.

vascular da fase arterial até a venosa e que, associadas a movimentos sincronizados da mesa, permitem o estudo do sistema vascular de grandes extensões, como o dos membros inferiores, por exemplo[12,14] (Figura 7.33, *A* a *C*). Nesses casos, como é importante que a injeção do contraste tenha um fluxo contínuo e seja seguida da injeção de soro fisiológico, além da necessidade de sincronização de injeção, movimento da mesa e aquisição, é indicado o uso de bombas injetoras automáticas. O sistema de detecção intravascular do contraste para se escolher o melhor momento de início da aquisição das imagens pode ser feito pela técnica de detecção da primeira passagem do contraste ou de detecção automática do bolo de contraste. A utilização de contrastes paramagnéticos diluídos também permite o estudo do sistema venoso realizando-se a aquisição durante a sua infusão lenta. Estudos comparando o uso da angioRM com contraste à angiografia digital em pacientes com estenose de artérias renais maiores que 50% mostraram que a angioRM apresenta boas sensibilidade, especificidade e acurácia[15].

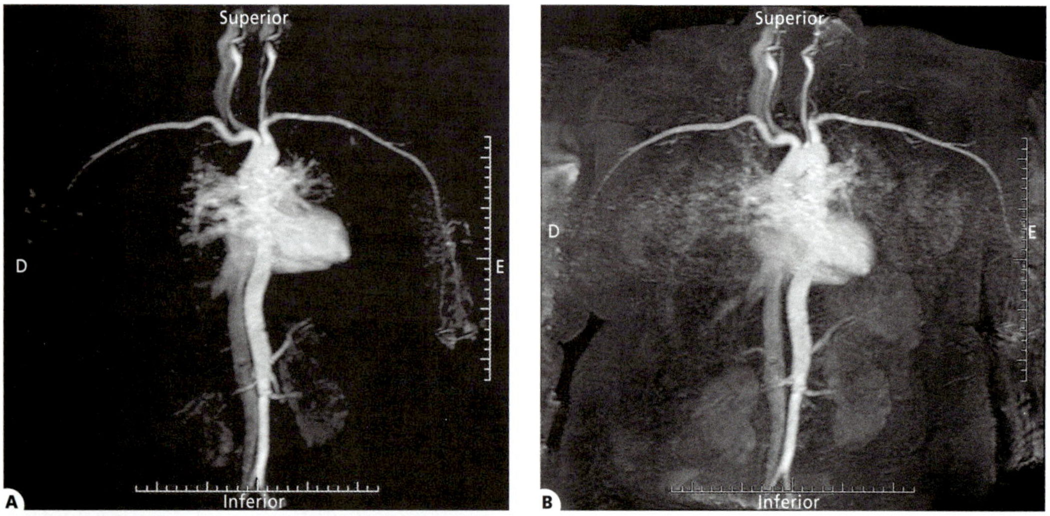

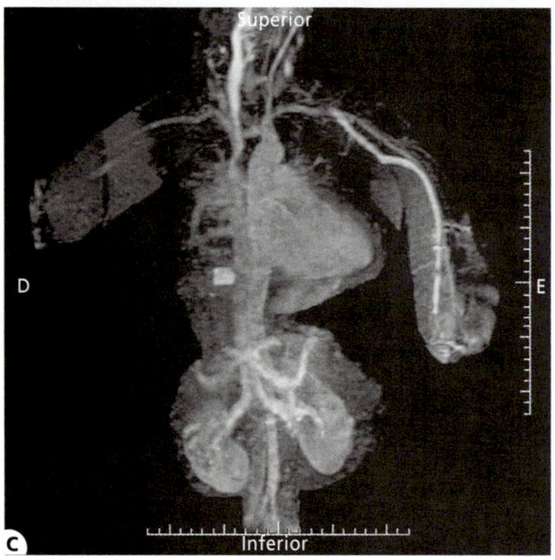

Figura 7.33 – (*A* a *C*) Angiografia por ressonância magnética toracoabdominal dinâmica nas fases arterial precoce, incluindo artérias pulmonares, arterial e venosa, em uma única injeção. Nessa técnica priorizamos a extensão da área a ser examinada e a progressão dinâmica do contraste em detrimento da resolução espacial. Importante para rastreamento de lesões em grandes vasos.

Ressonância

Como as técnicas de angioRM refletem a luz pérvia do vaso e não demonstram a presença de trombos, a aquisição de imagens complementares em axial dos vasos faz parte do estudo complementar. Algumas sequências rápidas mais recentes associadas à supressão do sinal da gordura e da água e aquisição volumétrica como o LAVA permitem uma boa avaliação do sistema arterial e venoso, quando adquiridas com espessuras, planos e tempo adequados, por vezes substituindo o estudo de angioRM (Figura 7.34, *A* a *C*).

Indicações

- Diagnóstico, seguimento e avaliação anatômica para orientação de procedimentos cirúrgicos ou intervencionistas de: aneurisma, lesões ateroscleróticas, estenoses e oclusões da aorta abdominal e torácica, de ramos arteriais cervicotorácicos (Figura 7.35) e abdominais e de artérias periféricas.
- Variação anatômica ou trombose em veias cavas inferior e superior, veias abdominais principais como as renais, porta, mesentérica, hepáticas, ilíacas, femorais e subclávias.
- Avaliação de doadores de órgãos pré-transplantes e avaliação de evolução de órgãos transplantados[16].
- Estadiamento de tumores abdominais[16].

ANGIOTOMOGRAFIA

Com o desenvolvimento e a disseminação dos tomógrafos computadorizados de multidetectores, ou seja, que associam o movimento contínuo da mesa durante a aquisição das imagens tomográficas a múltiplas fileiras de detectores, é possível examinar áreas mais extensas do corpo em tempos menores e com cortes de menor espessura, portanto, com melhor resolução

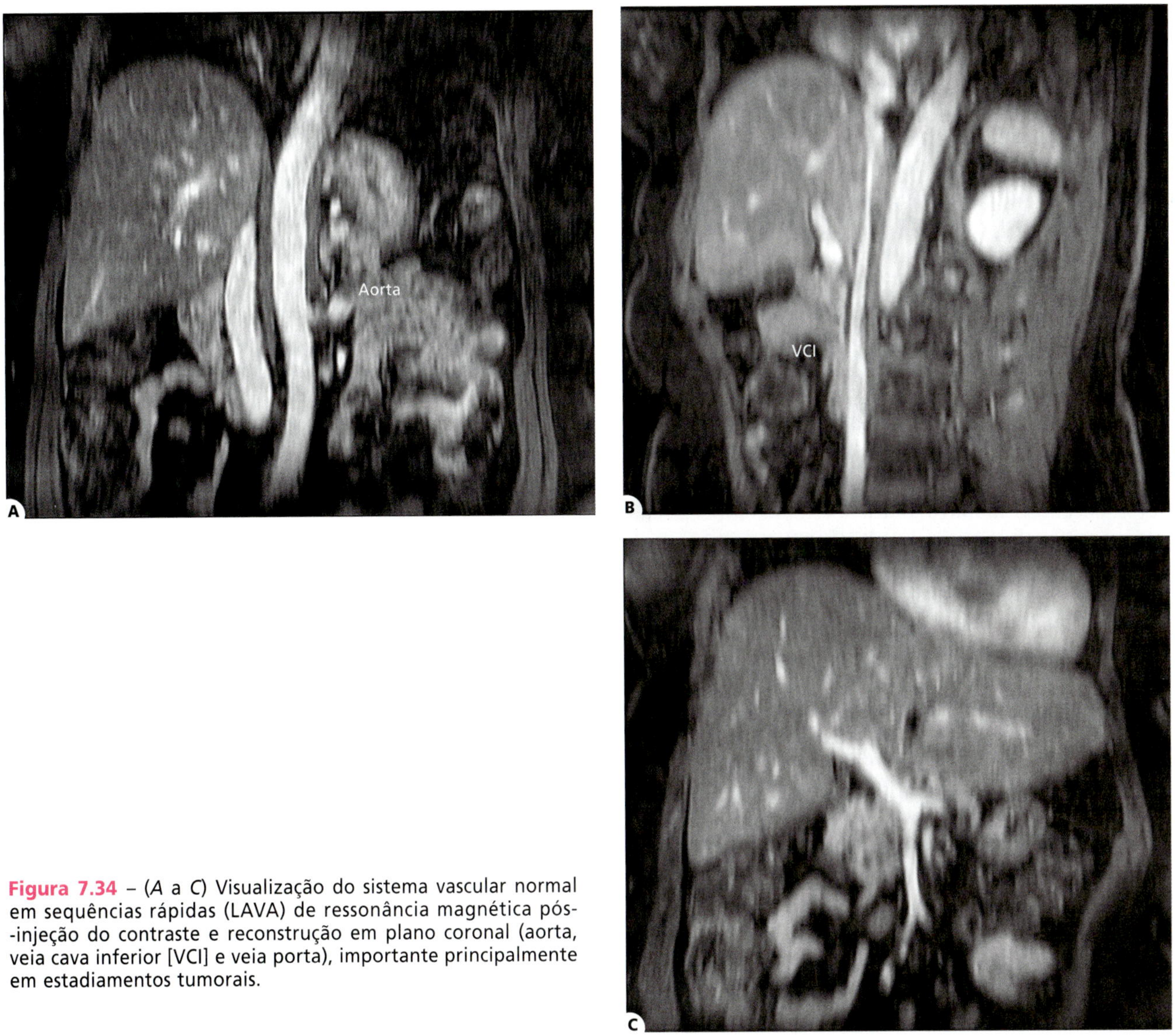

Figura 7.34 – (*A* a *C*) Visualização do sistema vascular normal em sequências rápidas (LAVA) de ressonância magnética pós-injeção do contraste e reconstrução em plano coronal (aorta, veia cava inferior [VCI] e veia porta), importante principalmente em estadiamentos tumorais.

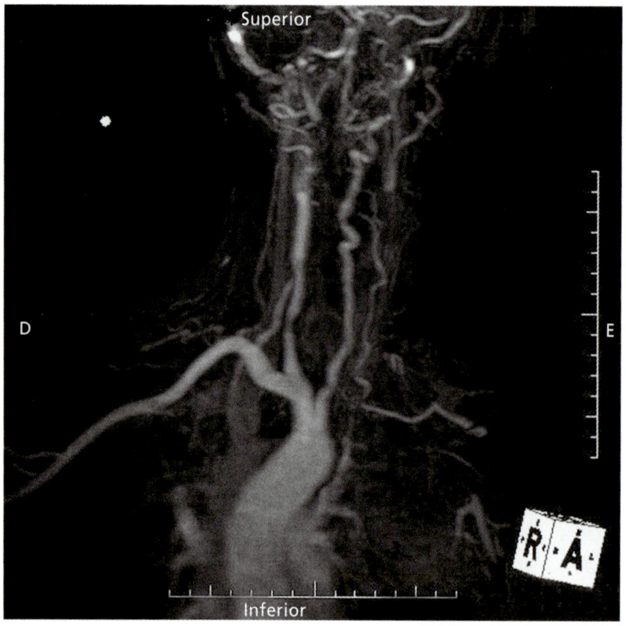

Figura 7.35 – Angiografia por ressonância magnética (angioRM) do arco aórtico e ramos em paciente com arterite de Takayasu com estenose da carótida comum direita e estenose grave/oclusão da subclávia esquerda. A possibilidade de subtração do osso da região cervical, assim como no crânio, torna a angioRM desses segmentos muito utilizada na prática clínica.

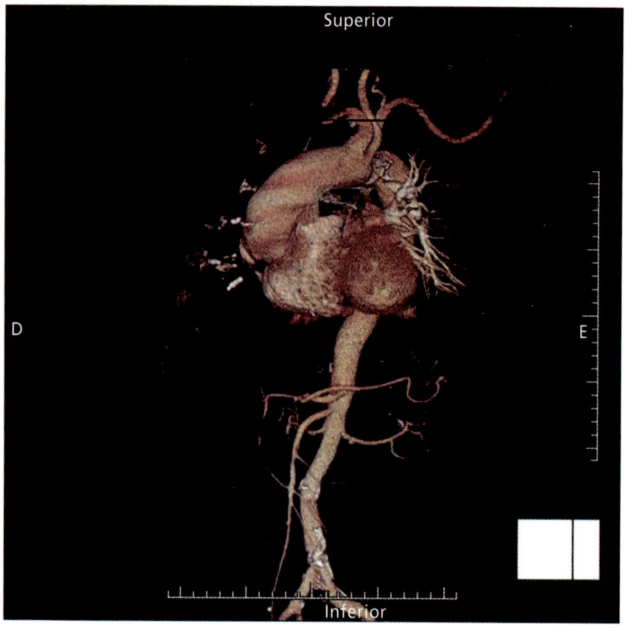

Figura 7.36 – Angiotomografia de aorta em paciente com aneurisma de aorta ascendente. A fácil execução e reprodutibilidade do exame faz com que seja um bom método de seguimento. Em tomógrafos *multislice* é possível examinar a aorta inteira e seus ramos em um único exame.

espacial. Essas características, em conjunto com o desenvolvimento de *softwares* de reconstruções tridimensionais cada vez mais sofisticados e eficientes, fazem da angioTC uma ferramenta diagnóstica muito utilizada e, em casos de urgência, uma das primeiras a serem empregadas.

O desenvolvimento de tomógrafos cada vez mais rápidos (com maior número de canais) e, mais recentemente, os de aquisição volumétrica isotrópica[17] e de *dual-energy* ampliaram o seu uso, com grande sensibilidade para artérias finas como coronárias e para sistemas com fluxo e retorno venoso rápidos como as artérias intracranianas. Na avaliação de aneurismas (Figuras 7.36 e 7.37, *A* e *B*), de dissecções, bem como de tromboembolismo pulmonar (Figura 7.38) a angioTC já se impõe como exame de escolha para diagnóstico e acompanhamento.

Contraindicações

Entre suas contraindicações estão a insuficiência renal e a alergia ao contraste iodado, devendo-se, nestes casos, serem tomados cuidados adicionais como preparos prévios, e, em casos extremos, não se realizar o procedimento.

Técnica

Angiotomografia sem contraste

Podem ser feitas aquisições volumétricas com reconstruções multiplanares para controles pós-operatórios de aneurismas de aorta torácica e abdominal, detecção de sangramentos agudos como hematomas parietais, rupturas e detecção de calcificação em coronárias, o escore de cálcio.

Angiotomografia com contraste com múltiplos detectores (arterial)

Dependendo do vaso a ser examinado, podem ser utilizados com 4, 8, 16, 32, 40 ou 64 canais. Quanto maior o número de canais, mais rápida é a aquisição, há possibilidade de se usar uma menor quantidade de contraste e conseguir melhor resolução espacial. Com um equipamento de 64 detectores é possível examinar a aorta abdominal e ramos e artérias dos membros inferiores em uma única aquisição, assim como a aorta torácica e artérias cervicotorácicas.

A quantidade de contraste a ser utilizada em um aparelho com 64 fileiras de detectores é em média de 1,5 mℓ/kg de peso, podendo ser menor em estudos de segmentos mais curtos como angioTC de artérias pulmonares e de aorta torácica. Esse volume aumenta na utilização de aparelhos com menor número de canais, devido ao aumento do tempo de exame. A velocidade de fluxo da injeção intravenosa também é ajustada às condições do paciente e do tipo de equipamento e, para tanto, são utilizadas bombas injetoras programáveis.

O tempo de início de aquisição das imagens é muito importante para que o resultado obtido seja o melhor possível e para isso são utilizadas técnicas para detecção do contraste, que podem ser automáticas ou por meio da fluoroscopia.

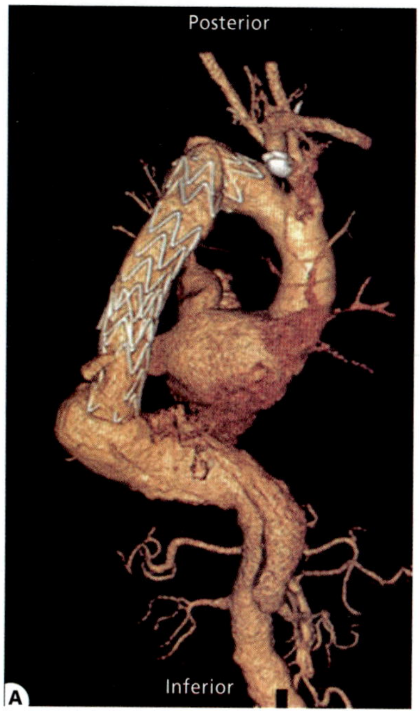

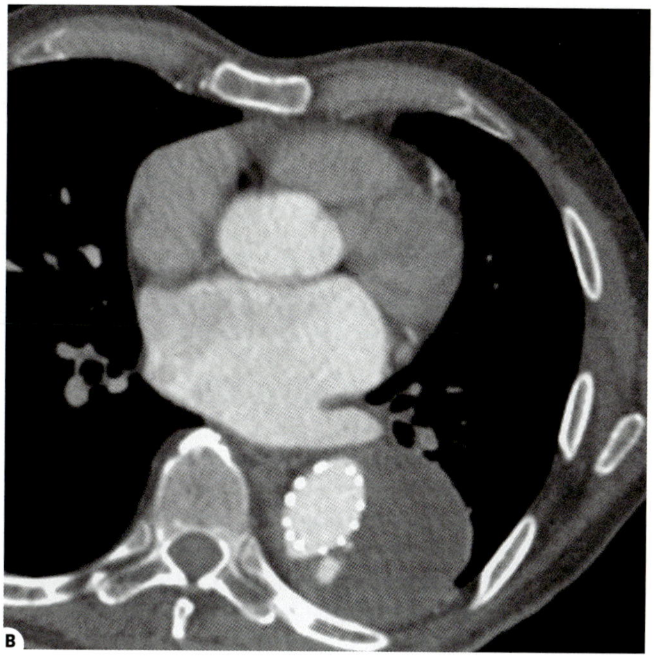

Figura 7.37 – (*A* e *B*) Angiotomografia de aorta com aneurisma corrigido com colocação de endoprótese. Imagens em VR e axial mostrando *endo-leak*. A porção trombosada não é vista na reconstrução VR e deve ser vista em MPR ou nos cortes axiais, porém, na reconstrução VR pode-se observar o *endo-leak* como formação diverticular cheia de contraste, comunicando-se com a luz da aorta, externa às malhas da endoprótese.

As imagens pós-processamento devem ser analisadas em corte axiais, nas reconstruções tridimensionais (3D) e reconstruções em múltiplos planos, de máxima intensidade e de volume superficial.

Angiotomografia com contraste com múltiplos detectores (venosa)

Pode ser feita por estudo de primeira passagem com injeção de contraste diluído a 50% para evitar artefatos ou, ainda, após o retorno venoso da fase arterial. Também pode ser utilizada uma técnica mista entre o retorno venoso, associada à injeção de contraste diluído ou a uma menor velocidade.

Para avaliação de vasos cervicotorácico e das veias cavas superior e inferior, assim como das veias intra-abdominais (Figuras 7.39, *A* e *B*, 7.40, *A* e *B*, e 7.41), o método mais simples consiste em se fazer as aquisições no retorno venoso da fase arterial. Para avaliação de veias cervicais, veias subclávias e das veias cavas superior e inferior podem ser conseguidas imagens satisfatórias por pós-processamento mesmo com injeção manual do contraste (Figuras 7.42, 7.43 e 7.44).

Angiotomografia com equipamento de *dual-energy*

É uma técnica mais recente e baseia-se nas características físicas de alguns elementos, principalmente nos de alto número molecular, o que permite que sejam diferenciados de outros com número de atenuação similar no estudo convencional, mas que quando submetidos a aquisições simultâneas com duas cargas diferentes podem ser decompostos e separados no pós-processamento[18], resultando em imagens mais nítidas e com menor superposição.

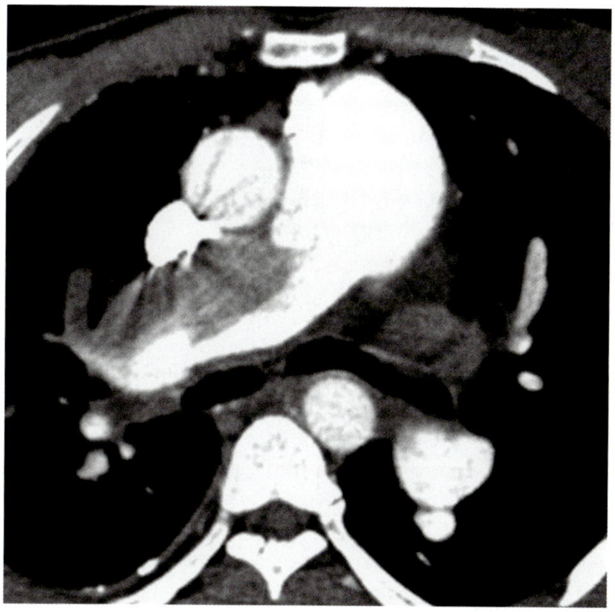

Figura 7.38 – Angiotomografia de artérias pulmonares em paciente com tromboembolismo pulmonar (imagem axial) com trombose parcial dos ramos principais estendendo-se para ramos lobares.

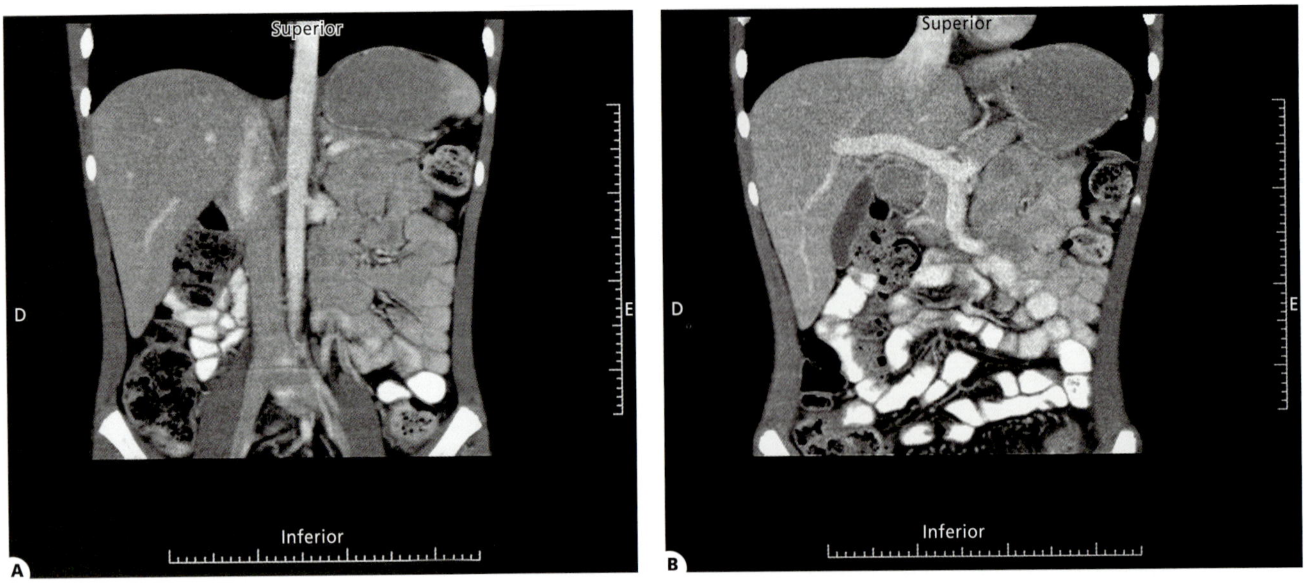

Figura 7.39 – (*A* e *B*) Aorta e sistema venoso abdominal normal em criança em estudo convencional de tomografia pós-injeção do contraste, usando reconstruções com projeção de intensidade máxima (MIP). Importante na pesquisa de malformações, estadiamento tumoral e planejamento cirúrgico.

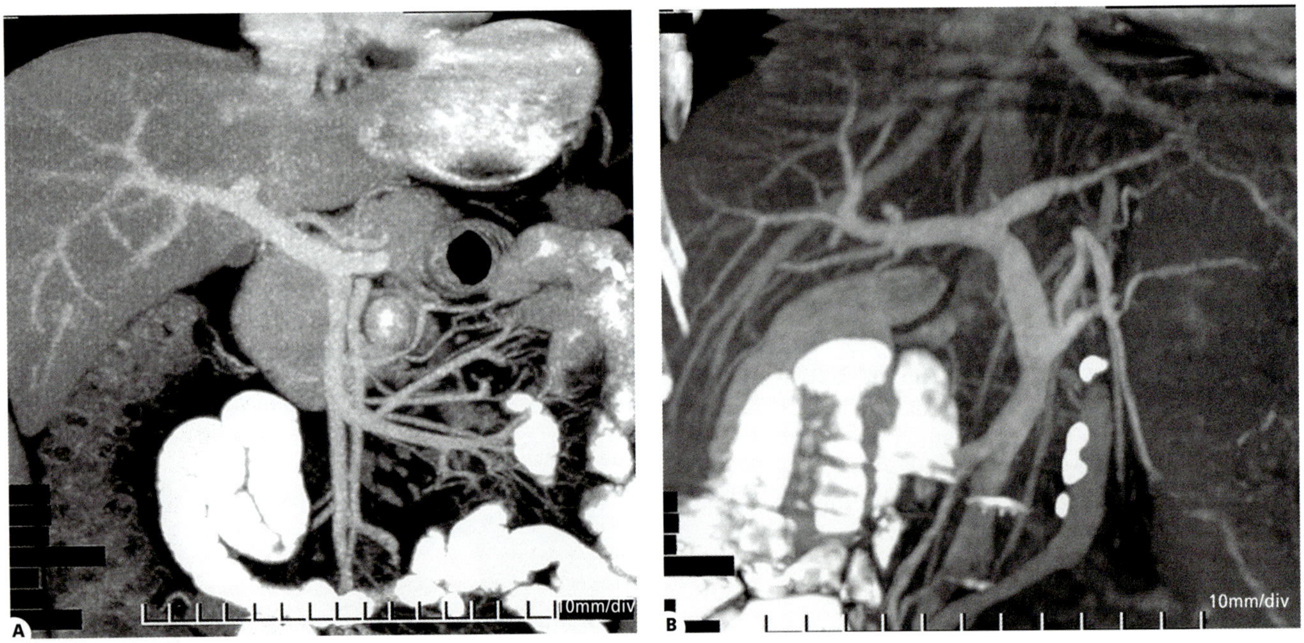

Figura 7.40 – (*A* e *B*) Angiotomografia do sistema venoso abdominal normal usando a técnica de projeção de intensidade máxima (MIP) *slab* de reconstrução na fase venosa após injeção do contraste. O estudo do sistema venoso intra-abdominal sempre foi uma das dificuldades encontradas pelo outros métodos de imagem. No estudo por Doppler, a presença de alças intestinais prejudica o exame, e na ressonância, a diferença nos tempos de retorno venoso entre os vários órgãos dificulta o exame. A tomografia feita no tempo venoso e com uso de reconstruções seccionais elimina as superposições e facilita a visualização.

Indicações

- Diagnóstico e seguimento de tromboembolismo pulmonar.
- Diagnóstico, seguimento e orientação para planejamento de tratamento de aneurismas e dissecções (Figuras 7.45 e 7.46, *A* e *B*).
- Diagnóstico e orientação de planejamento de doenças oclusivas arteriais periféricas (Figuras 7.47, *A* e *B*, 7.48 e 7.49).
- Diagnóstico e avaliação de malformações vasculares congênitas e de doenças vasculares adquiridas (Figuras 7.50, *A* a *C*, 7.51, 7.52, 7.53, 7.54 e 7.55, *A* e *B*).

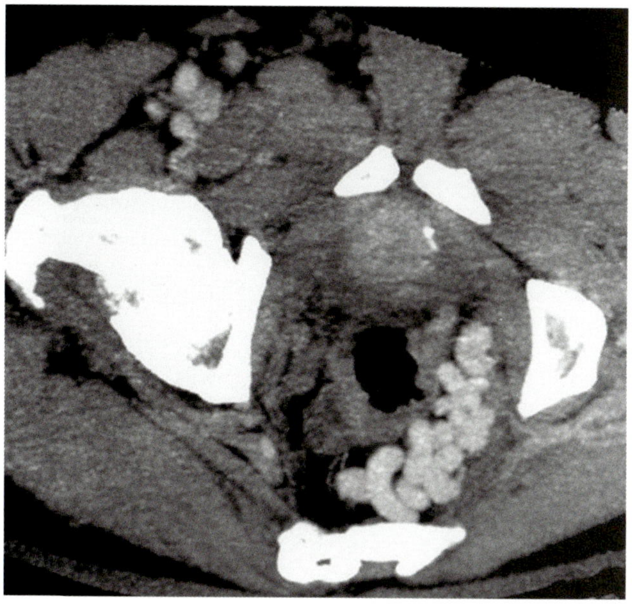

Figura 7.41 – Imagem axial de varizes pélvicas. As veias da pelve constituem um problema para exames por imagem. Quando muito dilatadas, podem ser detectadas em uma tomografia convencional com contraste.

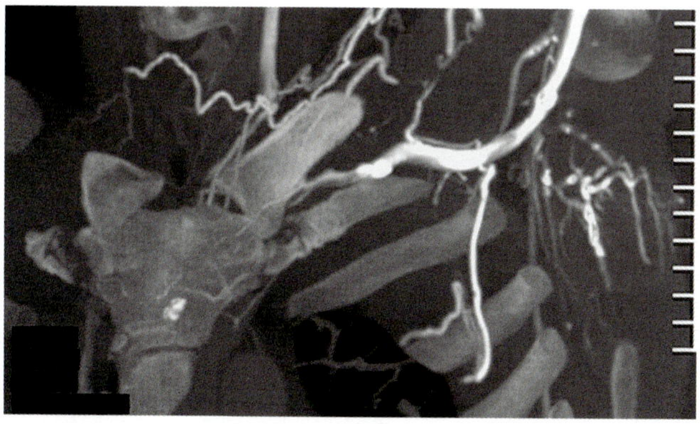

Figura 7.42 – Angiotomografia venosa com injeção direta de contraste diluído na veia braquial, demonstrando oclusão da subclávia esquerda com colaterais. Essa técnica pode gerar alguns artefatos, porém, a demonstração de colaterais confirma a oclusão.

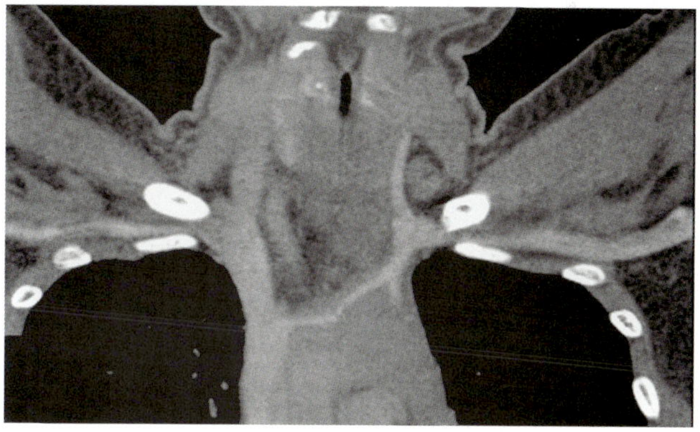

Figura 7.43 – Angiotomografia venosa com estenose fibrocicatricial da veia braquicefálica. Observar a perviedade das subclávias e da veia cava superior e a acentuada redução de calibre da veia inominada em toda sua extensão.

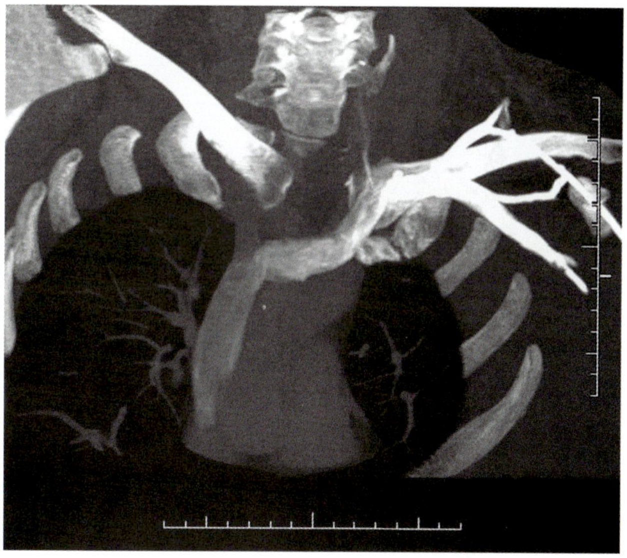

Figura 7.44 – Angiotomografia venosa, normal, pré-passagem de cateter venoso.

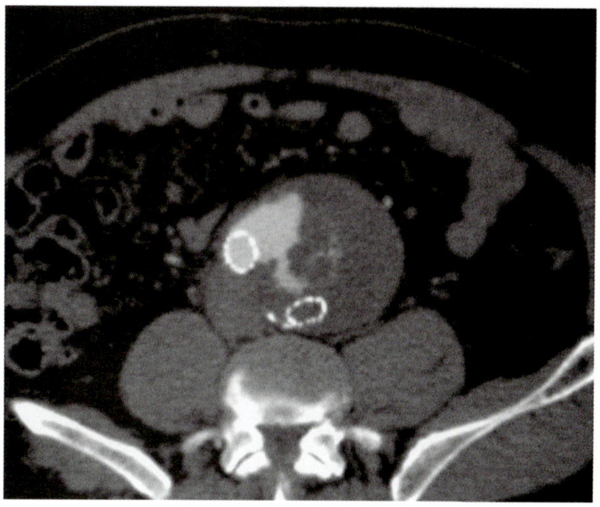

Figura 7.45 – Imagens axiais de angiotomografia de aorta abdominal com aneurisma corrigido por colocação de *prótese* endovascular, observando-se oclusão de ramo orientado para a ilíaca à esquerda e *endo-leak* do ramo orientado para esquerda, com extravasamento de contraste e perpetuação do aneurisma.

978-85-4120-208-4

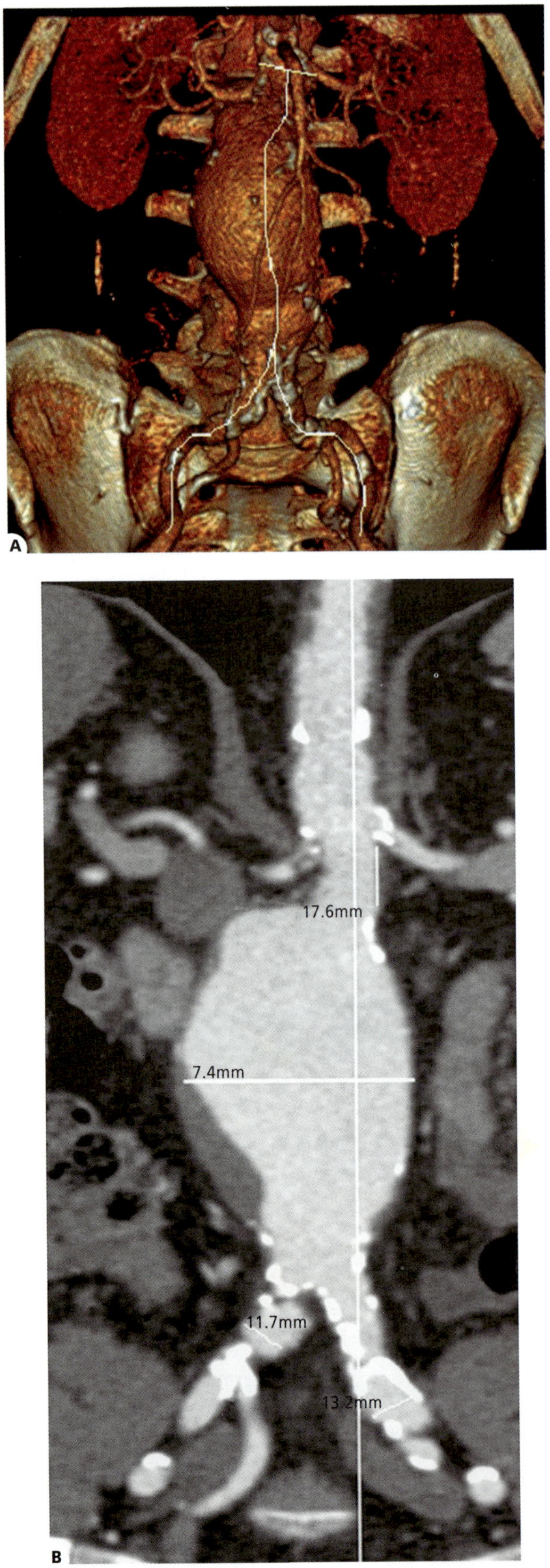

Figura 7.46 – (*A* e *B*) Angiotomografia de aneurisma de aorta abdominal para planejamento de endoprótese (VR e MPR curvo). No MPR curvo, com retificação da aorta, é possível fazer as medidas das distâncias e dos diâmetros da aorta para planejamento cirúrgico aberto ou endovascular.

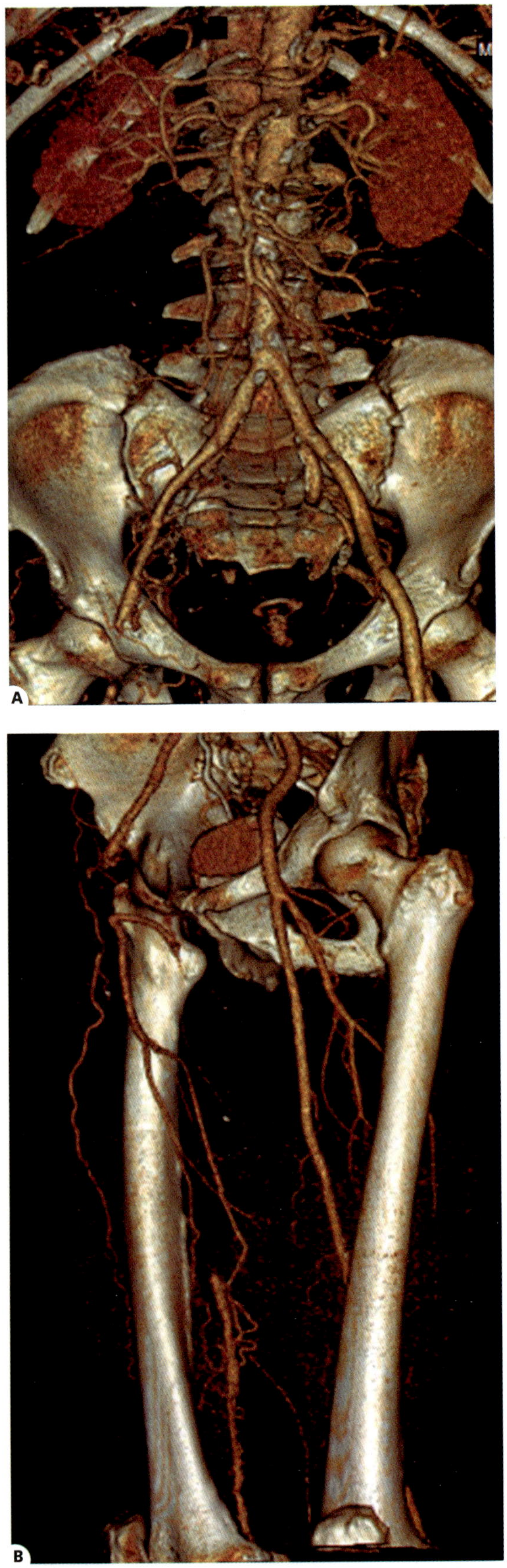

Figura 7.47 – (*A* e *B*) Angiotomografia de paciente com aterosclerose e oclusão arterial femoral comum distal com extensão para toda a femoral superficial à direita.

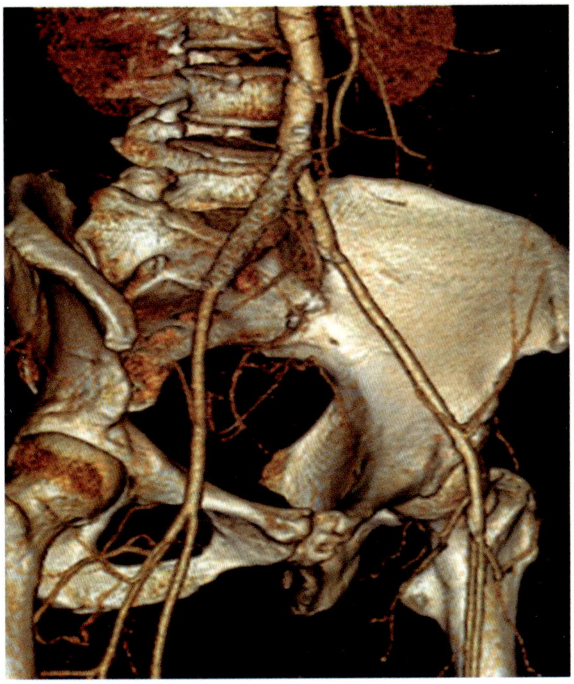

Figura 7.48 – Angiotomografia para avaliação e controle de *stent* na ilíaca comum direita, com boa permeabilidade.

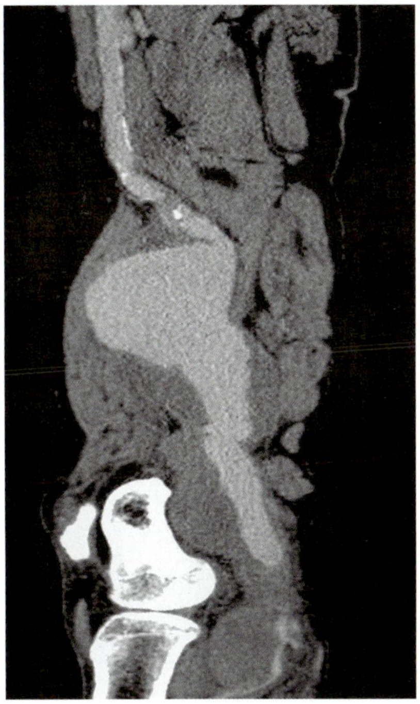

Figura 7.49 – Reconstrução MPR de aneurisma lobulado, extenso, da artéria poplítea, parcialmente trombosado.

978-85-4120-208-4

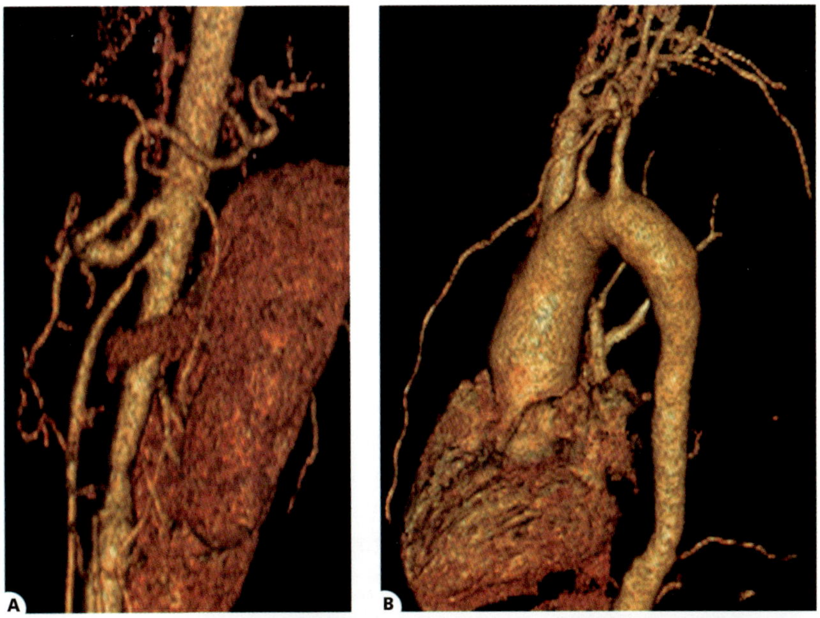

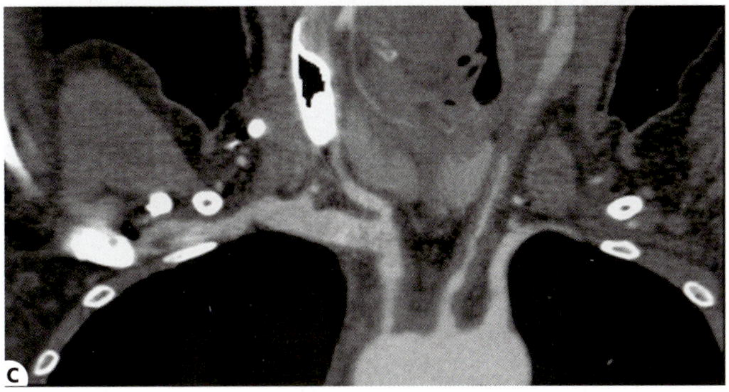

Figura 7.50 – (*A* a *C*) Paciente com arterite de Takayasu, com espessamento parietal irregular do tronco arterial braquicefálico e da carótida comum esquerda em reconstruções VR e MPR e na aorta abdominal, com estenoses irregulares proximais no tronco celíaco, na artéria mesentérica superior e na aorta abdominal infrarrenal. A possibilidade de se examinar em um único exame a porção cervical inferior, aorta torácica e abdominal, facilita a avaliação dos comprometimentos arteriais sistêmicos.

- Diagnóstico de tromboses venosas (Figura 7.56).
- Orientação de implantes de marca-passo e de cateteres venosos para quimioterapia e fístulas para hemodiálise (Figura 7.57).
- Estadiamento tumoral (Figura 7.58, *A* a *D*).

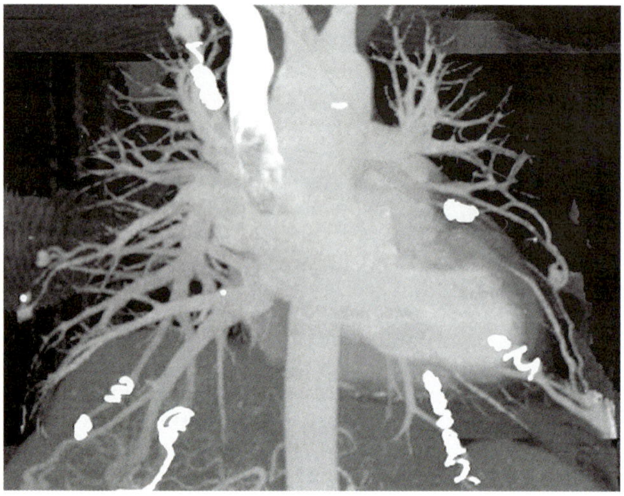

Figura 7.51 – Controle de fístulas arteriovenosas pulmonares múltiplas, embolizadas e com reincidência. Reconstrução em projeção de intensidade máxima (MIP).

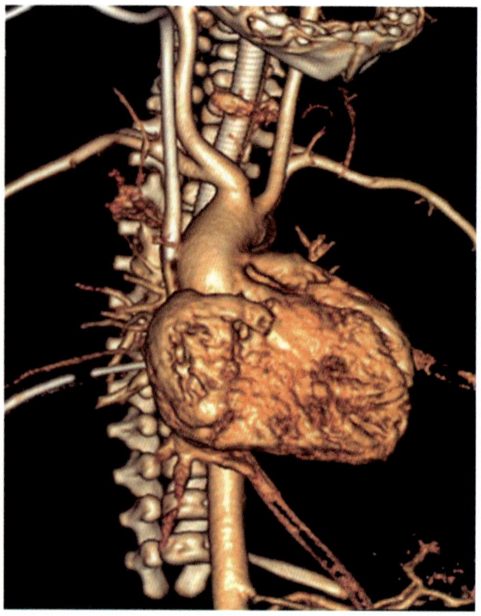

Figura 7.53 – Angiotomografia de vasos da base em paciente com cardiopatia congênita com agenesia do tronco da artéria pulmonar.

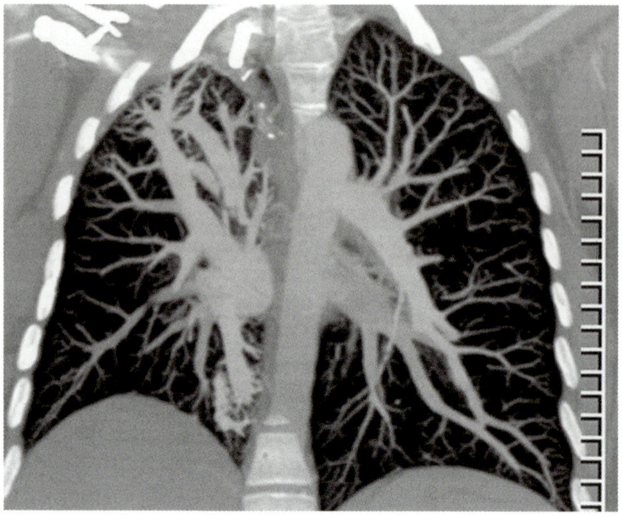

Figura 7.52 – Angiotomografia com projeção de intensidade máxima (MIP) em paciente com malformações arteriovenosas no pulmão direito, algumas já embolizadas.

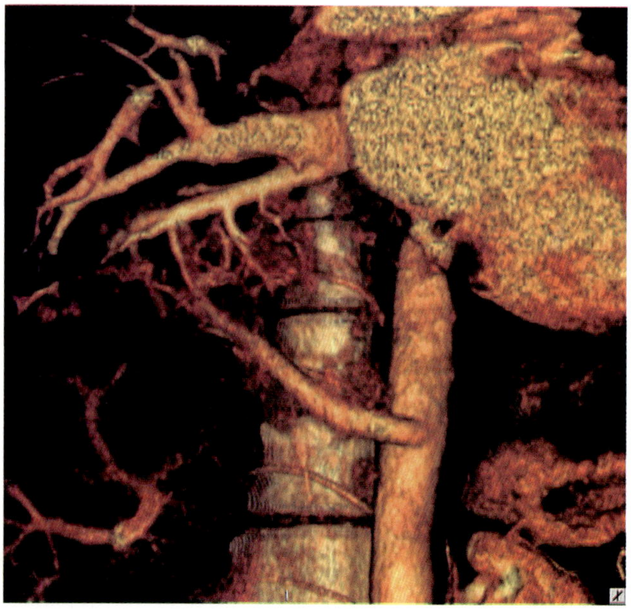

Figura 7.54 – Angiotomografia de sequestro pulmonar (VR) com ramo arterial saindo da aorta abdominal e irrigando segmento pulmonar basal à direita.

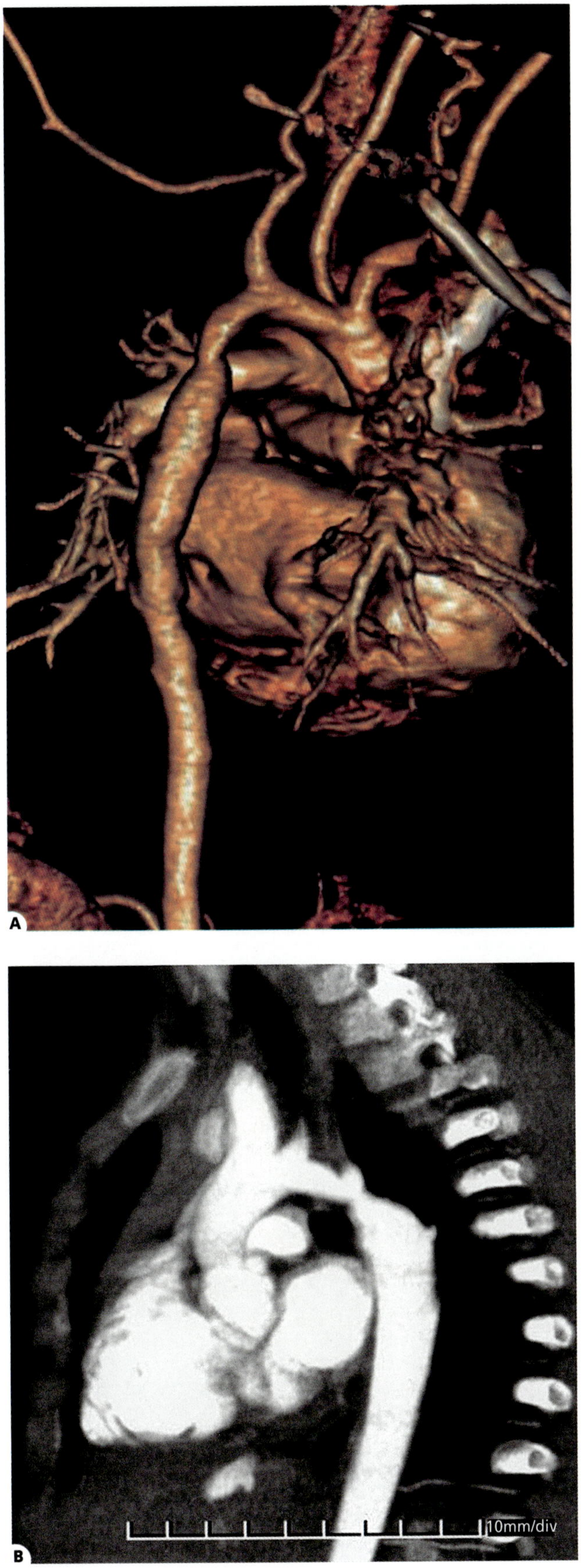

Figura 7.55 – (*A* e *B*) Angiotomografia de coarctação da aorta (VR e MPR).

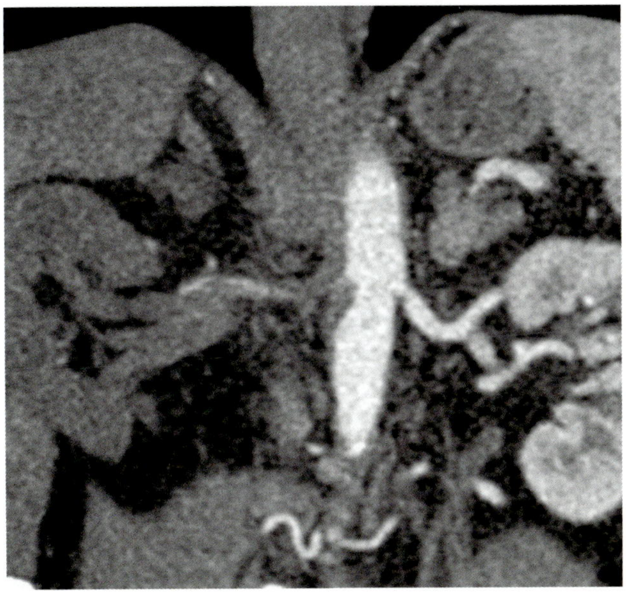

Figura 7.56 – Angiotomografia (MPR) com trombose aguda da artéria renal direita.

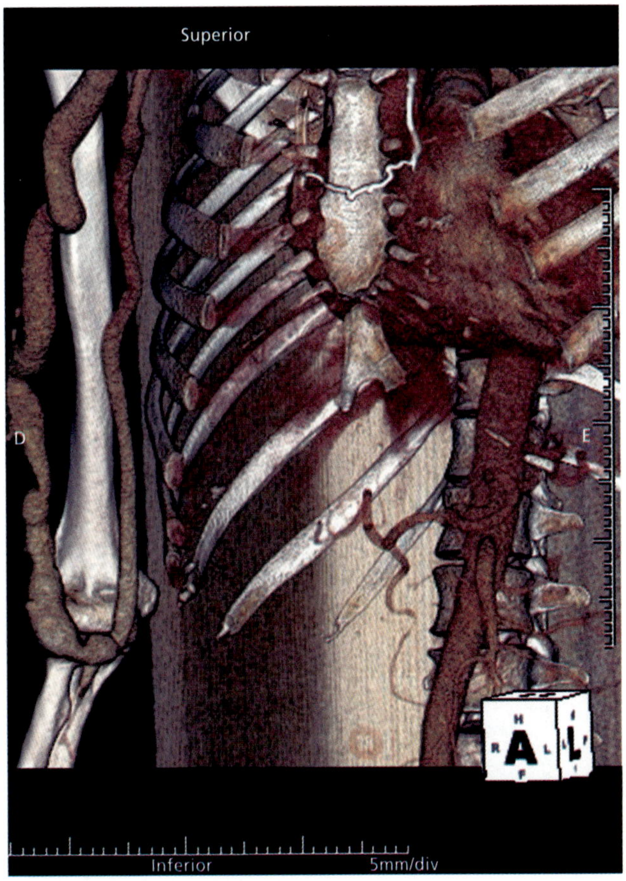

Figura 7.57 – Angiotomografia do braço – avaliação de fístula arteriovenosa braquial para hemodiálise, pérvia.

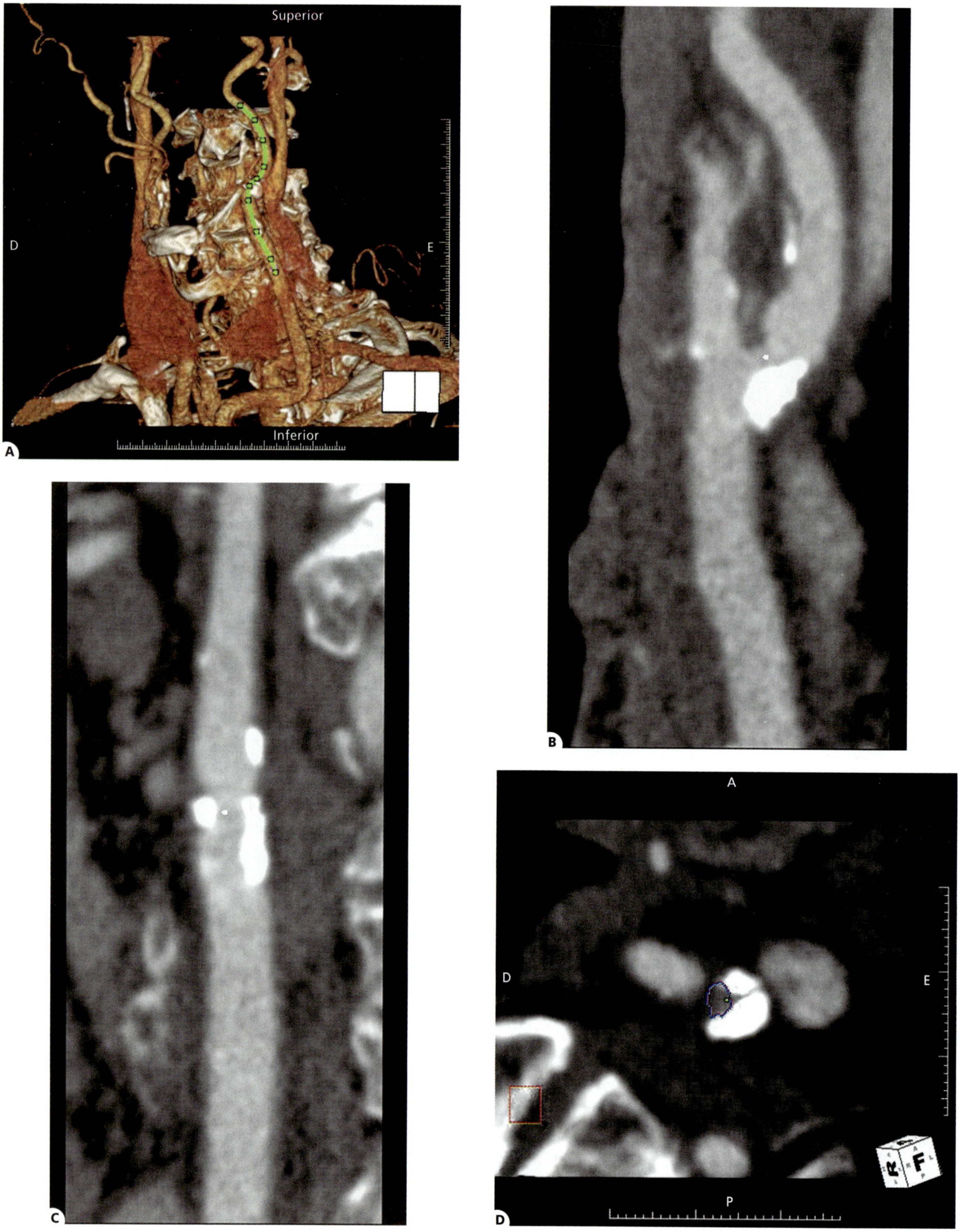

Figura 7.58 – (*A* a *D*) Angiotomografia de estenose carotídea com placa calcificada – reconstruções para avaliação da estenose, mostrando o segmento selecionado, retificação do segmento para visualização em vários planos longitudinais e no plano axial para ver a proporção das dimensões entre as luzes do vaso em local sem estenose e na área de estenose máxima, podendo-se medir também a extensão da área de estenose, para planejamento de colocação de *stent*. Esse paciente tem estenose de cerca de 75% na carótida interna proximal.

REFERÊNCIAS

1. Hänber B, Göhring S, Reifart N. Röntgen-Thorax – Untersuchung als Routine in Rahmen einer Kardiologischen Diagnostik? Dtsch Med Wschr. 1997;122:396-9.
2. Rochemont WM, Neufang KF, Braun V. Die pulmonale Hämodynamik bei Mitralvitien. Radiologe. 1980;20:406-15.
3. Raphael MJ, Donaldson RM. The plain chest X-ray in acquired heart disease in adults. British Journal of Hospital Medicine. 1987 Mar:211-9.
4. Porta E, Tamburrini O. Valutazione radiologica dell ipertensione arteriosa pulmonare nelle cardiopatie congenite ed acquiste. Min Cardioang. 1980;28:97-104.
5. Boxt LM, Reagan K, Katz J. Normal plain film examination of the heart and great arteries in the adult. J Thorac Imag. 1994;9:208-18.
6. Felson B. Chest Roentgenology. 1. ed. Philadelphia: Saunders; 1973 (p. 241-50).
7. Fraser RG, Paré JAP. Diagnosis of diseases of the chest. 1. ed. V. 1. Philadelphia: Saunders; 1970 (p. 306-8).
8. Higgins CB. Essentials of cardiac radiology and imaging. Philadelphia: J. B. Lippincot; 1992 (p. 1-48).
9. Woolley K, Stark P. Pulmonary parenchymal manifestations of mitral valve disease. Radiographics. 1999;19:965-72.
10. Lipton MJ, Coalden R. Valvular heart disease. Radiol Clin North Am. 1999;37(2):319-38.
11. Rydberg J et al. Multisection CT: Scanning techniques and clinical applications. Radiographics. 2000;20:1787-806.
12. Ribeiro DSL et al. Ressonância magnética com alta resolução espacial, para estudo arterial periférico com aquisição segmentar contínua: Mobitrack. Radiol Bras. 2005;38(1):61-4.
13. Mundin JS et al. Fibrose sistêmica nefrogênica: uma complicação grave do uso do gadolínio em pacientes com insuficiência renal. Revista da AMB. 2009;55:220-5.
14. Caldana RP et al. Angiografia por ressonância magnética: aspectos técnicos de um método de estudo vascular não invasivo. Radiolog Bras. 2004;37(1):41-50.
15. Soullez G et al. Renal artery: stenosis evaluation: diagnostic performance of gadobenate dimeglumine-enhanced MR angiography – Comparison with DSA. Radiology. 2008;247:273-85.
16. Glockner JF. Three-dimensional gadolinium enhanced MR angiography: application for abdominal imaging. RadioGraphics. 2001; 21:357-70.
17. Dalrymple NC et al. Price of isotropy in multidetector CT. RadioGraphics. 2007;27:49-62.
18. Johnson TRC et al. Material differentiation by dual energy CT: initial experience. Eur Radiol. 2007;17:1510-7.

CAPÍTULO

8

Ecocardiografia

Wilson Mathias Junior
Jeane Mike Tsutsui

INTRODUÇÃO

A ecocardiografia é uma modalidade de imagem que permite a avaliação da anatomia e função cardíacas pelo uso de ultrassom. As ondas de ultrassom são vibrações mecânicas que induzem rarefações e compressões alternadas de qualquer meio físico que atravessam. Os transdutores de ecocardiografia emitem ondas de ultrassom que se propagam no tórax em diferentes estruturas cardíacas e são refletidas ao mesmo transdutor, resultando na formação de imagens. A alta resolução espacial e temporal obtida pelos aparelhos modernos de ecocardiografia permite a visibilização das estruturas cardíacas em tempo real, sendo atualmente esta a modalidade de imagem mais empregada para avaliação do tamanho das cavidades cardíacas, determinação da função ventricular, avaliação das valvas, massas intracardíacas e doenças congênitas. Além disso, o Doppler permite a determinação das velocidades de fluxo de sangue e fornece informações sobre a hemodinâmica cardiovascular, com estimativa de gradientes de pressão, volumes de regurgitação, débito cardíaco e áreas de orifícios valvares. Assim, a ecocardiografia fornece informações fundamentais para uma completa avaliação do paciente com cardiopatia. Devido ao seu baixo custo, ampla disponibilidade, e ausência de efeitos colaterais, o ecocardiograma é o segundo procedimento diagnóstico mais frequentemente realizado após o eletrocardiograma[1].

Quando as imagens ecocardiográficas obtidas pela técnica transtorácica são de qualidade inadequada para análise, ou quando se quer avaliar estruturas cardíacas localizadas posteriormente, próximas ao esôfago, pode-se empregar ecocardiografia transesofágica. A ecocardiografia transesofágica utiliza transdutores de ultrassom montados na ponta de uma sonda endoscópica, que é introduzida no esôfago e no estômago, fornecendo imagens do coração com alta resolução. Essa técnica é frequentemente empregada para avaliação de próteses valvares, pesquisa de trombo localizado no átrio ou apêndice atrial, estudo da aorta e em situações nas quais a realização do exame transtorácico não é possível, como durante cirurgia cardíaca.

Além do exame ecocardiográfico realizado em condições de repouso, a associação das imagens ecocardiográficas com teste de estresse, seja este físico ou farmacológico, permite a avaliação da reserva contrátil do ventrículo esquerdo (VE) e a detecção de alterações da motilidade segmentar indicativas de obstrução das artérias coronárias. A ecocardiografia sob estresse é uma ferramenta importante para avaliação de pacientes com doença arterial coronariana (DAC) suspeita ou conhecida. Novas modalidades de imagem incluem ainda a ecocardiografia tridimensional e a ecocardiografia com contraste à base de microbolhas.

PRINCÍPIOS FÍSICOS DO ULTRASSOM

Os seres humanos são capazes de escutar ondas sonoras com frequências entre 20 e 20.000 ciclos por segundo (hertz [Hz]); frequências superiores a esta faixa são chamadas de ultrassom. O ultrassom para diagnóstico médico utiliza, geralmente, transdutores com frequência entre 1.000.000 e 20.000.000 Hz ou entre 1 e 20 mega-hertz (MHz).

A principal parte de um transdutor de ultrassom é o cristal piezoelétrico, que possui a característica de mudar sua forma quando submetido a uma corrente elétrica. A aplicação de corrente elétrica de polaridade alternada faz com que o transdutor vibre, gerando a onda de ultrassom. Por outro lado, esse mesmo cristal é capaz de transformar o sinal mecânico de uma onda de ultrassom recebida em sinal elétrico, que é então utilizado para a formação da imagem ecocardiográfica. As ondas de ultrassom atravessam os meios como um feixe, obedecendo aos princípios físicos de reflexão e refração. Quando um feixe de ultrassom é direcionado ao coração, propaga-se em uma linha reta, até encontrar a superfície de contato entre dois meios com impedância acústica diferentes, como, por exemplo, entre o sangue e o músculo do coração. Nessa superfície, parte do ultrassom é refletida, voltando ao transdutor, e parte é refratada, continuando seu trajeto em direção a estruturas mais profundas. Como a velocidade do ultrassom no tecido humano é conhecida (1.540 m/s), a distância entre a estrutura que gerou o eco e o transdutor pode ser calculada. As imagens cardíacas são formadas a partir do ultrassom refletido pelas diferentes superfícies, ou ecos, e são construídas de forma a mostrar as distâncias percorridas pelo feixe de ultrassom para atingir as diferentes estruturas cardíacas. Uma vez que o feixe de ultrassom pode ser transmitido repetitivamente, os movimentos cardíacos podem ser demonstrados à medida que os pontos mudam de posição em relação ao transdutor, em função do tempo.

Diversas formas de apresentação da imagem ecocardiográfica podem ser utilizadas: o modo unidimensional ou modo M apresenta as imagens formadas por um único feixe de ultrassom em função do tempo, enquanto, no modo bidimensional, sinais de múltiplos feixes de ultrassom são combinados para formar uma imagem tomográfica em forma de cunha. O modo bidimensional é amplamente utilizado na prática clínica, pois permite uma visão global das estruturas cardíacas, porém, com uma resolução temporal menor que a do modo M.

Os sinais provenientes das células sanguíneas geralmente não apresentam amplitude suficiente para serem detectados pelo modo M ou bidimensional. Para estudo do fluxo de sangue dentro do coração, é empregado o princípio Doppler. De acordo com esse princípio, quando um sinal de ultrassom é refletido por um objeto em movimento, ocorre mudança na frequência do sinal. Assim, o emprego do Doppler baseia-se na mensuração da diferença entre a frequência emitida pelo transdutor e a refletida pelas hemácias em movimento, conhecida como mudança na frequência Doppler. A velocidade do fluxo de sangue pode então ser calculada a partir da obtenção da mudança na frequência Doppler.

A quantificação e a detecção da velocidade de fluxo são obtidas com o Doppler por meio da análise das ondas pulsáteis e contínuas. O Doppler pulsátil é utilizado para obtenção de velocidades em locais específicos das valvas cardíacas e vasos sanguíneos. O Doppler pulsátil é mostrado na tela do aparelho de ecocardiografia em forma espectral. Convenciona-se que o fluxo que se aproxima do transdutor é mostrado acima da linha de base e o fluxo que se afasta do transdutor é mostrado abaixo da linha de base (Figura 8.1). Sua principal limitação refere-se ao fato de não poder registrar altas velocidades que ultrapassem o limite de frequência máxima detectada pelo Doppler pulsátil, devido a um artefato chamado *aliasing*. O Doppler contínuo não é capaz de localizar o fluxo, porém, pode ser utilizado para registro de altas velocidades. O Doppler contínuo é utilizado para medir velocidades de fluxo através de orifícios restritivos como valvas estenóticas ou orifícios valvares regurgitantes. Essas velocidades (v) são convertidas em gradientes de pressão aplicando-se a equação de Bernoulli simplificada, como segue:

$$\textit{Gradiente de pressão} = 4v^2$$

A velocidade de fluxo pelo Doppler deve ser obtida mantendo-se a orientação do feixe do ultrassom para-

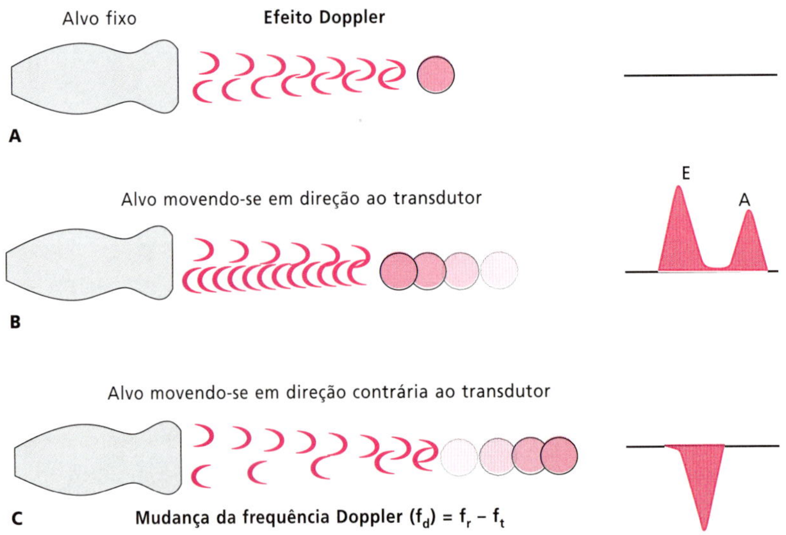

Figura 8.1 – (*A*) Quando o alvo está imóvel, não há registro de sinal ao Doppler. (*B*) Quando o alvo se move em direção ao transdutor, os sinais são demonstrados acima da linha de base, enquanto os sinais abaixo da linha de base denotam movimentos em direção contrária ao transdutor (*C*).

lelo o mais paralelo possível da direção do fluxo sanguíneo. O mapeamento de fluxo em cores em baseado nos princípios do Doppler pulsátil. As velocidades são mostradas na imagem bidimensional utilizando-se uma escala de cores em que o vermelho representa o fluxo em direção ao transdutor e o azul, o fluxo de direção oposta. O mosaico representa velocidades acima do limite e indica a variabilidade das velocidades da amostra (Figura 8.2).

Imagens ecocardiográficas e medidas

As imagens ecocardiográficas são obtidas pela colocação do transdutor nos espaços nas chamadas janelas acústicas, que permitem a visibilização do coração sem interposição do pulmão. As janelas acústicas clássicas são: paraesternal, apical, subcostal e supraesternal. As incidências padronizadas obtidas do coração permitem sua avaliação em três planos ortogonais, os planos longitudinal, transversal e de quatro câmaras, porém, múltiplas incidências podem ser adquiridas com diferentes angulação e rotação do transdutor. Como as imagens obtidas pela ecocardiografia bidimensional são tomográficas, deve-se tomar o cuidado de avaliar uma mesma estrutura em diferentes incidências, para evitar erros de interpretação.

Os diâmetros sistólico e diastólico e a espessura de parede do ventrículo esquerdo podem ser aferidos no plano paraesternal longitudinal pela ecocardiografia bidimensional. Essas medidas devem ser obtidas perpendicularmente ao eixo longitudinal do ventrículo esquerdo, sempre com auxílio do traçado eletrocardiográfico na tela do ecocardiógrafo (Figura 8.3)[2]. A partir das medidas de espessura do septo interventricular e da parede posterior e do diâmetro diastólico do ventrículo esquerdo, é possível fazer a estimativa da massa ventricular esquerda, usando fórmulas específicas.

A função sistólica do ventrículo esquerdo geralmente é expressa pela sua fração de ejeção (FE), calculada como:

$$FE = \frac{\textit{volume diastólico final} - \textit{volume sistólico final}}{\textit{volume diastólico final}}$$

A FE pode ser estimada a partir dos diâmetros ventriculares pelo método do cubo. Esse método assume que o ventrículo esquerdo apresenta formato cúbico e deve ser utilizado somente em cavidades de tamanho normal, sem alteração da motilidade segmentar ou da geometria ventricular. Quando essas condições não estão presentes, os volumes ventriculares devem ser

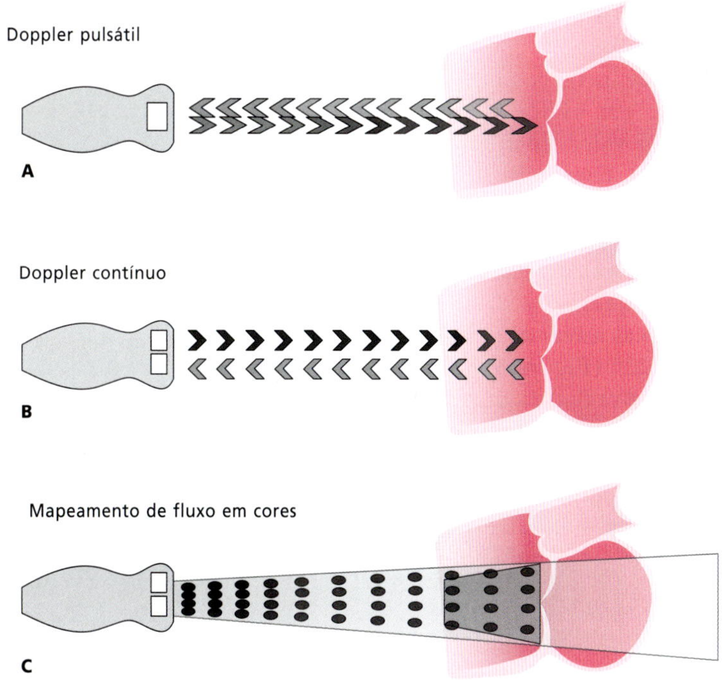

Figura 8.2 – Representação esquemática dos três tipos de Doppler. (*A*) No Doppler pulsátil, um pulso de ultrassom é transmitido e, então, depois de um intervalo determinado pela profundidade de interesse, o transdutor realiza uma "amostragem" rápida dos sinais refletidos. Este ciclo constituído por transmitir-esperar-receber é repetido em um intervalo chamado de frequência de repetição de pulso (PRF, *pulse repetition frequency*). O tempo que o ultrassom leva para ir e vir de determinada profundidade determina a profundidade máxima de investigação e o PRF máximo e, portanto, as velocidades máximas a serem detectadas por este método. (*B*) O Doppler contínuo detecta todas as velocidades que se movem ao longo do feixe do ultrassom. Essa propriedade é obtida devido à emissão e à recepção contínua e ininterrupta de pulsos por dois cristais diferentes. (*C*) O mapeamento do fluxo em cores é baseado nos princípios do Doppler pulsátil. No entanto, em vez de um único volume de amostragem localizado ao longo do feixe de ultrassom, são avaliados diversos volumes de amostragem ao longo de cada linha de amostragem. Assim, ao longo de cada linha de varredura, um pulso de ultrassom é transmitido e, então, sinais dispersos são recebidos de cada linha de amostragem.

978-85-4120-208-4

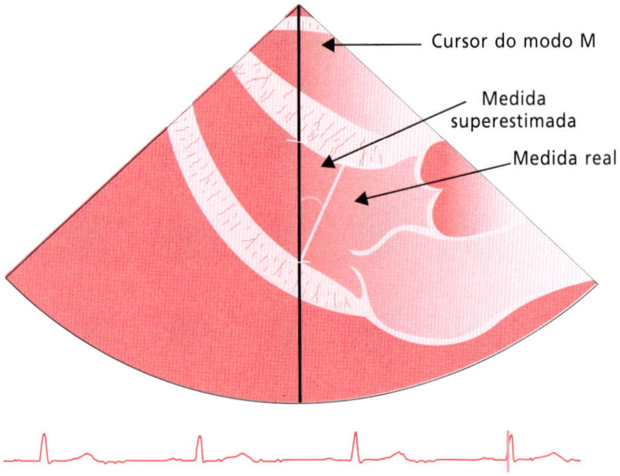

Figura 8.3 – Esquema de posicionamento do cursor do modo M com desvio máximo permitido no serviço de ecocardiografia do Instituto do Coração (InCor) de 30° em relação ao eixo perpendicular ao eixo longo do ventrículo esquerdo. Plano paraesternal longitudinal baixo demonstrando como os diâmetros podem ser superestimados se medidos pelo modo M.

mensurados diretamente pela planimetria da área sistólica e diastólica do ventrículo esquerdo, utilizando-se a ecocardiografia bidimensional. Um dos métodos utilizados para a medida dos volumes ventriculares é o método de Simpson, no qual os volumes ventriculares são medidos a partir de imagens de planos apicais ortogonais (quatro e duas câmaras), nos quais o ventrículo esquerdo é dividido em vários cilindros de alturas semelhantes, sendo o valor final a somatória dos volumes de cada cilindro. Esse método é o mais adequado quando existem alterações da motilidade segmentar ou alteração na geometria do ventrículo esquerdo (Figura 8.4)[3]. Para análise da motilidade segmentar, o ventrículo esquerdo é dividido em 17 segmentos, de acordo com as novas recomendações da American Heart Association (Figura 8.5)[4]. A análise da motilidade segmentar é realizada utilizando-se as diferentes incidências do ventrículo esquerdo que permitem uma adequada visibilização da motilidade de parede de cada um destes segmentos, sendo classificada em motilidade segmentar normal, hipocinesia, acinesia ou discinesia.

APLICAÇÕES CLÍNICAS DA ECOCARDIOGRAFIA

Avaliação das valvopatias

De acordo com a *Nômina Anatômica* de 1987[5], recomenda-se utilizar o termo valva para o conjunto valvar (p. ex., valva aórtica, valva mitral). As valvas atrioventriculares possuem cúspides (p. ex., cúspide posterior da valva mitral), ao passo que as valvas ventriculoarteriais possuem válvulas (p. ex., válvula coronariana direita da valva aórtica). Assim, deve-se utilizar prefe-

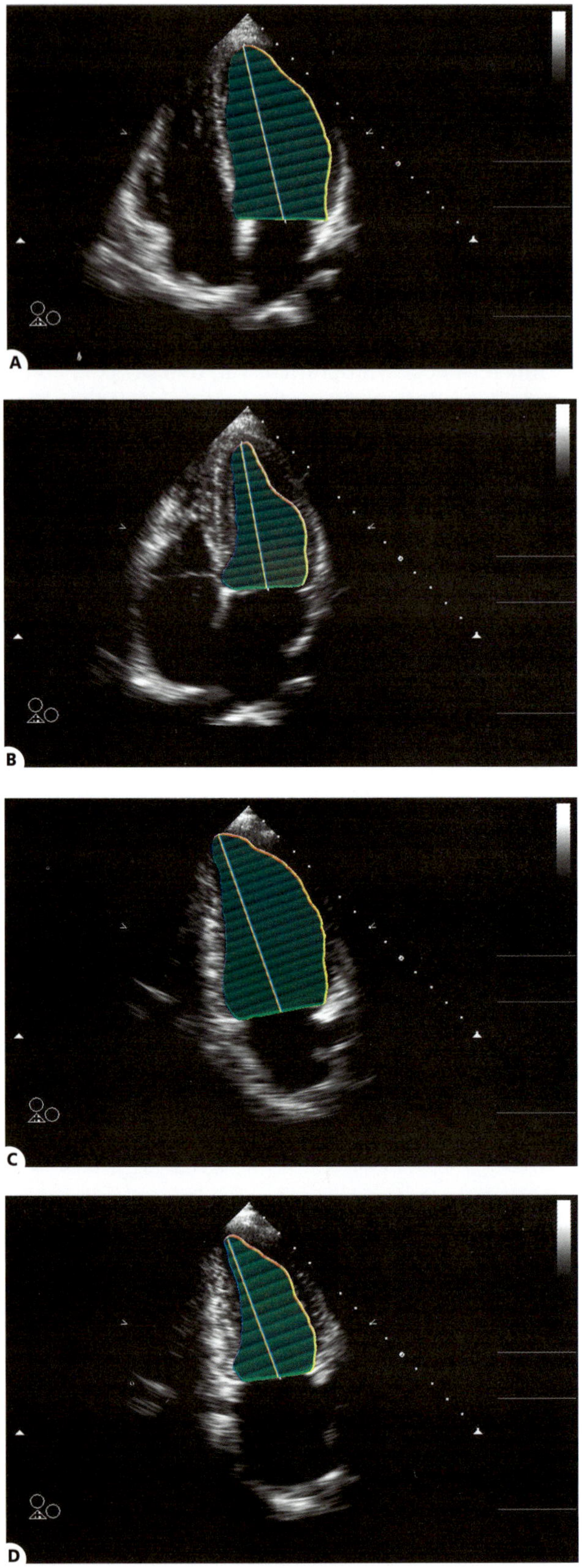

Figura 8.4 – (*A* a *D*) Esquema representativo do método de Simpson para a medida da fração de ejeção do ventrículo esquerdo. Os painéis *superiores* mostram a medida dos volumes diastólico (*esquerda*) e sistólico (*direita*) no plano apical de quatro câmaras e os painéis *inferiores* mostram as mesmas medidas no plano apical de duas câmaras.

978-85-4120-208-4

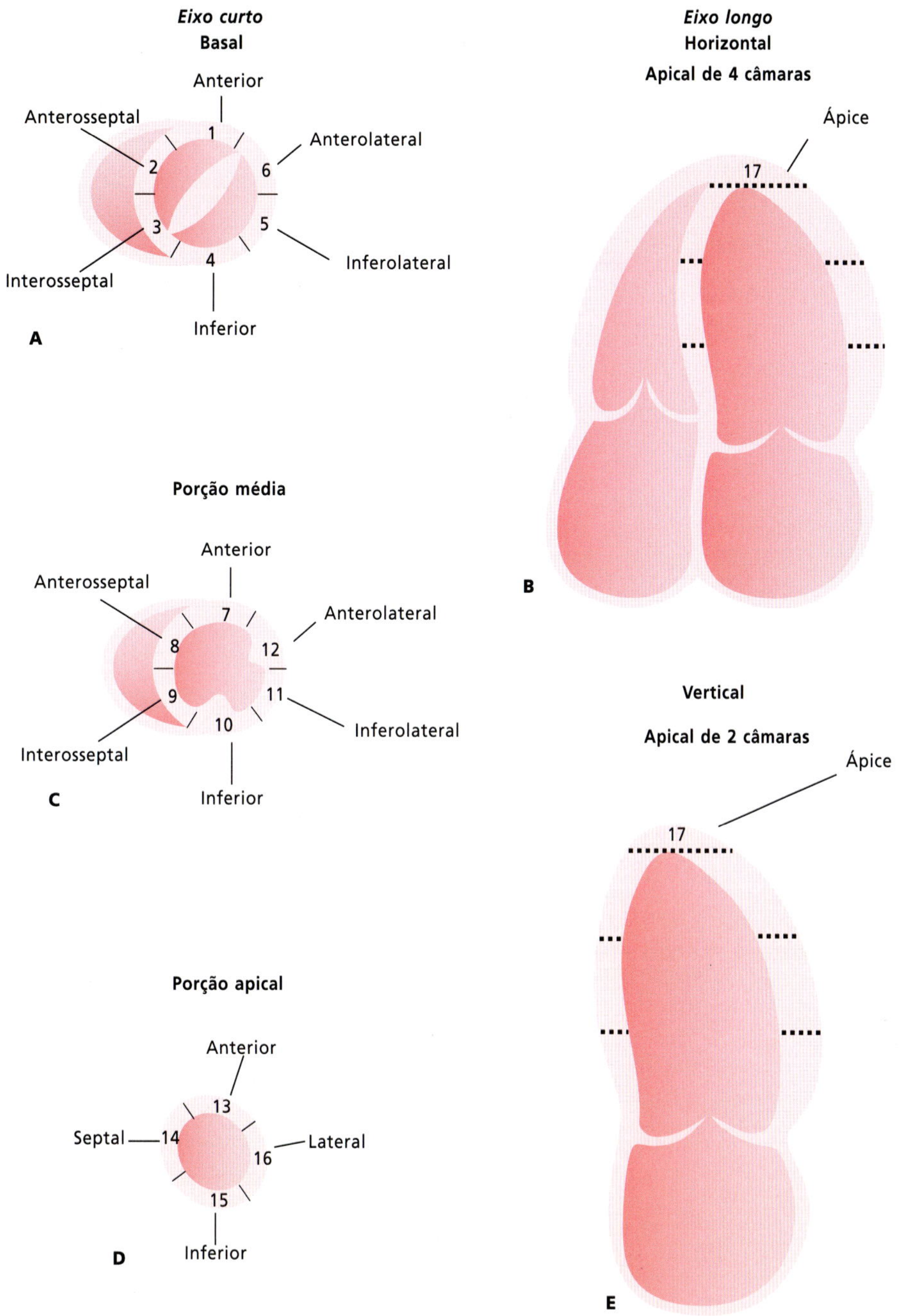

Figura 8.5 – (*A* a *E*) Esquema representativo da divisão do ventrículo esquerdo em 17 segmentos.

rencialmente o termo valva aórtica bivalvular (e não bicúspide). O termo folheto pode ser usado para a descrição das próteses valvares biológicas.

A descrição das valvas deve incluir inicialmente o aspecto estrutural, incluindo mobilidade das cúspides/válvulas, alterações morfológicas e, finalmente, as alterações funcionais relacionadas com os fluxos transvalvares. A descrição de prováveis mecanismos e etiologias das valvopatias (p. ex., prolapso da cúspide anterior da valva mitral, ruptura de cordoalha, valva mitral com fusão comissural, etc.) é recomendável, bem como os seus possíveis efeitos hemodinâmicos (aumento das cavidades, hipertrofia ventricular, função ventricular).

Insuficiência mitral

Nos pacientes com insuficiência mitral (IM), deve-se descrever as alterações anatômicas da valva, a possível etiologia/mecanismo e o grau de insuficiência (discreta, moderada, importante). O termo grave não deve ser utilizado. As dimensões do átrio e do ventrículo esquerdos, a FE e a pressão pulmonar são importantes parâmetros para conduta e avaliação prognóstica de pacientes com insuficiência mitral e devem, portanto, constar no laudo (quando não for possível, descrever a limitação).

Diversos parâmetros devem ser utilizados para classificar o grau de insuficiência mitral, desde a análise subjetiva até parâmetros quantitativos[6,7]. O estudo com Doppler pulsátil permite um adequado mapeamento do refluxo valvar mitral para o átrio esquerdo (AE) por meio da avaliação da profundidade das velocidades sistólicas dentro do átrio esquerdo. Outra maneira de quantificação da gravidade da regurgitação mitral é a realização da medida da área do jato pelo mapeamento do fluxo em cores, em relação à área do átrio esquerdo. Com base nos aspectos hemodinâmicos, a classificação ecocardiográfica da regurgitação mitral obedece aos parâmetros observados na Tabela 8.1. A presença de fluxo sistólico reverso nas veias pulmonares geralmente caracteriza regurgitação mitral importante, porém, a sua ausência não a exclui[8]. Um jato de regurgitação com sinal denso ao Doppler contínuo também é outro marcador de refluxo importante.

A *vena contracta* é a porção mais estreita do jato de regurgitação mitral distal ao orifício valvar. Sua análise pelo mapeamento de fluxo em cores demonstrou ter boa correlação com outros métodos quantitativos para a gravidade da insuficiência mitral. A medida desta porção ≥ 0,7 cm no plano paraesternal longitudinal ou apical de quatro câmaras frequentemente está associada a grandes volumes regurgitantes[9].

Volume regurgitante e fração regurgitante

As medidas do volume regurgitante (VR) e da fração regurgitante (FR) têm sua importância na quantificação de lesões valvares e são calculadas sabendo-se que o fluxo total anterógrado (Qa) através de uma valva regurgitante corresponde ao fluxo sistêmico (QS) + fluxo regurgitante (Qr).

Assim, o VR em pacientes com insuficiência mitral pode ser calculado como a diferença entre o volume mitral e o volume aórtico (Figura 8.6):

$$VR = V\ mitral - V\ aórtico$$

V mitral = área valvar mitral × integral velocidade-tempo (VTI) mitral (ambos calculados ao nível do anel mitral).

V aórtico = área da via de saída do ventrículo esquerdo (VSVE) (paraesternal longitudinal) × VTI VSVE (apical).

A fração regurgitante é calculada como a porcentagem do VR em relação ao fluxo anterógrado através da valva regurgitante e, portanto, pode ser calculada da seguinte maneira:

$$\frac{fração\ regurgitante\ (\%) = (V\ mitral - V\ aórtico) \times 100}{V\ mitral}$$

Proximal isovelocity surface area

A *proximal isovelocity surface area* (PISA) é um método para calcular a área do orifício regurgitante que se baseia no princípio da conservação do fluxo em hemisférios de isovelocidade na direção do orifício regurgitante (Figura 8.7)[10,11].

A área do orifício regurgitante (AOR) pode ser medida pela seguinte fórmula:

$$AOR\ (cm^2) = \frac{2\pi r^2 \times velocidade\ de\ \text{aliasing}\ (cm/s)}{velocidade\ de\ pico\ da\ IM\ pelo\ Doppler\ contínuo\ (cm/s)}$$

O VR também pode ser calculado por este método aplicando-se a fórmula:

$$VR\ (m\ell) = AOR\ (cm^2) \times VTI\ da\ IM\ pelo\ Doppler\ contínuo\ (cm)$$

Outros parâmetros indicativos de insuficiência mitral importante incluem: fluxo sistólico reverso em veia pulmonar, curva do Doppler contínuo densa e em forma de funil, área do jato regurgitante > 8 cm^2, velocidade da onda E do fluxo mitral > 1,2 cm/s.

Estenose mitral

Os aspectos característicos da estenose mitral ao modo M e bidimensional incluem: calcificação e espessamento das cúspides valvares e do aparelho subvalvar, diminuição da rampa E-F (modo M), aparência de "bastão de hóquei" da cúspide anterior da valva mitral na diástole (plano paraesternal longitudinal ao bidimensional), abertura em cúpula da valva mitral e AE aumentado. O laudo dos pacientes com estenose mitral deve conter necessariamente: área valvar mitral, gradiente diastólico médio entre o AE e o VE, pressão pulmonar e função sistólica do ventrículo direito (VD). Em pacientes com estenose importante, principalmente aqueles candidatos a valvoplastia por cateter-balão, devem-se

TABELA 8.1 – Classificação ecocardiográfica da insuficiência mitral (IM)

Grau de IM	Área do jato/área AE	*Vena contracta*	VR	AOR	FR
Discreta	< 20%	< 3 mm	< 30 mℓ/bat	< 0,20 cm^2	< 30%
Moderada	20 a 39%	3 a 6,9 mm	30 a 59 mℓ/bat	0,20 a 0,39 cm^2	30 a 49%
Importante	≥ 40%	≥ 7 mm	≥ 60 mℓ/bat	≥ 0,40 cm^2	≥ 50%

AE = átrio esquerdo; AOR = área do orifício regurgitante; bat = batimento; FR = fração regurgitante; VR = volume regurgitante.

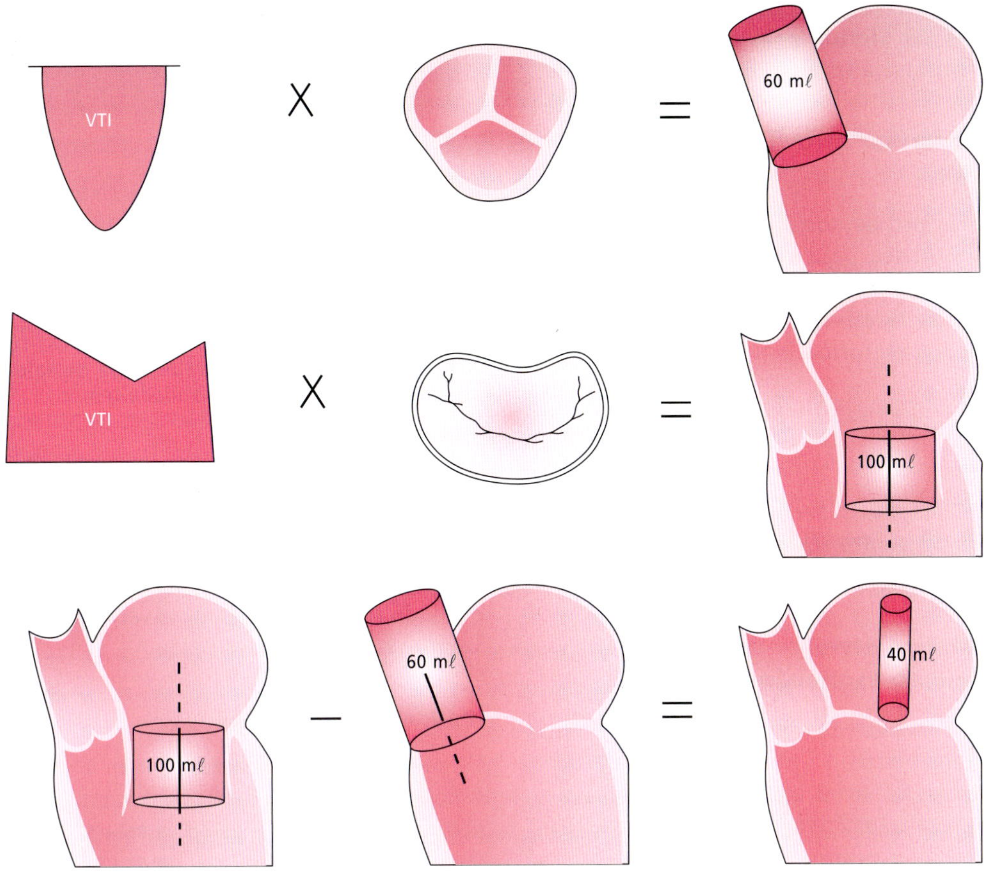

Figura 8.6 – Esquema para o cálculo do volume regurgitante e da fração regurgitante. VTI = integral velocidade-tempo.

descrever os critérios ecocardiográficos de Wilkins (escore de Block)[12,13].

Em adultos, a área valvar mitral normal varia de 4 a 6 cm². A área valvar mitral pode ser aferida pela planimetria da circunferência interna da valva no plano paraesternal transversal, no ponto de abertura máxima das cúspides, durante a diástole. Esse método apresenta limitação de aplicação em pacientes com valvas extremamente calcificadas, ou já submetidos previamente à comissurotomia.

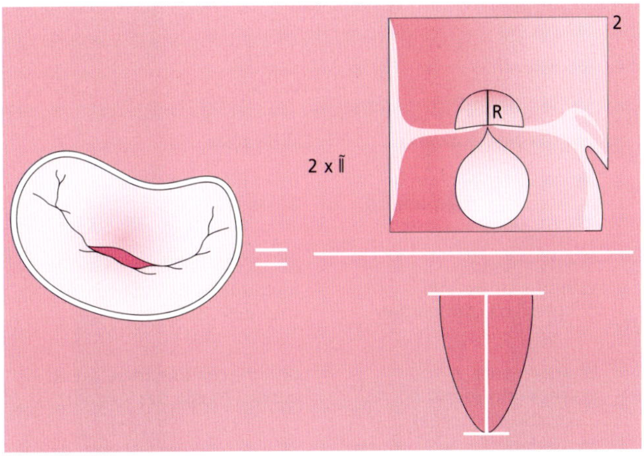

Figura 8.7 – Esquema do cálculo da área de orifício regurgitante pelo método de *proximal isovelocity surface area* (PISA).

Uma alternativa para a medida da área valvar é a avaliação hemodinâmica pelo Doppler contínuo, que quantifica a estenose por métodos como tempo de meia pressão, equação de continuidade e PISA[14].

Tempo de meia pressão

O tempo de meia pressão (PHT, *pressure half time*) é o tempo que o gradiente de pressão leva para cair à metade de seu valor inicial.

A área valvar mitral é calculada pela seguinte fórmula:

$$\text{Área valvar mitral} = \frac{220}{PHT}$$

Pacientes com débito cardíaco baixo ou bradicardia podem apresentar gradientes baixos, mesmo havendo estenose mitral importante. A presença de regurgitação valvar aórtica significativa e a diminuição da complacência ventricular podem diminuir o PHT devido à rápida equalização pressórica entre AE e VE na diástole. Nesses casos, há superestimativa da gravidade da estenose mitral pelo PHT. Dessa maneira, a área valvar idealmente deverá ser aferida pela equação de continuidade, pela planimetria ou pelo método PISA[14].

Cálculo da área valvar mitral pela equação de continuidade

Baseia-se no princípio de conservação da massa, ou seja, o fluxo que passa pela valva mitral deve ser igual ao da valva aórtica, desde que não haja insuficiência aórtica significativa (Figura 8.8). Havendo insuficiência aórtica significativa, pode-se utilizar a valva pulmonar.

Para o cálculo da área valvar mitral, deve-se utilizar a seguinte fórmula:

$$\textit{Área valvar mitral} = \frac{\textit{área da secção transversa (AST)}\ \textit{VSVE}\ (cm^2) \times \textit{VTI VSVE}\ (cm)}{\textit{VTI mitral}\ (cm)}$$

Gradiente diastólico átrio esquerdo-ventrículo esquerdo

Pelo Doppler contínuo, são determinados os gradientes diastólicos máximo e médio através da valva mitral. Pacientes em fibrilação atrial apresentam intensa variação dos gradientes transvalvares, sendo recomendada a realização de no mínimo três medidas destes gradientes para a obtenção da média dos valores. A classificação ecocardiográfica da gravidade da estenose mitral segue na Tabela 8.2.

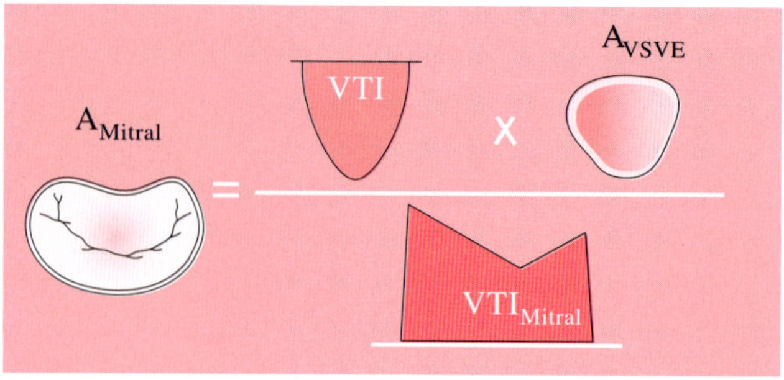

Figura 8.8 – Esquema do cálculo da área (A) valvar mitral pela equação de continuidade. VSVE = via de saída do ventrículo esquerdo; VTI = integral velocidade-tempo.

Os critérios ecocardiográficos de Wilkins devem ser classificados de acordo com a Tabela 8.3[12].

O escore total pode variar de 4 a 16. Pacientes com escore ecocardiográfico maior que 8 têm pouca probabilidade de resultados favoráveis quando tratados pela valvotomia por cateter-balão.

Insuficiência aórtica

Os métodos ecocardiográficos para a quantificação da insuficiência aórtica incluem: o mapeamento do fluxo sanguíneo com o Doppler pulsátil; o estudo do fluxo sanguíneo com o Doppler contínuo; o mapeamento de fluxos com o Doppler em cores; a estimativa do volume de sangue regurgitante e da fração regurgitante; a medida da *vena contracta* e o cálculo da área efetiva do orifício regurgitante[6,7].

TABELA 8.2 – Classificação da gravidade da estenose mitral

Estenose valvar mitral	Área valvar	Gradiente diastólico médio*
Discreta	1,6 a 2,5 cm^2	≤ 5 mmHg
Moderada	1,1 a 1,5 cm^2	6 a 11 mmHg
Importante	≤ 1 cm^2	≥ 12 mmHg

*Não usar esta medida isoladamente, somente se for concordante com a área valvar.

TABELA 8.3 – Escore ecocardiográfico de acordo com Wilkins

Escore	Mobilidade	Espessamento das cúspides	Espessamento subvalvar	Calcificação
1	Alta mobilidade, restrição apenas das extremidades das cúspides	Espessura próxima do normal (4 a 5 mm)	Espessamento mínimo, apenas na porção abaixo das cúspides	Única área ecodensa brilhante
2	Porções basais e médias com mobilidade normal	Porção média normal, espessamento das extremidades (5 a 8 mm)	Espessamento estendendo-se até 1/3 proximal das cordas	Áreas brilhantes confinadas às extremidades das cúspides
3	Valva move-se para a frente na diástole, principalmente pela base	Espessamento de toda a cúspide (5 a 8 mm)	Espessamento estendendo-se até o 1/3 distal das cordas	Brilho estendendo-se até a porção média das cúspides
4	Mínimo ou nenhum movimento das cúspides na diástole	Espessamento importante de toda a cúspide (> 8 mm)	Espessamento importante e encurtamento de todas as estruturas subvalvares	Brilho intenso na maior parte do tecido valvar

Na avaliação do grau de insuficiência valvar aórtica pelo Doppler contínuo, utiliza-se o conceito do tempo necessário para se atingir a metade do gradiente de pressão entre a aorta e o VE (PHT)[15]. Valores abaixo de 250 ms identificam insuficiência valvar de grau importante. O PHT tende a diminuir em situações de insuficiência valvar de maior magnitude, assim como a angulação da rampa de desaceleração do gradiente de pressão entre a aorta e o VE. Desaceleração maior do que 4 m/s^2 indica insuficiência valvar de grau importante. Embora a insuficiência aórtica seja considerada importante quando há fluxo sanguíneo retrógrado holodiastólico na aorta abdominal, esse método apresenta algumas limitações: pode subestimar o grau de regurgitação, principalmente em pacientes com próteses valvares cardíacas com insuficiência paraprotética, em pacientes com disfunção ventricular esquerda ou com estenose mitral de grau importante[16-20].

O uso do mapeamento do fluxo em cores leva em consideração a extensão do jato regurgitante, a área do jato regurgitante, a proporção entre a largura do jato regurgitante e o diâmetro da VSVE e a largura da *vena contracta* do fluxo regurgitante.

A estimativa da gravidade da insuficiência valvar aórtica pela aferição do volume regurgitante e da fração regurgitante é realizada pela medida da relação entre o fluxo sistólico através da valva aórtica, representando tanto o fluxo anterógrado quanto o fluxo regurgitante, e o fluxo diastólico medido na valva mitral ou o fluxo sistólico através da valva pulmonar, representando somente o fluxo anterógrado efetivo. As limitações do método são: o tempo necessário para a sua realização, a possibilidade de pequenos erros de medidas gerarem grandes discrepâncias de resultados e a presença de outras valvopatias ou defeitos congênitos septais associados.

Outro método é o cálculo da área do orifício efetivo regurgitante, em que consideramos o princípio da convergência de fluxos (Tabela 8.4).

Estenose aórtica

Na presença dessa patologia, devemos descrever os possíveis mecanismos e etiologia (fusão comissural, fibrocalcificação degenerativa, etc.), o tamanho das cavidades, a espessura miocárdica, o índice de massa ventricular esquerda, gradientes transvalvares sistólicos máximo e médio. Será considerada estenose valvar aórtica quando o gradiente transvalvar máximo for ≥ 25 mmHg em pacientes com função sistólica do VE normal. Na presença de disfunção ventricular esquerda significativa, os gradientes através de valva aórtica estenótica podem ser subestimados em decorrência da disfunção ventricular. Deve ser rotina a medida dos gradientes transvalvares sistólicos em todos os pacientes com estenose aórtica. A medida da área valvar aórtica deve ser feita necessariamente nos pacientes com estenose importante e naqueles com disfunção ventricular esquerda, qualquer que seja o grau de estenose.

A forma mais utilizada para se avaliar a gravidade da estenose valvar aórtica é pela medida dos gradientes transvalvares com a equação de Bernoulli modificada, em que são medidos os gradientes sistólicos máximo e médio (Tabela 8.5). As maiores limitações técnicas desse método ocorrem na presença de fluxos sanguíneos excêntricos e de imagem ecocardiográfica limitada. A gravidade da lesão valvar pode também ser determinada pela medida da área valvar pela planimetria ou equação de continuidade. A área valvar aórtica normal é de 3 a 4 cm^2. Pela planimetria mede-se diretamente o orifício valvar durante a sístole. As maiores dificuldades desse método ocorrem quando a valva se encontra muito calcificada, com pouca definição das bordas internas. Pela equação de continuidade, a área valvar aórtica é obtida da seguinte forma:

1. Medir o diâmetro da VSVE e calcular a área da secção transversa circular (AST VSVE), utilizando-se *zoom* do plano paraesternal longitudinal, na mesossístole de acordo com a fórmula: AST VSVE = $D^2 \times 0{,}785$.
2. Aferir a VTI na VSVE registrada com o Doppler pulsátil no plano apical de cinco câmaras. Para localização adequada do fluxo da VSVE, inicialmente posiciona-se a amostra de volume ao nível da valva aórtica estenótica, documentando-se o característico fluxo de alta velocidade com *aliasing*. Procede-se então à retirada lenta da amostra des-

TABELA 8.4 – Classificação da insuficiência valvar aórtica

IAo	PHT	*Vena contracta*	Desaceleração da rampa de pressão VE-Ao	Largura do jato IAo/VSVE	FR	VR	AOR
Discreta	> 500 ms	< 3 mm	< 2 m/s^2	< 25 %	< 30%	< 30 mℓ/b	< 0,1 cm^2
Moderada	250 a 499 ms	3 a 5,9 mm	2 a 4 m/s^2	25 a 59%	30 a 49%	30 a 59 mℓ/b	0,1 a 0,29 cm^2
Importante	< 250 ms	≥ 6 mm	> 4 m/s^2	≥ 60 %	≥ 50%	≥ 60 mℓ/b	≥ 0,3 cm^2

Ao = aorta; AOR = área do orifício regurgitante; FR = fração regurgitante; IAo = insuficiência aórtica; mℓ/b = mililitro por batimento; PHT = tempo de meia pressão; VE = ventrículo esquerdo; VR = volume regurgitante; VSVE = via de saída do ventrículo esquerdo.

ta região, em direção apical até o momento em que há queda súbita da velocidade. Nesta posição, deve ser medida a velocidade da VSVE.

3. Aferir a VTI por meio do registro da curva do Doppler contínuo através da valva aórtica estenótica (VTI Ao).
4. Aplicar a equação de continuidade:

$$\acute{A}rea\ valvar\ a\acute{o}rtica = \frac{AST\ VSVE\ (cm^2) \times VTI\ VSVE\ (cm)}{VTI\ Ao\ (cm)}$$

As limitações para o uso dessa equação ocorrem principalmente quando há imprecisão na determinação do diâmetro da VSVE e quando são utilizadas velocidades pré-valvares maiores do que as reais. Será considerada estenose aórtica importante quando a velocidade transvalvar máxima for ≥ 4,5 m/s. A avaliação da gravidade da estenose aórtica pode também ser efetuada com o auxílio da relação entre V1/V2, em que V1 é a velocidade máxima do fluxo sistólico no VSVE e V2 é a velocidade máxima através da valva aórtica. Portanto, esse método considera estritamente as implicações fluxométricas na avaliação da gravidade da estenose[21-23].

Estenose tricúspide

Deve-se descrever o aspecto morfológico da valva (fusão comissural, espessamento, etc.), o grau de redução de abertura das cúspides (análise subjetiva da gravidade da lesão), o tamanho do AD e do VD e a função sistólica do VD.

Na presença de estenose tricúspide, a avaliação hemodinâmica com Doppler contínuo demonstra aumento na velocidade do influxo tricuspídeo, com consequente aumento dos gradientes transvalvares diastólicos. A área valvar pode ser estimada pela medida do PHT, porém, o valor utilizado é diferente daquele utilizado para valva mitral. Caracteriza-se como estenose tricúspide grave gradiente diastólico médio ≥ 7 mmHg e PHT ≥ 190 ms[24].

Regurgitação tricúspide

Deve-se descrever o aspecto morfológico da valva e os possíveis mecanismos da insuficiência tricúspide (fusão comissural, dilatação do anel valvar, ruptura de cordoalha, prolapso valvar, síndrome carcinoide, anomalia de Ebstein), o tamanho das cavidades direitas e a função do VD. Utiliza-se o Doppler pulsátil para o mapeamento do jato da regurgitação no AD para quantificar a gravidade da insuficiência. Insuficiência tricúspide importante em geral apresenta: fluxo reverso em veias hepáticas, aumento na velocidade do fluxo diastólico tricuspídeo (onda E ≥ 1 m/s), sinal denso da curva de refluxo ao Doppler contínuo, jato de insuficiência tricúspide ≥ 30% da área do AD.

Estenose pulmonar

Nos casos de estenose valvar isolada congênita, deve-se descrever o aspecto morfológico da valva pulmonar (espessamento valvar, displasia, etc.), o diâmetro do anel (parâmetro importante para casos de valvoplastia) e a função ventricular direita. A quantificação da gravidade da estenose pulmonar é feita pela medida do gradiente transvalvar sistólico máximo pelo Doppler contínuo. Gradiente máximo < 30 mmHg é considerado estenose pulmonar sem repercussão hemodinâmica; entre 31 e 50 mmHg, estenose de grau discreto; entre 51 e 69 mmHg, estenose de grau moderado; e ≥ 70 mmHg, estenose de grau importante[25].

Cardiomiopatias

A ecocardiografia tem importância fundamental para o diagnóstico das cardiomiopatias, que são classificadas em dilatada, hipertrófica e restritiva. A cardiomiopatia dilatada caracteriza-se por dilatação importante das cavidades cardíacas, espessura de parede dentro dos limites da normalidade e disfunção sistólica global (Figura 8.9). A ecocardiografia permite a quantificação do grau de comprometimento da função sistólica, importante marcador prognóstico em pacientes com insuficiência cardíaca, assim como a detecção de alterações da motilidade segmentar, indicativo de DAC. A insuficiência mitral é bastante comum em pacientes com disfunção sistólica e dilatação do ventrículo esquerdo (Figura 8.10, *A* e *B*). A dilatação secundária do anel mitral prejudica a coaptação adequada das cúspides valvares, sendo geralmente associada a insuficiência valvar central. Pela ecocardiografia bidimensional, a aparência da valva mitral é normal e o grau de insuficiência mitral geralmente não é importante, exceto em casos extremos de disfunção ventricular. Uma vez que a insuficiência mitral primária também pode provocar sintomas de insuficiência cardíaca, esta diferenciação

TABELA 8.5 – Classificação da estenose valvar aórtica

EAo	Área valvar	Gradiente sistólico médio	Gradiente sistólico máximo	Relação V1/V2
Discreta	> 1,1 cm²	≤ 20 mmHg	20 a 45 mmHg	≥ 0,40
Moderada	0,8 a 1,1 cm²	21 a 49 mmHg	45 a 79 mmHg	0,26 a 0,39
Importante	≤ 0,75 cm²	≥ 50 mmHg	≥ 80 mmHg	≤ 0,25

EAo = estenose aórtica; V1 = velocidade máxima do fluxo sistólico na via de saída do ventrículo esquerdo; V2 = velocidade máxima através da valva aórtica.

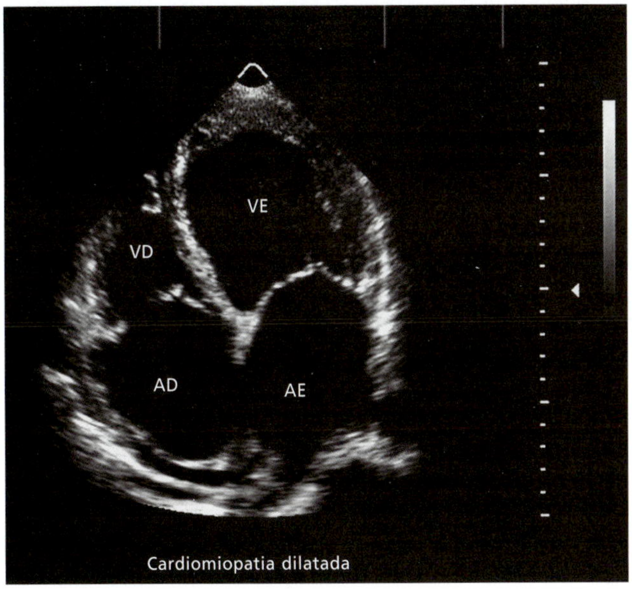

Figura 8.9 – Plano apical de quatro câmaras demonstrando aumento de todas as cavidades cardíacas com o ventrículo esquerdo, com perda de sua forma elipsoide, característica de disfunção sistólica desta câmara. AD = átrio direito; AE = átrio esquerdo; VD = ventrículo direito; VE = ventrículo esquerdo.

é importante para o manuseio dos pacientes. Quando a disfunção ventricular é secundária à insuficiência mitral, a valva mitral geralmente apresenta anormalidades estruturais que são facilmente detectadas pela ecocardiografia bidimensional, como discutido anteriormente. As derivadas de pressão-tempo (dp/dt e dp/dt negativa) são índices de avaliação da função sistólica e diastólica do ventrículo esquerdo e que, respectivamente, refletem a capacidade do ventrículo esquerdo em aumentar ou diminuir o gradiente de pressão em relação ao átrio esquerdo dentro de um intervalo de tempo. A taxa de mudança no gradiente de pressão sistólica entre o ventrículo esquerdo e o átrio esquerdo com o passar do tempo é determinada pelo intervalo necessário para a velocidade do jato aumentar de 1 para 3 m/s. A dp/dt negativa será aferida na porção sistólica ascendente do espectro Doppler e representa o tempo necessário para a velocidade diminuir de 3 m/s para 1 m (Figura 8.11). Valores normais são considerados maiores que 1.200 mmHg/s. A dp/dt abaixo de 450 mmHg/s correlaciona-se com o pior prognóstico e valores entre 850 mmHg/s e 1.200 mmHg/s, com melhor prognóstico em pacientes com disfunção ventricular.

A cardiomiopatia hipertrófica é uma doença hereditária caracterizada por hipertrofia ventricular em um ventrículo não dilatado, na ausência de condições que expliquem a magnitude da hipertrofia. O aumento da espessura miocárdica do ventrículo esquerdo é o achado ecocardiográfico característico da cardiomiopatia hipertrófica, sendo geralmente assimétrico e com distribuição variável. A hipertrofia miocárdica está associada a graus

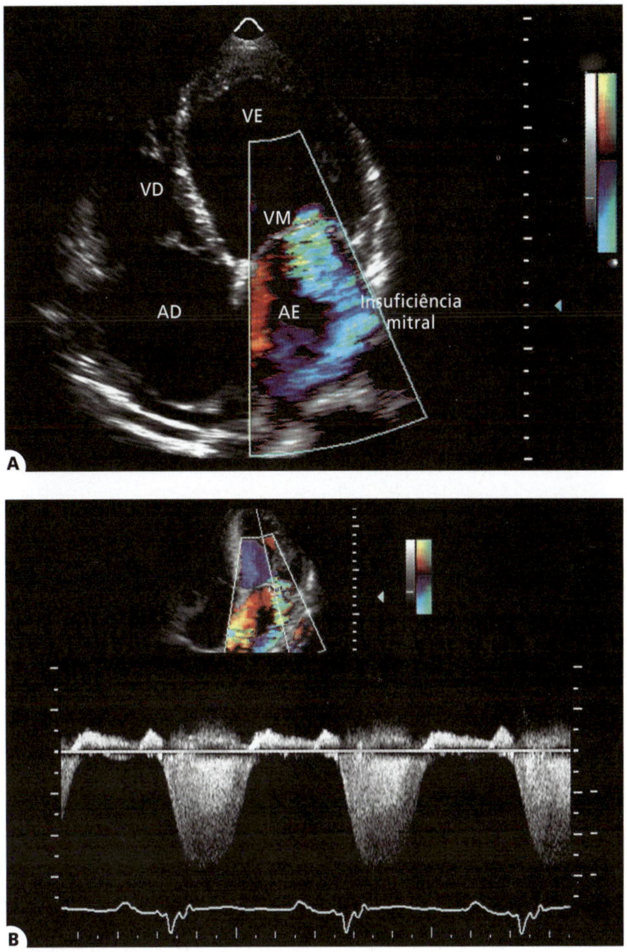

Figura 8.10 – Mapeamento de fluxo em cores (*A*) e curva espectral do Doppler contínuo mostrando jato de insuficiência mitral (*B*). Observar que, como o jato se afasta do transdutor, a curva é mostrada abaixo da linha de base. AD = átrio direito; AE = átrio esquerdo; VD = ventrículo direito; VE = ventrículo esquerdo; VM = válvula mitral.

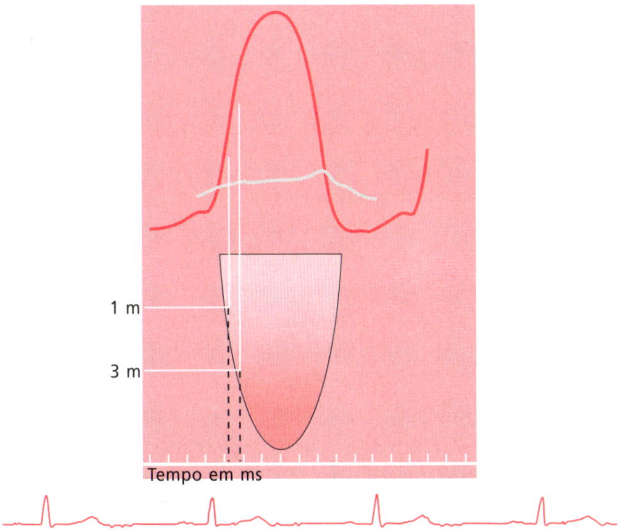

Figura 8.11 – Esquema para a medida da derivada de pressão-tempo dp/dt. Valor normal: acima de 1.200 mmHg/s.

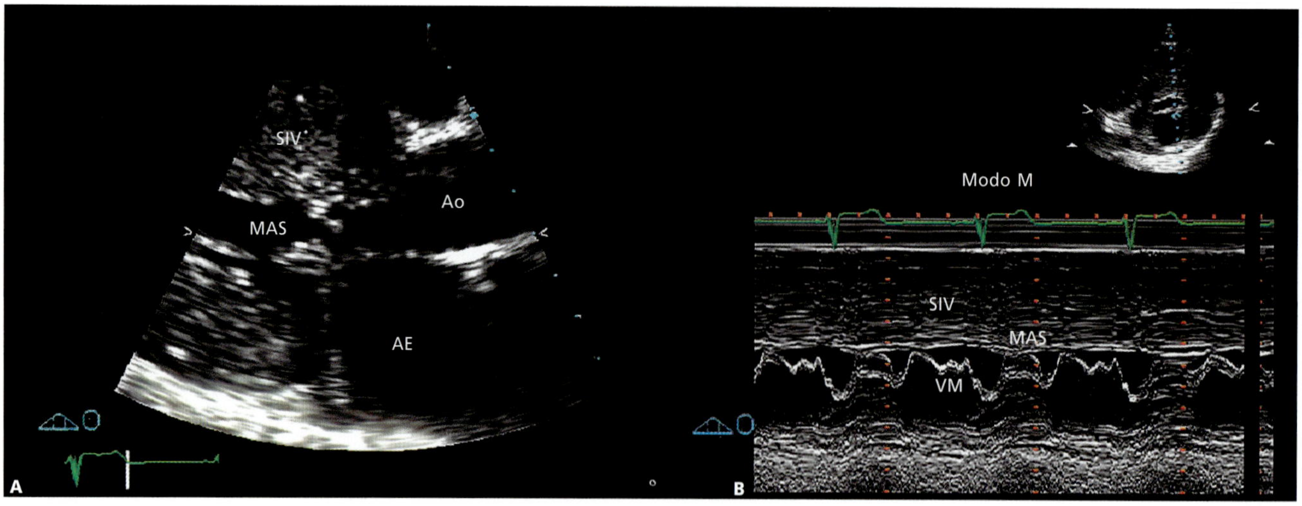

Figura 8.12 – (*A*) Imagem bidimensional no corte paraesternal longitudinal, mostrando importante hipertrofia miocárdica, mais acentuada no septo interventricular, e o movimento anterior sistólico da valva mitral em paciente com cardiomiopatia hipertrófica. Notar que durante a sístole ventricular a porção anterior do folheto toca o septo interventricular. (*B*) Movimento anterior sistólico da valva mitral mo modo M. AE = átrio esquerdo; Ao = aorta; MAS = movimento anterior sistólico; SIV = septo interventricular; VM = valva mitral.

variados de alterações funcionais, podendo ou não haver obstrução funcional ao fluxo sanguíneo na via de saída do ventrículo esquerdo devido ao movimento anterior sistólico da valva mitral (Figura 8.12, *A* e *B*). O estudo de fluxo ao Doppler permite a determinação do gradiente de pressão intraventricular, assim como a avaliação da insuficiência mitral, que é um achado frequente nesta patologia. A ecocardiografia é o principal método utilizado tanto para o diagnóstico da cardiomiopatia hipertrófica como para o auxílio na determinação do prognóstico e da resposta terapêutica. É também de grande importância na avaliação de familiares dos pacientes com cardiomiopatia hipertrófica, possibilitando o diagnóstico de formas mais discretas desta patologia, que poderiam passar despercebidas sem a associação com uma história familiar bem definida.

A cardiomiopatia restritiva é associada a processos infiltrativos como amiloidose cardíaca ou hemocromatose e caracteriza-se por espessamento miocárdico, alteração importante da função diastólica e função sistólica normal ou discretamente diminuída.

Doença arterial coronariana

A DAC é a principal causa de cardiopatia nas sociedades modernas e apresenta alto grau de morbidade e mortalidade. Embora a ecocardiografia não permita a visibilização direta das artérias coronárias em todo o seu trajeto, esta técnica fornece informações importantes por meio do estudo do desempenho do ventrículo esquerdo. A ecocardiografia realizada sob condições de estresse induzido pelo esforço físico ou por agentes farmacológicos é um método não invasivo amplamente utilizado para o diagnóstico e a avaliação prognóstica de pacientes com DAC crônica suspeita ou conhecida[26-28]. Em pacientes com infarto agudo do miocárdio, a ecocardiografia é amplamente utilizada para diagnóstico, avaliação funcional, estratificação de risco e detecção de complicações, tais como comunicação interventricular, ruptura do músculo papilar, pseudoaneurisma, trombo, ruptura da parede livre do ventrículo esquerdo[29-31].

A ecocardiografia transtorácica é um excelente método de triagem em pacientes com DAC, pois as alterações da motilidade segmentar ocorrem em segundos após a oclusão coronariana e são marcadores fidedignos de infarto antigo do miocárdio[32]. Apesar de as alterações da motilidade segmentar poderem significar isquemia ou infarto antigo em vez de agudo, nos ajudam a afastar outras causas de dor precordial, como dissecção de aorta, pericardite e embolia pulmonar maciça.

A ecocardiografia em repouso fornece uma série de informações sobre função ventricular esquerda e viabilidade miocárdica, com importantes implicações terapêuticas e prognósticas após o infarto agudo do miocárdio. Dados do estudo do Gruppo Italiano per lo Studio della Sopravvivenza nell'Infarto Miocardico (GISSI)[33] demonstraram que um dos principais fatores prognósticos de mortalidade cardíaca após o infarto é a função ventricular esquerda, com maiores incrementos da mortalidade associados à redução progressiva da fração de ejeção ventricular, sendo pacientes de alto risco aqueles com fração de ejeção do ventrículo esquerdo menor que 35%.

O escore de motilidade parietal é obtido a partir da divisão ecocardiográfica do ventrículo esquerdo em 17 segmentos, aos quais se atribuem valores de 1 a 4 de acordo com seu grau de motilidade. Esse escore é de grande auxílio para se estabelecer o grau de disfunção ventricular esquerda, especialmente porque tem mais relação com a massa total envolvida no processo de lesão isquêmica do que a própria fração de ejeção, a qual pode estar superestimada. Assim, o valor 1 identifica movimento contrátil normal; subsequentemente, hipocinesia, acinesia e discinesia recebem outros valores. O índice do escore de motilidade ventricular esquerda é criado pela soma dos escores dados aos 17 segmentos divididos pelo número de segmentos analisados. Um escore entre 1 e 1,6 demonstra função ventricular normal ou com discreto comprometimento; de 1,61 a 2, comprometimento moderado; e maior que 2, comprometimento importante. A análise da espessura miocárdica pode definir a ausência de viabilidade miocárdica e sua extensão no miocárdio, uma vez que está demonstrado que segmentos na região de infarto antigo com menos de 6 mm e com ecogenicidade aumentada invariavelmente consistem em tecido cicatricial (Figura 8.13)[34].

Outras informações classicamente conferidas pela ecocardiografia transtorácica nos pacientes com DAC crônica estão relacionadas com complicações como presença e gravidade de insuficiência mitral, presença de aneurismas ventriculares e trombos e outras comorbidades como presença de valvopatia aórtica e mitral e hipertensão arterial pulmonar.

Uso da ecocardiografia sob estresse na doença arterial coronariana crônica

A ecocardiografia sob estresse é um método não invasivo estabelecido para avaliação de pacientes com DAC

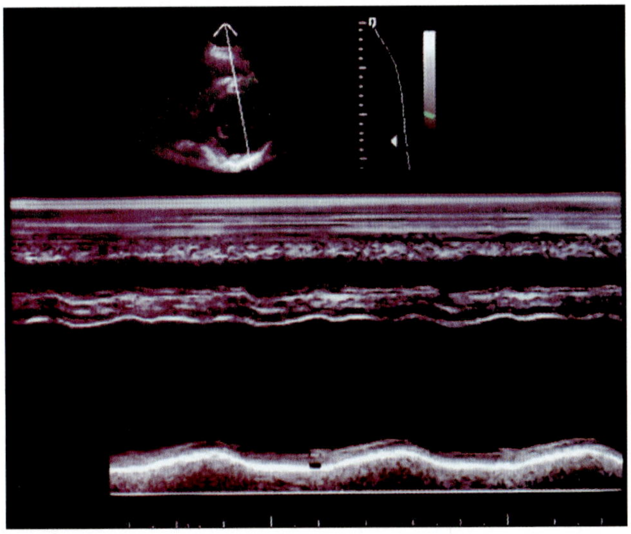

Figura 8.13 – Parede posterior do ventrículo esquerdo com afinamento (espessura < 0,6 cm) em paciente com cardiomiopatia isquêmica. Notar que o septo ventricular apresenta espessura preservada e alteração de sua motilidade, achado que indica a necessidade de investigação por métodos que avaliem a reserva contrátil do miocárdio.

obstrutiva suspeita ou conhecida, exercendo um importante papel na determinação do seu diagnóstico e prognóstico, na avaliação do impacto de terapias de revascularização, na detecção de viabilidade miocárdica e no auxílio às decisões terapêuticas. O estresse cardiovascular causa isquemia miocárdica em regiões supridas por uma artéria com grau significativo de estenose e este fenômeno é manifestado por alteração transitória da motilidade segmentar. A ecocardiografia bidimensional permite a avaliação de todos os segmentos miocárdicos do ventrículo esquerdo com grande resolução espacial e temporal, tornando-se a ferramenta ideal para a avaliação não invasiva da isquemia miocárdica.

Os métodos disponíveis para a indução do estresse são: esforço físico (esteira ou bicicleta ergométrica), estimulação atrial transesofágica, drogas vasodilatadoras (dipiridamol e adenosina) ou estimulantes adrenérgicos (dobutamina). A indução de isquemia miocárdica por esforço físico, dobutamina e marca-passo transesofágico baseia-se no aumento do duplo produto cardíaco e, consequentemente, do consumo miocárdico de oxigênio. Por outro lado, os agentes vasodilatadores aumentam o fluxo sanguíneo coronariano e podem causar uma perfusão miocárdica heterogênea devido ao roubo de fluxo que, em alguns pacientes, é suficiente para causar isquemia miocárdica.

Acurácia diagnóstica para detecção de isquemia na doença arterial coronariana crônica

A ecocardiografia sob estresse apresenta boa acurácia para detecção de isquemia miocárdica induzida, em pacientes com probabilidade pré-teste intermediária ou alta[35-37]. Quando comparada ao teste ergométrico, a ecocardiografia sob estresse tem maior sensibilidade e especificidade para o diagnóstico de DAC e apresenta valor clínico adicional na detecção e localização da isquemia miocárdica. Enquanto as ecocardiografias pela dobutamina e pelo exercício apresentam acurácia diagnóstica semelhantes (83% e 85%, respectivamente), a ecocardiografia sob estresse pelo dipiridamol parece apresentar uma acurácia diagnóstica um pouco menor e esta diferença pode ser atribuída a uma menor sensibilidade do dipiridamol na identificação de pacientes com doença uniarterial (38% para dipiridamol, 70% para exercício e 61% para dobutamina)[38-40]. A adição de atropina à ecocardiografia pela dobutamina aumenta a acurácia e diminui a porcentagem de testes ineficazes, especialmente em pacientes sob uso de betabloqueadores[41,42]. Como com outros métodos não invasivos, a sensibilidade da ecocardiografia sob estresse é maior em pacientes com doença multiarterial do que em uniarteriais, em pacientes com infarto miocárdico prévio e naqueles com lesões com mais de 70% de obstrução, quando comparados com pacientes com estenoses de grau moderado.

Indicações gerais da ecocardiografia sob estresse

A escolha do tipo de estresse a que o paciente será submetido deve se basear no objetivo do exame e nas condições clínicas associadas, considerando-se as contraindicações específicas para cada modalidade[43,44]. O teste com esforço físico está indicado para pacientes aptos a realizar o teste ergométrico máximo e eficaz, ou para avaliação de angina de esforço. Pacientes com quadro clínico de insuficiência coronariana que estejam impossibilitados de realizar exercício físico por motivos ortopédicos, neurológicos, vasculares ou idade avançada devem ser submetidos à ecocardiografia com uso de estresse farmacológico, assim como pacientes com indicação de pesquisa de viabilidade miocárdica (com utilização da dobutamina).

A ecocardiografia sob estresse é indicada para avaliação de isquemia miocárdica em indivíduos sintomáticos, quando o teste ergométrico padrão não é diagnóstico, e para pesquisa de isquemia miocárdica em pacientes com quadro clínico não sugestivo de insuficiência coronariana e teste ergométrico positivo ou duvidoso. Em pacientes com suspeita clínica significativa de DAC, a ecocardiografia sob estresse também está indicada quando existem situações concomitantes que podem gerar falhas no diagnóstico pelo teste ergométrico, como a presença de alterações em repouso do segmento ST e onda T, presença de bloqueio de ramo esquerdo, hipertrofia ventricular esquerda, ritmos ventriculares de marca-passo ou tratamento com digitálicos[1].

Como com qualquer outro teste diagnóstico, é importante conhecer a probabilidade pré-teste da doença a ser avaliada, considerando-se a história clínica, os fatores de risco, o exame físico e os sintomas, especialmente a dor torácica[45,46]. O valor diagnóstico da ecocardiografia sob estresse é maior em pacientes nos quais a probabilidade pré-teste de DAC é de grau intermediário. Esses pacientes incluem mulheres sintomáticas de meia-idade com angina típica, pacientes com fatores de risco para DAC e achados anormais no eletrocardiograma em repouso e pacientes com fatores de risco e angina atípica. Em tais pacientes, a ecocardiografia sob estresse apresenta um maior valor em aumentar (em casos de resultado positivo) ou diminuir (em casos de resultado negativo) a probabilidade de DAC. Em pacientes com baixa probabilidade pré-teste (como em pacientes sem fatores de risco ou aqueles com dor precordial não anginosa ou angina atípica), a ecocardiografia sob estresse não está indicada. Da mesma forma, a ecocardiografia sob estresse não é recomendada para avaliação inicial de pacientes assintomáticos sem DAC estabelecida. Entretanto, se um paciente assintomático apresenta um teste ergométrico com possível resultado falso-positivo, um ecocardiograma sob estresse negativo pode ser útil na diminuição da probabilidade de DAC. Em geral, pacientes com uma resposta positiva ao teste ergométrico, mas sem alteração da motilidade segmentar induzida pelo estresse, têm uma baixa taxa de eventos cardiovasculares adversos durante o acompanhamento tardio, porém, um pouco maior que pacientes com resultados completamente negativos[47,48].

A ecocardiografia sob estresse pode ser de grande utilidade no manuseio clínico do paciente, na avaliação dos resultados da terapia empregada e no acompanhamento de pacientes com DAC conhecida que apresentam novos sintomas. Entretanto, não está indicada para avaliação periódica de rotina de pacientes estáveis que não apresentam mudança na terapia.

Avaliação da gravidade da doença, estratificação de risco e prognóstico da doença arterial coronariana crônica

Em pacientes com doença isquêmica crônica, a função ventricular esquerda tem influência importante no prognóstico a longo termo, com maior mortalidade associada à diminuição da fração de ejeção ventricular. Da mesma forma, a presença ou ausência de isquemia miocárdica induzida tem valor prognóstico nesses pacientes. Em pacientes com alta probabilidade pré-teste, a ecocardiografia sob estresse pode ser útil não só para o diagnóstico, mas na avaliação da localização e da gravidade da isquemia induzida. A presença ou ausência de isquemia miocárdica induzida pela ecocardiografia sob estresse físico ou farmacológico apresenta importante valor prognóstico. A presença de resultado negativo está associada a baixo risco de eventos cardiovasculares durante o acompanhamento[49,50]. Pacientes com resultado positivo apresentam maior taxa de eventos cardiovasculares, porém, a morbidade ou a mortalidade cardiovascular é variável.

Em pacientes com infarto miocárdico prévio, a ecocardiografia sob estresse pode ser útil na avaliação de presença, distribuição e gravidade da isquemia miocárdica, com importantes implicações prognósticas[51,52].

Avaliação da viabilidade miocárdica

Em pacientes com DAC crônica estabelecida, a função contrátil miocárdica pode estar deprimida devido à necrose miocárdica ou como resultado do miocárdio hibernado. Assim, em pacientes com doença multiarterial e função ventricular esquerda deprimida, a melhora da contração miocárdica segmentar durante baixas doses de dobutamina é considerada indicativa de reserva contrátil e é preditora de melhora da função ventricular após cirurgia de revascularização miocárdica[53-56].

Em pacientes assintomáticos submetidos à cirurgia de revascularização cirúrgica com sucesso, a avaliação rotineira pela ecocardiografia sob estresse não é necessária. A identificação de isquemia residual em pacientes assintomáticos não melhora a sua evolução. Entretanto, quando os sintomas persistem ou recorrem após cirurgia de revascularização, a ecocardiografia sob estresse pode ser útil na identificação de obstrução do enxerto, desenvolvimento de novas lesões obstrutivas ou mesmo na localização e avaliação da gravidade da isquemia residual em casos de revascularização incompleta.

Ecocardiografia com contraste à base de microbolhas

A ecocardiografia contrastada é uma técnica que utiliza agentes de contraste à base de microbolhas injetados por via intravenosa periférica para melhorar o sinal ecocardiográfico. O mecanismo primário pelo qual a injeção de microbolhas contrasta as diferentes estruturas cardíacas é decorrente da introdução de múltiplas interfaces gás-líquido na circulação, levando ao aumento da reflexão do ultrassom e melhorando a qualidade das imagens ecocardiográficas[57,58]. As microbolhas utilizadas atualmente são formadas por envoltório proteico ou lipídico contendo gases de alto peso molecular em seu interior, os perfluorocarbonos, o que lhes confere estabilidade suficiente para atravessar a barreira pulmonar e contrastar as cavidades cardíacas esquerdas e a circulação coronariana[59,60].

As indicações atuais da ecocardiografia com contraste incluem a opacificação ventricular esquerda e o delineamento dos bordos endocárdicos em pacientes com janela ecocardiográfica subótima[58]. O recente desenvolvimento de microbolhas com maior persistência na circulação sanguínea, associado ao avanço nas técnicas ultrassonográficas permitiram o estudo da perfusão miocárdica, ampliando o papel da ecocardiografia contrastada na avaliação não invasiva da DAC. Assim, potenciais aplicações da ecocardiografia com microbolhas incluem a avaliação de isquemia miocárdica em pacientes com DAC crônica pela detecção de anormalidades de perfusão e reserva de fluxo coronariano, ou com síndromes coronarianas agudas pela delimitação da área de risco no infarto agudo do miocárdio e fenômeno de *no-reflow* após reperfusão miocárdica e, ainda, determinação de viabilidade miocárdica.

O desenvolvimento de contrastes contendo microbolhas de menor diâmetro e maior estabilidade, associado a avanços tecnológicos como a imagem harmônica intermitente e a imagem com baixo índice mecânico, permitiu o estudo da perfusão miocárdica pela ecocardiografia[61-63]. Entretanto, estudos multicêntricos ainda são necessários para melhor padronização das técnicas de avaliação da perfusão miocárdica e definição de acurácia diagnóstica do método para detecção de DAC. A concentração das microbolhas na microcirculação coronariana reflete o volume sanguíneo nas diferentes regiões do miocárdio e forma a base para avaliação da perfusão pela ecocardiografia com contraste miocárdico. Assim, a diferença relativa de perfusão entre as regiões supridas por artérias sem obstruções e as supridas por artérias estenóticas pode ser detectada pela ecocardiografia com contraste miocárdico utilizando-se diferentes tipos de agentes estressores, como os inotrópicos positivos e vasodilatores, ou exercício. Diversos estudos clínicos demonstraram uma boa correlação entre as alterações regionais de perfusão miocárdica obtidas pela ecocardiografia com contraste miocárdico e imagem harmônica intermitente e induzidas por diferentes tipos de estresse farmacológico com a cintigrafia miocárdica e a angiografia coronariana[63,64]. A ecocardiografia com perfusão em tempo real é outra modalidade de imagem ecocardiográfica desenvolvida recentemente que utiliza baixo índice mecânico e permite a avaliação simultânea da motilidade e perfusão miocárdica em tempo real. A análise da perfusão miocárdica por essa técnica permite a detecção de defeitos perfusionais antes da indução de alterações da motilidade segmentar durante o estresse pela dobutamina[65,66], de acordo com a sequência de eventos fisiopatológicos conhecida como cascata isquêmica[67].

Em um estudo envolvendo grande número de pacientes (n = 1.486), avaliamos a exequibilidade, a segurança e a acurácia diagnóstica da ecocardiografia com contraste miocárdico sob estresse por dobutamina-atropina em comparação com a ecocardiografia sob estresse pela dobutamina convencional, sem uso de contraste ecocardiográfico[68]. Demonstramos que o uso de contraste ecocardiográfico permitiu uma adequada avaliação da perfusão miocárdica sem qualquer alteração na incidência de efeitos adversos ou arritmias cardíacas quando comparado ao protocolo convencional. A exequibilidade da análise da perfusão miocárdica foi de 94% em repouso e 95% no pico do estresse.

Em outro estudo, foi demonstrado que a ecocardiografia sob estresse pela dobutamina-atropina com estudo da perfusão miocárdica pode ser utilizada para avaliação de pacientes que chegam à sala de emergência com dor precordial e suspeita de síndrome coronariana aguda (Figura 8.14, *A* e *B*)[61]. A análise da perfusão miocárdica apresentou boa acurácia para detecção de DAC e mostrou-se um preditor independente de eventos cardíacos. Adicionalmente, a análise da perfusão miocárdica apresentou boa acurácia para detecção de DAC e mostrou-se um preditor independente de eventos cardíacos.

A dinâmica da reperfusão do contraste miocárdico em tempo real permite a quantificação de fluxo miocárdico, quando usada infusão contínua de contraste. O fluxo miocárdico pode ser quantificado utilizando-se modelos matemáticos a partir da estimativa da intensidade de platô e a velocidade média de repreenchimento da microcirculação pelas microbolhas[69]. O repreenchimento das microbolhas no miocárdio em função do tempo pode ser medido pelo aumento da intensidade acústica a cada quadro da sequência de imagens após a destruição completa das microbolhas no miocárdio por um impulso de alta energia ultrassônica (*flash* ecocardiográfico).

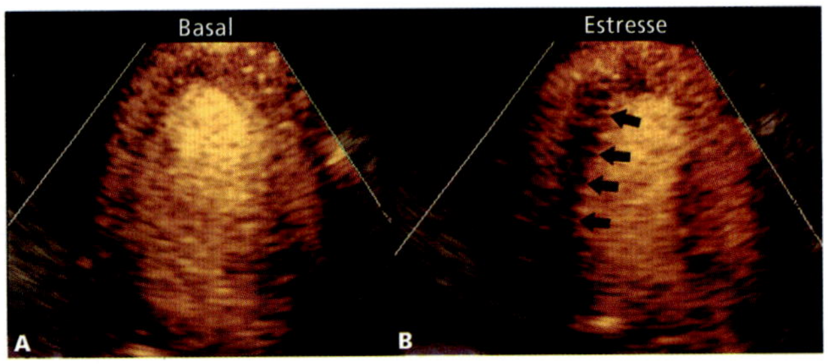

Figura 8.14 – Ecocardiografia com contraste miocárdico à base de microbolhas. Imagem bidimensional em corte apical longitudinal que mostra a presença de contraste ecocardiográfico na cavidade do ventrículo esquerdo e no músculo cardíaco, indicando perfusão miocárdica normal no estado basal (*A*) e presença de defeito de perfusão miocárdica (área escura, *setas*) no pico do estresse pela dobutamina (*B*).

A utilização de programas computacionais específicos para quantificação do contraste miocárdico nos permite a análise de sequências de imagens e a quantificação do fluxo miocárdico regional, tanto em estado de repouso como após a indução de estresse cardiovascular, fornecendo, assim, a quantificação da reserva de fluxo miocárdico. Recentemente, nosso grupo[70] estudou o valor da análise quantitativa da perfusão miocárdica para detecção de DAC durante o estresse por dobutamina-atropina e pela adenosina. Os autores demonstraram que a reserva de velocidade de fluxo miocárdico obtida pela ecocardiografia com perfusão miocárdica em tempo real sob estresse por dobutamina-atropina apresentou acurácia semelhante ao estresse pela adenosina para detecção de DAC (acurácia de 80% para ambos os fármacos). Interessantemente, a análise quantitativa da perfusão miocárdica durante o estresse por dobutamina-atropina apresentou valor adicional significativo para o diagnóstico de DAC em relação à análise do eletrocardiograma em 12 derivações, à análise da motilidade segmentar e à análise qualitativa da perfusão miocárdica.

Disfunção diastólica do ventrículo esquerdo

Outro importante ponto a ser enfatizado é que pacientes com sintomas de insuficiência cardíaca podem apresentar função sistólica preservada, sendo portadores de insuficiência cardíaca diastólica. A diástole é uma importante fase do ciclo cardíaco que se inicia com o fechamento da valva aórtica e termina com o fechamento da valva mitral. A função diastólica normal é clinicamente definida como a habilidade do ventrículo esquerdo de acomodar um adequado volume de enchimento para manter o débito cardíaco normal, mantendo baixas pressões de enchimento. A diástole inclui o período de relaxamento isovolumétrico, que ocorre logo após o fechamento da valva aórtica e perdura até a abertura da valva mitral, o período de enchimento ventricular esquerdo rápido, o período de enchimento ventricular esquerdo passivo ou diástase e, finalmente, o período de contração atrial.

A disfunção diastólica inclui as alterações do relaxamento ventricular (relaxamento ativo ou energético-dependente alterado) e da complacência ventricular (alterações das propriedades elásticas do miocárdio) e pode ocorrer antes do desenvolvimento de qualquer outra alteração estrutural. A disfunção diastólica pode ser resultante de fatores como isquemia miocárdica, hipertrofia miocárdica, redução do tônus beta-adrenérgico e aumento do tecido conectivo. Embora as medidas invasivas de pressões e volumes intraventriculares sejam consideradas como o padrão-ouro para avaliação da função diastólica, esta avaliação é tecnicamente difícil, tornando-se pouco útil na prática clínica. A ecocardiografia Doppler permite o estudo das velocidades de fluxo de enchimento ventricular esquerdo, assim como das velocidades de fluxo nas veias pulmonares; vários estudos na literatura têm demonstrado sua utilidade para a avaliação da função diastólica[71-73]. Essa técnica tem a vantagem de ser realizada de forma relativamente rápida, não invasiva, com baixo custo e, portanto, também permite a avaliação seriada dos pacientes. Embora nenhuma técnica não invasiva possa medir diretamente a função diastólica, as velocidades de fluxo obtidas pelo Doppler são usadas para inferir os parâmetros do desempenho diastólico. Na maioria dos casos, uma cuidadosa avaliação dos padrões de fluxo transvalvar mitral e do fluxo venoso pulmonar, combinados com os achados da ecocardiografia bidimensional, pode fornecer uma estimativa acurada da função diastólica. As velocidades do fluxo de enchimento ventricular esquerdo são obtidas com a amostra do Doppler pulsado posicionada entre as pontas das cúspides da valva mitral no corte apical de quatro câmaras, ao passo que as velocidades do fluxo venoso pulmonar geralmente são obtidas com a amostra do Doppler pulsado posicionada a 1 cm da desembocadura das veias pulmonares (habitualmente, a veia pulmonar superior esquerda) no átrio esquerdo. O fluxo venoso pulmonar pode ser obtido pela ecocardiografia Doppler transtorácica em aproximadamente 90% dos pacientes[74]. Os índices mais utilizados para o estudo da função diastólica são: velocidade máxima de enchimento ventricular esquerdo precoce (onda E), velocidade de enchimento ventricular esquerdo tardio (onda A), relação entre as velocidades precoce e tardia (relação E/A), tempo de relaxamento isovolumétrico, tempo de desaceleração da onda E, velocidades sistólica e diastólica do fluxo venoso pulmonar e duração e velocidade da onda A pulmonar. A Tabela 8.6 mostra os valores obtidos pela ecocardiografia Doppler em indivíduos normais e pacientes com disfunção diastólica (Figura 8.15, *A* a *D*).

TABELA 8.6 – Parâmetros de enchimento ventricular esquerdo obtidos pela ecocardiografia Doppler

	Normal	Alteração do relaxamento	Restritivo
Relação E/A	1 a 2	< 1	> 2
Tempo de relaxamento isovolumétrico (ms)	70 a 90	> 90	< 70
Tempo de desaceleração (ms)	130 a 200	> 200	< 160

Relação E/A = relação entre as velocidades precoce e tardia.

Avaliação de tumores e massas intracardíacas

A ecocardiografia é a modalidade de imagem de escolha para o diagnóstico de massas cardíacas, tais como os trombos e tumores. A formação de trombos intracardíacos está associada a várias patologias, pode ocorrer em qualquer câmara cardíaca e frequentemente resulta em fenômenos embólicos. A aparência de trombos intracardíacos pode variar bastante e, embora tipicamente estejam aderidos ao endocárdio, podem apresentar ampla movimentação dentro da cavidade. A maioria dos casos de trombos atriais ocorre em pacientes com fibrilação atrial, aumento do átrio esquerdo e valvopatias (particularmente a estenose mitral). Os trombos localizados no átrio esquerdo podem ser detectados pela ecocardiografia transtorácica ou transesofágica, porém, a abordagem esofágica apresenta maior acurácia para detecção de trombos no apêndice atrial esquerdo. Uma vez que aproximadamente 50% dos trombos estão limitados ao apêndice, a ecocardiografia transesofágica é o procedimento de escolha para a avaliação de pacientes com suspeita de trombos atriais, com sensibilidade de 90 a 95% e especificidade de 95 a 100% (Figura 8.16, *A* e *B*)[75,76].

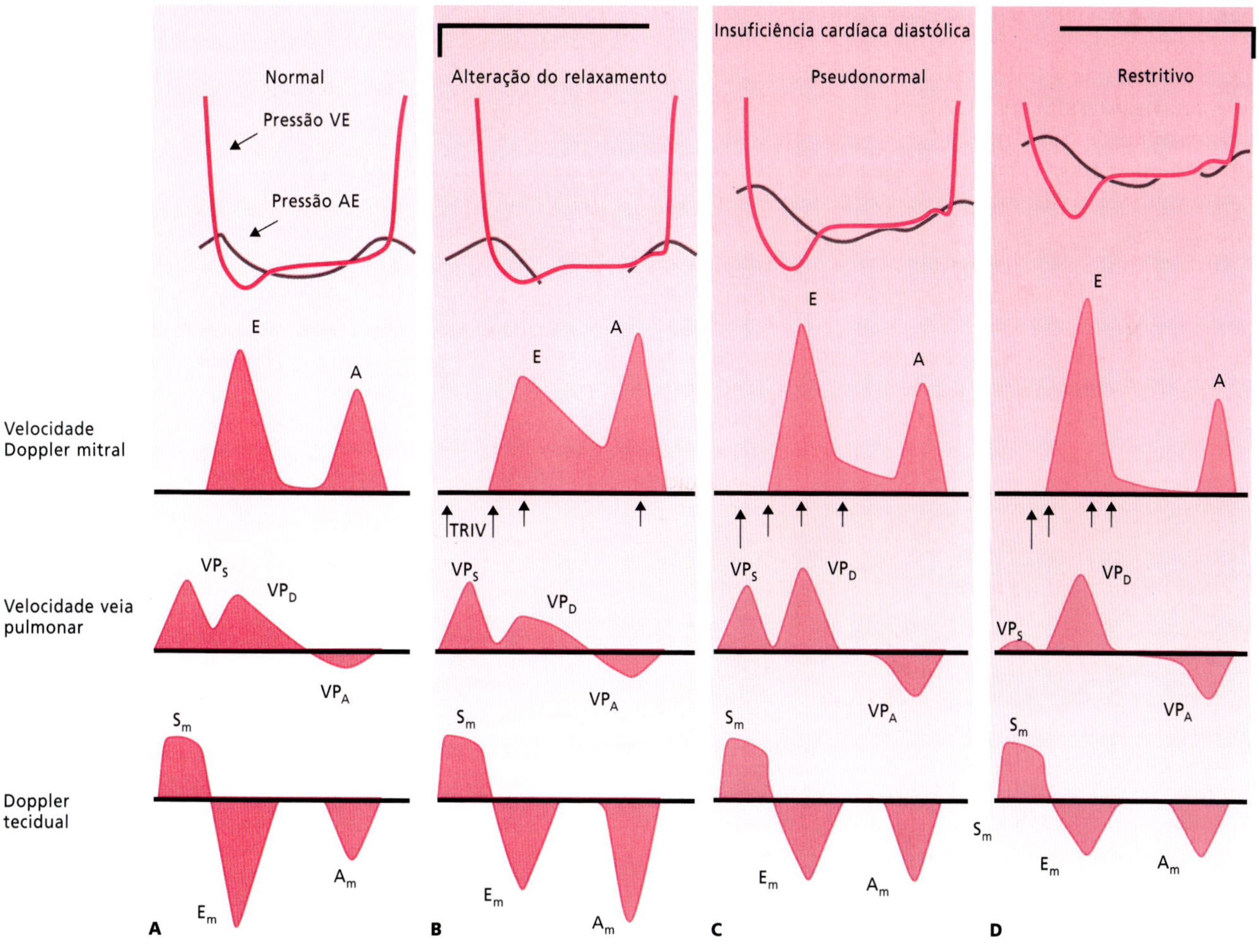

Figura 8.15 – (*A* a *D*) Diagrama mostrando os padrões de fluxo transvalvar mitral de veias pulmonares e Doppler tecidual. Da esquerda para a direita, o padrão normal (*A*), com relaxamento lento (*B*) e padrão pseudonormal (*C*) e restrito (*D*). A = onda A; AE = átrio esquerdo; A_m= onda Am; E = onda E; E_m = onda Em; S_m= onda Sm; VE = ventrículo esquerdo; VP_A = velocidade na veia pulmonar, onda A; VP_D = velocidade na veia pulmonar, onda diastólica; VP_S = velocidade na veia pulmonar, onda sistólica.

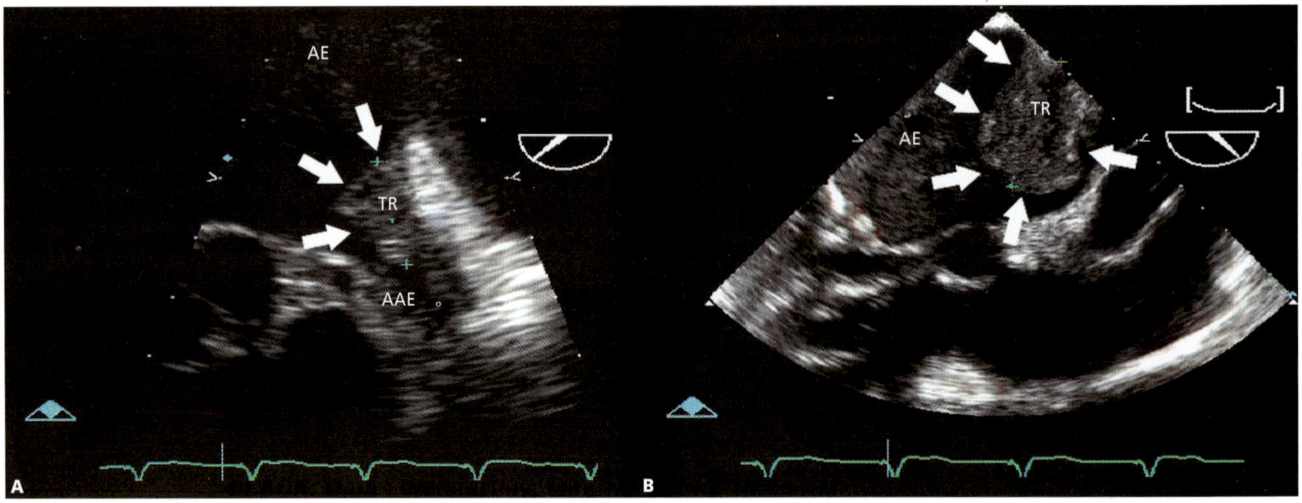

Figura 8.16 – Imagens obtidas pela ecocardiografia transesofágica, mostrando presença de trombo no apêndice atrial esquerdo (*A*) e grande trombo no átrio esquerdo (*B*). AAE = apêndice atrial esquerdo; AE = átrio esquerdo; TR = trombo.

A maioria dos trombos localizados no ventrículo esquerdo ocorre em pacientes com disfunção sistólica (cardiomiopatia dilatada, infarto agudo do miocárdio, aneurisma ventricular). Os trombos localizados no ápice ventricular são detectados com maior facilidade pela ecocardiografia transtorácica. Os trombos podem ser laminares e fixos, ou móveis, protraindo-se para dentro da cavidade ventricular. As características ecocardiográficas do trombo podem influir no risco de embolização.

Os tumores cardíacos são achados pouco frequentes e podem ser intracavitários ou intramurais. O mixoma é o tumor cardíaco mais comum, responsável por 25% dos casos de tumores cardíacos. Embora possa ocorrer em qualquer câmara cardíaca, está localizado no átrio esquerdo em 75% dos casos[77]. O mixoma atrial esquerdo geralmente manifesta-se pela presença de um pedículo ligado ao endocárdio, mais comumente ao septo interatrial, e apresenta movimentos de graus variáveis na cavidade. Os rabdomiomas são tumores benignos associados à esclerose tuberosa. Geralmente, esses tumores são múltiplos e aparecem dentro das cavidades cardíacas (Figura 8.17)[78]. Os fibromas são encontrados em crianças e afetam o ventrículo esquerdo mais frequentemente.

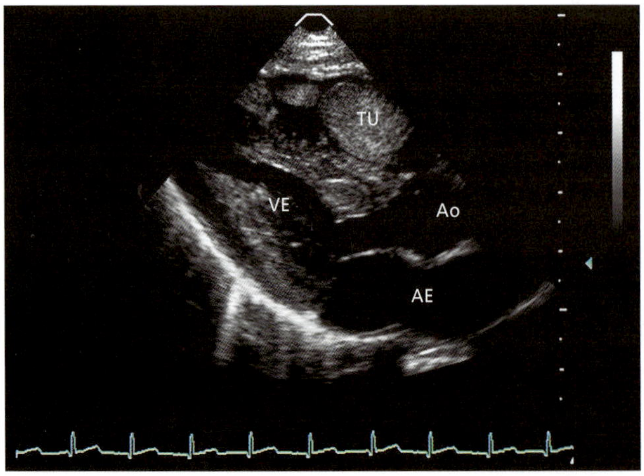

Figura 8.17 – Imagem paraesternal longitudinal mostrando tumor no interior do ventrículo direito, diagnosticado como rabdomioma. AE = átrio esquerdo; Ao = aorta; TU = tumor; VE = ventrículo esquerdo.

REFERÊNCIAS

1. Cheitlin MD, Alpert JS, Armstrong WF, Aurigemma GP, Beller GA, Bierman FZ, Davidson TW, Davis JL, Douglas PS, Gillam LD. ACC/AHA Guidelines for the Clinical Application of Echocardiography. A report of the American College of Cardiology/American Heart Association Task Force on Practice Guidelines (Committee on Clinical Application of Echocardiography). Developed in collaboration with the American Society of Echocardiography. Circulation. 1997 March 18;95(6):1686-744.
2. Schiller NB, Shah PM, Crawford M, DeMaria A, Devereux R, Feigenbaum H, Gutgesell H, Reichek N, Sahn D, Schnittger I,. Recommendations for quantitation of the left ventricle by two-dimensional echocardiography. American Society of Echocardiography Committee on Standards, Subcommittee on Quantitation of Two-Dimensional Echocardiograms. J Am Soc Echocardiogr. 1989 September;2(5):358-67.
3. Parisi AF, Moynihan PF, Feldman CL, Folland ED. Approaches to determination of left ventricular volume and ejection fraction by real-time two-dimensional echocardiography. Clin Cardiol. 1979 August;2(4):257-63.
4. Cerqueira MD, Weissman NJ, Dilsizian V, Jacobs AK, Kaul S, Laskey WK, Pennell DJ, Rumberger JA, Ryan T, Verani MS. Standardized myocardial segmentation and nomenclature for tomographic imaging of the heart: a statement for healthcare professionals from the Cardiac Imaging Committee of the Council on Clinical Cardiology of the American Heart Association. Circulation. 2002 January 29;105(4):539-42.
5. Comissão de Nomenclatura da Sociedade Brasileira de Anatomia. Nômina Anatômica. Rio de Janeiro: Medsi Editora Científica; 1987.
6. Quinones MA, Otto CM, Stoddard M, Waggoner A, Zoghbi WA. Recommendations for quantification of Doppler echocardiography: a report from the Doppler Quantification Task Force of the Nomenclature and Standards Committee of the American Society of Echocardiography. J Am Soc Echocardiogr. 2002 February;15(2):167-84.
7. Zoghbi WA, Enriquez-Sarano M, Foster E, Grayburn PA, Kraft CD, Levine RA, Nihoyannopoulos P, Otto CM, Quinones MA, Rakowski H, Stewart WJ, Waggoner A, Weissman NJ. Recommendations for evaluation of the severity of native valvular regurgitation with two-dimensional and Doppler echocardiography. J Am Soc Echocardiogr. 2003 July;16(7):777-802.

8. Castello R, Pearson AC, Lenzen P, Labovitz AJ. Effect of mitral regurgitation on pulmonary venous velocities derived from transesophageal echocardiography color-guided pulsed Doppler imaging. J Am Coll Cardiol. 1991 June;17(7):1499-506.
9. Hall SA, Brickner ME, Willett DL, Irani WN, Afridi I, Grayburn PA. Assessment of mitral regurgitation severity by Doppler color flow mapping of the vena contracta. Circulation. 1997 February 4;95(3):636-42.
10. Enriquez-Sarano M, Seward JB, Bailey KR, Tajik AJ. Effective regurgitant orifice area: a noninvasive Doppler development of an old hemodynamic concept. J Am Coll Cardiol. 1994 February; 23(2):443-51.
11. Enriquez-Sarano M, Tajik AJ, Bailey KR, Seward JB. Color flow imaging compared with quantitative Doppler assessment of severity of mitral regurgitation: influence of eccentricity of jet and mechanism of regurgitation. J Am Coll Cardiol. 1993 April;21(5):1211-9.
12. Wilkins GT, Weyman AE, Abascal VM, Block PC, Palacios IF. Percutaneous balloon dilatation of the mitral valve: an analysis of echocardiographic variables related to outcome and the mechanism of dilatation. Br Heart J. 1988 October;60(4):299-308.
13. Abascal VM, Wilkins GT, Choong CY, Thomas JD, Palacios IF, Block PC, Weyman AE. Echocardiographic evaluation of mitral valve structure and function in patients followed for at least 6 months after percutaneous balloon mitral valvuloplasty. J Am Coll Cardiol. 1988 September; 12(3):606-15.
14. Nakatani S, Masuyama T, Kodama K, Kitabatake A, Fujii K, Kamada T. Value and limitations of Doppler echocardiography in the quantification of stenotic mitral valve area: comparison of the pressure half-time and the continuity equation methods. Circulation. 1988 January;77(1):78-85.
15. Teague SM, Heinsimer JA, Anderson JL, Sublett K, Olson EG, Voyles WF, Thadani U. Quantification of aortic regurgitation utilizing continuous wave Doppler ultrasound. J Am Coll Cardiol. 1986 September;8(3):592-9.
16. Ekery DL, Davidoff R. Aortic regurgitation: quantitative methods by echocardiography. Echocardiography. 2000 April;17(3):293-302.
17. Ciobanu M, Abbasi AS, Allen M, Hermer A, Spellberg R. Pulsed Doppler echocardiography in the diagnosis and estimation of severity of aortic insufficiency. Am J Cardiol. 1982 February 1;49(2):339-43.
18. Grayburn PA, Handshoe R, Smith MD, Harrison MR, DeMaria AN. Quantitative assessment of the hemodynamic consequences of aortic regurgitation by means of continuous wave Doppler recordings. J Am Coll Cardiol. 1987 July;10(1):135-41.
19. Labovitz AJ, Ferrara RP, Kern MJ, Bryg RJ, Mrosek DG, Williams GA. Quantitative evaluation of aortic insufficiency by continuous wave Doppler echocardiography. J Am Coll Cardiol. 1986 December;8(6):1341-7.
20. Samstad SO, Hegrenaes L, Skjaerpe T, Hatle L. Half time of the diastolic aortoventricular pressure difference by continuous wave Doppler ultrasound: a measure of the severity of aortic regurgitation? Br Heart J. 1989 April;61(4):336-43.
21. Kim CJ, Berglund H, Nishioka T, Luo H, Siegel RJ. Correspondence of aortic valve area determination from transesophageal echocardiography, transthoracic echocardiography, and cardiac catheterization. Am Heart J. 1996 December;132(6):1163-72.
22. Antonini-Canterin F, Pavan D, Burelli C, Cassin M, Cervesato E, Nicolosi GL. Validation of the ejection fraction-velocity ratio: a new simplified "function-corrected" index for assessing aortic stenosis severity. Am J Cardiol. 2000 August 15;86(4):427-33.
23. Naqvi TZ, Siegel RJ. Aortic Stenosis: The Role of Transesophageal Echocardiography. Echocardiography. 1999 October;16(7, Pt 1):677-88.
24. Fawzy ME, Mercer EN, Dunn B, al-Amri M, Andaya W. Doppler echocardiography in the evaluation of tricuspid stenosis. Eur Heart J. 1989 November;10(11):985-90.
25. Otto CM (ed.). Textbook of Clinical Echocardiography. 3.ed. New York: Elsevier Inc.; 2004.
26. Mathias W, Jr., Arruda A, Santos FC, Arruda AL, Mattos E, Osorio A, Campos O, Gil M, Andrade JL, Carvalho AC. Safety of dobutamine-atropine stress echocardiography: A prospective experience of 4,033 consecutive studies. J Am Soc Echocardiogr. 1999 October; 12(10):785-91.
27. Picano E, Mathias W, Jr., Pingitore A, Bigi R, Previtali M. Safety and tolerability of dobutamine-atropine stress echocardiography: a prospective, multicentre study. Echo Dobutamine International Cooperative Study Group. Lancet. 1994 October 29;344(8931):1190-2.
28. Tsutsui JM, Osorio A, Lario FC, Fernandes DRA, Sodre G, Andrade JL, Ramires J, Mathias W. Comparison of safety and efficacy of the early injection of atropine during dobutamine stress echocardiography versus that with the conventional protocol. Am J Cardiol. 2004;94(11):1367-72.
29. Picard MH, Wilkins GT, Ray PA, Weyman AE. Progressive changes in ventricular structure and function during the year after acute myocardial infarction. Am Heart J. 1992 July;124(1):24-31.
30. Catherwood E, Mintz GS, Kotler MN, Parry WR, Segal BL. Two-dimensional echocardiographic recognition of left ventricular pseudoaneurysm. Circulation. 1980 August;62(2):294-303.
31. Miyatake K, Okamoto M, Kinoshita N, Park YD, Nagata S, Izumi S, Fusejima K, Sakakibara H, Nimura Y. Doppler echocardiographic features of ventricular septal rupture in myocardial infarction. J Am Coll Cardiol. 1985 January;5(1):182-7.
32. Hauser AM, Gangadharan V, Ramos RG, Gordon S, Timmis GC. Sequence of mechanical, electrocardiographic and clinical effects of repeated coronary artery occlusion in human beings: echocardiographic observations during coronary angioplasty. J Am Coll Cardiol. 1985 February;5(2 Pt 1):193-7.
33. Volpi A, De VC, Franzosi MG, Geraci E, Maggioni AP, Mauri F, Negri E, Santoro E, Tavazzi L, Tognoni G. Determinants of 6-month mortality in survivors of myocardial infarction after thrombolysis. Results of the GISSI-2 data base. The Ad hoc Working Group of the Gruppo Italiano per lo Studio della Sopravvivenza nell'Infarto Miocardico (GISSI)-2 Data Base. Circulation. 1993 August;88(2):416-29.
34. Cwajg JM, Cwajg E, Nagueh SF, He ZX, Qureshi U, Olmos LI, Quinones MA, Verani MS, Winters WL, Zoghbi WA. End-diastolic wall thickness as a predictor of recovery of function in myocardial hibernation: relation to rest-redistribution T1-201 tomography and dobutamine stress echocardiography. J Am Coll Cardiol. 2000 April;35(5):1152-61.
35. Armstrong WF, O'Donnell J, Ryan T, Feigenbaum H. Effect of prior myocardial infarction and extent and location of coronary disease on accuracy of exercise echocardiography. J Am Coll Cardiol. 1987 September;10(3):531-8.
36. Sawada SG, Segar DS, Ryan T, Brown SE, Dohan AM, Williams R, Fineberg NS, Armstrong WF, Feigenbaum H. Echocardiographic detection of coronary artery disease during dobutamine infusion. Circulation. 1991 May;83(5):1605-14.
37. Mathias W, Jr., Tsutsui JM, Andrade JL, Kowatsch I, Lemos PA, Leal SM, Khandheria BK, Ramires JF. Value of rapid betablocker injection at peak dobutamine-atropine stress echocardiography for detection of coronary artery disease. J Am Coll Cardiol. 2003 May 7;41(9):1583-9.
38. Severi S, Picano E, Michelassi C, Lattanzi F, Landi P, Distante A, L'Abbate A. Diagnostic and prognostic value of dipyridamole echocardiography in patients with suspected coronary artery disease. Comparison with exercise electrocardiography. Circulation. 1994 March;89(3):1160-73.
39. Beleslin BD, Ostojic M, Stepanovic J, Djordjevic-Dikic A, Stojkovic S, Nedeljkovic M, Stankovic G, Petrasinovic Z, Gojkovic L, Vasiljevic-Pokrajcic Z,. Stress echocardiography in the detection of myocardial ischemia. Head-to-head comparison of exercise, dobutamine, and dipyridamole tests. Circulation. 1994 September;90(3):1168-76.
40. Dagianti A, Penco M, Agati L, Sciomer S, Dagianti A, Rosanio S, Fedele F. Stress echocardiography: comparison of exercise, dipyridamole and dobutamine in detecting and predicting the extent of coronary artery disease. J Am Coll Cardiol. 1995 July;26(1):18-25.
41. McNeill AJ, Fioretti PM, el-Said SM, Salustri A, Forster T, Roelandt JR. Enhanced sensitivity for detection of coronary artery disease by addition of atropine to dobutamine stress echocardiography. Am J Cardiol. 1992 July 1;70(1):41-6.
42. Tsutsui JM, Osorio AF, Lario FA, Fernandes DR, Sodre G, Andrade JL, Ramires JA, Mathias W, Jr. Comparison of safety and efficacy of the early injection of atropine during dobutamine stress echocardiography with the conventional protocol. Am J Cardiol. 2004 December 1; 94(11):1367-72.
43. Marwick TH, Nemec JJ, Pashkow FJ, Stewart WJ, Salcedo EE. Accuracy and limitations of exercise echocardiography in a routine clinical setting. J Am Coll Cardiol. 1992 January;19(1):74-81.
44. Marwick T, Willemart B, D'hondt AM, Baudhuin T, Wijns W, Detry JM, Melin J. Selection of the optimal nonexercise stress for the evaluation of ischemic regional myocardial dysfunction and malperfusion. Comparison of dobutamine and adenosine using echocardiography and 99mTc-MIBI single photon emission computed tomography. Circulation. 1993 February;87(2):345-54.
45. Diamond GA, Forrester JS. Analysis of probability as an aid in the clinical diagnosis of coronary-artery disease. N Engl J Med. 1979 June 14;300(24):1350-8.
46. Diamond GA. A clinically relevant classification of chest discomfort. J Am Coll Cardiol. 1983 February;1(2 Pt 1):574-5.

47. Sawada SG, Ryan T, Conley MJ, Corya BC, Feigenbaum H, Armstrong WF. Prognostic value of a normal exercise echocardiogram. Am Heart J. 1990 July;120(1):49-55.
48. Krivokapich J, Child JS, Gerber RS, Lem V, Moser D. Prognostic usefulness of positive or negative exercise stress echocardiography for predicting coronary events in ensuing twelve months. Am J Cardiol. 1993 March 15;71(8):646-51.
49. Marcovitz PA, Shayna V, Horn RA, Hepner A, Armstrong WF. Value of dobutamine stress echocardiography in determining the prognosis of patients with known or suspected coronary artery disease. Am J Cardiol. 1996 August 15;78(4):404-8.
50. Afridi I, Quinones MA, Zoghbi WA, Cheirif J. Dobutamine stress echocardiography: sensitivity, specificity, and predictive value for future cardiac events. Am Heart J. 1994 June;127(6):1510-5.
51. Bolognese L, Rossi L, Sarasso G, Prando MD, Bongo AS, Dellavesa P, Rossi P. Silent versus symptomatic dipyridamole-induced ischemia after myocardial infarction: clinical and prognostic significance. J Am Coll Cardiol. 1992 April;19(5):953-9.
52. Picano E, Pingitore A, Sicari R, Minardi G, Gandolfo N, Seveso G, Chiarella F, Bolognese L, Chiaranda G, Sclavo MG,. Stress echocardiographic results predict risk of reinfarction early after uncomplicated acute myocardial infarction: large-scale multicenter study. Echo Persantine International Cooperative (EPIC) Study Group. J Am Coll Cardiol. 1995 October;26(4):908-13.
53. Afridi I, Kleiman NS, Raizner AE, Zoghbi WA. Dobutamine echocardiography in myocardial hibernation. Optimal dose and accuracy in predicting recovery of ventricular function after coronary angioplasty. Circulation. 1995 February 1;91(3):663-70.
54. Arnese M, Cornel JH, Salustri A, Maat A, Elhendy A, Reijs AE, Ten Cate FJ, Keane D, Balk AH, Roelandt JR. Prediction of improvement of regional left ventricular function after surgical revascularization. A comparison of low-dose dobutamine echocardiography with 201Tl single-photon emission computed tomography. Circulation. 1995 June 1;91(11):2748-52.
55. Cigarroa CG, deFilippi CR, Brickner ME, Alvarez LG, Wait MA, Grayburn PA. Dobutamine stress echocardiography identifies hibernating myocardium and predicts recovery of left ventricular function after coronary revascularization. Circulation. 1993 August;88(2):430-6.
56. deFilippi CR, Willett DL, Irani WN, Eichhorn EJ, Velasco CE, Grayburn PA. Comparison of myocardial contrast echocardiography and low-dose dobutamine stress echocardiography in predicting recovery of left ventricular function after coronary revascularization in chronic ischemic heart disease. Circulation. 1995 November 15;92(10):2863-8.
57. Becker H, Burns P. Handbook of contrast echocardiography – left ventricular function and myocardial perfusion. 1. ed. Nova York: Springer-Verlag Publishers; 2000 (p. 88-108).
58. Mulvagh SL, DeMaria AN, Feinstein SB, Burns PN, Kaul S, Miller JG, Monaghan M, Porter TR, Shaw LJ, Villanueva FS. Contrast echocardiography: current and future applications. J Am Soc Echocardiogr. 2000 April;13(4):331-42.
59. Porter TR, Xie F, Kilzer K, Deligonul U. Detection of myocardial perfusion abnormalities during dobutamine and adenosine stress echocardiography with transient myocardial contrast imaging after minute quantities of intravenous perfluorocarbon-exposed sonicated dextrose albumina. J Am Soc Echocardiogr. 1996 November;9(6):779-86.
60. Porter TR, Xie F. Transient myocardial contrast after initial exposure to diagnostic ultrasound pressures with minute doses of intravenously injected microbubbles. Demonstration and potential mechanisms. Circulation. 1995 November 1;92(9):2391-5.
61. Tsutsui JM, Xie F, O'leary EL, Elhendy A, Anderson JR, McGrain AC, Porter TR. Diagnostic accuracy and prognostic value of dobutamine stress myocardial contrast echocardiography in patients with suspected acute coronary syndromes. Echocardiography. 2005 July; 22(6):487-95.
62. Elhendy A, Tsutsui JM, O'leary EL, Xie F, McGrain AC, Porter TR. Noninvasive diagnosis of coronary artery disease in patients with diabetes by dobutamine stress real-time myocardial contrast perfusion imaging. Diabetes Care. 2005 July;28(7):1662-7.
63. Porter TR, Li S, Kricsfeld D, Armbruster RW. Detection of myocardial perfusion in multiple echocardiographic windows with one intravenous injection of microbubbles using transient response second harmonic imaging. J Am Coll Cardiol. 1997 March 15;29(4):791-9.
64. Kaul S, Senior R, Dittrich H, Raval U, Khattar R, Lahiri A. Detection of coronary artery disease with myocardial contrast echocardiography: comparison with 99mTc-sestamibi single-photon emission computed tomography. Circulation. 1997 August 5;96(3):785-92.
65. Porter TR, Xie F, Silver M, Kricsfeld D, Oleary E. Real-time perfusion imaging with low mechanical index pulse inversion Doppler imaging. J Am Coll Cardiol. 2001 March 1;37(3):748-53.
66. Shimoni S, Zoghbi WA, Xie F, Kricsfeld D, Iskander S, Gobar L, Mikati IA, Abukhalil J, Verani MS, O'Leary EL, Porter TR. Real-time assessment of myocardial perfusion and wall motion during bicycle and treadmill exercise echocardiography: comparison with single photon emission computed tomography. J Am Coll Cardiol. 2001 March 1;37(3):741-7.
67. Leong-Poi H, Rim SJ, Le DE, Fisher NG, Wei K, Kaul S. Perfusion versus function: the ischemic cascade in demand ischemia: implications of single-vessel versus multivessel stenosis. Circulation. 2002 February 26;105(8):987-92.
68. Tsutsui JM, Elhendy A, Xie F, O'Leary E, McGrain AC, Porter TR. Safety of dobutamine stress real-time myocardial contrast echocardiography. J Am Coll Cardiol. 2005;45:1235-42.
69. Wei K, Jayaweera AR, Firoozan S, Linka A, Skyba DM, Kaul S. Quantification of myocardial blood flow with ultrasound-induced destruction of microbubbles administered as a constant venous infusion. Circulation. 1998 February 10;97(5):473-83.
70. Kowatsch I, Tsutsui JM, Osório AFF, Uchida AH, Marchiori GA, César LAM, Martinez-Filho EM, Ramires JAF, Mathias Jr W. Incremental value of quantitative analysis of myocardial perfusion in dobutamine and adenosine stress real-time perfusion echocardiography. J Am Coll Cardiol. 2006;47(4):150A.
71. Nishimura RA, Tajik AJ. Evaluation of diastolic filling of left ventricle in health and disease: Doppler echocardiography is the clinician's Rosetta Stone. J Am Coll Cardiol. 1997 July;30(1):8-18.
72. Nishimura RA, Housmans PR, Hatle LK, Tajik AJ. Assessment of diastolic function of the heart: background and current applications of Doppler echocardiography. Part I. Physiologic and pathophysiologic features. Mayo Clin Proc. 1989 January;64(1):71-81.
73. Oh JK, Appleton CP, Hatle LK, Nishimura RA, Seward JB, Tajik AJ. The noninvasive assessment of left ventricular diastolic function with two-dimensional and Doppler echocardiography. J Am Soc Echocardiogr. 1997 April;10(3):246-70.
74. Jensen JL, Williams FE, Beilby BJ, Johnson BL, Miller LK, Ginter TL, Tomaselli-Martin G, Appleton CP. Feasibility of obtaining pulmonary venous flow velocity in cardiac patients using transthoracic pulsed wave Doppler technique. J Am Soc Echocardiogr. 1997 January;10(1):60-6.
75. Hwang JJ, Chen JJ, Lin SC, Tseng YZ, Kuan P, Lien WP, Lin FY, Chu SH, Hung CR, How SW. Diagnostic accuracy of transesophageal echocardiography for detecting left atrial thrombi in patients with rheumatic heart disease having undergone mitral valve operations. Am J Cardiol. 1993 September 15;72(9):677-81.
76. Manning WJ, Weintraub RM, Waksmonski CA, Haering JM, Rooney PS, Maslow AD, Johnson RG, Douglas PS. Accuracy of transesophageal echocardiography for identifying left atrial thrombi. A prospective, intraoperative study. Ann Intern Med. 1995 December 1;123(11):817-22.
77. Reynen K. Cardiac myxomas. N Engl J Med. 1995 December 14; 333(24):1610-7.
78. Smythe JF, Dyck JD, Smallhorn JF, Freedom RM. Natural history of cardiac rhabdomyoma in infancy and childhood. Am J Cardiol. 1990 November 15;66(17):1247-9.

CAPÍTULO

9

Cateterismo Cardíaco – Angiografia Cardíaca e Avaliação da Pressão e do Fluxo Sanguíneo Coronariano e Ultrassonografia Intravascular Coronariana

Igor Ribeiro de Castro Bienert
Eulógio Emílio Martinez Filho

CATETERISMO CARDÍACO – INTRODUÇÃO E BREVE HISTÓRICO

A história da medicina cardiovascular é uma epopeia fascinante. O coração sempre teve um lugar sagrado e intocável entre os homens. Os gregos acreditavam ser o coração a sede da alma humana, uma câmara que processaria o ar inspirado – *pneuma* – e resfriaria o cérebro. Sacerdotes astecas e africanos acreditavam que ao ingerirem o coração adquiririam o poder de seus inimigos. Desde a Idade Média, quando o maior tratamento que se poderia dar a um paciente doente era aplicar-lhe uma eficiente sangria para extrair os "humores malignos", até bem recentemente, quando o tratamento-padrão ao ataque cardíaco limitava-se a cuidados gerais e alívio sintomático, pouco se pôde fazer para conter suas moléstias.

Durante o último século a medicina assistiu a uma evolução de uma magnitude antes nunca vista: médicos passaram do temor de até mesmo pensar em tocar no músculo cardíaco a transplantes bem-sucedidos. A cirurgia cardíaca foi celebrada até bem pouco como algo miraculoso e os agentes farmacológicos disponíveis conseguem bloquear os males cardíacos em proporções até há pouco inacreditáveis.

O caminho de poucos centímetros invioláveis além da proteção óssea da caixa torácica envolveu as mentes mais brilhantes da história médica recente. O alemão Werner Forssmann, em experimento quase suicida ocorrido em meados de 1920, inseriu em seu próprio coração um cateter, o toque que era considerado por todos o beijo da morte. O americano Mason Sones surpreendeu o mundo na década de 1950, quando criou mapas das artérias coronárias através de contraste e iluminou de forma inédita as possibilidades da cirurgia cardíaca. Durante os anos de 1960, outro americano chamado Charles Dotter, obcecado com a possibilidade de desenvolver cateteres para substituir o escalpelo, realizou experimentos inéditos em artérias e veias que os cirurgiões insistiam para que "Crazy Charlie" deixasse em paz[1]. Foi o primeiro a descrever a angioplastia percutânea, sua primeira realizada quase inadvertidamente em 1963, recanalizando uma artéria ilíaca quando estava realizando um aortograma retrógrado em um paciente portador de estenose renal, tornando-se o pai da radiologia intervencionista.

A barreira definitiva foi derrubada em 1977, quando um refugiado alemão – Andreas Roland Grüntzig (Figura 9.1) – realizou em Zurique a expansão de um balão curto de três milímetros, desenvolvido a partir de experimentos realizados em sua cozinha doméstica, dentro do ramo descendente anterior de uma coronária esquerda com obstrução de 80% e apresentou seus resultados no encontro da American Heart Association daquele ano[2]. Esses resultados permaneceram adequados quando o paciente foi reestudado após 10 anos do experimento e a cardiologia intervencionista já avançava a passos largos como expoente de desenvolvimento médico[3], sendo opção de diagnóstico e tratamento para quase um em cada três brasileiros, nos quais, segundo dados do DATASUS[4], a doença cardiovascular é hoje causa responsável direta de morte.

O cateterismo cardíaco envolve várias etapas com técnicas de realização e finalidades diferentes. A avaliação hemodinâmica envolve o estudo das câmaras direitas (cateterismo direito) e das câmaras esquerdas (cateterismo esquerdo), contrastação das coronárias (cineangiocoronariografia) e das câmaras em que se deseja avaliar função cardíaca e valvar (por exemplo, ventriculografias e aortografia). Por meio desse exame podemos ainda dosar a quantidade de oxigênio em cada local, identificar e quantificar *shunts*, realizar medidas pressóricas para diagnóstico de diferentes patologias e avaliação de resposta terapêutica a medicamentos e realizar biopsias endomiocárdicas.

ANGIOGRAFIA CARDÍACA

O termo "angiografia cardíaca" define o estudo contrastado dos vasos epicárdicos cardíacos, ou seja, a cinecoronariografia e o estudo das câmaras cardíacas. Podem ser estudados ainda os vasos adjacentes (incluindo-se nesta categoria as anomalias anatômicas e ramos colaterais) e as comunicações entre estes. Neste capítulo, nos concentraremos nas indicações mais comuns na prática clínica, ou seja, a cinecoronariografia e a ventriculografia.

A realização do exame é feita em um ambiente cirúrgico, o laboratório de hemodinâmica. Nesse ambiente, o paciente depois de esclarecido e de ter concordado com o exame, é encaminhado para o início do procedimento. A sala de hemodinâmica (Figuras 9.2 e 9.3) é composta basicamente de:

- *Equipamento de cineangiografia:* gerador de tubo de raios X, tubo de raios X, mesa do paciente e controles do operador, intensificador de imagem e sistema de vídeo e armazenamento.
- *Equipamento técnico operacional:* cateteres, guias, balões, *stents*, materiais de acesso vascular e todo o equipamento intervencionista necessário ao procedimento.
- *Equipamento de suporte:* carrinho de emergência, ventilador mecânico, drogas de emergência e o material para suporte avançado de vida.

O paciente é preparado como para um procedimento cirúrgico, com cuidados de anestesia e sedação, antissepsia, coberto com campos estéreis e preparada a via de acesso vascular. A via de acesso depende do operador e do objetivo: venosa (principalmente em cateterismos direitos e cardiopatias congênitas) e arterial (na maioria dos estudos em coronárias e ventriculografia esquerda).

As vias de acesso mais utilizadas na cinecoronariografia são as vias arteriais femoral, radial e braquial[5] (Figura 9.4, *A* a *C*, e Figura 9.5, *A* a *D*). Essa escolha depende do operador e das características do paciente e do tipo de procedimento planejado.

Após preparação e acesso vascular, o operador cateteriza o óstio da coronária desejada no seio aórtico (direita ou esquerda) e injeta contraste iodado através de uma seringa. Esse contraste é filmado em uma imagem negativa, resultante da projeção de raios X armazenada para análise. As diferentes projeções da câmera refletem diferentes imagens e assim o operador pode visualizar a anatomia coronária por seus diversos ângulos, para a correta identificação de lesões ou anomalias.

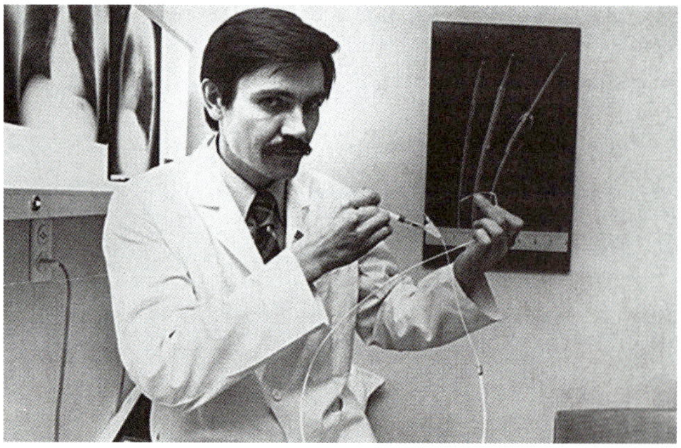

Figura 9.1 – Andreas Roland Grüntzig (1939-1985). Foto do arquivo do Hospital Universitário de Zurique.

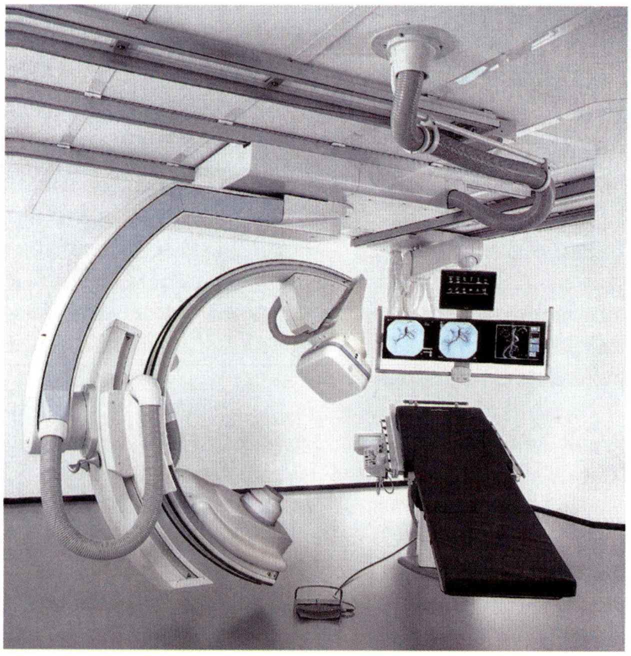

Figura 9.2 – Sala de laboratório de hemodinâmica.

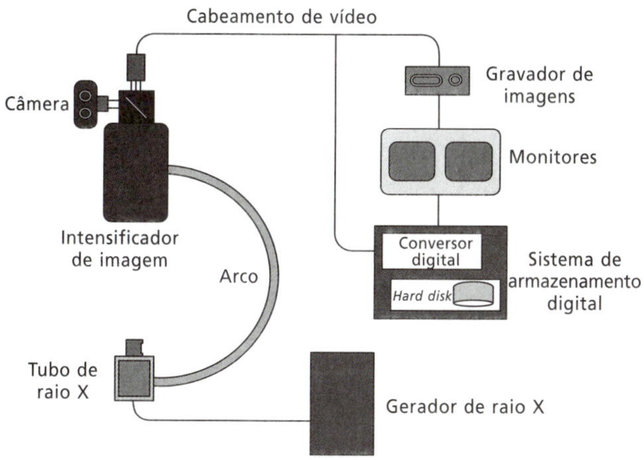

Figura 9.3 – E quipamento de cineangiografia do laboratório de hemodinâmica.

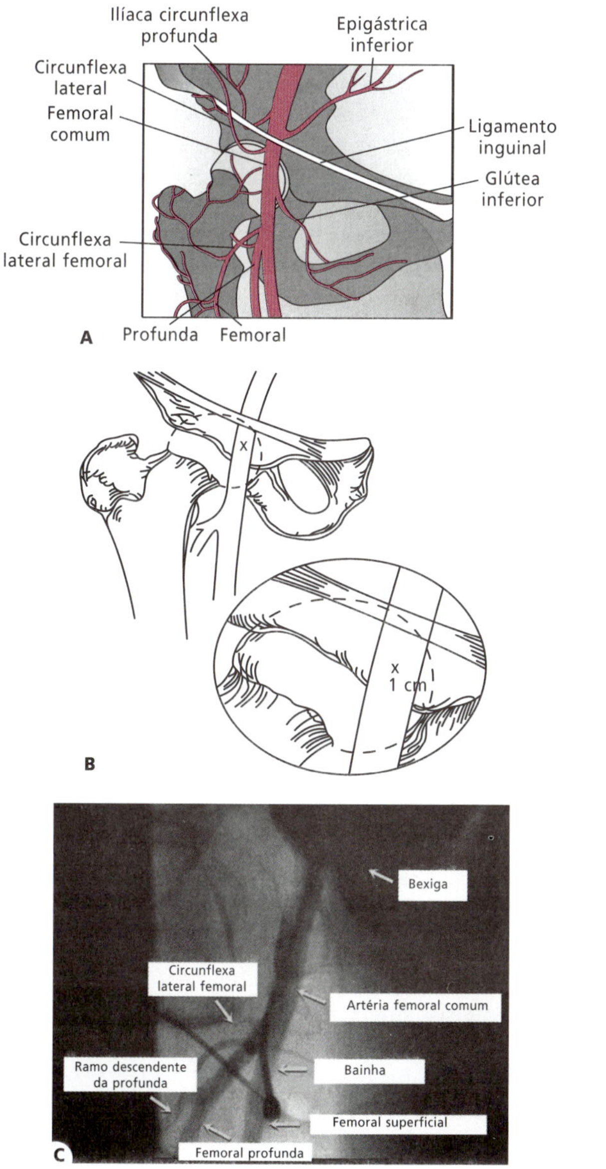

Figura 9.4 – (*A* a *C*) Anatomia vascular e via de acesso femoral[6].

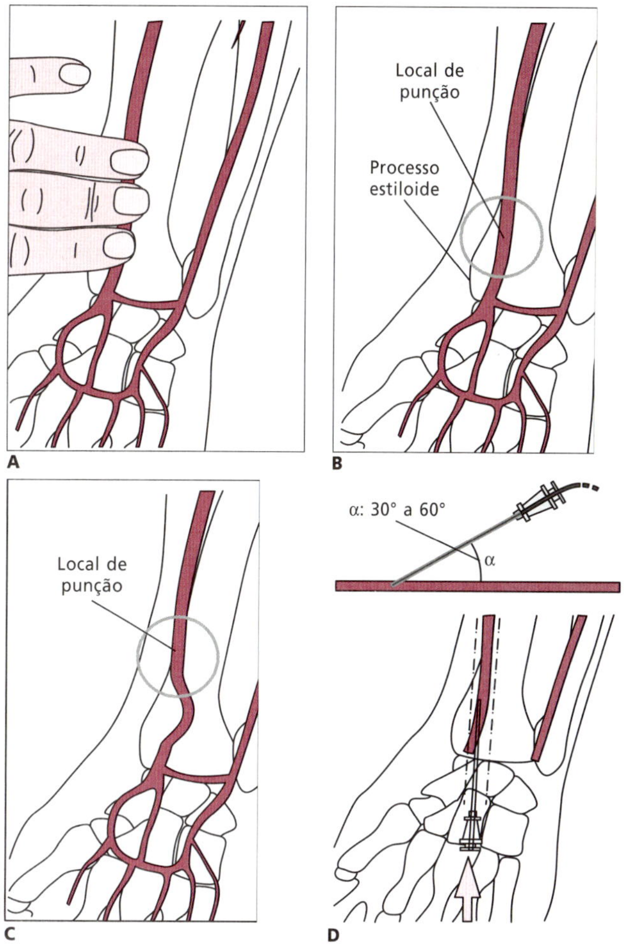

Figura 9.5 – (*A* a *D*) Anatomia vascular e via de acesso radial[6].

A projeção tem o nome de onde se localiza o intensificador de imagens. Para melhor localização espacial, imagine o intensificador como o "olho" do médico.

Note que devido à angulação do coração em relação ao tórax do paciente (ponta para baixo e para a esquerda), a projeção do lado esquerdo visualiza o coração na posição "em pé" e para o lado direito, o coração fica na posição "deitada" (Figuras 9.6 e 9.7, *A* e *B*).

ANATOMIA CORONARIANA ANGIOGRÁFICA

Artéria coronária esquerda

A artéria coronária esquerda (Figuras 9.8, *A* e *B*, 9.9, *A* e *B*, e 9.10, *A* e *B*) tem sua origem no seio de Valsalva aórtico esquerdo como o tronco da coronária esquerda. Apesar de ocasionalmente ser curto ou mesmo ausente (óstios separados das artérias), em geral tem até 10 mm, bifurcando-se em dois ramos, artéria descendente anterior (DA) e artéria circunflexa (CX).

A DA corre no sulco interventricular anterior em direção ao ápice cardíaco, estendendo-se além deste em 85% dos casos, terminando no sulco interventricular

978-85-4120-208-4

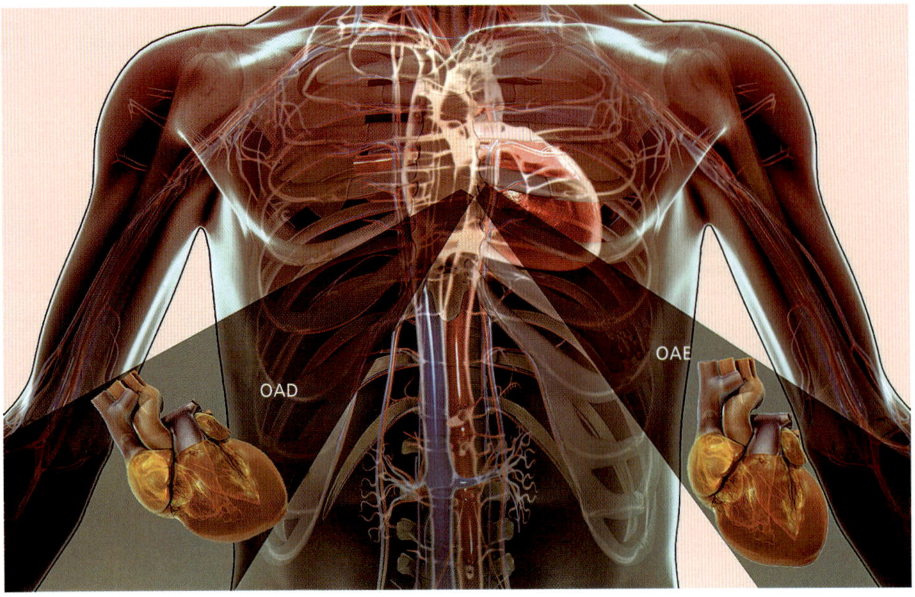

Figura 9.6 – Projeções de cinecoronariografia: coração posicionado de forma horizontal ou vertical de acordo com a posição do intensificador de imagem. OAD = oblíqua anterior direita; OAE = oblíqua anterior esquerda.

posterior, em que se inicia o território da coronária descendente posterior (DP). A DA tem ramos que saem perpendicularmente ao seu trajeto e irrigam o septo interventricular em seus dois terços anteriores – as artérias septais – e ramos que saem lateralmente ao trajeto e irrigam a parede anterolateral do ventrículo esquerdo (VE) – as artérias diagonais. Na maioria dos pacientes, o território da DA é o responsável pela maior parte da irrigação ventricular.

A CX, após a bifurcação truncal, não desce pelo sulco interventricular como a DA, mas corre lateralmente pelo sulco atrioventricular em direção à face posterior do coração, dando ramos laterais (marginais obtusas) até a junção do sulco atrioventricular com a origem do sulco interventricular posterior (*crux cordis*). A já citada artéria descendente posterior inicia-se nessa junção e a dominância coronária é definida pela artéria responsável por sua origem, sendo em aproximadamente 80% dos casos de dominância direita. Em 30% dos pacientes, a bifurcação truncal pode ser na verdade uma trifurcação, dando origem a uma artéria adicional entre DA e CX, conhecida como artéria *diagonalis* (ramo intermédio).

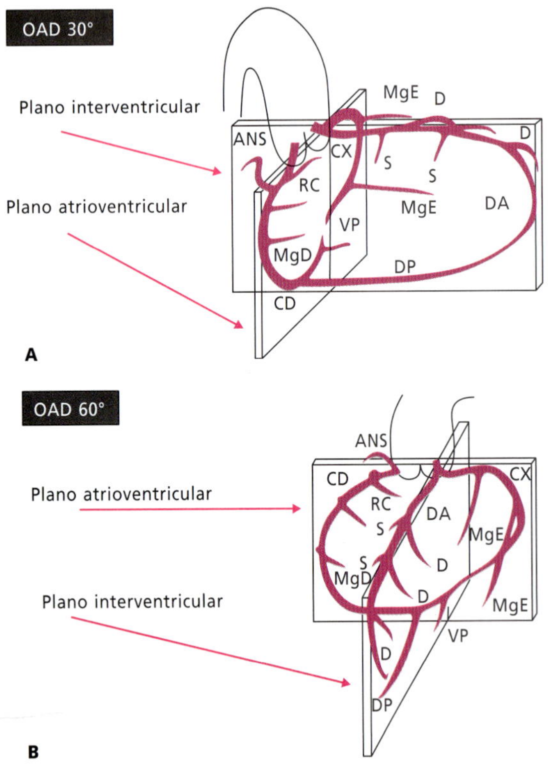

Figura 9.7 – (*A* e *B*) Anatomia esquemática coronária nas projeções oblíquas. ANS = artéria do nó sinusal; CD = coronária direita; CX = circunflexa; D = diagonal; DA = descendente anterior; DP = descendente posterior; MgD = marginal direita; MgE = marginal esquerda; OAD = oblíqua anterior direita; OAE = oblíqua anterior esquerda; RC = ramo do cone; S = septal; VP = ventricular posterior[7].

Artéria coronária direita

A artéria coronária direita (CD) (Figuras 9.11, *A* e *B*, e 9.12, *A* e *B*) tem sua origem anatômica no seio de Valsalva direito, um pouco abaixo e anteriormente à origem da coronária esquerda. Tem como primeiro ramo uma artéria que nutre a via de saída ventricular direita (artéria do cone), que pode ter origem aórtica independente em até 50% dos pacientes. A CD então corre lateralmente no sulco atrioventricular e emite seu segundo ramo – a artéria do nó sinusal (que pode ter também origem na CX). Segue até a face inferior do coração – o *crux cordis*, emitindo em seu trajeto ramos marginais (marginais agudos) que irrigam a parede lateral do ventrículo direito (VD) e até se bifurcar nos ramos descendente posterior (DP) e ventricular posterior

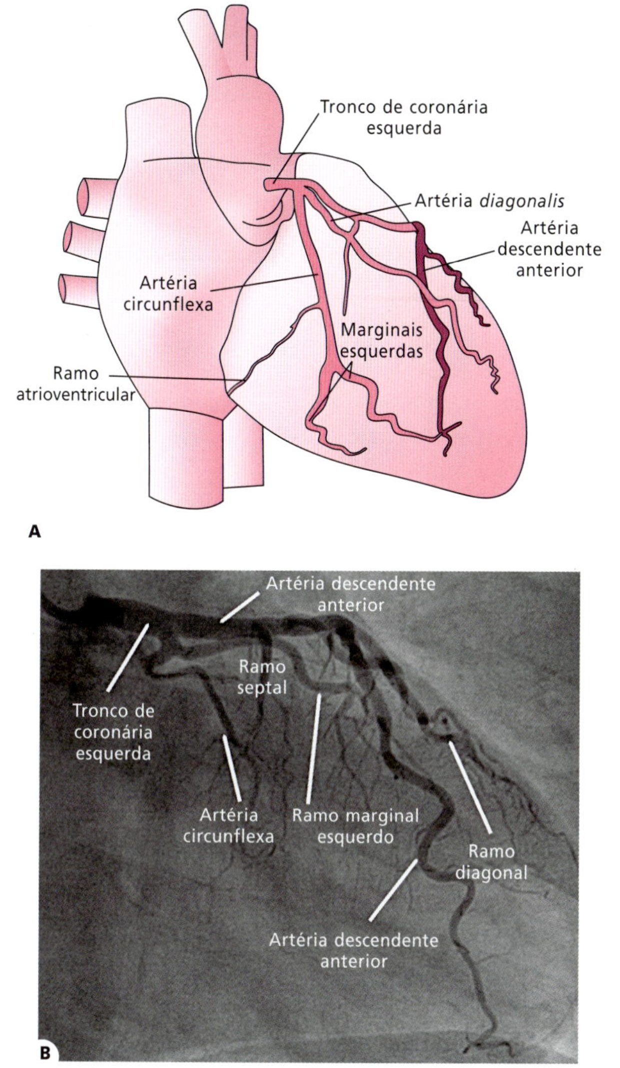

Figura 9.8 – (*A* e *B*) Anatomia coronária esquerda na projeção oblíqua direita caudal[8].

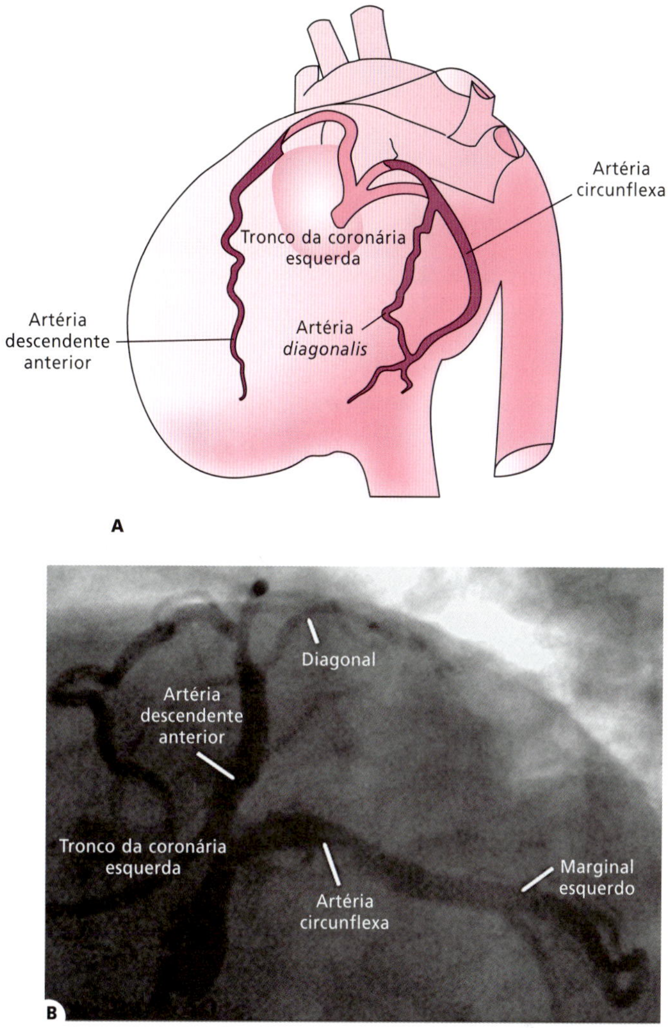

Figura 9.9 – (*A* e *B*) Anatomia coronária esquerda na projeção oblíqua esquerda caudal (*spider*)[8].

978-85-4120-208-4

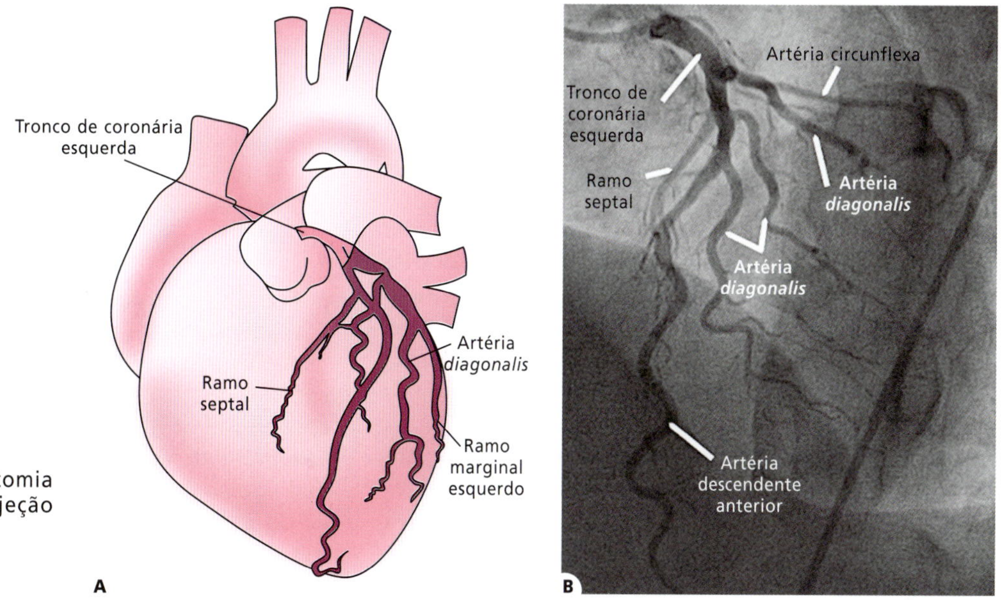

Figura 9.10 – (*A* e *B*) Anatomia coronária esquerda na projeção oblíqua esquerda cranial[8].

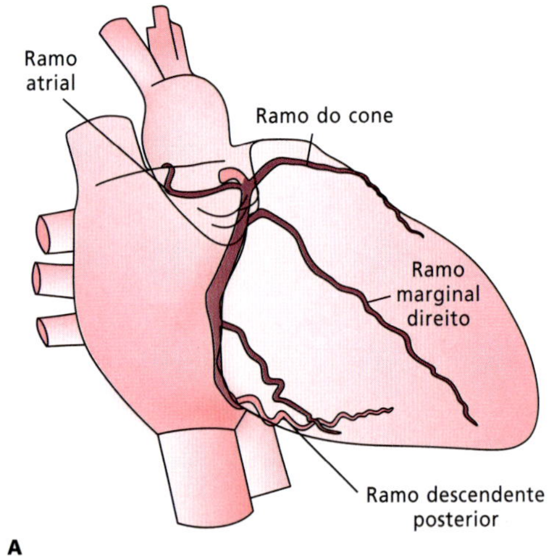

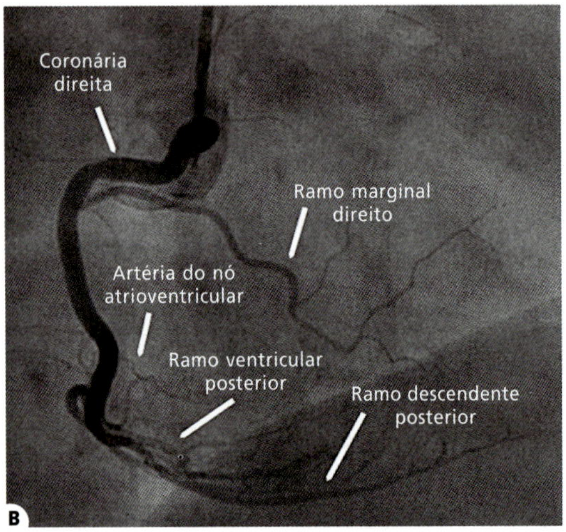

Figura 9.11 – (*A* e *B*) Anatomia coronária direita na projeção oblíqua direita[8].

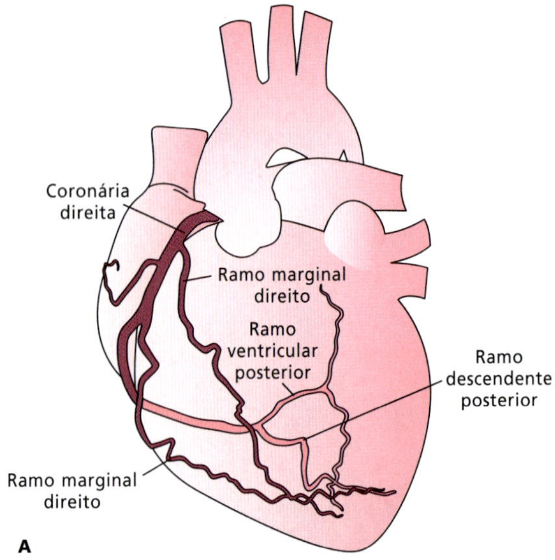

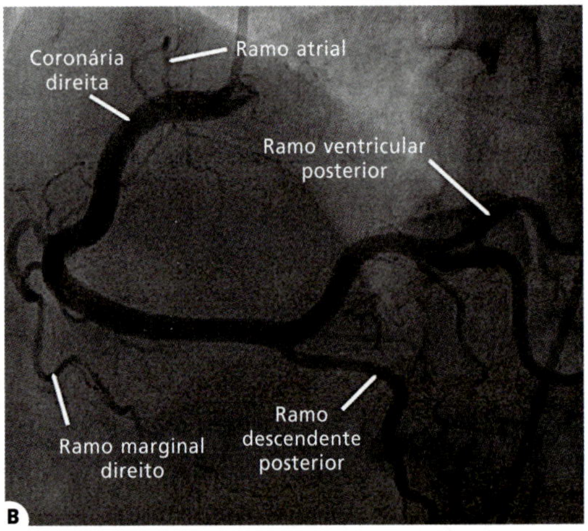

Figura 9.12 – (*A* e *B*) Anatomia coronária direita na projeção oblíqua esquerda[8].

(VP). O ramo DP irriga o terço inferior do septo interventricular e o ramo ventricular posterior irriga a região posterolateral do ventrículo esquerdo. Um ramo importante da ventricular posterior logo após sua origem é a artéria do nó atrioventricular.

Avaliação da doença coronariana pela cinecoronariografia

O objetivo da cinecoronariografia é definir a anatomia coronariana (localização, diâmetro, contorno) e o grau de obstrução luminal (incluindo doença aterosclerótica, espasmos e pontes miocárdicas), bem como achados luminais impedidores de fluxo (trombos, dissecções) (Figura 9.13, *A* e *B*).

Apesar de inúmeras limitações, a avaliação pela cinecoronariografia permanece sendo o padrão-ouro para a detecção da doença coronária aterosclerótica. A cinecoronariografia revela na verdade uma imagem negativa do padrão de contraste, preenchendo as áreas luminais de fluxo sanguíneo coronariano. Isso tem influência importante na análise das placas ateroscleróticas. As lesões devem ser definidas quanto à sua localização (ostial, leito proximal, médio ou distal), características morfológicas e percentual de obstrução. Em primeiro lugar, deve-se ter em mente que a obstrução luminal descrita refere-se a um percentual obstruído do diâmetro da artéria em relação ao tamanho normal proximal ou distal do vaso. Consideramos obstrutivas as lesões que atingem uma obstrução de ao menos 50%. Sabemos que reduções de diâmetro de 50%, 70% e 90% correspondem a obstruções em área de fluxo coronário de 75%, 90% e 99%, respectivamente.

A quantificação de lesões entre 50 e 70% e lesões excêntricas está entre os principais problemas da cinecoronariografia. Fatores como angulação do próprio vaso, remodelamento e doença difusa sem padrão "normal" de comparação também são fatores de dificuldade do método.

Como há um grande percentual da capacidade de adaptação do miocárdio, obstruções de 50% ou menos

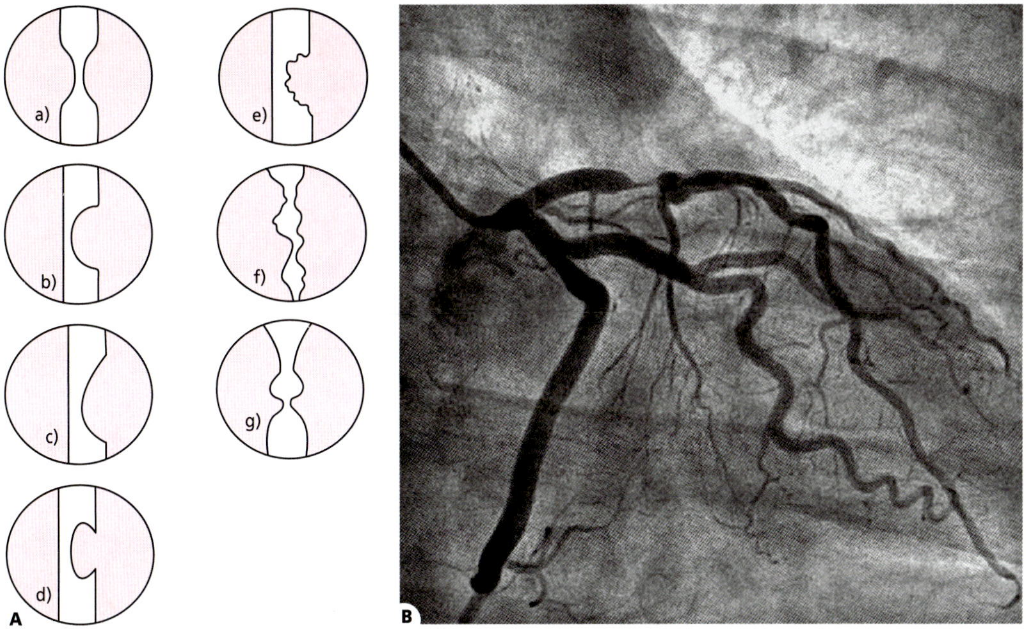

Figura 9.13 – (*A*) Classificação de Ambrose para morfologia de placa aterosclerótica: a) concêntricas; b) excêntricas IA; c) excêntrica IB; d) excêntrica IIA; e) excêntrica IIB; f) múltiplas irregularidades; g) lesões tandem[9]. (*B*) Lesão aterosclerótica evidente em descendente anterior – projeção oblíqua caudal direita.

no diâmetro não são significativas do ponto de vista funcional, porém, já reduzem a capacidade adaptativa de reserva em aproximadamente quatro vezes. Obstruções acima de 70% já consomem toda a reserva adaptativa. Métodos complementares à coronariografia para identificar a real gravidade da lesão e sua limitação funcional, como o ultrassom intravascular (ou intracoronariano) (IVUS, *intravascular ultrasound*) e a reserva de fluxo fracionada (FFR, *fractional flow reserve*), serão detalhados mais adiante neste capítulo.

Alguns padrões angiográficos correlacionam-se a quadros mais estáveis e outros a quadros instáveis de doença coronariana. Um dos principais fatores de prognóstico da síndrome coronariana é a patência de fluxo sanguíneo anterógrado e a presença de circulação colateral.

Estudos de morfologia de placa correlacionaram padrões angiográficos quanto ao tipo de apresentação clínica. Mais frequentes na doença coronariana estável, são encontradas bordas regulares, ângulos obtusos nas extremidades e lesões concêntricas ou excêntricas de tipo IA e tipo IB. Em síndromes coronarianas agudas, encontram-se lesões mais complexas com bordas irregulares e ângulos de extremidade agudos – excêntricas do tipo II ou com irregularidades múltiplas, fluxo menor que TIMI 3 ou presença de trombo intracoronário.

QUADRO 9.1 – Fluxo TIMI (*thrombolysis in myocardial infarction*)
0: Oclusão total sem fluxo anterógrado
1: Opacificação incompleta do vaso
2: Opacificação total do vaso, porém, com fluxo alentecido
3: Opacificação total do vaso, com fluxo normal

QUADRO 9.2 – Classificação de fluxo colateral
0: Inexistente
1: Enchimento de pequenos ramos do vaso acometido
2: Enchimento parcial do vaso principal acometido
3: Enchimento total do vaso principal acometido

Quanto ao fluxo, sua estratificação foi realizada por estudos comparando o fluxo da artéria acometida ao fluxo de outra artéria do paciente. É um importante fator de prognóstico nas síndromes coronárias e pode ser classificado de 0 a 3 (Quadro 9.1)[10].

A avaliação de circulação colateral em uma artéria obstruída a partir de outras artérias coronarianas para o leito deficiente varia de acordo com a quantidade de fluxo e pode ser classificada como demonstrado no Quadro 9.2[10].

DÉBITO CARDÍACO

Avaliação do débito cardíaco

O débito cardíaco é objetivamente a mensuração do volume sanguíneo ofertado aos tecidos periféricos pelo coração e pode ser calculado no cateterismo pelos métodos de termodiluição, de oximetria (método de Fick) e angiográfico (pouco utilizado e apenas em ventrículos sem alterações segmentares de mobilidade).

O débito cardíaco dentro do valor de referência não é isoladamente uma medida adequada do volume sanguíneo oxigenado ofertado, sendo melhor valor sua indexação à superfície corporal, traduzindo-se no índice cardíaco (ic):

$$ic\ (\ell/min/m^2) = débito\ cardíaco\ (\ell/min)/superfície\ corporal\ total\ (m^2)$$

Observação:

$$superfície\ corporal\ total = \sqrt{(altura\ (cm) \times peso\ (kg)/3.600)}$$

Termodiluição

Este método é realizado com um cateter do tipo Swan-Ganz, injetando-se um *bolus* conhecido de líquido resfriado em temperatura padronizada seguido do registro da diferença de temperatura a jusante do local em relação ao tempo. A diferença de temperatura registrada é plotada em uma curva e pelas velocidades de início e de retorno ao basal é possível calcular o débito cardíaco. Cuidados devem ser tomados no sentido de evitar artefatos, comumente provocados pela demora no tempo da preparação da solução salina até a injeção (aquecendo-a na mão do operador) e injeções inadequadamente lentas. Mesmo fatores independentes do operador podem inviabilizar a acurácia do método, como estado de débito cardíaco muito baixo ou regurgitação tricúspide ou pulmonar importante.

Método de Fick

Em 1870, Adolph Fick demonstrou que a chegada ou liberação de qualquer substância por um órgão é resultado direto do produto do fluxo a este órgão multiplicado pela diferença arteriovenosa de concentração desta substância. Na prática diária, esse órgão é o pulmão e a substância, o oxigênio. Assim como o fluxo sanguíneo pode ser calculado, e na ausência de *shunts* pode ser considerado como igual ao sistêmico, temos uma medida do débito cardíaco (DC).

O conteúdo de oxigênio é igual à saturação de oxigênio sanguínea da amostra local multiplicada por 1,36 mℓ O_2/g Hb (capacidade de carreamento de oxigênio por grama de hemoglobina) multiplicada pela quantidade de hemoglobina por 100 mℓ de sangue × 10 (constante para ajuste de unidades). A concentração de oxigênio livre dissolvido no plasma é desprezível *em ar ambiente* (e só nesta condição a fórmula é válida, sendo que em pacientes com O_2 suplementar, este fator deve ser adicionado, tornando o cálculo algo mais complexo). A medida de consumo de O_2 (VO_2) é presumida de acordo com mensurações realizadas e tabeladas em relação a sexo, peso e idade do paciente. Esse método é mais confiável em estados de baixo débito cardíaco[11].

$$DC = VO_2\ (m\ell/min)/(Saturação\ arterial\ O_2 - Saturação\ venosa\ O_2) \times 1,36 \times Hb(mg/d\ell) \times 10$$

VENTRICULOGRAFIA ESQUERDA E AORTOGRAFIA

Ventriculografia esquerda

A ventriculografia é parte importante da avaliação anatômica e complementa, anatômica e funcionalmente, os dados da cinecoronariografia. A ventriculografia pode ser realizada em uma (geralmente oblíqua direita) projeção ou duas (projeções direita e esquerda). Embora disponibilize melhor avaliação funcional, também responde por maior uso de contraste e de radiação, o que deve ser pesado na avaliação do risco *versus* benefício ao paciente (Quadro 9.3). Geralmente de uso comum em laboratórios de hemodinâmica é a ventriculografia esquerda, sendo a ventriculografia direita de uso habitual em avaliação de cardiopatias congênitas.

A ventriculografia esquerda utiliza habitualmente 30 a 50 mℓ de contraste por projeção. Pacientes com menor reserva do débito cardíaco (por exemplo, valvopatias importantes, disfunção ventricular esquerda ou pressão diastólica final de VE aumentada) devem receber preferencialmente contraste não iônico, devido a sua menor interação com cálcio e menor redução do inotroprismo cardíaco.

Projeção oblíqua direita

Nesta projeção (geralmente com o intensificador 30° à direita) projeta-se a coluna à esquerda do VE e o coração é visualizado "deitado". Permite uma boa visualização da mitral, porém, o átrio pode ser projetado sobre a aorta, dificultando a visualização do refluxo. Isso deve ser corrigido localizando-se a projeção em maior angulação direita (45°). A visualização das pa-

QUADRO 9.3 – Indicações e contraindicações à ventriculografia

Indicações
- Avaliação da função ventricular global e regional
- Avaliação e quantificação de regurgitação mitral
- Identificação e avaliação de defeitos do septo interventricular
- Contraindicações
- Doença aterosclerótica crítica de tronco de coronária esquerda
- Estenose aórtica crítica
- Trombo intraventricular recente
- Prótese metálica aórtica do tipo duplo-disco
- ICC descompensada (inclusive pD2VE muito aumentada)
- Insuficiência renal não compensada

ICC = insuficiência cardíaca congestiva; pD2VE = pressão diastólica final do ventrículo esquerdo.

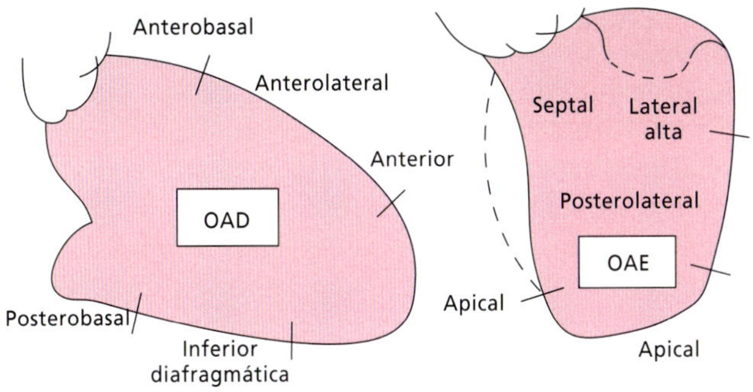

Figura 9.14 – Segmentação – ventriculografia esquerda em projeções oblíquas esquerda e direita[12]. OAD = oblíqua anterior direita; OAE = oblíqua anterior esquerda.

redes ventriculares é adequada principalmente por diferenciar as regiões anterior, apical e posterior do coração, na forma mostrada na Figura 9.14.

Projeção oblíqua esquerda

Esta projeção requer uma angulação acentuada (60°) à esquerda, projetando o coração "de pé". É bastante útil para diferenciar a região septal da região lateral do VE. Ao se adicionar uma projeção algo cranial (20 a 25°), evita-se a sobreposição da via de saída ventricular esquerda, sendo ideal para avaliação desta (por exemplo, nas comunicações intraventriculares e na cardiomiopatia hipertrófica).

A análise da função sistólica segmentar pode ser descrita como hipocinética (redução da mobilidade sistólica), acinética (ausência de mobilidade sistólica) ou discinética (mobilidade paradoxal para fora da cavidade durante a sístole) (Figura 9.15). Uma fração de ejeção pode ser estimada de acordo com a comparação entre a projeção durante sístole e diástole máximas, porém, como foi dito, raramente é utilizada de rotina.

Aortografia

A aortografia não é rotineiramente solicitada em cateterismos cardíacos, porém, pode por vezes ser necessária para melhor definição da raiz da aorta e da válvula aórtica. Utiliza geralmente 40 a 60 mℓ de contraste e é realizada em projeção com angulação esquerda. Além de útil na avaliação da insuficiência aórtica, essa modalidade também pode ser requerida em aneurismas e dissecções de aorta, localização de coarctações e para localizar artérias coronárias com origem anômala ou pontes cirúrgicas não localizadas durante o cateterismo. As contraindicações à aortografia são basicamente pacientes com insuficiências renal ou cardíaca descompensadas.

HEMODINÂMICA CARDÍACA: A AVALIAÇÃO DAS CURVAS PRESSÓRICAS

A avaliação hemodinâmica é parte importante do exame de cateterismo cardíaco. Por meio da análise da curva pressórica, é possível avaliar e quantificar lesões valvares, cardiomiopatias, pericardiopatias e *shunts* intracardíacos. A decisão cirúrgica de pacientes candidatos a transplante pulmonar ou cardíaco muitas vezes depende de uma avaliação hemodinâmica adequada. Uma avaliação adequada impõe uma medida adequadamente obtida, entendimento das curvas e valores pressóricos e contextualização destes no processo diagnóstico de cada paciente.

Medidas de pressão

O método mais comum de medida de pressão nos laboratórios de hemodinâmica é por meio de cateteres

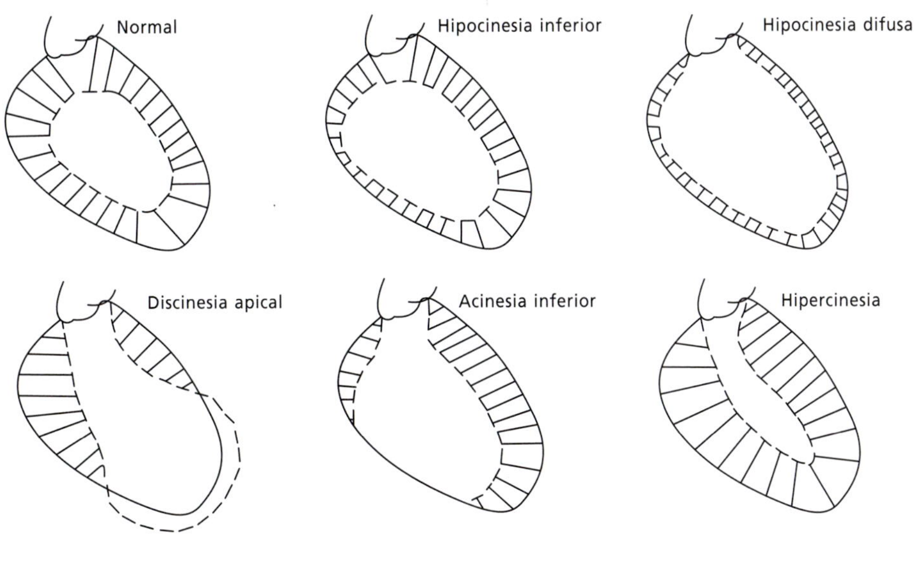

Figura 9.15 – Diagramas de mobilidade segmentar[12].

preenchidos com fluido e conectados a um transdutor de pressão externo ao paciente por uma válvula chamada *manifold*. Em ambientes de pesquisa, transdutores na ponta de cateteres podem ser utilizados para minimizar artefatos (viração, bolhas no sistema, sistema longo para chegada do sinal, etc.), porém, não são habitualmente encontrados no dia a dia, devido principalmente ao alto custo. Os valores normais de pacientes encontrados no cenário clínico são mensurados preferencialmente ao final da expiração em pacientes em ar ambiente e encontram-se exemplificados de acordo com a Figura 9.16.

As cavidades intracardíacas comportam-se distintamente em relação a suas pressões basais e serão resumidamente descritas.

Átrio direito

No átrio direito (AD) temos a chegada do volume sistêmico e sua curva pressórica definida por três deflexões positivas: a onda A, resultante da sístole atrial que ocorre aproximadamente 80 ms após a ativação elétrica (onda P do eletrocardiograma [ECG]), seguida pelo descenso X, resultado do relaxamento atrial pós-sístole e movimentação do aparelho valvar tricúspide para baixo no início da contração ventricular. Segue-se o fechamento da válvula tricúspide, refletida na pressão intra-atrial como onda C e, logo após, a onda V, resultado da chegada de volume sistêmico ao átrio direito após o fechamento da válvula atrioventricular. Com o fim da contração ventricular e a chegada de sangue ao átrio, a válvula se abre com saída de volume do átrio ao ventrículo, ocasionando o último componente da curva pressórica, o descenso Y (Figuras 9.17 e 9.18).

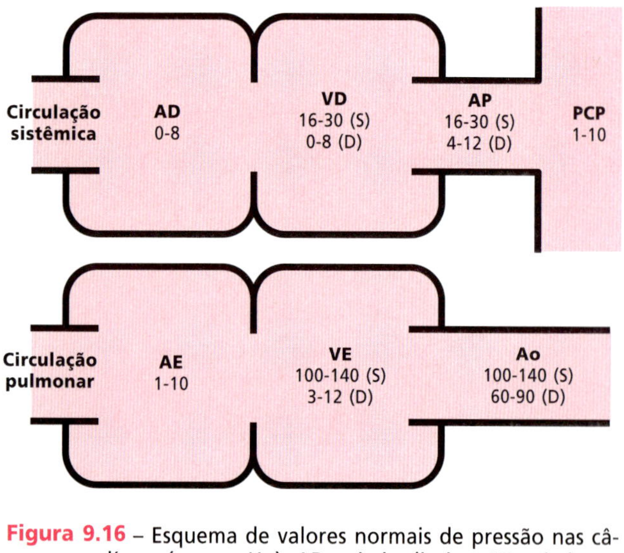

Figura 9.16 – Esquema de valores normais de pressão nas câmaras cardíacas (em mmHg). AD = átrio direito; AE = átrio esquerdo; Ao = aorta; AP = artéria pulmonar; D = diástole; PCP = pressão capilar pulmonar; S = sístole; VD = ventrículo direito; VE = ventrículo esquerdo.

Em pacientes com átrio direito normal, a inspiração profunda reduz as pressões intra-atriais, devido à redução maior da pressão intratorácica do que o aumento pressórico devido à chegada adicional de volume em um átrio complacente. Porém, em pacientes com doença pericárdica ou com redução de complacência do sistema cardíaco, essa pressão eleva-se acima da negativação ocasionada pela pressão intratorácica, definindo o *sinal de Kussmaul* (manifestado clinicamente pelo aumento da turgência jugular durante a inspiração profunda) (Figura 9.19).

Ventrículo direito

No VD há uma fase de enchimento rápido (enchimento diastólico precoce), seguida de uma fase mais alentecida e, ao final da diástole, a fase de enchimento secundária à contração atrial, igualando a pressão média do AD à pressão diastólica final do VD. Inicia-se a sístole, com pico pressórico semelhante à artéria pulmonar (salvo se houver obstrução valvar ou de via de saída) e retorno próximo a zero, até a nova abertura da válvula tricúspide (Figura 9.20).

Artéria pulmonar

A curva de pressão da artéria pulmonar tem seu início semelhante ao período de ejeção sistólica de VD, seguido de uma incisura decorrente da oscilação pressórica pelo fechamento da válvula pulmonar, e decréscimo gradual até o platô diastólico, quando se iniciará uma nova sístole. Pressões de pulso muito elevadas nessa curva devem levantar a suspeita de sobrecarga de volume ou estados hiperdinâmicos, a depender do cenário clínico do paciente (por exemplo, suspeita de *shunts* da esquerda para a direita).

Pressão capilar pulmonar e átrio esquerdo

A medida da pressão de átrio esquerdo (AE) requer a passagem do cateter através do septo atrial, seja por uma comunicação existente (comunicação interatrial [CIA], forame oval patente, etc.) ou por punção transseptal, o que aumenta o risco do procedimento. Assim, a medida de pressão do átrio esquerdo faz-se habitualmente inserindo-se um cateter até a região distal da artéria pulmonar e insuflando um balão para isolar a pressão atrial esquerda da pressão pulmonar a montante do cateter. Essa é chamada pressão de cunha ou pressão capilar pulmonar (PCP) (Figura 9.21). Sua morfologia de curva é bem semelhante à pressão registrada no AE, exceto pelo maior atraso em relação à ativação elétrica (compreensível, visto o maior circuito para ocasionar o registro proveniente da transmissão de pressão original do átrio esquerdo) e, pela mesma razão, maior atenuação (*dumping*) de curvas de baixa amplitude, como a onda C esquerda. Em casos de

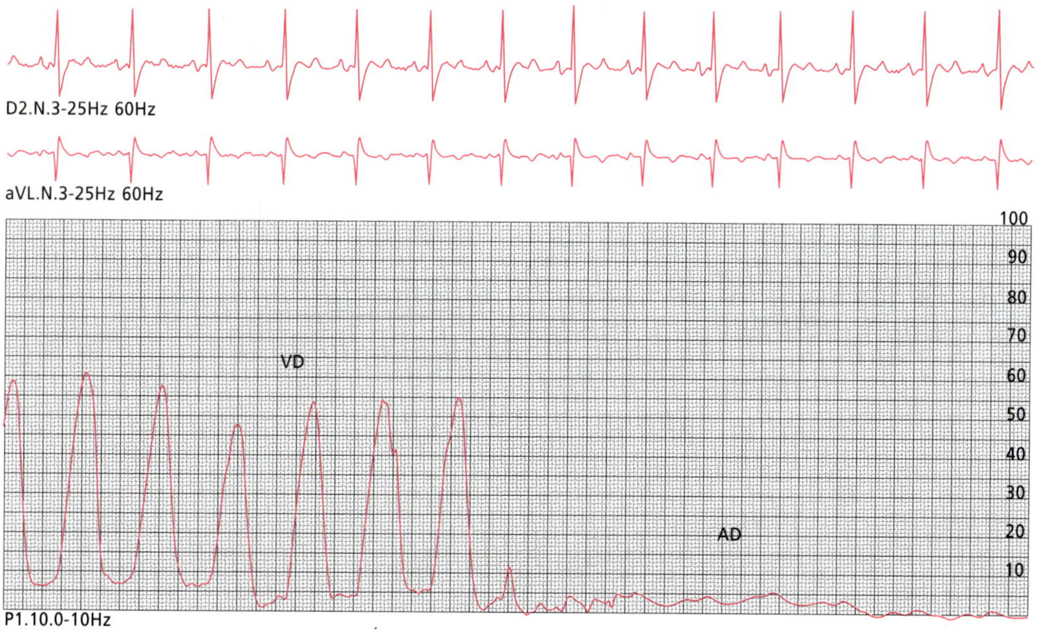

Figura 9.17 – Curva ventricular e atrial direita. AD = átrio direito; VD = ventrículo direito.

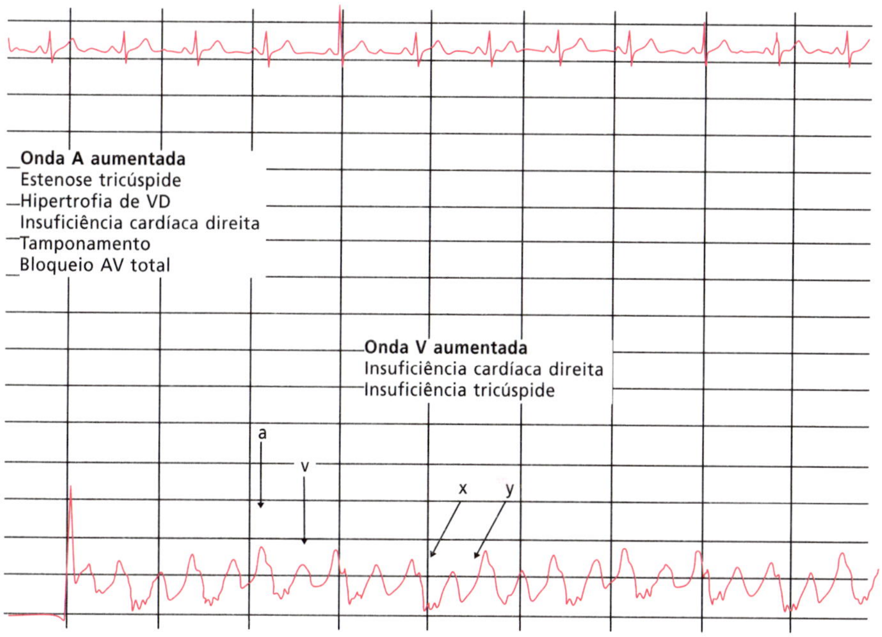

Figura 9.18 – Curva atrial direita em detalhe[8]. AV = atrioventricular; VD = ventrículo direito.

978-85-4120-208-4

doenças que ocasionam obstrução entre a artéria pulmonar e o átrio esquerdo (por exemplo, *cor triatriatum*), essa assunção de correspondência pressórica não pode ser utilizada.

Pressão ventricular esquerda e aorta

A medida ventricular esquerda tem morfologia semelhante à relatada para o VD, exceto pelo trabalho em regime de maior pressão. A pressão diastólica final do VE corresponde ao pico do QRS no eletrocardiograma e deve corresponder à pressão atrial esquerda e capilar pulmonar média, exceto em casos de bloqueio entre as câmaras, sendo a etiologia mais comum a estenose mitral. A curva da aorta é semelhante à pressão pulmonar, novamente excetuando-se seu regime pressórico. Seu pico sistólico deve ser semelhante ao ventricular esquerdo na ausência de obstrução. Caracteristicamente, devido ao componente de reflexão da curva de onda pressórica na periferia, sua morfologia

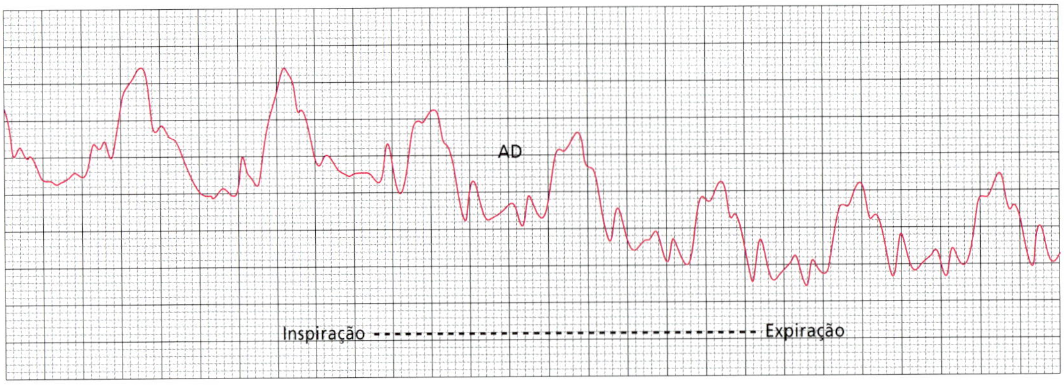

Figura 9.19 – Sinal de Kussmaul – aumento paradoxal da pressão em átrio direito (AD) à inspiração.

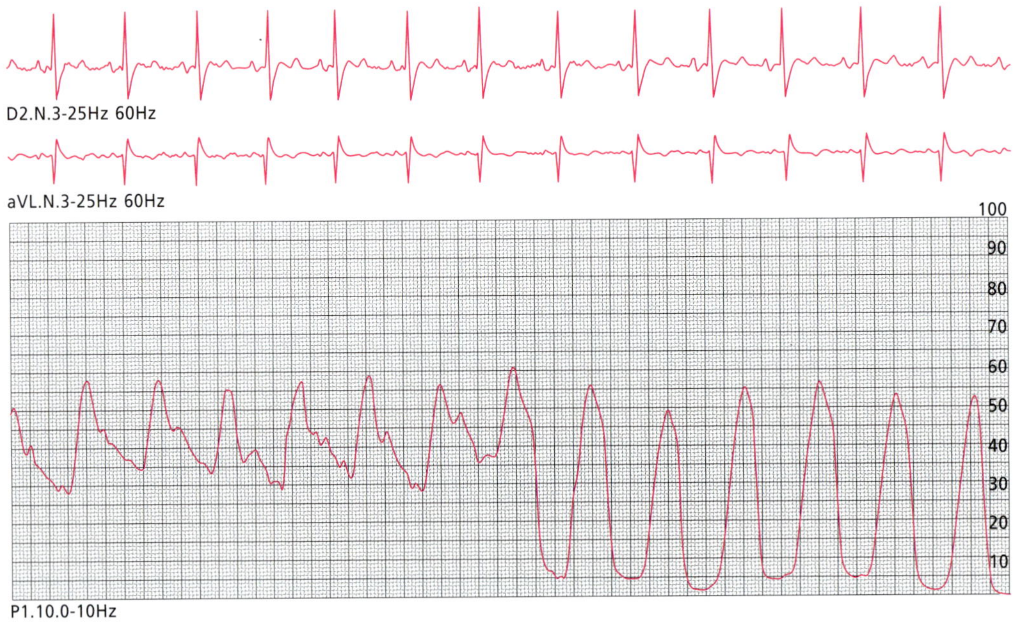

Figura 9.20 – Curva arterial pulmonar e ventricular direita.

altera-se em decorrência da distância em relação à cavidade do VE, tornando-se, quanto mais na periferia, com maior pico sistólico (somatório da onda refletida à onda aórtica). Daí a inadequação de medida concomitante intraventricular e da via do cateter localizada na artéria femoral do paciente para avaliar gradientes aórticos (Figura 9.22).

Medidas pressóricas em valvopatias

As medidas hemodinâmicas devem ser realizadas como parte do cateterismo. A medida por meio de válvulas estenóticas é um importante componente da decisão de manejo cirúrgico ou não de pacientes valvopatas. O orifício valvar pode ser estimado por uma fórmula desenvolvida pelo Dr. Richard Gorlin[13], utilizando-se o gradiente pressórico médio, o débito cardíaco e o tempo de ejeção sistólica:

$$AVA = DC\ (\ell/min)/FC\ (bpm) \times PES\ (s)/44{,}5 \times \sqrt{gradiente\ transvalvar}$$

Obs.: AVA = área valvar aórtica (em cm^2); DC = débito cardíaco; FC = frequência cardíaca; PES = período de ejeção sistólico.

$$AVM = DC\ (\ell/min)/FC\ (bpm) \times TED\ (s)/37{,}9 \times \sqrt{gradiente\ transvalvar}$$

Obs.: AVM = área valvar mitral (em cm^2); DC = débito cardíaco; FC = frequência cardíaca; TED = tempo de enchimento diastólico.

Uma simplificação da fórmula do Dr. Gorlin foi obtida por Hakki[14] e pode ser utilizada para avaliação dos pacientes no cateterismo. Observação importante deve ser feita no sentido de que a fórmula se aplica a pacientes com a frequência cardíaca na faixa normal, sendo que

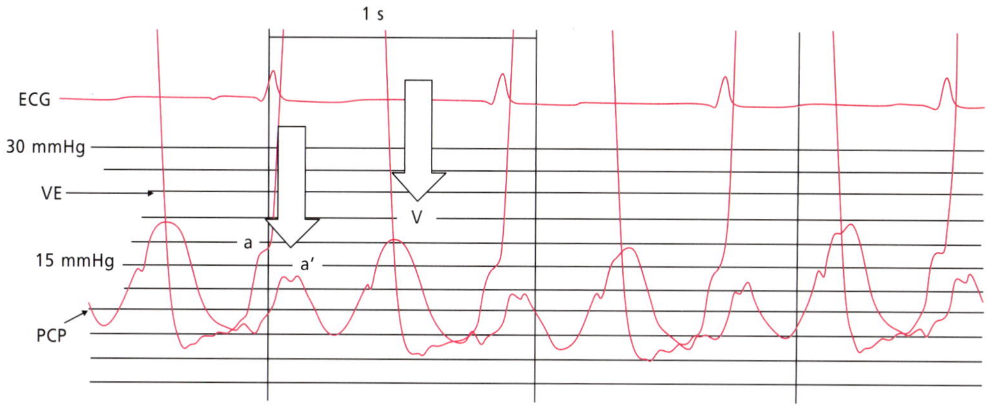

Figura 9.21 – Curva arterial da pressão de cunha (*seta*). Relação temporal com a curva de pressão ventricular (ventrículo esquerdo). ECG = eletrocardiograma; PCP = pressão capilar pulmonar; VE = ventrículo esquerdo.

pacientes com frequência cardíaca < 75 bpm na estenose mitral ou pacientes com frequência cardíaca > 90 bpm na estenose aórtica devem ter seus valores corrigidos – correção de Angel[15] – dividindo-se os valores obtidos na fórmula de Hakki por 1,35 em ambos os casos.

$$Hakki: AV\,(cm^2) = DC\,(\ell/min)/\sqrt{gradiente\ transvalvar}$$

Obs: se houver estenose mitral com FC < 75 bpm ou estenose aórtica com FC > 90 bpm, divide-se o resultado por 1,35. AV = área valvar.

Estenose aórtica

A estenose aórtica pode ser quantificada de acordo com seu gradiente pressórico e área valvar (Tabela 9.1). O cateterismo cardíaco não é indicado rotineiramente, sendo utilizado para avaliar a presença de doença coronariana concomitante e em pacientes em que há discrepância entre os achados clínicos e ecocardiográficos, em que há dúvida diagnóstica, sendo por isso de pujante importância que seja adequadamente realizado.

A estenose aórtica manifesta-se em uma curva pressórica com redução de pico aórtico em relação à curva intraventricular (Figura 9.23). A medida mais acurada dessa variação é simultaneamente registrar a curva pressórica aórtica e a intraventricular, porém, este método requer dois acessos arteriais, pela necessidade de dois cateteres. Uma medida alternativa é o registro de pressões em ventrículo esquerdo e rapidamente puxar o cateter para o intra-aórtico, com medida de gradiente.

Em estados de baixo débito, as fórmulas de cálculo de área valvar podem estar falseadas e irão resultar em orifícios anormalmente baixos, quando na verdade o paciente pode ter uma área valvar maior (pseudoestenose) e um baixo fluxo resultante de outras causas, como por exemplo, infartos prévios, miocardiopatias, etc. Para resolver essa dúvida, devemos lançar mão de manobras como estímulo farmacológico[16] (dobutamina, nitroprussiato, etc.) e nos casos de pseudoestenose a área valvar aumentará enquanto o fluxo aumenta, mas não será modificada em casos de estenose verdadeira[11].

Insuficiência aórtica

A insuficiência aórtica (IAo) decorre da inabilidade de fechamento da válvula aórtica com fluxo retrógrado ao VE durante a diástole ventricular (Figura 9.24). O cateterismo cardíaco é indicado principalmente em casos de discordância entre os métodos não invasivos e os achados clínicos, ou ainda na pesquisa de coronariopatia pré-operatória. A curva da IAo depende fundamentalmente de sua instalação, se aguda ou crônica (Tabela 9.2).

Na IAo aguda há um rápido ascenso pressórico e pico aumentado (secundário ao aumento do volume intraventricular resultante do volume regurgitado aórtico adicional ao volume proveniente do átrio esquerdo) em um ventrículo pouco complacente, e um subsequente rápido descenso, pelo escape do volume regurgitante. Ocorre aumento da pressão diastólica final do VE e

TABELA 9.1 – Quantificação da estenose aórtica em adultos

Área valvar	Gradiente pressórico (pico)	Grau de estenose
> 3 cm^2	Zero	Normal
≥ 1,5 a 3 cm^2	≤ 30 mmHg	Discreto
≥ 1 a 1,5 cm^2	≤ 50 mmHg	Moderado
< 1 cm^2	> 50 mmHg	Importante

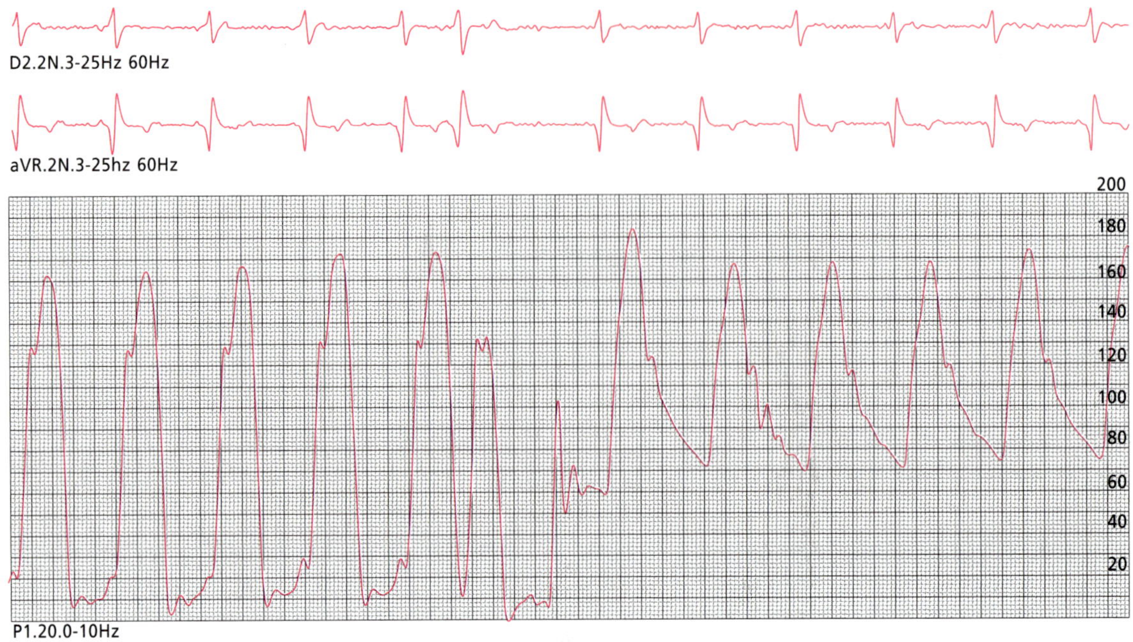

Figura 9.22 – Curvas pressóricas de ventrículo esquerdo e aorta. Notar o aumento da pressão de pulso aórtica após batimento extrassistólico (padrão fisiológico).

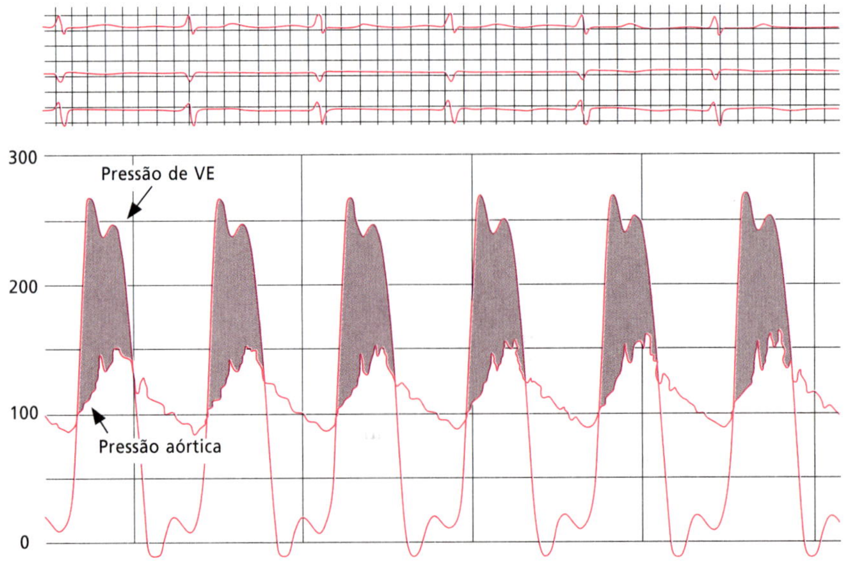

Figura 9.23 – Curvas pressóricas com evidenciação de gradiente aórtico[12]. VE = ventrículo esquerdo.

aumento consequente da pressão atrial esquerda e pressão capilar pulmonar, podendo esses pacientes terem uma rápida evolução ao edema pulmonar agudo. Um achado típico dessa condição é o fechamento precoce da válvula mitral secundário ao rápido aumento da pressão diastólica final de VE.

Na insuficiência aórtica crônica, o ventrículo adapta-se progressivamente, gerando um volume diastólico final aumentado, mas não grandes aumentos pressóricos, pois a cavidade está mais complacente. O ascenso e o descenso rápidos da curva pressórica aórtica se mantêm e o risco de edema pulmonar agudo é relativamente menor nesses pacientes, embora disfunção ventricular progressiva tenda a se instalar.

Estenose mitral

A área valvar mitral normal varia de 4 a 6 cm^2. Em nosso meio, a etiologia mais frequente é sem dúvida a cardiopatia reumática e pode ocorrer estreitamento significativo antes de comprometimento hemodinâmico significativo. Quando a área valvar é reduzida a

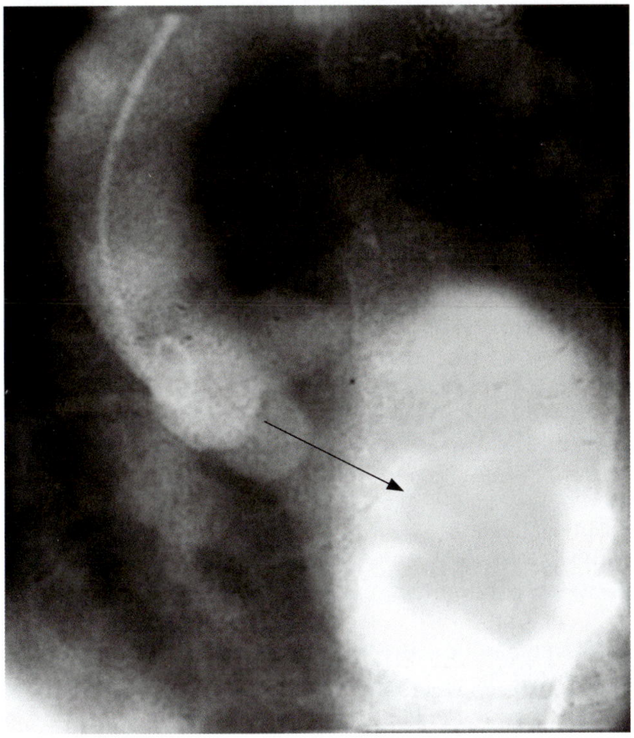

Figura 9.24 – Aortografia demonstrando insuficiência aórtica importante (*fluxo da seta*).

aproximadamente 2 cm^2, a pressão atrial esquerda começa a aumentar para compensar a perda do débito cardíaco e com áreas valvares menores que 1 cm^2 geralmente a intervenção terapêutica é necessária.

O gradiente valvar geralmente é medido entre a pressão intraventricular esquerda e a pressão capilar pulmonar (substituindo a pressão atrial esquerda). A fórmula de Gorlin é adequada nessa medida, substituindo-se o tempo de ejeção sistólica pelo tempo de enchimento diastólico multiplicado pela constante 0,85. A fórmula de Hakki e a correção de Angel igualmente podem ser utilizadas para cálculo da área valvar. A presença de insuficiência mitral afetará o cálculo, subestimando a real área valvar pela redução do débito cardíaco.

A análise do gradiente mitral ideal faz-se pela planimetria da área sob a curva do gradiente, porém, esta é de difícil realização. Um método mais difundido é o gradiente médio da demarcação da distância entre três pontos distintos na curva pressórica (início, meio e fim da diástole) com cálculo de sua média.

A curva de pressão da estenose mitral atenua o descenso Y devido ao baixo esvaziamento atrial na fase diastólica precoce ventricular e aumenta a onda A, resultante da contração atrial sobre uma válvula com restrição de fluxo (Figura 9.25). Em pacientes com dúvida diagnóstica em que o cateterismo não revela uma estenose mitral importante, especialmente em usuários de diuréticos, testes de sensibilização com infusão de volume e/ou administração de atropina podem ser utilizados, para aumentar o fluxo e reduzir o tempo de esvaziamento atrial, revelando a real gravidade da lesão mitral.

Insuficiência mitral

A insuficiência mitral é definida pelo refluxo do sangue do ventrículo esquerdo ao átrio esquerdo na sístole (Figura 9.26). O cateterismo cardíaco raramente é utilizado para seu diagnóstico hoje, visto a efetividade de métodos não invasivos. Sua curva pressórica característica reflete a regurgitação mitral, com aumento da pressão média e onda V gigante, especialmente em casos agudos, quando ainda não há tempo de adaptação das cavidades para compensação do novo padrão pressórico (Figura 9.27). Em quadros crônicos, esses achados tornam-se pouco definidos. O método principal para avaliação ao cateterismo da insuficiência mitral é a ventriculografia, quando esta pode ser graduada de acordo com a escala da Tabela 9.3.

Cardiomiopatia hipertrófica

A cardiomiopatia hipertrófica (CMH) é uma doença cardíaca genética familiar primária caracterizada pela hipertrofia ventricular esquerda sem dilatação na ausência de doença cardíaca ou sistêmica que a justifique (por exemplo, valvopatias ou doença hipertensiva arterial). Apresenta-se na forma assimétrica em dois terços dos casos e pode gerar uma obstrução ao fluxo em via de saída de VE em mais de 25% dos pacientes. Sua apresentação mais temível é a morte súbita, sendo a principal causa desta em jovens e atletas.

Durante o cateterismo, o gradiente em via de saída de VE pode ser demonstrado com um *pullback* do cateter definindo uma redução da pressão de pico entre o ápice ventricular e sua via de saída, sem gradiente

TABELA 9.2 – Quantificação angiográfica da insuficiência aórtica

Grau de insuficiência	Aparência angiográfica
Leve (1+)	Opacificação discreta, lava contraste com um batimento
Moderada (2+)	Opacifica todo o VE, porém, em menor intensidade que a opacificação da aorta
Moderadamente importante (3+)	Opacifica progressivamente todo o VE, em intensidade VE = Ao
Importante (4+)	Opacificação completa do VE em um batimento, com intensidade VE > Ao

Ao = aorta; VE = ventrículo esquerdo.

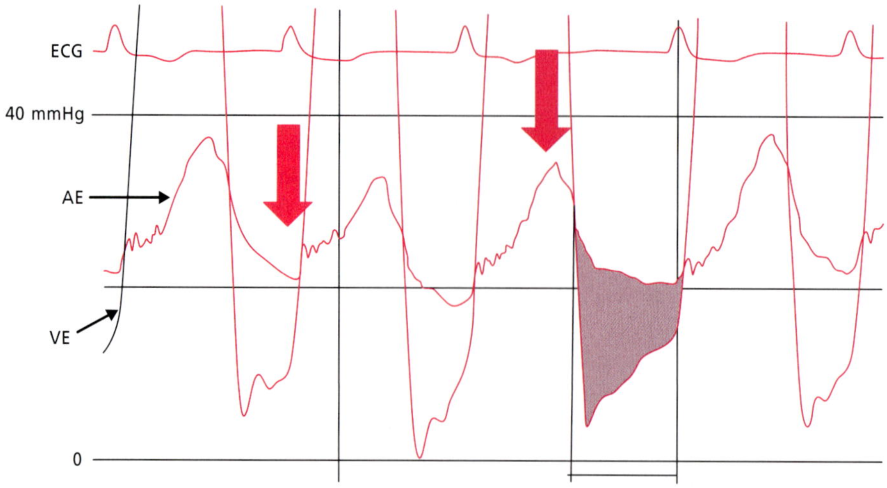

Figura 9.25 – Gradiente mitral. Notar nas *setas* a ausência da contração final (onda A) e eletrocardiograma sem onda P evidente[8]. Na *seta à direita*, onda V precoce. AE = átrio esquerdo; ECG = eletrocardiograma; VE = ventrículo esquerdo.

através da válvula aórtica. Essa técnica pode ser sensibilizada pela manobra de Valsalva, administração de nitroglicerina ou isoproterenol.

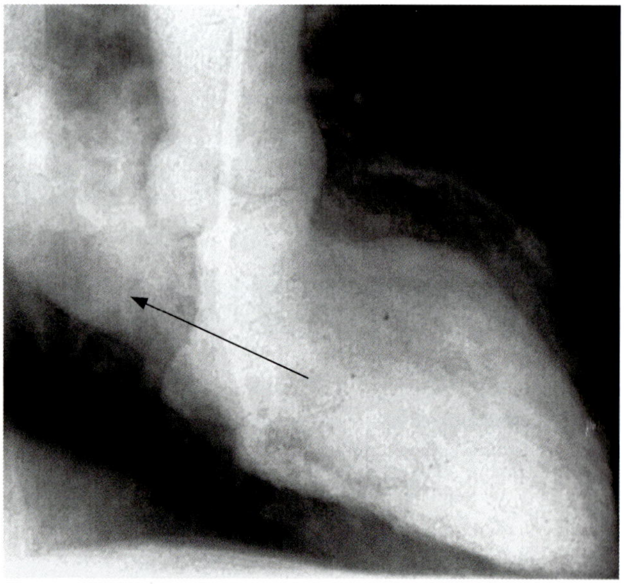

Figura 9.26 – Ventriculografia esquerda demonstrando insuficiência mitral importante (*seta*).

A indução de extrassístole pode diferenciar a CMH obstrutiva da estenose aórtica: em um paciente com CMH, a pressão sistêmica seguinte ao batimento extrassistólico é *menor* que o batimento anterior à extrassístole (diferentemente do que se poderia esperar, pois há maior tempo para o enchimento ventricular, provavelmente por efeito de obstrução maior na via de saída de VE secundário a um movimento sistólico anterior exacerbado da mitral), o chamado sinal de Brockenbrough. A curva pressórica aórtica desse batimento pós-extrassistólico gera um padrão típico conhecido como *spike-and-dome* (Figura 9.28, *A* a *C*).

Fisiologia restritiva *versus* constritiva

Uma das grandes dificuldades diagnósticas das cardiopatias é a diferenciação das cardiomiopatias restritivas em relação às pericardiopatias constritivas. Métodos não invasivos por vezes são suficientes, mas em alguns casos nem mesmo a biopsia é definitiva. O cateterismo pode ser de grande auxílio nos casos de dúvida. Embora alguns achados, como a elevação e a equalização das pressões diastólicas nas quatro câmaras cardíacas, o padrão de pressão ventricular em "raiz quadrada" ou *dip and plateau* e o padrão da curva atrial em M ou W, possam sugerir doença pericárdica, nenhum deles é

TABELA 9.3 – Graduação da insuficiência mitral

Grau de Insuficiência	Aparência angiográfica
Leve (1+)	Não opacifica todo o AE, lava o contraste a cada batimento
Moderada (2+)	Opacifica todo o AE, porém, em menor intensidade que a opacificação do VE
Moderadamente importante (3+)	Opacifica totalmente o AE, em intensidade AE = VE
Importante (4+)	Opacificação completa do AE em um batimento, até veias pulmonares, intensidade AE > VE

AE = átrio esquerdo; VE = ventrículo esquerdo.

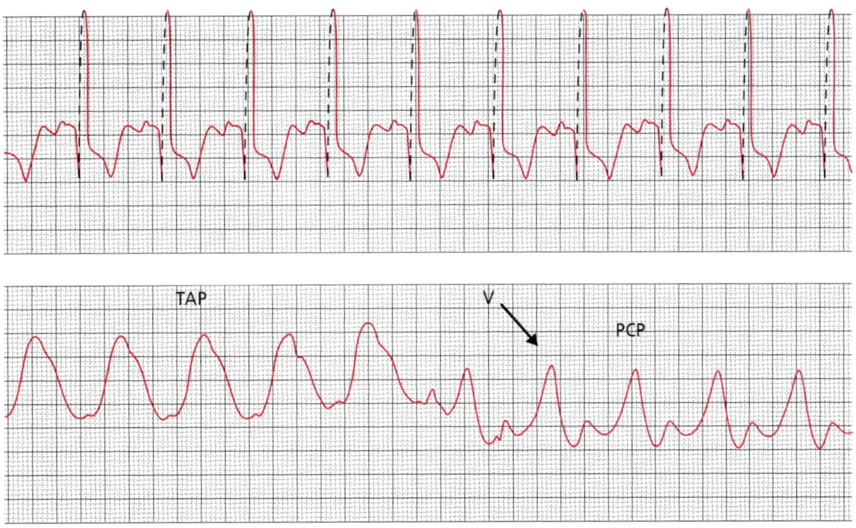

Figura 9.27 – Curva de insuficiência mitral. Notar a presença de onda V gigante (*seta*)[12]. PCP = pressão capilar pulmonar; TAP = tronco da artéria pulmonar.

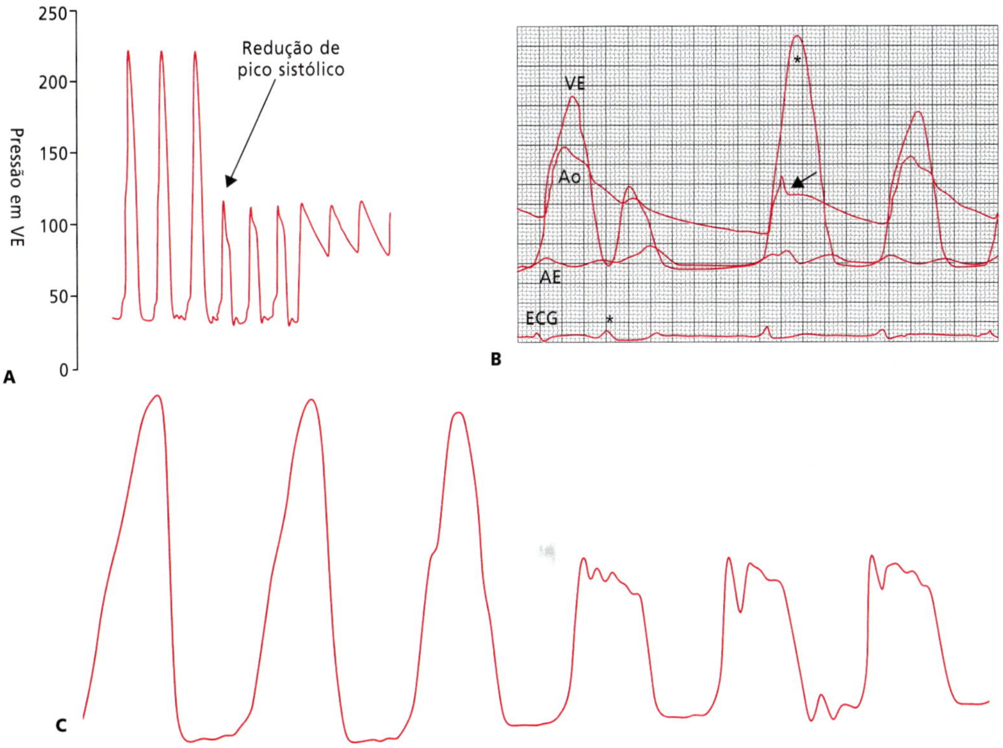

Figura 9.28 – (*A*) Curva típica de cardiomiopatia hipertrófica obstrutiva. Notar a redução da curva de pressão mantendo a pressão diastólica na via de saída de ventrículo esquerdo sem gradiente sistólico pós-válvula aórtica. (*B*) Pós-batimento extrassistólico – padrão *spike-and-dome* (sinal de Brockenbrough). (*C*) Detalhe de curva de *pullback* da cardiomiopatia hipertrófica obstrutiva. Perceber a redução sistólica e o padrão *spike-and-dome.* AE = átrio esquerdo; Ao = aorta; ECG = eletrocardiograma; VE = ventrículo esquerdo.

978-85-4120-208-4

sensível ou específico o suficiente para o diagnóstico (Figura 9.29, *A* a *C*).

O achado mais confiável para diferenciação das duas condições é a interdependência ventricular, manifestada pela discordância respiratória entre as pressões ventriculares esquerda e direita (requer mensuração simultânea de ambas, utilizando-se um acesso vascular arterial e um venoso). Ocorre pela restrição espacial imposta na pericardite constritiva, a inspiração profunda provoca um aumento do retorno venoso ao VD. Isso é compensado pelo desvio do septo para a esquerda e redução do volume do VE, reduzindo sua curva. Ao aumentar

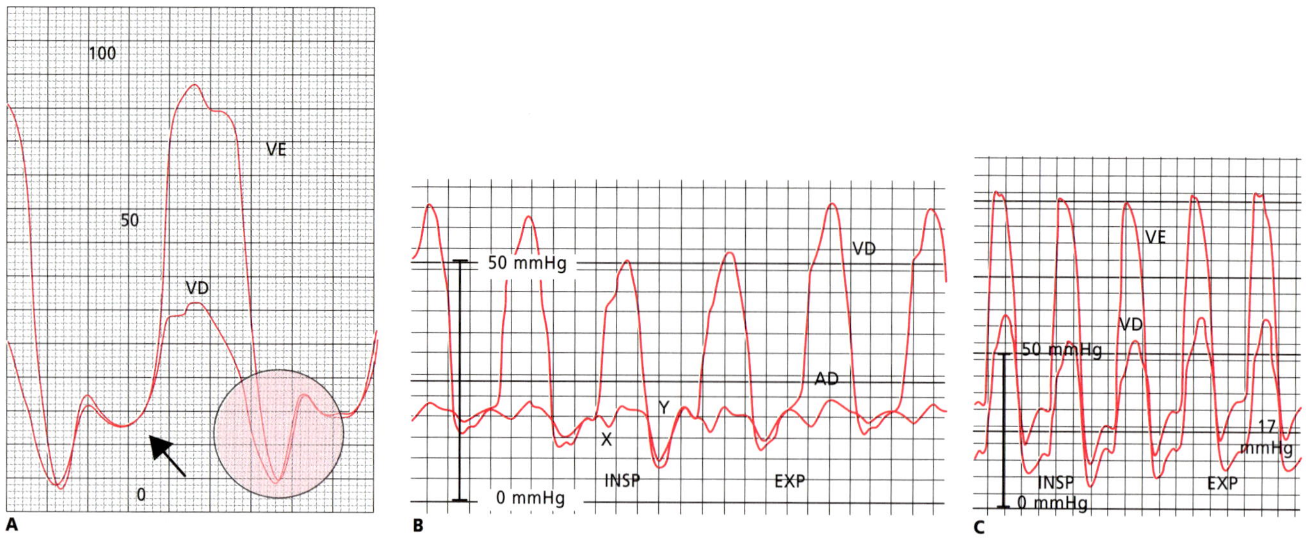

Figura 9.29 – Curvas características de miocardiopatia restritiva. (*A*) Padrão de "raiz-quadrada", *seta* apontando equalização de pressões de ventrículos direito e esquerdo. (*B*) Notar exacerbação de descenso Y durante a inspiração profunda. (*C*) Além do padrão *dip-and-plateau*, nota-se a diferença acentuada entre as pressões diastólicas, sendo[12] VE > VD. AD = átrio direito; EXP = expiração; INSP = inspiração; VD = ventrículo direito; VE = ventrículo esquerdo.

a curva pressórica de VD, a curva de VE se reduz, ao contrário do que ocorre em condições normais. A sensibilidade desse critério é de 100% e sua especificidade é de 95% (Figura 9.30).

Tamponamento cardíaco

Um derrame pericárdico suficiente para causar comprometimento hemodinâmico se traduz como a condição de tamponamento cardíaco. Esse achado independe somente do volume do derrame, sendo que casos agudos podem cursar com volumes pericárdicos relativamente baixos ao passo que derrames crônicos atingem volumes muito altos, porém sem comprometimento hemodinâmico importante devido ao maior período de adaptação.

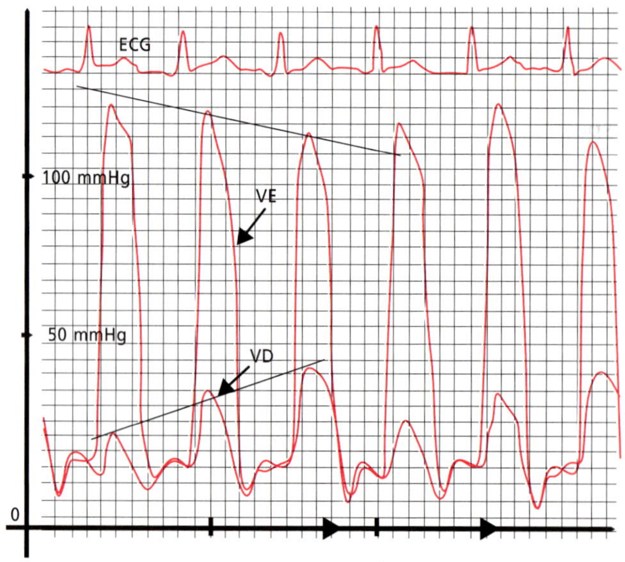

Figura 9.30 – Curva de interdependência ventricular. Achado típico da pericardite constritiva. Notar a tendência inversa das curvas de pressão demonstrada pelos *traçados contínuos*. ECG = eletrocardiograma; VD = ventrículo direito; VE = ventrículo esquerdo.

A peça-chave do diagnóstico do tamponamento cardíaco é a equalização das pressões diastólicas cardíacas (pressão do AD = pressão do AE = pressão diastólica do VD = pressão diastólica do VE) (Figura 9.31). Um achado característico (embora não patognomônico) é a presença do pulso paradoxal: uma redução exagerada da queda da pressão arterial sistêmica > 10 mmHg durante a inspiração profunda (Figura 9.32). Outras características geralmente encontradas são a hipotensão sistêmica (secundária à redução do débito) e a presença da curva pressórica atrial com um descenso X proeminente e descenso Y reduzido (devido à movimentação tricúspide e ao relaxamento atrial alterados e à pouca saída de volume do átrio ao ventrículo).

Cálculo de *shunts*

Os *shunts* podem ser calculados e localizados durante o cateterismo, utilizando-se mais comumente a oximetria ou a angiografia, sendo a primeira técnica de uso mais comum. No local do *shunt*, o fluxo geralmente ocorre da esquerda para a direita (seguindo o gradiente pressórico) com aumento anormal da saturação sanguínea de oxigênio na câmara afetada e em todas distais a esta. Esse fenômeno é conhecido como "salto oximétrico" (*step-up*) e detecta o local do *shunt*. Um salto oximétrico é considerado significativo se há um aumento maior que 7% da veia cava ao átrio direito, maior que 5% do átrio direito ao ventrículo direito e maior que 5% em relação ao ventrículo direito à artéria pulmonar.

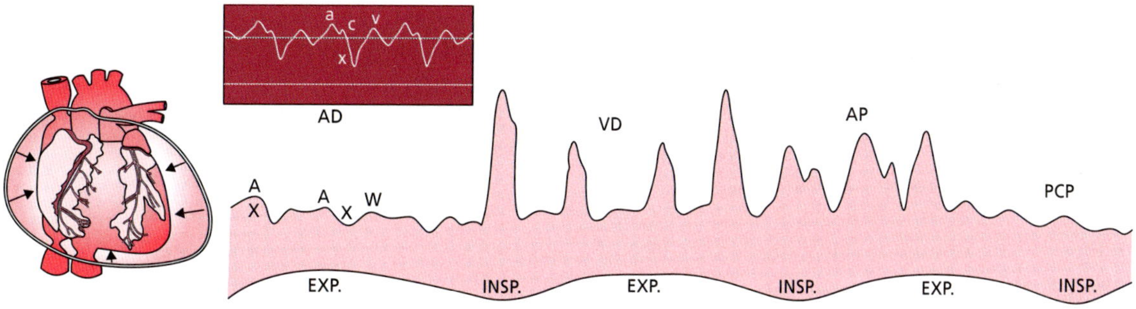

Figura 9.31 – Curvas pressóricas no tamponamento cardíaco decorrentes da compressão externa. Notar a equalização das pressões diastólicas em todo o traçado, independentemente da respiração. Notar também no detalhe a atenuação do descenso Y no traçado do átrio direito (*acima*). AD = átrio direito; AP = artéria pulmonar; EXP. = expiração; INSP. = inspiração; PCP = pressão capilar pulmonar; VD = ventrículo direito.

A quantificação do *shunt* pode ser conseguida calculando-se a fração do *shunt*, ou seja, a razão do fluxo pulmonar em relação ao sistêmico (Qp/Qs). Esse raciocínio pode ser mais bem compreendido se posto da seguinte forma: o fluxo sanguíneo nos dois territórios é igual, pois representa uma circulação em série e não separada. Se há desvio do sangue do território sistêmico ao pulmonar, essa relação se torna desigual, aumentando o fluxo pulmonar. Se considerarmos o fluxo relacionado diretamente à diferença de oxigênio entre os territórios, essa quantificação se torna fácil com a fórmula a seguir, em que no numerador temos as extremidades do território pulmonar e no denominador, do território sistêmico. O *shunt* pode ser quantificado de acordo com sua importância em relação ao Qp/Qs (Tabela 9.4):

$$Qp/Qs = (SatO_2 \text{ aorta} - SatO_2 \text{ venosa mista})/(SatO_2 \text{ veia pulmonar} - SatO_2 \text{ artéria pulmonar})$$

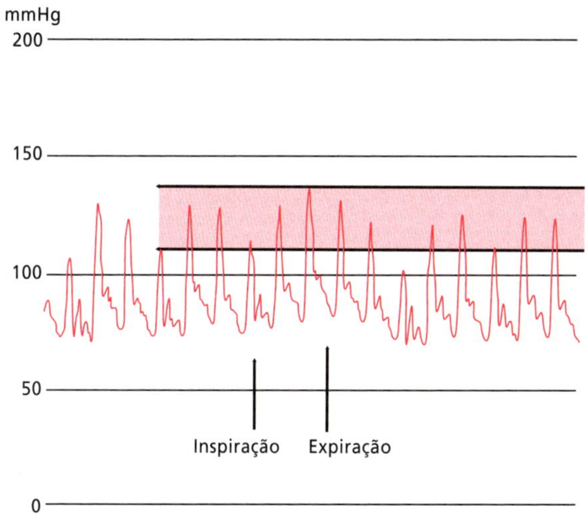

Figura 9.32 – Pulso paradoxal. Redução exagerada (aproximadamente 30 mmHg) na pressão sistólica durante a inspiração profunda do paciente.

Observação: saturação venosa mista = (3 × saturação veia cava superior + 1 × veia cava inferior)/4

Quanto aos *shunts* com fluxo da direita para a esquerda (por exemplo, na síndrome de Eisenmeinger), estes não podem ser quantificados pelo método usual descrito anteriormente, sendo que oximetrias devem ser colhidas na veia pulmonar sem assunção de que esta seja igual à oximetria do VE ou da aorta, para determinação do salto oximétrico (este do tipo *step-down*). Isso geralmente necessita de punção transeptal.

Cálculo de resistência vascular

A resistência vascular é definida como a razão do gradiente pressórico em um leito vascular dividida pelo fluxo através deste leito. Assim, temos o cálculo da resistência vascular pulmonar e sistêmica com um denominador comum de fluxo (o débito cardíaco) e um numerador dependente dos seus gradientes pressóricos. As medidas de resistência são úteis no caso da resistência pulmonar como fator prognóstico e de identificação de pacientes com doença vascular pulmonar (especialmente em pacientes candidatos a transplante cardíaco) e para a resistência sistêmica sua utilidade como diagnóstico diferencial dos diversos tipos de choque hemodinâmico em pacientes hipotensos (por exemplo, baixa resistência pela vasodilatação do choque séptico *versus* alta resistência compensatória sistêmica à falha de bomba no choque cardiogênico).

Para cálculo da resistência vascular pulmonar (RVP):

$$RVP = (PA \text{ pulmonar média} - PCP)/DC\ (\ell/min)$$

TABELA 9.4 – Quantificação dos *shunts* da esquerda para a direita

Relação Qp/Qs	Grau do *shunt*
< 1,5	*Shunt* pequeno
1,5 a 2	*Shunt* moderado
> 2	*Shunt* importante

Para cálculo da resistência vascular sistêmica (RVS):

RVS = (PA aórtica média – pressão atrial direita)/ DC (ℓ/min)

A unidade observada nesse cálculo chama-se Wood (mmHg/ℓ/min). Outra unidade bastante utilizada é a dina (*dyne*) (1 g·cm/s^2). Para conversão, 1 Wood = 80 dinas.

Métodos invasivos complementares na avaliação da doença coronariana

A grande limitação da coronariografia é principalmente o fato de esta ser um "luminograma", ou seja, uma imagem que contorna somente o lúmen vascular. Assim, a quantificação da aterosclerose fica limitada principalmente à capacidade de identificar placas que estreitam o intravascular e não identificar os padrões de remodelamento vascular, que contribuem para modificação do padrão da doença aterosclerótica coronária.

A angiografia coronária também subestima a gravidade de estenoses moderadas (com 50 a 75% de carga aterosclerótica – área da placa dividida pela área luminal) em pacientes com doença coronária.

Para contornar essas limitações, várias técnicas foram desenvolvidas, incluindo técnicas de avaliação ultrassonográfica e técnicas de estudo fisiológico intravascular.

Ultrassom intravascular

O IVUS, desenvolvido no início da década de 1990, é um método de avaliação rápido e seguro, hoje já amplamente disponível nos laboratórios de hemodinâmica para avaliação dos componentes da parede vascular por meio de uma sonda introduzida no intracoronário no mesmo cateter-guia utilizado nos procedimentos de angioplastia.

Vários estudos de IVUS demonstraram a alta segurança do método, sendo a complicação mais comum o espasmo coronário, a grande maioria sem consequências clínicas. Embora seguro, raros casos de dissecção e oclusão vascular aguda são relatados na literatura, especialmente em pacientes instáveis.

Composição da parede vascular

O IVUS pode diferenciar a parede vascular em três componentes principais:

- *Íntima*: composta de células endoteliais, células musculares lisas subjacentes e matriz extracelular, com diâmetro de 150 a 200 µm e separada da camada média pela membrana elástica interna (IEM, *internal elastic membrane*).
- *Média*: composta de células musculares lisas, colágeno e elastina, tem 100 a 350 µm de diâmetro e é circundada pela membrana elástica externa (EEM, *external elastic membrane*).
- *Adventícia*: camada de tecido fibroso, de 300 a 500 µm de diâmetro rodeada pela gordura epicárdica e tecidos perivasculares. É identificada ao IVUS a partir da localização da EEM, a qual define seu limite interno.

Uma coronária normal tem aspecto em três camadas, dado pela diferença de impedância acústica (resistência à passagem do som, relativa à densidade da camada) entre os planos vasculares. Em uma artéria doente geralmente são visualizadas duas camadas, visto que a diferenciação adequada fica por vezes obscura devido à composição da placa aterosclerótica (Figura 9.33).

A técnica-padrão de análise ao IVUS é o *pullback*. A sonda de ultrassom é inserida distalmente à área do vaso que se quer avaliar e o registro é feito por meio de uma puxada automática sequencial, retirando-se a sonda com a obtenção de imagens. Vários parâmetros são avaliados de rotina, como o diâmetro do lúmen máximo e mínimo, a área e o tipo da placa e o tamanho do vaso. O tamanho do vaso ao IVUS é determinado pela área seccional definida externamente pela EEM (CSA, *cross-sectional area*) e o lúmen definido pela área luminal dentro da borda intimal. A área da placa então é calculada pelo tamanho do vaso subtraído da área luminal:

Área da Placa = (EEM CSA – CSA luminal)

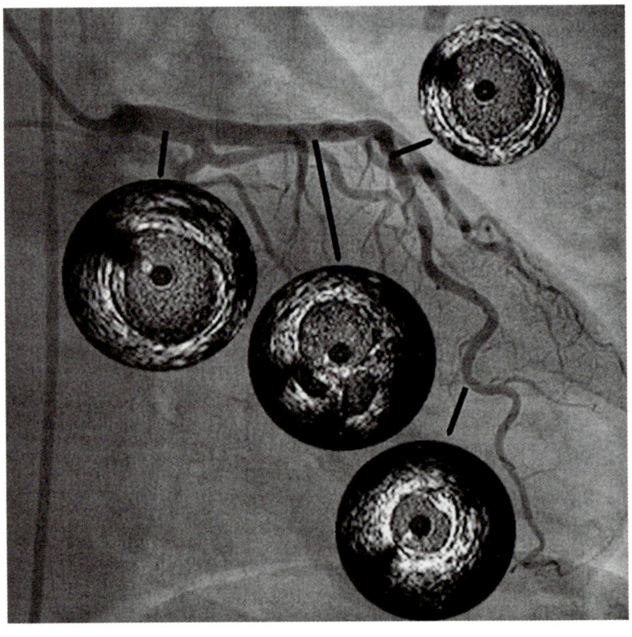

Figura 9.33 – Ultrassom intravascular realizado pela técnica de *pullback*. Notar a saída de ramo lateral no detalhe da imagem ao centro.

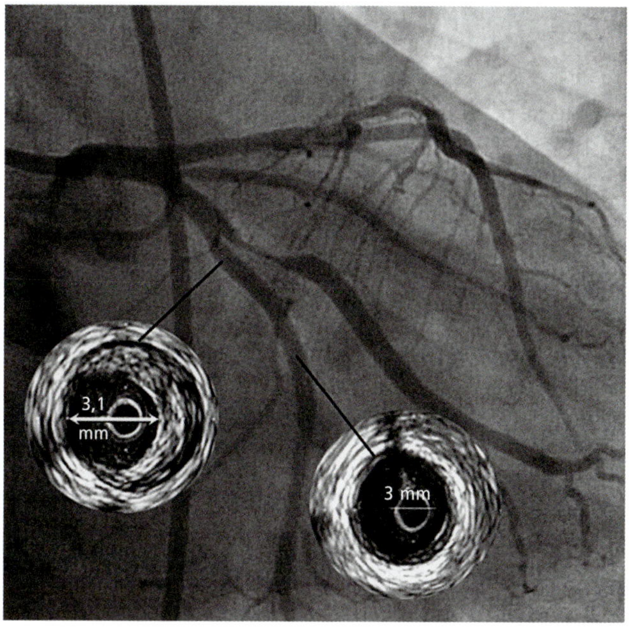

Figura 9.34 – Remodelamento coronário. Ultrassom intravascular realizado para avaliação de circunflexa aparentemente sadia próximo a lesão em ramo marginal. Notar que a artéria proximal, apesar da lesão aterosclerótica, tem lúmen semelhante à parte distal sadia.

O tamanho da coronária ainda pode variar em função de um processo chamado de "remodelamento", ou seja, uma adaptação da parede vascular às mudanças de fluxo e à placa aterosclerótica (Figura 9.34), podendo ser positiva (expansão do vaso) ou negativa (constritiva).

Três tipos de placa são caracterizadas ao IVUS:

- *Hipoecoica ou mole (*soft*)*: são placas ecolucentes comparadas à EEM e indicam cargas altas de conteúdo lipídico.
- *Fibrosas*: têm brilho semelhante à adventícia e são compostas de altas quantidades de colágeno e elastina.
- *Calcificadas*: identificadas pelo seu brilho e ecogenicidade acentuados, com "sombra acústica" das estruturas após a placa.

As placas podem ser ainda detalhadas ao IVUS como superficiais ou profundas, definidas em sua localização circunferencialmente em graus (0 a 360°), no sentido horário (como um relógio) e tamanho axial (em milímetros) (Figura 9.35, *A* a *F*).

A utilidade anatômica do IVUS estende-se ainda em distinguir fatores importantes como trombos intracoro-

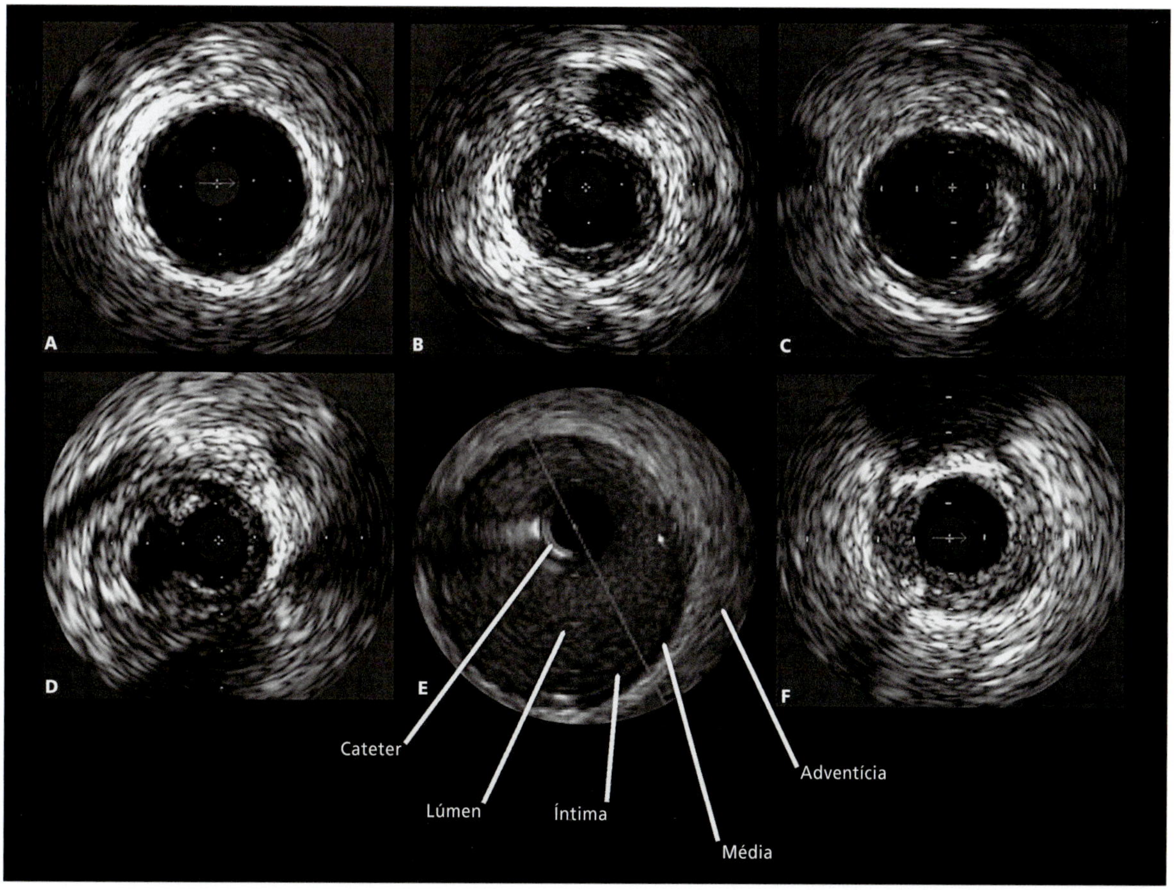

Figura 9.35 – (*A* a *F*) Padrões de imagem ao ultrassom intravascular. (*A*) Vaso normal. (*B*) Placa concêntrica. (*C*) Placa mista (notar a área calcificada em 5 h e a região fibrótica em 3 h). (*D*) Placa rota (notar lesão em 9 h). (*F*) Placa calcificada (sombra acústica em 12 h).

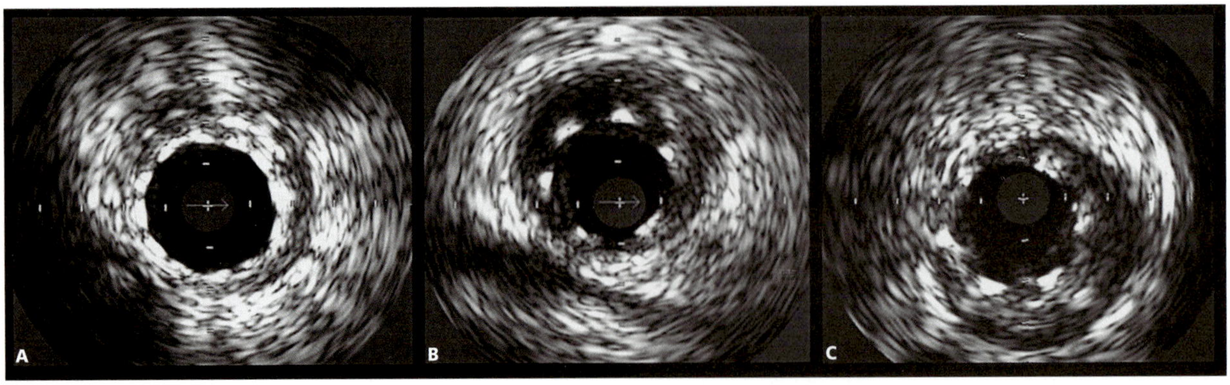

Figura 9.36 – Avaliação de *stent* ao ultrassom intravascular. (*A*) *Stent* bem aposto ao vaso. (*B*) *Stent* com má aposição (área de lúmen vascular entre hastes do *stent* e íntima). (*C*) *Stent* com hipoexpansão (área de placa estreitando o lúmen vascular abaixo do *stent*).

nários. Um trombo, embora de ecolucência equivalente à placa mole, é diferenciado por sua mobilidade, bordas e movimento protraindo da parede vascular durante o ciclo cardíaco. Embora ainda muito discutido o tema quanto ao seu valor na predição de eventos, a identificação de placas com superfície mais delgada e *core* lipídico volumoso, teoricamente mais "vulneráveis" ao rompimento, também pode ser obtida ao IVUS.

Uso do ultrassom intravascular na angioplastia

O IVUS tem aplicação importante durante uma intervenção coronariana. Além da caracterização detalhada da composição, do tamanho e da extensão da placa para melhor programação da estratégia de abordagem (por exemplo, ao identificar placas em áreas previamente "normais" à angiografia simples), o IVUS pode avaliar complicações (por exemplo, dissecções e tromboses) e resultados (por exemplo, expansão do *stent*, aposição e estenose residual) (Figura 9.36, *A* a *C*).

O "calcanhar de Aquiles" da hemodinâmica, apesar dos grandes avanços obtidos no desenvolvimento de novos dispositivos, certamente ainda é a reestenose. Estudos com IVUS demonstraram que a reestenose após angioplastia com balão se deve principalmente ao recolhimento elástico, ao remodelamento vascular negativo e, em menor grau, à hiperplasia neointimal. Com o advento dos *stents*, desenhados para sustentar as forças mecânicas que estreitariam o lúmen do vaso, a reestenose passou a um padrão dependente basicamente da hiperplasia neointimal no *stent*, em sua extensão ou suas bordas.

Embora o uso de *stents* farmacológicos comprovadamente reduza esse processo, a otimização de seu uso por meio da seleção de tamanho otimizado ao vaso, cobertura completa da placa e detecção de aposição incompleta é de extremo valor, esta última importante inclusive para reduzir a incidência de tromboses de *stent*.

As limitações do IVUS são técnicas ou de logística. Entre as de logística incluem-se seu custo e seu equipamento adicional necessário (além do cateter, a máquina de registro e pessoal treinado), o que se torna de difícil manutenção para o uso esporádico. Quanto à parte técnica, ainda há muito debate na questão da real identificação e conduta em placas vulneráveis, dificuldade do IVUS em identificar lumens pequenos (< 1 mm) e limitação da resolução espacial em aproximadamente 80 a 150 μm. Técnicas alternativas com melhor resolução espacial, como a tomografia de coerência óptica (OCT, *optical coherence tomography*) com resolução de 20 a 50 μm, vêm sendo desenvolvidas no sentido de melhorar essas limitações.

Medidas de pressão intracoronárias: a reserva de fluxo fracionada

Uma crítica contundente aos métodos apresentados na cardiologia intervencionista até este ponto é a de que todos os aspectos analisados são de características anatômicas. A identificação de lesões culpadas, ou seja, responsáveis pelos sintomas do paciente ou pela isque-

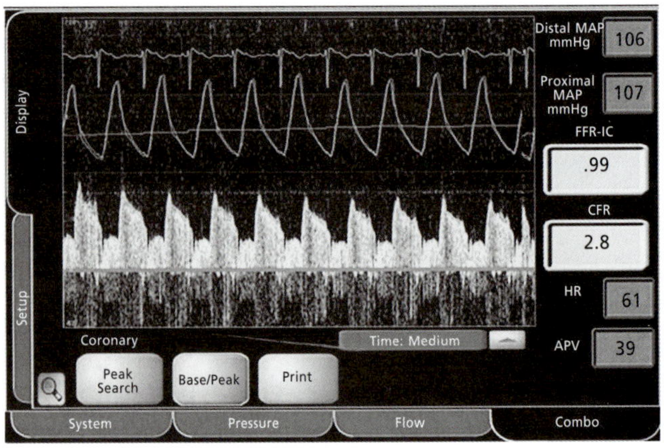

Figura 9.37 – Imagem de tela de console de reserva de fluxo fracionada (FFR) durante avaliação coronária[17].

mia, fora do quadro de eventos agudos, é por vezes bastante difícil apenas por análise visual. A medida de pressões intracoronárias durante indução de hiperemia máxima pode determinar a importância funcional de uma estenose (Figura 9.37).

A lógica por trás do método resume-se da seguinte forma: em uma coronária normal, a pressão do leito distal permanece constante em relação ao leito proximal. Contudo, na presença de uma estenose existe uma redução dessa pressão proporcional à importância da redução luminal. Para manter o fluxo distal, a coronária reduz sua resistência arteriolar para compensar a queda de pressão proximal. O fluxo está diretamente relacionado com a pressão no intravascular. Essa análise é independente de fatores que afetam a pressão sistêmica ou a frequência cardíaca, bem como não sofre interferência de rede de colaterais. Assim, em condições ideais, a pressão distal na coronária assemelha-se à aórtica (obstrução zero – relação de pressão aórtica/coronária distal = 1).

Em hiperemia máxima, esgota-se a reserva de vasodilatação adicional da microcirculação (algo como um máximo de esforço nos testes não invasivos) e um fluxo limitado identifica uma lesão importante epicárdica, já que a resistência ao fluxo pela microcirculação foi eliminada.

Pijls e De Bruyne desenvolveram e validaram esse racional em um índice de impacto fisiológico para placas coronarianas estenóticas, a reserva de fluxo fracionada (FFR, *fractional flow reserve*), definido pela pressão coronária média em leito distal dividido pela pressão aórtica média durante a hiperemia máxima. Durante o cateterismo, um sensor é introduzido após a lesão a ser avaliada (por meio dos cateteres e cordas-guias usuais) e induzida a hiperemia máxima por medidas farmacológicas (adenosina intravenosa ou *bolus* intracoronário).

O valor de FFR é igual a 1 em vasos normais e está bem estabelecido que um valor < 0,75 correlaciona-se adequadamente à isquemia demonstrada em testes não invasivos (teste de esforço, cintigrafia ou ecocardiograma de estresse). No estudo DEFER, a FFR foi utilizada como ponto de corte para definição de tratamento de lesão coronária, evidenciando desfecho pior naqueles não tratados com FFR < 0,75.

Adicionalmente, em pacientes com FFR > 0,75, o uso do *stent* não influenciou o desfecho. No estudo FAME, avaliando uma amostra de 1.005 pacientes multiarteriais, também se demonstrou benefício em definir as lesões suspeitas passíveis de tratamento percutâneo utilizando-se um ponto de corte para FFR < 0,8 para evidenciar isquemia. Após um ano, no grupo guiado pela FFR foram utilizados menos *stents* e houve redução de eventos (composto de morte, infarto, ou necessidade de nova revascularização) – 13,2% *versus* 18,3%.

REFERÊNCIAS

1. Banerjee A. Look but do not fix: the pioneers of interventional cardiovascular radiology. J Med Biogr. 2009;17:88-94.
2. Bollinger A, Schlumpf M. The beginning of balloon conception and application in peripheral arterial disease. J Invasive Cardiol. 2008; 20:E85-7.
3. Bruschke AV, Sheldon WC, Shirey EK, Proudfit WL. A half century of selective coronary arteriography. J Am Coll Cardiol. 2009;54:2139-44.
4. Brasil. Ministério da Saúde. DATASUS. Banco de Dados. V. 2011. Brasília: Ministério da Saúde, 2011.
5. Casserly IP, Messenger JC. Technique and catheters. Cardiol Clin. 2009;27:417-32.
6. Marco JBG, Fajadet J, Morice MC. The Paris course of revascularization. Paris: PCR; 2000.
7. Mukherjee D. Catheter selection, coronary artery anatomy and anomalies, physiologic assessment of coronary stenoses, and intravascular ultrasound. In: American Heart Association ACCSAP 7. AHA; 2009.
8. Askari ATSM, Messerli AW, Aviles RJ, Topol E. Introductory guide to cardiac catheterization. Nova York: Lippincott Williams & Wilkins; 2004.
9. Ambrose JA, Israel DH. Angiography in unstable angina. Am J Cardiol. 1991;68:78b-84b.
10. American College of Cardiology Task Force on Clinical Data Standards (Acute Coronary Syndromes Writing Committee). American College Of Cardiology key data elements and definitions for measuring the clinical management and outcomes of patients with acute coronary syndromes. J Am Coll Cardiology. 2001;38:2114-30.
11. Baim DS. Grossman's cardiac catheterization, angiography, and intervention. V. 7. Nova York: Lippincott Williams & Wilkins; 2005.
12. Mukherjee D. Right and left heart catheterization, myocardial, valvular, and pericardial disease. In: American Heart Association ACCSAP 7. AHA; 2009.
13. Gorlin R, Gorlin SG. Hydraulic formula for calculation of the area of the stenotic mitral valve, other cardiac valves, and central circulatory *shunts*. I Am Heart J. 1951;41:1-29.
14. Hakki AH, Iskandrian AS, Bemis CE *et al.* A simplified valve formula for the calculation of stenotic cardiac valve areas. Circulation. 1981;63:1050-5.
15. Angel J, Soler-Soler J, Anivarro I, Domingo E. Hemodynamic evaluation of stenotic cardiac valves: II. Modification of the simplified valve formula for mitral and aortic valve area calculation. Cathet Cardiovasc Diagn. 1985;11:127-38.
16. Lin SS, Roger VL, Pascoe R, Seward JB, Pellikka PA. Dobutamine stress Doppler hemodynamics in patients with aortic stenosis: feasibility, safety, and surgical correlations. Am Heart J. 1998;136:1010-6.
17. Volcano. Volcano Corporation Products; 2011.
18. Bergersen LFS, Marshall AC, Meadows J. Congenital heart disease: the catheterization manual. Boston: Springer; 2008.

Apêndice 1

Valores de Referência em Hemodinâmica[8]

Parâmetros de fluxo

Índice cardíaco: 2,6 a 4,2 (ℓ/min/m^2)

Índice de volume ejetado por batimento: 35 a 55 (mℓ/m^2)

Pressões (mmHg)

Aorta/Pressões sistêmicas:

- Sistólica/diastólica: 100 a 140/60 a 90
- Média: 70 a 105

Ventrículo esquerdo:

- Sistólica/diastólica final: 100 a 140/3 a 12

Átrio esquerdo (capilar pulmonar):

- Média: 1 a 10
- Onda A: 3 a 15
- Onda V: 3 a 15

Artéria pulmonar:

- Sistólica/diastólica: 16 a 30/0 a 8
- Média: 10 a 16

Ventrículo direito:

- Sistólica/diastólica final: 16 a 30/0 a 8

Átrio direito:

- Média: 0 a 8
- Onda A: 2 a 10
- Onda V: 2 a 10

Resistências

Vascular sistêmica: 10 a 20 woods (770 a 1.500 dinas)

Vascular pulmonar: 0,25 a 1,5 wood (20 a 120 dinas)

APÊNDICE 2

Valores de Referência em[18] VO_2

VALORES DE REFERÊNCIA EM CONSUMO DE OXIGÊNIO (VO_2)

	Frequência cardíaca (batimentos por minuto)												
Idade (anos)	50	60	70	80	90	100	110	120	130	140	150	160	170
Sexo masculino													
3				155	159	163	167	171	175	178	182	186	190
4			149	152	156	160	163	168	171	175	179	182	186
6		141	144	148	151	155	159	162	167	171	174	178	181
8		136	141	145	148	152	156	159	163	167	171	175	178
10	130	134	139	142	146	149	153	157	160	165	169	172	176
12	128	132	136	140	144	147	151	155	158	162	167	170	174
14	127	130	134	137	142	146	149	153	157	160	165	169	172
16	125	129	132	136	141	144	148	152	155	159	162	167	
18	124	127	131	135	139	143	147	150	154	157	161	166	
20	123	126	130	134	137	142	145	149	153	156	160	165	
25	120	124	127	131	135	139	143	147	150	154	157		
30	118	122	125	129	133	136	141	145	148	152	155		
35	116	120	124	127	131	135	139	143	147	150			
40	115	119	122	126	130	133	137	141	145	149			
Sexo feminino													
3				150	153	157	161	165	169	172	176	180	183
4			141	145	149	152	156	159	163	168	171	175	179
6		130	134	137	142	146	149	153	156	160	165	168	172
8		125	129	133	136	141	144	148	152	155	159	163	167
10	118	122	125	129	133	136	141	144	148	152	155	159	163
12	115	119	122	126	130	133	137	141	145	149	152	156	160
14	112	116	120	123	127	131	134	133	143	146	150	153	157
16	109	114	118	121	125	128	132	136	140	144	148	151	
18	107	111	116	119	123	127	130	134	137	142	146	149	
20	106	109	114	118	121	125	128	132	136	140	144	148	
25	102	106	109	114	118	121	125	128	132	136	140		
30	99	103	106	110	115	118	122	125	129	133	136		
35	97	100	104	107	111	116	119	123	127	130			
50	94	98	102	105	109	112	117	121	124	128			

CAPÍTULO

10

Medicina Nuclear em Cardiologia

William Azem Chalela
Maria Clementina P. Giorgi
Marisa Izaki
Simone Cristina Soares Brandão

INTRODUÇÃO

A cardiologia atualmente, como outras áreas da medicina, tem valorizado a prevenção primária e a avaliação não invasiva dos pacientes. É importante estabelecer quais são as lesões anatômicas e seu significado em termos de prognóstico e modificação da estratégia terapêutica, visando melhorar não só a quantidade, mas também a qualidade de vida. Os exames realizados com radioisótopos são considerados minimamente invasivos e têm contribuído para a avaliação funcional de muitas doenças.

Na doença cardiovascular existem algumas ferramentas importantes que fornecem dados fisiológicos e fisiopatológicos, que agregam informações e auxiliam no manejo de várias situações clínicas. Por exemplo, a cintigrafia de perfusão miocárdica tem contribuído na avaliação funcional da extensão e prognóstico da doença coronariana, sendo um método amplamente validado para esta finalidade.

Inicialmente, descreveremos os estresses cardiovasculares, pois alguns estudos de medicina nuclear em cardiologia são realizados na condição de repouso e estresse.

ESTRESSES CARDIOVASCULARES

O princípio básico de realizar o estresse cardiovascular conjuntamente com alguns métodos de imagem consiste em criar uma heterogeneidade de fluxo sanguíneo entre territórios vasculares irrigados por artérias coronárias normais e com estenoses obstrutivas significantes. Essa heterogeneidade de fluxo sanguíneo miocárdico regional pode ser visualizada com agentes de perfusão miocárdica. Na medicina nuclear em cardiologia o estresse cardiovascular está associado na maioria das vezes com os exames de cintigrafia de perfusão miocárdica e ventriculografia radioisotópica.

Na prática, de todos os estresses cardiovasculares existentes somente o teste ergométrico e as provas farmacológicas têm sido utilizados. As duas modalidades de estresses mostram sensibilidade e especificidade semelhantes para a detecção de doença arterial coronária pela análise das imagens cintigráficas. No entanto, o teste ergométrico é o método de escolha pelos valores diagnóstico e prognóstico já bem estabelecidos em função dos parâmetros clínicos, hemodinâmicos e eletrocardiográficos obtidos ao esforço (ver Capítulo 5) que agregam aos dados da perfusão miocárdica. No esforço máximo é injetado o radiofármaco e o paciente é estimulado a se exercitar por mais 1 min. As provas farmacológicas são reservadas às situações em que existem contraindicações ou limitações em realizar o exercício físico. Nas seguintes condições estão indicados os estresses farmacológicos[1]: sequelas de insuficiência vascular cerebral e patologias musculoesqueléticas degenerativas ou inflamatórias; insuficiência cardíaca; doença pulmonar obstrutiva crônica; baixa capacidade funcional; outras condições não cardíacas que resultem em inabilidade na realização de exercício eficaz; hipertensão arterial grave; arritmias ventriculares complexas desencadeadas pelo esforço; avaliação cardiológica pré-cirurgia vascular; presença de bloqueio do ramo esquerdo; estratificação de risco na evolução recente do infarto do miocárdio; insuficiência cardíaca congestiva; uso de fármacos que interfiram na elevação do consumo de oxigênio.

Na presença de bloqueio do ramo esquerdo do feixe de His deve-se realizar, como primeira opção, a prova farmacológica com dipiridamol ou adenosina para evitar os resultados falso-positivos frequentemente observados quando a cintigrafia miocárdica é realizada com o teste ergométrico[2].

Os fármacos mais utilizados em nosso meio para o estresse cardiovascular são o dipiridamol, a adenosina e a dobutamina, e todos induzem a vasodilatação coronária.

Fármacos que induzem vasodilatação primária

O dipiridamol e a adenosina provocam importante aumento do fluxo coronário para as artérias normais e pequeno ou inexistente aumento do fluxo nas artérias com estenose, provocando, então, a heterogeneidade do fluxo miocárdio. Durante a vasodilatação máxima, quando injetado o radioisótopo, também será observada heterogeneidade de captação do radiofármaco permitindo o diagnóstico de doença coronária. Para o dipiridamol, a dose é de 0,56 mg.kg, administrada preferentemente em bomba de infusão no tempo de 4 min, diluída em 50 mℓ de soro fisiológico. Pode, alternativamente, ser infundido manualmente (seringa de 20 mℓ), utilizando-se o mesmo diluente. O radiofármaco é injetado de 2 a 4 min após o término do dipiridamol. Para a adenosina, a dose habitual é de 140 $\mu g.kg.min^{-1}$, administrada obrigatoriamente em bomba de infusão por 6 min, sendo a injeção do radiofármaco realizada no terceiro minuto por outra via de acesso. Como as xantinas bloqueiam o efeito vasodilatador, deve-se sempre orientar o paciente a suspender, por 24 h para o dipiridamol e por 12 h para a adenosina[3], o uso de fármacos, bebidas ou alimentos que contenham cafeína, e permanecer de 36 a 72 h sem medicamentos que contenham metilxantinas (por exemplo, aminofilina). A sensibilidade e a especificidade para a detecção de doença arterial coronária são comparáveis entre os dois agentes farmacológicos. Os efeitos adversos ocorrem em até 80% dos pacientes e os mais referidos são: cefaleia, tontura, rubor facial e calor. Geralmente, são de curta duração e revertidos, na sua maioria, com a administração de aminofilina para o uso do dipiridamol e com a interrupção da infusão de adenosina. As contraindicações ao uso do dipiridamol e da adenosina estão listadas no Quadro 10.1.

Fármacos que promovem a elevação do consumo de oxigênio

O uso de fármacos que promovem a elevação do consumo de oxigênio é uma alternativa para os pacientes que não podem se submeter ao teste ergométrico ou a provas farmacológicas com dipiridamol ou adenosina. Por exemplo, pacientes com alguma contraindicação ou limitação para a prova de esforço e que tenham asma brônquica, presença de hipotensão arterial (pressão arterial sistólica < 90 mmHg), bloqueio atrioventricular de grau elevado, lesões significativas nas artérias carótidas de ambos os lados e também como modalidade alternativa em pacientes com indicação para dipiridamol ou adenosina que tenham ingerido substâncias derivadas de cafeína ou metilxantina (antagonistas competitivos) nas últimas 24 h e 12 h, respectivamente. O mais utilizado é a dobutamina[1], que exerce ação nos receptores beta-1 adrenérgicos, com estimulação inotrópica e cronotrópica dependente da dose infundida, além de efeitos diretos sobre os receptores beta-2, com resposta de vasodilatação periférica. Verifica-se o aumento do débito cardíaco, da frequência cardíaca e da pressão arterial, levando ao aumento do consumo de oxigênio do miocárdio e, consequentemente, à vasodilatação coronariana. Inicia-se a administração venosa da solução (250 mg de dobutamina diluída em 250 mℓ de solução fisiológica) por bomba de infusão na dose de 10 $\mu g.kg.min^{-1}$ por 3 min. A cada 3 min acrescentam-se 10 $\mu g.kg.min^{-1}$ até o máximo de 40 $\mu g.kg.min^{-1}$. Nos pacientes que não alcançarem a frequência cardíaca submáxima e sem evidências de isquemia, pode-se associar atropina intravenosa (0,25 a 1 mg). São contraindicações para o uso da dobutamina[1]: pacientes em uso de betabloqueadores; os portadores de arritmias complexas; angina instável ou infarto do miocárdio recente; hipertensão grave ou estágio III; aneurismas ou dissecção da aorta; insuficiência vascular cerebral sin-

QUADRO 10.1 – Contraindicações para o uso da adenosina e do dipiridamol

- Contraindicações absolutas:
  - Broncospasmo
  - Bloqueio atrioventricular de segundo ou terceiro grau na ausência de marca-passo
  - Hipotensão arterial (pressão arterial sistólica < 90 mmHg)
  - Uso recente (< 24 h) de dipiridamol para os pacientes que irão receber adenosina
- Contraindicações relativas:
  - História de doença pulmonar reativa
  - Doença do nó sinusal
  - Bradicardia sinusal acentuada

tomática; estenose aórtica grave; cardiomiopatia hipertrófica na forma obstrutiva; alterações no metabolismo de potássio.

Estresse combinado

A associação de exercício dinâmico com baixa carga de trabalho, como realizar até o segundo estágio do protocolo de Bruce, tem evidenciado a redução da atividade subdiafragmática (hepática) e melhora a razão de atividade de radiação emitida entre órgão-alvo e vísceras (*background*), com consequente melhora da qualidade das imagens[4]. Da mesma forma, observa-se diminuição da ocorrência e da intensidade dos efeitos adversos decorrentes da infusão de dipiridamol ou adenosina, bem como da incidência de bloqueios atrioventriculares.

Novos fármacos

A utilização de agonistas seletivos específicos dos receptores A_2 tem evidenciado hiperemia coronariana adequada e menor intensidade de efeitos sistêmicos, especialmente dor torácica e bloqueio atrioventricular. Um estudo multicêntrico[5], duplo-cego, randomizado (regadenoson ou adenosina) envolvendo 784 pacientes mostrou que as informações diagnósticas foram semelhantes e não houve efeitos adversos sérios, porém, o uso de regadenoson foi mais bem tolerado que a adenosina. Bloqueio atrioventricular (BAV) de segundo grau incidiu em três pacientes com adenosina e em nenhum com regadenoson. A relativa curta duração do regadenoson minimiza e limita a duração dos efeitos adversos, diminuindo o tempo de monitoramento. É administrado em *bolus* e não requer ajuste da dose para o peso corporal. Seu uso é promissor em pacientes com doença pulmonar obstrutiva crônica. Esse fármaco ainda não está disponível no Brasil.

PRINCÍPIOS GERAIS DAS IMAGENS CINTIGRÁFICAS

As imagens cintigráficas baseiam-se na detecção, utilizando-se equipamentos apropriados, de radiação eletromagnética (geralmente raios X ou gama) emitida por uma substância radioativa administrada ao paciente. Essas substâncias são administradas em pequenas quantidades e não causam danos ao paciente. As imagens adquiridas são digitais e permitem vários tipos de processamento com programas computacionais especialmente desenvolvidos para isto.

Para definir o protocolo de aquisição das imagens é necessário verificar as características dos fenômenos biológicos que devem ser analisados, como a velocidade em que ocorrem mudanças, o tamanho do órgão ou da lesão a ser detectado, etc., e adequar as características de resolução do equipamento às diversas situações clínicas. Em Medicina Nuclear, as opções mais frequentemente utilizadas são as apresentadas a seguir.

Imagens planas

Essas imagens são adquiridas como se uma parte da memória do computador fosse considerada um quadro, dividido em pedaços correspondentes a uma matriz, em que cada endereço acumula contagens de acordo com o que o detector registra.

Quanto maior a matriz, menor o tamanho do *pixel* e maior a resolução da imagem para um mesmo equipamento. As imagens planas podem ser adquiridas de uma única vez (imagens estáticas) ou sequencialmente durante um período de tempo como um filme (imagens dinâmicas).

Imagens tomográficas

As imagens tomográficas utilizando isótopos emissores de um único fóton ou tomografia computadorizada com emissão de um único fóton (SPECT, *single photon emission computed tomography*) são obtidas a partir de uma série de imagens planas realizadas em ângulos sucessivos ao redor do corpo. É então reconstruído o volume e as imagens são apresentadas nos diversos planos em relação ao corpo. Os planos mais utilizados são os eixos do corpo (sagital, coronal e transverso) e os eixos cardíacos (pequeno eixo, eixo longo horizontal e eixo longo vertical).

Imagens sincronizadas ao eletrocardiograma (*gated*)

As imagens do coração podem ser adquiridas sincronizadas ao eletrocardiograma (ECG) do paciente, tanto as planas como a ventriculografia radioisotópica (em inglês, *radionuclide ventriculography* ou *gated blood pool imaging* ou, ainda, *multigated blood pool imaging* [MUGA]) quanto as tomográficas (*gated*-SPECT).

ALGUNS FATORES QUE INTERFEREM NA INTERPRETAÇÃO DA IMAGEM

A interpretação da imagem é feita assumindo-se que a distribuição das contagens radioativas vista na tela do computador é proporcional à distribuição do material radioativo pelos diferentes órgãos do corpo. Entretanto, alguns artefatos interferem na imagem final obtida.

Os artefatos mais comuns são os de natureza fisiológica como, por exemplo, a captação e o metabolismo do traçador por outros órgãos que não o órgão-alvo, como a visualização do fígado nos exames de coração. O biotipo do indivíduo também interfere na qualidade das imagens, como os muito obesos que apresentam maior atenuação das radiações, e o sexo (mulheres apresentam maior atenuação pela mama), etc.

Assim, a análise das imagens deve ser cuidadosa e levar em consideração todos esses dados para se chegar a um resultado que agregue informações diagnósticas e prognósticas que efetivamente beneficiem o paciente.

RADIOFÁRMACOS

Os isótopos mais usados em Medicina Nuclear são o tecnécio-99 metaestável (99m-Tc), o tálio-201 (201-Tl) e o gálio-67 (67-Ga).

O 99m-Tc é o elemento cuja energia é mais adequada para os equipamentos disponíveis atualmente e fornece as imagens com melhor definição. É utilizado na forma de pertecnetato para marcar várias substâncias (apresentadas em forma de *kits*) constituindo os radiofármacos, que servem para mapear vários órgãos. Em cardiologia é utilizado para marcar o 2-metoxi-2-isobutil isonitrila (MIBI) e o 1,2-bi[bi (2-etoxietil) fosfino etano] (tetrofosmina) que tem grande aplicação na avaliação da perfusão miocárdica e para marcar hemácias, permitindo analisar a função cardíaca.

O MIBI é o traçador de perfusão mais usado atualmente. É uma molécula lipofílica que entra para a célula por difusão passiva e fica retida junto da membrana mitocondrial. O MIBI circulante é metabolizado no fígado, com queda significativa dos níveis sanguíneos entre 15 e 30 min após administração venosa. O MIBI não apresenta redistribuição significativa durante o período de exame. Quando se utiliza MIBI, é necessário fazer duas administrações do radiofármaco, uma em repouso (para o estudo basal) e outra na vigência de estresse.

O 201-Tl é um análogo do potássio e tem comportamento semelhante a este íon. É utilizado na forma de cloreto taloso e não necessita de marcação. O 201-Tl entra nas células através da bomba de sódio e potássio com gasto de energia (pequena quantidade entra passivamente). Aproximadamente 80% do tálio que passa pelo miocárdio é extraído pelos miócitos. Quando há aumento de fluxo sanguíneo coronariano, existe aumento proporcional da captação do tálio pelo miocárdio. Após retorno do fluxo coronariano a níveis basais, esse tálio é devolvido para o *pool* sanguíneo e modificam-se as concentrações relativas nos músculos e nos diversos órgãos, sendo este processo chamado redistribuição. Em cerca de 80% dos casos a imagem miocárdica de redistribuição obtida 4 h após o estresse é semelhante à imagem que seria obtida se o 201-Tl tivesse sido injetado no repouso. Embora seu comportamento no organismo seja bastante adequado para avaliar a perfusão miocárdica, esse elemento tem uma energia um pouco menor que o 99m-Tc e produz imagens com uma resolução discretamente menor.

O 67-Ga é utilizado na forma de citrato e não necessita de marcação. Sua energia é alta e produz imagens com pouca resolução.

CINTIGRAFIA DE PERFUSÃO MIOCÁRDICA

A distribuição do tálio-201 e do MIBI no miocárdio ocorre proporcionalmente ao aporte sanguíneo, tanto no repouso quanto no estresse. Assim, a cintigrafia de perfusão miocárdica (CPM) é realizada obtendo-se duas séries de imagens do coração: uma referente ao repouso (situação basal) e outra referente ao estresse quando é utilizado o MIBI e uma imediatamente após o estresse e 4 h depois quando se utiliza o tálio-201. Essas duas séries de imagens são comparadas e podem ser obtidos basicamente os seguintes padrões (Figura 10.1):

- Normal: todas as paredes miocárdicas apresentam captação do radiofármaco tanto na série de imagens do repouso quanto na série do estresse.
- Hipocaptação transitória: é um defeito que aparece em uma parede miocárdica na fase de estresse, mas não no repouso. Ocorre tipicamente na presença de desequilíbrio de fluxo sanguíneo entre as várias coronárias, como na isquemia miocárdica de origem obstrutiva.
- Hipocaptação persistente: é um defeito que aparece tanto nas imagens de repouso quanto nas de estresse. Esse defeito ocorre tipicamente quando existe uma cicatriz miocárdica como aquela do infarto antigo.

Estes padrões podem aparecer misturados, dependendo do grau de isquemia e/ou fibrose miocárdicas presentes em um determinado paciente.

A quantificação dos defeitos de perfusão miocárdica pode ser realizada por um sistema de escore visual ou por programas de computador especialmente elaborados para este fim. A extensão, a localização e a intensidade dessas alterações estão associadas à gravidade da doença obstrutiva coronariana e indicam o prognóstico.

A forma mais frequente de quantificação é a que utiliza mapas polares, em que o miocárdio do ventrículo esquerdo é dividido em 17 segmentos. Os mapas polares podem ser construídos considerando-se a localização ou o volume (extensão e intensidade) do defeito de perfusão miocárdica e é possível a comparação com padrões normais para cada sexo obtidos com um banco de dados. O escore de defeito obtido considerando-se o volume do defeito perfusional em todo o miocárdio do ventrículo esquerdo nas imagens de estresse é chamado de SSS (*summed stress score*), ao passo que a soma obtida de defeitos perfusionais nas imagens de repouso é o SRS (*summed rest score*) e a diferença entre estes dois índices é o SDS (*summed difference score*).

Além das alterações perfusionais, outros dados da imagem sugerem a gravidade da doença e relacionam-se com mau prognóstico. A dilatação da cavidade induzida pelo estresse geralmente está associada a isquemia importante causada por lesão obstrutiva na artéria descendente anterior, no tronco da coronária esquerda ou lesões multiarteriais nas imagens realizadas com tálio-201. A taxa de eventos[6] nessa população varia de 11 a 60%.

978-85-4120-208-4

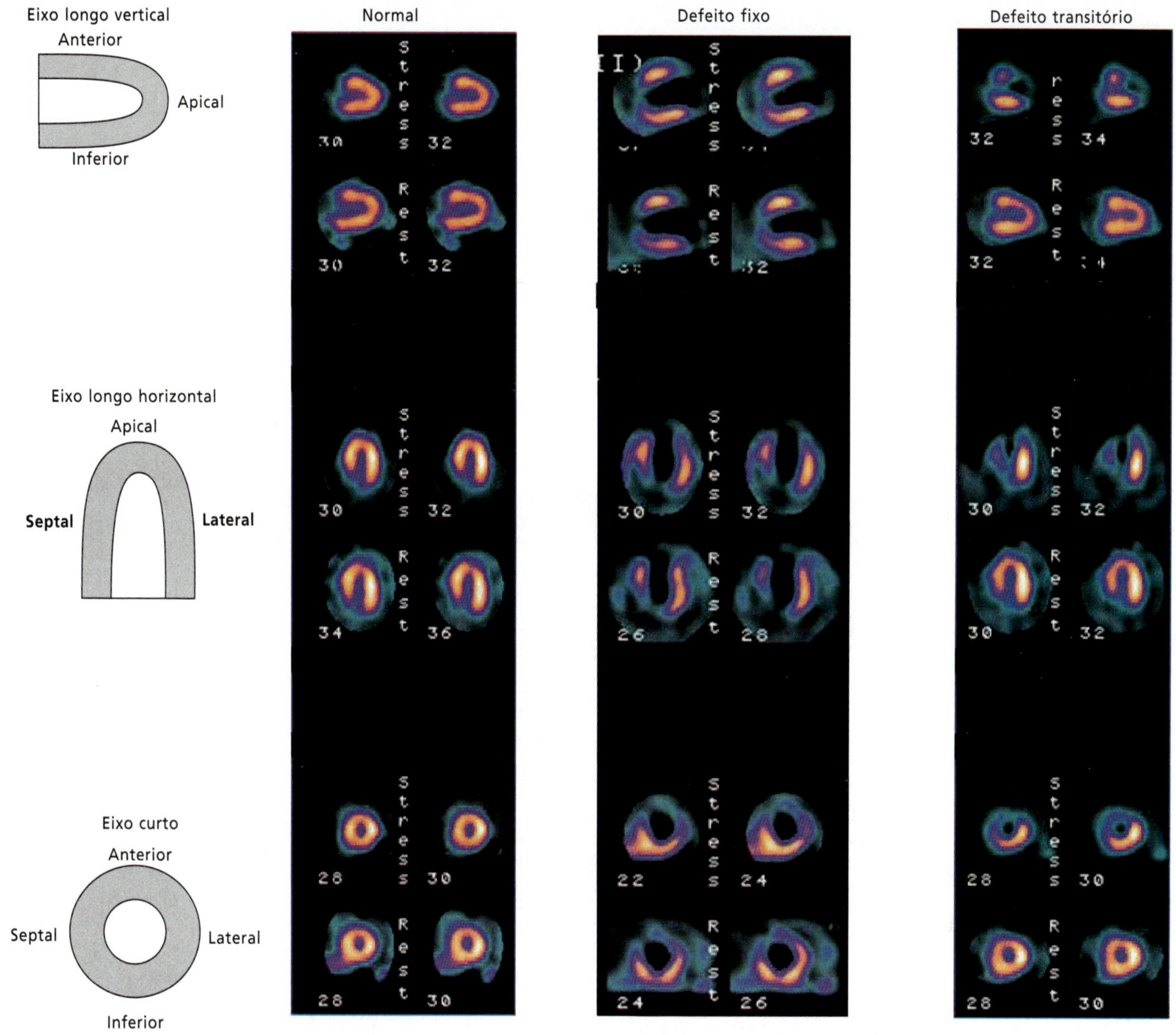

Figura 10.1 – Imagens de perfusão miocárdica obtidas em repouso e após estresse apresentadas nos eixos cardíacos de reconstrução habitual. Os padrões de imagens são típicos de perfusão miocárdica normal, perfusão com defeito fixo ou hipocaptação persistente (correspondente a fibrose miocárdica) e defeito transitório ou hipocaptação transitória (correspondente a isquemia miocárdica).

Já com os agentes marcados com tecnécio a imagem de estresse é realizada 30 min a 1 h após o estresse, sendo menos provável observar a dilatação transitória secundária à isquemia.

O aumento na captação pulmonar do traçador também indica mau prognóstico, porém, com menores sensibilidade e especificidade que a dilatação transitória.

Aplicações clínicas

Cintigrafia de perfusão miocárdica na doença arterial coronariana

A cintigrafia de perfusão miocárdica é parte integrante de muitas diretrizes clínicas na investigação de doença coronariana estável ou em alguns quadros de dor torácica aguda. Esse método vem se mostrando custo-efetivo no manejo de vários subgrupos de pacientes, incluindo mulheres, idosos e aqueles com diabetes[7]. A angiografia coronariana é a técnica-padrão para avaliar a anatomia das artérias coronárias epicárdicas e, até o momento, a CPM é a técnica-padrão para avaliar a perfusão miocárdica. A cintigrafia de perfusão miocárdica não exclui lesão anatômica, representado sua expressão funcional e o prognóstico; está relacionada à função endotelial, à microcirculação e à presença de circulação colateral.

Síndrome coronariana aguda

A dor torácica aguda leva o paciente a procurar os serviços de emergência e pode gerar sobrecarga do sistema e aumento nos custos se não houver rápida caracterização do quadro clínico do paciente. Cerca de 50% dos pacientes que comparecem aos serviços de emergência com queixa de dor torácica apresentam dor de origem cardíaca[8,9].

Entre as várias causas de dor torácica, a dor anginosa pode ser rapidamente tratada com grande melhora do prognóstico do paciente em relação àquele que tem seu diagnóstico retardado. Por outro lado, a exclusão de dor de causa isquêmica aguda diminui o tempo de permanência do paciente nos centros de tratamento de emergências e a utilização de exames complementares, especialmente os mais invasivos.

Nesse cenário, a cintigrafia de perfusão miocárdica tem adicionado informação relevante, auxiliando na detecção das dores relacionadas com a isquemia miocárdica aguda. O radiofármaco (geralmente o MIBI) marcado com 99m-Tc, quando injetado na vigência de dor ou mesmo até cerca de 2 h do evento doloroso (quando as células miocárdicas ainda estão atordoadas, recuperando-se da isquemia), produz uma imagem fotográfica deste momento e permite confirmar a presença, a localização e a extensão da área de isquemia nas paredes do ventrículo esquerdo. Após a injeção do radiofármaco, pode-se aguardar até 2 a 3 h para adquirir as imagens, sendo possível iniciar algum tipo de tratamento ou estabilizar o paciente antes de encaminhá-lo ao laboratório de medicina nuclear para realizar o exame.

Em um estudo[10] que utilizava imagens planas (nas incidências anterior, oblíqua anterior esquerda de 30 a 40° e de 60 a 70°), o valor preditivo negativo foi 90% e o valor preditivo para eventos cardíacos graves foi de 94%. Quando é possível adquirir a imagem de cintigrafia tomográfica sincronizada ao ECG, a análise da função ventricular adiciona dados ao prognóstico e a localização da área isquêmica é mais precisa.

Essa metodologia permite avaliar pacientes que não são passíveis de análise por outros métodos, como teste ergométrico (pacientes sem condições físicas ou com ECG não diagnóstico), tomografia ou ressonância magnética (pacientes com insuficiência renal), infarto agudo do miocárdio (IAM) sem supradesnivelamento de ST e IAM com supradesnivelamento de ST quando o paciente não tem acesso rápido à revascularização.

A realização de CPM na vigência de dor torácica permite o esclarecimento diagnóstico da origem da dor em 96% dos pacientes[11]. Em um estudo[12] randomizado em que os pacientes foram avaliados com a CPM no serviço de emergência, estes apresentaram menor número de internações e cateterismos e permaneceram menos tempo nas unidades de terapia intensiva (UTI) quando em comparação com a estratégia convencional e não houve aumento do número de eventos cardíacos.

Pequenas elevações nos níveis de troponina identificam pacientes com maior risco de eventos cardiovasculares. Entretanto, nesse grupo de pacientes, a CPM normal está associada a baixa probabilidade de eventos, ao passo que um exame alterado indica risco três vezes maior de morte (por qualquer causa) e sete vezes maior de eventos cardíacos em seis meses[13].

Após a exclusão de uma síndrome coronariana aguda com a cintigrafia de perfusão miocárdica de repouso, pode-se complementar o exame realizando-se a cintigrafia associada a algum tipo de estresse, físico ou farmacológico, para evidenciar uma doença coronariana crônica com obstrução significativa logo no mesmo dia ou a seguir.

A CPM pode ser utilizada dentro de uma estratégia não invasiva de estratificação de risco antes da alta hospitalar após a estabilização do quadro anginoso. Nesse grupo de pacientes, é possível realizar a CPM associada a estresse farmacológico para fornecer dados para auxiliar o manejo antes da ocorrência de outros eventos cardíacos[14,15].

Síndrome coronariana crônica

Uma porcentagem considerável de pacientes que apresentam eventos coronarianos graves (morte súbita de origem cardíaca ou infarto agudo do miocárdio) como primeira manifestação clínica de doença coronariana são previamente assintomáticos, porém, podem ser submetidos a testes não invasivos para detectar a doença e prevenir desfechos desfavoráveis.

Isquemia silenciosa é um episódio de angina sem dor. Devido à falta de sintomas, é mais difícil de diagnosticar, determinando um pior prognóstico quando comparada com pacientes que têm os sintomas clássicos[16-18].

Na investigação de doença isquêmica do coração é necessário determinar a probabilidade pré-teste de o doente efetivamente ter a doença antes de prosseguir com os exames. Se o paciente apresenta dor documentada previamente como angina ou se esta vem acompanhada de outros sintomas como hipotensão, sudorese, insuficiência mitral transitória e estertores pulmonares, a probabilidade de isquemia é alta, bem como quando ocorre elevação de marcadores cardíacos. Nesse caso, uma investigação mais invasiva é justificável.

As situações consideradas como probabilidade intermediária, como pacientes assintomáticos com teste ergométrico positivo, aparecimento recente de bloqueio do ramo esquerdo (BRE), dores atípicas em pacientes com mais de 70 anos de idade, sexo masculino, etc., necessitam de investigações adicionais. Nos pacientes com quadro de início recente, há necessidade de se estabelecer o diagnóstico e definir se a isquemia é decorrente de uma doença coronariana obstrutiva. Naqueles pacientes portadores de doença estável, é importante estratificar o risco e avaliar a necessidade de prosseguir com exames invasivos. Nesses cenários, a CPM tem auxiliado a definir quais pacientes apresentam doença significativa. A CPM tem mostrado grande valor no diagnóstico de dor de origem isquêmica, sendo particularmente útil nos pacientes que apresentam ECG em repouso anormal e nas mulheres que têm maior número de testes ergométricos falsamente positivos[19].

Os trabalhos publicados referentes a sensibilidade e especificidade do exame de CPM têm mostrado dados variáveis devido à utilização de diferentes metodologias, número de pacientes estudados, qualidade do estudo e características da população. Em um estudo[20] com uma casuística maior (ROBUST) foram encontradas sensibilidade de 91% e especificidade de 87%, independentemente do tipo de estresse utilizado. É importante lembrar que a CPM vem sendo utilizada há vários anos para selecionar os pacientes que vão ser submetidos a cateterismo cardíaco, o que pode gerar um viés nos estudos atuais de avaliação de sensibilidade e especificidade, causando a impressão de que estes valores são menores do que realmente são.

A capacidade de detectar doença multivascular pela CPM foi comparada com estudos de cineangiografia contrastada e fluxo fracional, mostrando sensibilidade e especificidade razoáveis (79% e 74%, respectivamente). Na doença multiarterial, a capacidade para discriminar alterações em cada território vascular isoladamente é menor, embora a confirmação de presença ou ausência de doença esteja preservada[21].

Prognóstico

A CPM vem sendo comparada com técnicas que têm surgido mais recentemente[22]. Entretanto, os novos métodos ainda não estão totalmente validados por estudos realizados por tempo mais longo para definir seu impacto na avaliação prognóstica e determinação da conduta nos pacientes portadores de doença isquêmica coronariana estável.

Por outro lado, o poder da CPM em prever eventos futuros relacionados com a doença coronariana obstrutiva já foi evidenciado em vários estudos[23,24]. As variáveis mais importantes em termos prognósticos são a extensão e a intensidade da desproporção de perfusão induzida pelo estresse físico ou estímulo farmacológico observada nas várias paredes miocárdicas[25]. A CPM tem valor prognóstico incremental em relação à cinecoronarioangiografia. A presença de um defeito perfusional à cintigrafia sugere uma probabilidade de morte ou infarto do miocárdio de 6,7%, ao passo que a cintigrafia normal sugere uma probabilidade de eventos cardíacos semelhantes à da população geral (0,75%)[26,27]. Em uma avaliação que inclui dados clínicos, fração de ejeção do ventrículo esquerdo e dados de perfusão miocárdica, a ausência de isquemia detectável mesmo na presença de estenose residual sugere que não haverá benefício com a angioplastia[28]. Em uma população de pacientes com fração de ejeção acima de 35%, doença coronariana previamente documentada e que apresentavam defeitos de perfusão, o SSS associou-se com maior número de morte súbita cardíaca[29]. Em uma análise com mais de 1.800 pacientes, que considerou fatores de risco, isquemia significativa e fração de ejeção abaixo de 45%, a combinação de isquemia e fração de ejeção (obtida após o estresse) apresentou o maior valor preditivo para eventos coronarianos[30].

Diabetes

A prevalência de doença isquêmica cardíaca em portadores de diabetes é alta, estando implicada em aproximadamente 75% das mortes de diabéticos. Uma vez que a isquemia é tão determinante do desfecho nesse grupo de pacientes, a sua detecção se torna uma prioridade, sendo importante discriminar quais pacientes se beneficiam de uma avaliação de rotina. A cintigrafia de perfusão tem mostrado contribuir na detecção e estratificação de risco nessa população específica. Essa ferramenta mostra-se fundamental especialmente nos pacientes que aparentemente são menos sintomáticos, com maior frequência de isquemia silenciosa. Em uma avaliação de isquemia em diabéticos, esta foi diagnosticada pela CPM em 31% de casos sem queixa de dor precordial, mesma porcentagem que nos sintomáticos. Isso corrobora o fato de que a dor nessa população não está necessariamente relacionada com o diagnóstico[31]. Outro fator a considerar é que muitos pacientes diabéticos que necessitam de estratificação de risco não conseguem fazer o teste de esforço por apresentarem limitações, como as causadas por doença arterial periférica, acidente vascular cerebral prévio, artrite, doenças neurológicas ou falta de condicionamento. A presença de comorbidades, como a insuficiência renal, também limita as opções de escolha de métodos complementares. Nesses casos, pode-se utilizar o estímulo farmacológico (com adenosina, dipiridamol ou dobutamina) associado à cintigrafia de perfusão miocárdica para estabelecer o diagnóstico.

Vários estudos[32-34] demonstraram que a CPM contribui na avaliação prognóstica de pacientes diabéticos. Um exame que evidencie uma perfusão miocárdica normal se associa a uma incidência de eventos cardiovasculares de 1 a 2% ao ano, sendo de 7% a incidência de eventos em portadores de exames alterados no mesmo período. Em uma análise multivaridada foi possível ainda verificar que as alterações na CPM, a retinopatia e a duração do diabetes são fatores independentes de predição de eventos cardíacos[35] e que as informações sobre a perfusão miocárdica e a função ventricular fornecidas pela CPM têm valor incremental mesmo em pacientes sintomáticos.

Etnias

Os afro-americanos e os hispânicos têm mais frequentemente história de acidente vascular cerebral, doença vascular periférica, angina, diabetes e insuficiência cardíaca que a população caucasiana não hispânica. Isso está associado ao maior número de eventos nesses pacientes. Porém, a informação prognóstica obtida com a CPM mantém o mesmo valor nos diferentes grupos independentemente da etnia[36-38]. Embora ainda não esteja totalmente estabelecida a razão para isso, itens como gravidade, incidência e controles de fatores de risco, acesso ao sistema de saúde e outros fatores socioeconômicos podem contribuir para a diferença de perfil da doença observada na literatura.

Mulheres

A pesquisa de isquemia miocárdica em mulheres apresenta mais dificuldades que nos pacientes do sexo masculino. As mulheres têm mais testes ergométricos falso-positivos e mais dificuldade para atingir níveis adequados de frequência cardíaca, e o resultado não permite excluir nem confirmar a presença de isquemia em muitos casos. A CPM tem se mostrado uma alternativa nos casos duvidosos, possibilitando melhor manejo destas pacientes[39].

A angina associada a doença microvascular (síndrome X) é mais comum em mulheres. A CPM é importante no diagnóstico, pois a angiografia coronariana é normal e a presença de defeitos de perfusão miocárdica e teste ergométrico positivos podem caracterizar a doença[40,41].

A CPM tem mostrado poder de avaliar o prognóstico independentemente do sexo do paciente[42]; à medida que o número de territórios com anormalidades vasculares aumenta, a sobrevida diminui[43]. A taxa anual de eventos cardíacos em pacientes com CPM normal é de 0,3% por ano, tanto para homens quanto para mulheres[44].

Na revascularização cirúrgica e angioplastia

Enquanto a fração de ejeção do ventrículo esquerdo isoladamente fornece informação para estratificação de risco do paciente, a avaliação da perfusão vai além da estratificação de risco e identifica quais pacientes podem ter benefício, em termos de sobrevida, com a revascularização. Essa informação deriva principalmente da quantidade de isquemia que o paciente manifesta. Um estudo que analisou mais de 10.000 pacientes sem infarto prévio ou revascularização mostrou que a presença de isquemia moderada ou grave (considerada como 10% ou mais de miocárdio isquêmico) indicava benefício associado à revascularização. Nos pacientes que não demonstraram isquemia ou apresentavam isquemia discreta, a terapia medicamentosa levava à maior sobrevida[45]. O aumento da sobrevida com a revascularização foi particularmente importante nos seguintes grupos: mais idosos, aqueles que fizeram o exame com estímulo farmacológico e as mulheres (especialmente as diabéticas).

A cintigrafia de perfusão miocárdica pode ser utilizada para avaliar a presença de reestenose após o paciente ter sido submetido a angioplastia ou a cirurgia de revascularização do miocárdio. Nessa situação, imediatamente após a intervenção, o exame pode se mostrar alterado, pois a manipulação e a isquemia a que a região miocárdica tratada vinha sendo submetida deixam alterações metabólicas que vão sendo revertidas aos poucos, podendo permanecer assim por até três meses. Em um estudo[46] realizado em nosso meio, verificou-se um padrão normal de perfusão miocárdica em 22% dos pacientes imediatamente após a colocação de *stent* intracoronário; padrão melhorado, mas não normal, em 40%; padrão inalterado em 26%; e piora do padrão perfusional em 12% (Figura 10.2, *A* e *B*). A presença de defeitos transitórios associou-se a eventos cardíacos (graves e leves) mais frequentemente que o padrão normal e o padrão de defeitos fixos. Atualmente, não se recomenda exame de controle e o paciente deve ser investigado se apresentar sintomas de reoclusão.

Pesquisa de viabilidade miocárdica

A disfunção sistólica miocárdica secundária a isquemia decorrente de obstrução coronariana pode ocorrer mesmo na presença de integridade celular e se manter por períodos variados de tempo. É o caso do miocárdio atordoado, que sofreu um episódio de isquemia seguido de rebaixamento funcional, e do miocárdio hibernante, que apresenta hipoperfusão crônica com diminuição de sua função para se adequar ao baixo fluxo sanguíneo. Essas situações de disfunção miocárdica são potencialmente reversíveis se houver uma quantidade de miocárdio suficiente que possa ser revascularizado, permitindo às células a volta a um estado funcional normal. A manutenção crônica desse estado de hipoperfusão pode levar à morte celular e à disfunção irreversível.

Nos pacientes que sofreram infarto miocárdico pode coexistir mistura de regiões com necrose miocárdica, miocárdio normal ou miocárdio hibernante[47]. Quando a disfunção miocárdica se estabelece, pode haver agravamento da isquemia e piora do prognóstico. Nos pacientes com doença coronariana extensa e disfunção cardíaca importante, a cirurgia de revascularização só vai trazer benefícios se houver uma quantidade de massa miocárdica passível de revascularização suficiente para resultar em uma melhora funcional ventricular e consequente diminuição dos sintomas de insuficiência cardíaca. A detecção de miocárdio viável em meio a uma região não contrátil tem importante papel no processo de escolha do melhor tratamento nesse tipo de população[48]. Quando se comparam os métodos de imagem, tem-se verificado que o ecocardiograma com dobutamina tem maior especificidade, ao passo que as técnicas nucleares têm maior sensibilidade. Essas diferenças são explicadas porque cada método analisa o

978-85-4120-208-4

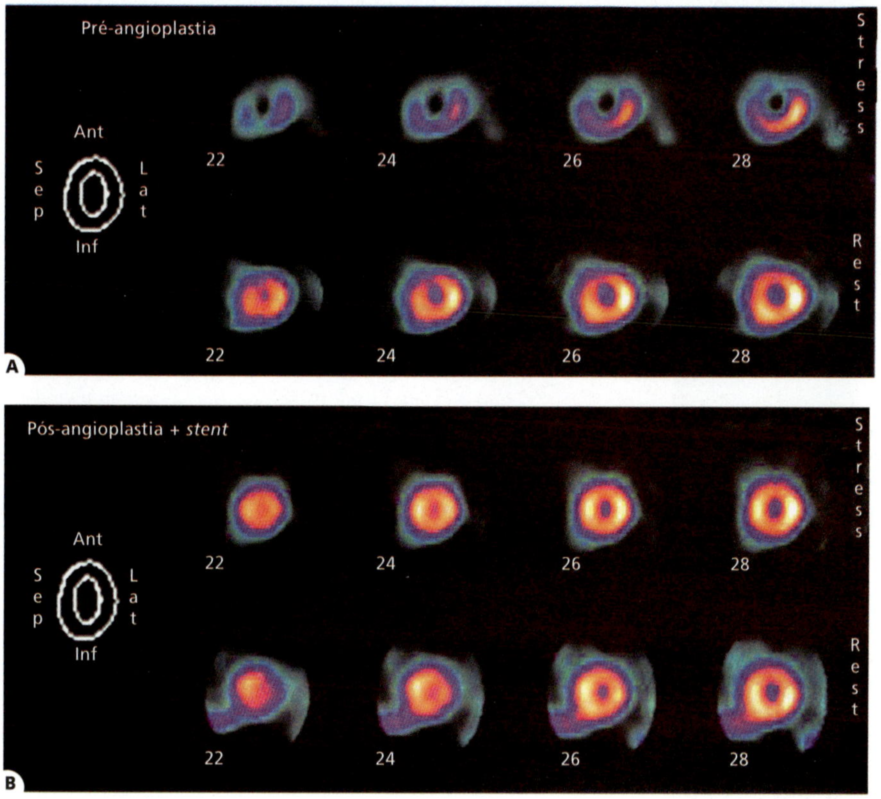

Figura 10.2 – Imagens de perfusão miocárdica obtidas antes (*A*) e depois (*B*) de angioplastia coronariana. A paciente (43 anos de idade, sexo feminino, com dor atípica e teste ergométrico positivo) foi submetida a angioplastia de coronária descendente anterior. As imagens obtidas ao estresse (com teste ergométrico) pré-angioplastia mostram defeito de perfusão na parede anterior; as imagens de repouso não mostram alterações. As imagens obtidas após a intervenção não mostram defeitos perfusionais.

problema de um ponto de vista diferente: um analisa a resposta da motilidade, enquanto outro verifica a presença de perfusão.

A CPM utilizando o tálio-201 tem sido bastante empregada na detecção de miocárdio viável. Alterações metabólicas como acidose, hipoxemia e isquemia transitória não impedem totalmente a captação de tálio-201 desde que o miócito esteja viável. Em uma situação de repouso, algum tempo após a administração venosa do traçador, uma parte deste deposita-se nas regiões hipoperfundidas, mas com células ainda viáveis.

Vários protocolos têm sido propostos para a obtenção das imagens. O mais comum é a realização da imagem de estresse, seguida da imagem de redistribuição e, não havendo isquemia, injeta-se novamente tálio-201 (em uma pequena quantidade) e nova série de imagens é realizada de 6 a 24 h depois (imagens tardias após reinjeção)[49]. O exame também pode ser feito no protocolo repouso-redistribuição e neste caso evidencia somente o miocárdio viável, não a isquemia. Tem-se verificado que quanto mais tardias as imagens, mais miocárdio viável é possível encontrar (Figura 10.3).

Alguns estudos também exploraram a utilização de sensibilização com nitrato sublingual na imagem de perfusão miocárdica de repouso. Esse vasodilatador pode ser utilizado tanto nas imagens com tálio-201 quanto com traçadores de perfusão marcados com tecnécio-99m.

Na avaliação da dissincronia ventricular esquerda

A presença de dissincronia do ventrículo esquerdo vem ganhando cada vez mais importância na avaliação e no manejo dos pacientes que têm disfunção sistólica estabelecida. Sua importância deve-se ao fato que pode ser corrigida com o uso da terapia de ressincronização (TRC), que leva a uma melhora na classe funcional da insuficiência cardíaca, no remodelamento ventricular e na sobrevida. Com os métodos utilizados atualmente para a seleção dos candidatos a TRC, aproximadamente 40% não apresentam melhora dos sintomas nem dos parâmetros funcionais, como a fração de ejeção do VE. A CPM permite a avaliação da dissincronia mecânica por meio da análise do deslocamento das paredes, que pode ser diferente da dissincronia elétrica[50], porém, estudos em maior número de pacientes ainda estão em andamento. É possível ainda verificar a presença de fibrose, especialmente nos pacientes portadores de miocardiopatia isquêmica, o que dificulta a condução do estímulo, nas paredes lateral e inferior basais, locais em que frequentemente os eletrodos são colocados[51]. A

Figura 10.4, *A* e *B*, apresenta o exemplo de um paciente avaliado antes e depois da terapia de ressincronização cardíaca que apresentou melhora na sintomatologia e na imagem de perfusão.

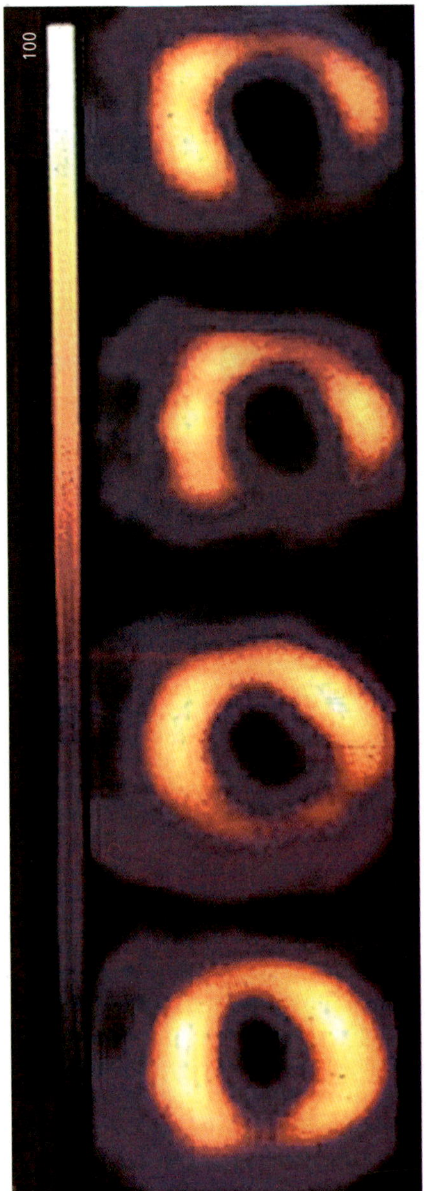

Figura 10.3 – Cortes da região média do pequeno eixo de uma cintigrafia de perfusão miocárdica obtida com tálio-201 em paciente portador de miocardiopatia isquêmica. A imagem após estresse (com dipiridamol) evidencia hipocaptação nas paredes anterior (grau moderado), anterolateral (grau discreto), inferolateral (grau acentuado) e inferior (grau acentuado). A imagem de redistribuição convencional (4 h) evidencia o mesmo padrão de distribuição da perfusão, ao passo que a imagem obtida 24 h depois mostra significativa melhora da perfusão em todas as paredes (menos evidente na parede inferior), o que é preditivo de boa resposta com a revascularização. A imagem obtida após a revascularização cirúrgica mostra acentuada melhora no padrão perfusional do miocárdio.

Na avaliação de risco em cirurgias não cardíacas

Os pacientes que necessitam de estratificação de risco antes de uma cirurgia não cardíaca devem ser inicialmente avaliados clinicamente. Aqueles que vão ser submetidos a cirurgias de pequeno e médio porte e apresentam apenas preditores clínicos menores não precisam de investigação subsequente. Já os que têm risco clínico moderado ou os que têm preditores menores e tolerância ao esforço reduzida precisam de uma avaliação de risco antes de uma cirurgia de médio ou grande porte.

As cirurgias não cardíacas de maior porte estão associadas a aumento no risco de mortalidade cardiovascular. Se o paciente não apresenta sintomas clínicos sugestivos de insuficiência coronária, é jovem e não apresenta outros fatores predisponentes, a probabilidade de eventos cardiovasculares é baixa. Outros grupos de pacientes, como, por exemplo, os diabéticos e aqueles que apresentam moderada probabilidade de risco para doença arterial coronariana, devem ser submetidos a uma avaliação para detectar doença[52]. Isso é importante para aqueles cujo diagnóstico de insuficiência coronariana venha a mudar os procedimentos perioperativos. A CPM com estresse farmacológico tem papel importante nessa população, pois não utiliza contraste iodado e pode ser realizada em pacientes com vários tipos de comorbidades[53]. Os pacientes de alto risco devem ser submetidos à estratificação não invasiva antes de qualquer cirurgia. Após estratificação não invasiva, aqueles ainda classificados como de alto risco seriam então encaminhados para cateterismo cardíaco, revascularização, tratamento clínico intensivo, retardo ou mesmo cancelamento de uma cirurgia não cardíaca eletiva.

DOENÇAS INFLAMATÓRIAS

Após administração venosa, o gálio-67 liga-se aos locais de ligação habitual do ferro[54] circulante (transferrina e lactoferrina), neutrófilos, sideróforos das bactérias, etc. Quando essas moléculas e células extravasam nos lugares em que está ocorrendo processo inflamatório, o gálio também extravasa, ficando retido nestes locais. Após 24 a 48 h da injeção do gálio, é possível obter imagens que evidenciam áreas de processo inflamatório, porém, para obter boas imagens cardíacas é necessário esperar 72 h para permitir a diminuição do gálio circulante. Quanto mais intenso o processo, maior a captação do gálio-67.

O gálio-67 é de particular importância como auxiliar no diagnóstico dos processos inflamatórios miocárdicos: miocardite viral, doença de Kawasaki, cardite reumática, sarcoidose, rejeição cardíaca após o transplante.

A miocardite apresenta várias causas potenciais, a viral é a mais comum. Vários critérios podem ser uti-

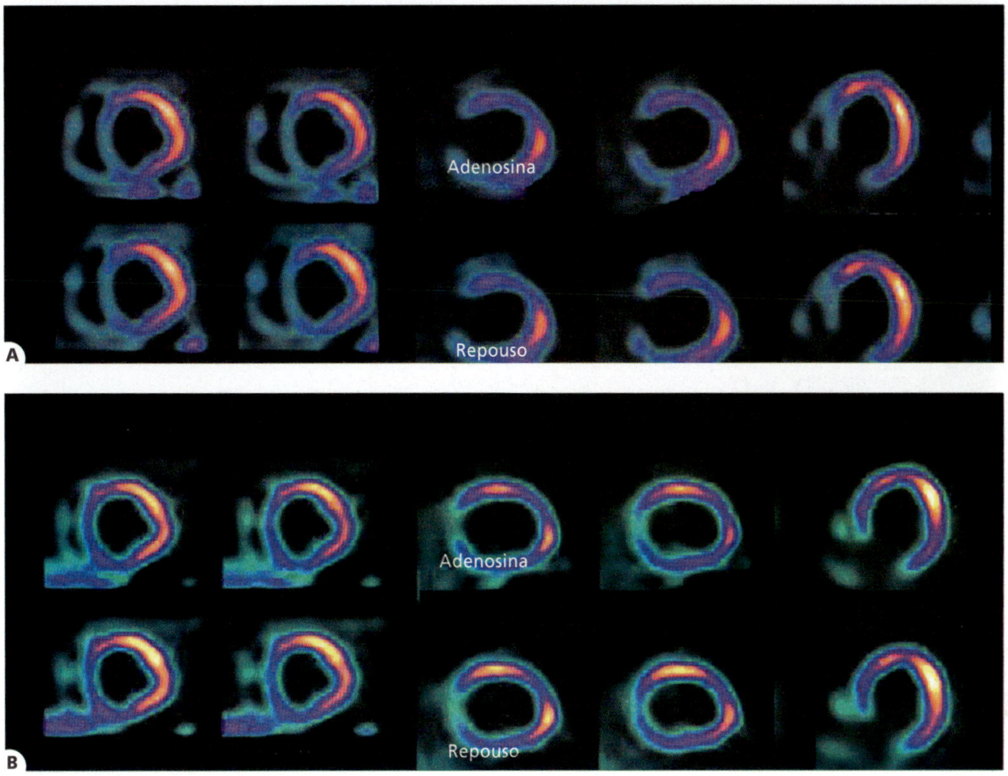

Figura 10.4 – (*A*) Imagens de perfusão miocárdica após estresse com adenosina e em repouso de paciente com miocardiopatia dilatada idiopática candidata a terapia de ressincronização cardíaca. Verifica-se aumento acentuado do volume do ventrículo esquerdo e hipoperfusão do septo (grau acentuado) e das paredes anterior e inferior. (*B*) Melhora moderada da perfusão nas paredes previamente hipoperfundidas.

lizados para estabelecer o diagnóstico, o que leva a uma dificuldade de comparação dos dados de literatura. A manifestação clínica é muito variada e os métodos de imagem contribuem para o diagnóstico preciso[55]. Em um trabalho comparando biopsia endomiocárdica e cintigrafia com gálio-67 na avaliação de pacientes com miocardipatia dilatada em que 8% tinham miocardite, o gálio foi positivo em 87% dos casos (verdadeiro-positivo) e a biopsia foi positiva em 1,8% dos que apresentavam gálio negativo (falso--negativo)[56].

Na doença de Kawasaki, o gálio permite identificar a presença de miocardite na forma aguda da doença, mesmo que o quadro clínico em geral não seja típico de miocardite[57]. A aquisição de imagens tomográficas permite verificar se o processo envolve o miocárdio e/ou o pericárdio.

A sarcoidose pode acometer o coração e, quando isto acontece, o prognóstico pode ser ruim. A taquicardia ventricular é a causa mais comum de morte súbita nesses pacientes. Verificou-se que a presença de processo inflamatório cardíaco ativo avaliado pela cintigrafia com gálio está presente em cerca de 71% dos casos que têm doença mais grave[58]. O tratamento diminuiu a captação cardíaca e a incidência de arritmias nesses pacientes, sendo uma ferramenta potencialmente útil. A Figura 10.5, *A* e *B*, mostra um exemplo de paciente com processo inflamatório cardíaco secundário à sarcoidose.

A rejeição após o transplante cardíaco causa um processo inflamatório miocárdico que também pode ser avaliado pela cintigrafia com gálio-67. A positividade do gálio tem uma boa associação com o resultado da biopsia[59]. Esse exame permite diminuir o número de biopsias endomiocárdicas às quais o paciente transplantado vai ser exposto, gerando inclusive uma diminuição de custos durante o seguimento após a cirurgia, sem impacto na mortalidade observada em um ano (75% para os pacientes que se submeteram a biopsia e 80% para os que foram seguidos com a cintigrafia), segundo dados da literatura[60].

Outra situação em que o gálio-67 pode se mostrar útil é na discriminação de osteomielite de esterno. A esternotomia realizada durante a cirurgia de revascularização miocárdica pode apresentar como complicação a infecção da ferida cirúrgica, que pode se tornar crônica. A osteomielite crônica do esterno pode ser de difícil diagnóstico. A cintigrafia com gálio-67, eventualmente associada à cintigrafia óssea com MDP-Tc99m, pode diferenciar um processo de remodelamento ósseo secundário à esternotomia de um processo infectado.

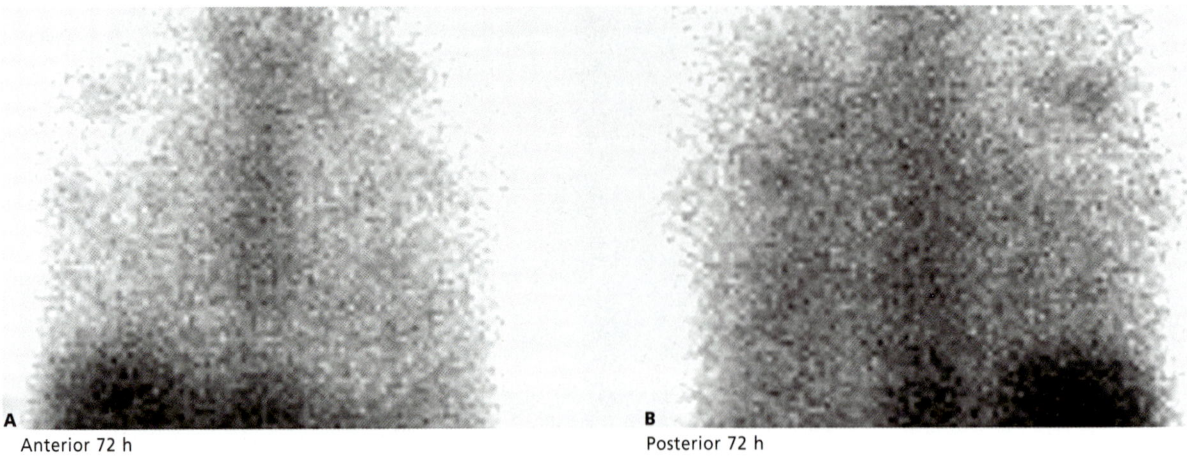

Figura 10.5 – (*A* e *B*) Imagens realizadas com citrato de gálio-67, 72 h após a administração do radiofármaco a paciente com diagnóstico de sarcoidose. Observa-se presença de hipercaptação em projeção da área cardíaca em grau moderado, o que corresponde a processo inflamatório ativo.

AVALIAÇÃO DO SISTEMA SIMPÁTICO CARDÍACO

A inervação autonômica desempenha um papel fundamental na regulação da frequência cardíaca, função e fluxo sanguíneo miocárdicos. Sua deficiência geralmente é sinônimo de doença e pode preceder alterações na contratilidade miocárdica e também refletir a gravidade da doença. Mudanças na atividade simpática cardíaca podem também estar relacionadas com o próprio declínio na atividade cardíaca que ocorre com o envelhecimento. A função autonômica cardíaca envolve processos moleculares e por isso seu estudo não invasivo por meio de imagem cintigráfica com radiotraçadores específicos é um método ideal para sua avaliação.

O coração é ricamente inervado por fibras simpáticas e parassimpáticas, que trabalham em conjunto com mediadores químicos circulantes, como a norepinefrina, para regular o débito cardíaco em repouso e durante os períodos de maior demanda cardiovascular[61]. As fibras adrenérgicas que inervam o coração se originam dos gânglios estrelados direito e esquerdo e acompanham os vasos coronários no subendocárdio, da base ao ápice cardíaco. No coração normal, o principal mediador químico da função simpática é a norepinefrina[62].

Em contraste com a inervação simpática, as fibras parassimpáticas originam-se da medula e seguem pelos nervos vagos direito e esquerdo, até chegarem ao coração e se dividirem em nervos cardíacos, superior e inferior. A inervação parassimpática inerva os átrios e modula as funções dos nós sinoatrial e atrioventricular. Nos ventrículos, é esparsa e a parede inferior é a região com a maior densidade de fibras parassimpáticas. Seu principal mediador químico é a acetilcolina. Atualmente, a maior aplicabilidade clínica da imagem molecular *in vivo* da função autonômica cardíaca é o estudo do sistema nervoso simpático, estando o estudo cintigráfico do sistema parassimpático mais limitado a trabalhos experimentais[61].

Radiofármacos

As moléculas de norepinefrina são produzidas nas terminações nervosas simpáticas cardíacas pré-sinápticas, por meio de múltiplos processos bioquímicos, começando pela tirosina, e finalmente sendo armazenada em altas concentrações em vesículas pré-sinápticas. Em resposta a um estímulo, as vesículas contendo norepinefrina são liberadas na fenda sináptica e ligam-se a receptores pós-sinápticos, resultando em vários efeitos estimulatórios cardíacos. O término da resposta simpática ocorre através de um transportador proteína mediado – processo dependente de sódio, energia e temperatura, conhecido como *uptake-1* – em que as moléculas de norepinefrina são recaptadas pelas terminações nervosas para serem rearmazenadas ou sofrerem catabolismo. Algumas outras moléculas de norepinefrina que estavam na fenda sináptica são captadas por células não neuronais pós-sinápticas, provavelmente por mecanismo de difusão passiva (mecanismo de *uptake-2*) independente de sódio[62,63].

A Figura 10.6 mostra vários radiofármacos que permitem o estudo da inervação simpática cardíaca *in vivo*. A metaiodobenzilguanidina (mIBG) marcada com iodo-123 é uma molécula análoga à norepinefrina e vem sendo usada há aproximadamente 20 anos para avaliação não invasiva da atividade simpática cardíaca[64,65]. A mIBG foi desenvolvida por meio de uma modificação da molécula da guanetidina, um potente agente bloqueador neuronal que age seletivamente nas terminações nervosas simpáticas (falso neurotransmissor). A captação da mIBG pelos neurônios ocorre principalmente pelo mecanismo de captação *uptake-1*, sendo armazenada no miocárdio de maneira similar à norepinefrina. Entretanto, diferentemente da norepinefrina, a mIBG não é metabolizada pela monoaminoxidase (MAO) ou pela catecol-o-metiltransferase e por isso fica retida nas vesículas pré-sinápticas, sendo possível a aquisição de imagens tardias. O mecanismo *uptake-1* é um dos principais meios de eliminação da norepinefrina da fenda sináptica no miocárdio e seu mau funcionamento pode acarretar concentrações anormais de norepinefrina na fenda e uma menor captação miocárdica de mIBG[65]. Os pacientes com atividade simpática cardíaca exacerbada exibirão um menor grau de captação miocárdica e uma maior taxa de clareamento (*washout*) de mIBG durante o tempo entre as imagens precoces e tardias, obtidas após a sua administração.

Protocolos de imagem e quantificação com metaiodobenzilguanidina

O protocolo completo da cintigrafia cardíaca com mIBG inclui imagens planas e tomográficas (SPECT) de tórax, obtidas 15 a 30 min (imagens precoces) e 3 a 4 h (imagens tardias) após a injeção intravenosa, de 111 a 370 MBq (3 a 10 mCi) de mIBG. Para a interpretação das imagens, deve ser realizada uma avaliação visual qualitativa do grau de captação do mIBG-I123 e do seu padrão de distribuição no miocárdio ventricular esquerdo.

Para uma análise semiquantitativa, devem ser desenhadas regiões de interesse ao redor da área cardíaca e no mediastino para se calcular a relação entre os valores das contagens médias da área cardíaca e do mediastino (relação coração/mediastino [RC/M]). Essa abordagem fornece um índice altamente reprodutível de atividade simpática cardíaca[65]. Outro índice muito útil é a taxa de clareamento (*washout*) do mIBG entre as imagens precoces e tardias (Figura 10.7). Esse parâmetro reflete a retenção da norepinefrina pelos neurônios do sistema simpático. Por meio das imagens tomográficas, é possível avaliar a atividade simpática cardíaca regional. Mapas polares do miocárdio podem ser construídos a partir das imagens SPECT e permitir a avaliação da extensão e da gravidade do defeito de

978-85-4120-208-4

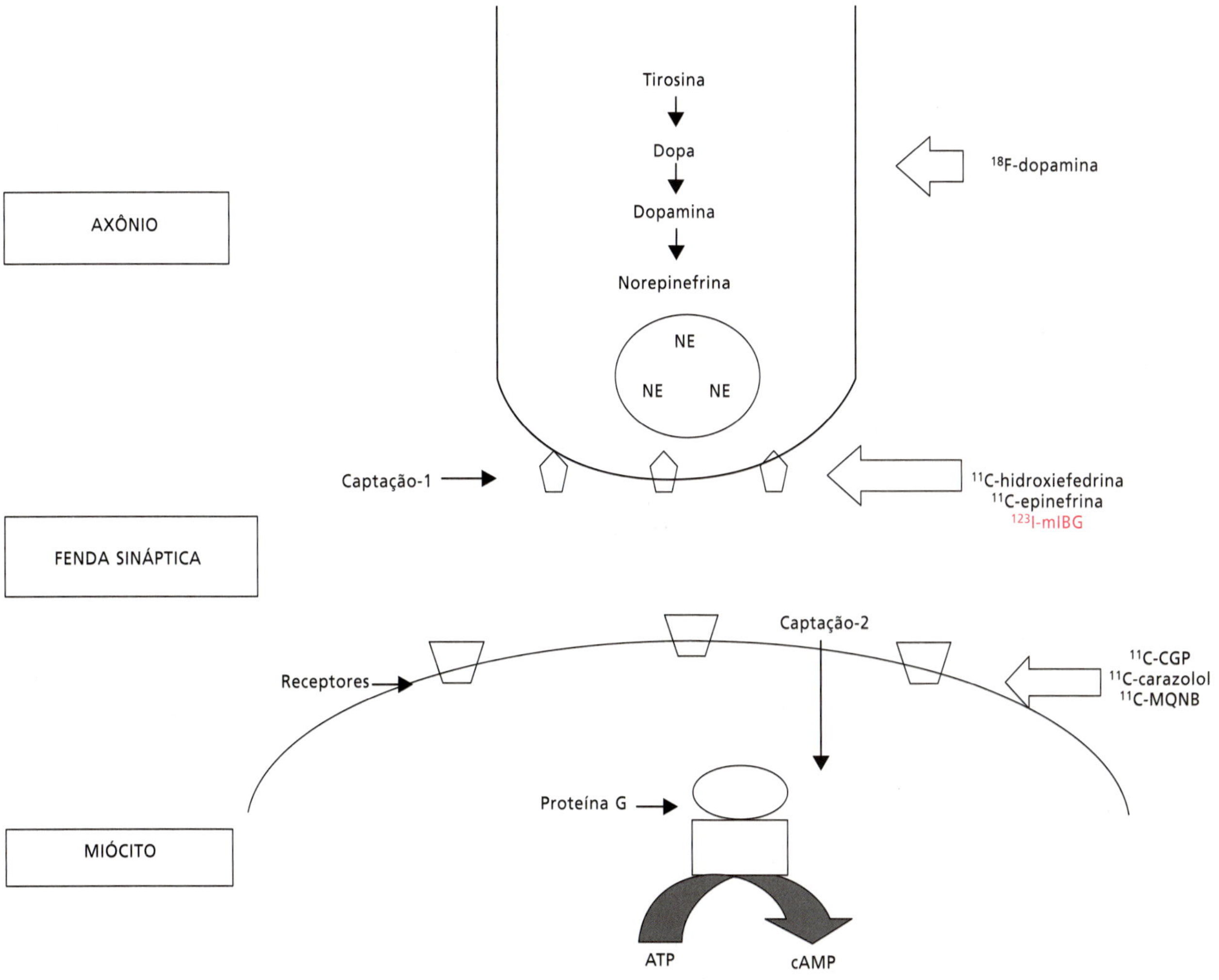

Figura 10.6 – Representação esquemática de uma fenda sináptica e alguns traçadores radioativos que podem ser utilizados para o estudo da função simpática cardíaca. A metaiodobenzilguanidina (mIBG) (em *rosa*) é captada pelo processo *uptake-1*. ATP = trifosfato de adenosina; cAMP = monofosfato cíclico de adenosina; NE = norepinefrina.

captação. Tais mapas polares podem ser facilmente comparados com os mapas de indivíduos saudáveis. As imagens SPECT de mIBG também podem ser comparadas com as imagens SPECT da perfusão miocárdica para examinar diferenças entre a inervação regional e a perfusão. Ao fazer tais comparações, é importante estar ciente das diferenças entre os padrões normais de inervação e perfusão miocárdica, tais como menor captação de mIBG na parede inferior/posterior, especialmente em idosos[65]. O valor normal da RC/M de mIBG-I123 é de 2,2 ± 0,3, com uma relação inferior a 1,6 (isto é, dois desvios-padrão abaixo da média normal) considerada anormal e correlacionada com risco elevado de eventos cardíacos.

A taxa de clareamento cardíaco de mIBG-I123 (corrigido pelo decaimento radioativo) mede a capacidade miocárdica de retenção do mIBG e parece refletir o grau de liberação e recaptação de catecolaminas na fenda sináptica cardíaca devido a sua maior atividade. O valor considerado normal é cerca de 10% ± 9%, com os pacientes mais graves apresentando maiores valores.

Aplicações clínicas

Cintigrafia com metaiodobenzilguanidina na insuficiência cardíaca

A ativação do sistema nervoso simpático (SNS) tem um papel importante na fisiopatologia da insuficiência cardíaca (IC) que se resume em: depleção do armazenamento cardíaco de norepinefrina, liberação aumentada de norepinefrina neuronal e não sintetização de adrenorreceptores.

Na IC, a captação cardíaca de mIBG está diminuída e a taxa de clareamento aumentada, refletindo uma alteração na captação neuronal da norepinefrina[65,66].

A cintigrafia cardíaca com mIBG é uma ferramenta não invasiva de estratificação de risco em portadores de IC. Em pacientes com cardiomiopatia isquêmica e não isquêmica, a atividade cardíaca do mIBG é um preditor muito poderoso de sobrevida. Além do mais, o maior entendimento de como a hiperatividade simpática cardíaca exerce seus efeitos deletérios pode ajudar na escolha do melhor tratamento para a obtenção de resultados clínicos mais favoráveis.

O valor prognóstico da retenção miocárdica de mIBG em pacientes com IC foi demonstrado inicialmente por Merlet *et al.*[67]. Em 90 pacientes com cardiomiopatia dilatada ou isquêmica acompanhados por 1 a 27 meses, a RC/M tardia inferior a 1,2 mostrou ser um potente índice prognóstico quando comparada à função ventricular esquerda. Desde essa publicação, vários índices que avaliam prognóstico, incluindo níveis do peptídio natriurético tipo B (BNP), ECG de alta resolução (ECGAR), variabilidade da frequência cardíaca e dispersão do QT, têm sido sugeridos como fatores prognósticos na IC. Tamaki *et al.*[68] avaliaram prospectivamente 106 pacientes com IC classe funcional II pela New York Heart Association (NYHA) e fração de ejeção ventricular esquerda (FEVE) inferior a 40%. Durante um acompanhamento de 65 meses, 18 pacientes morreram subitamente. A análise multivariada mostrou que a taxa de clareamento de mIBG e a FEVE foram fatores preditivos independentes de morte súbita cardíaca, enquanto ECGAR, variabilidade da frequência cardíaca e dispersão do QT não foram preditivos.

Em um estudo[69] multicêntrico prospectivo envolvendo grande número de pacientes, o valor de predizer o prognóstico da mIBG, independente de outros índices como a FEVE e o BNP, foi amplamente validado. Durante um acompanhamento médio de 17 meses, 237 pacientes apresentaram 293 eventos. Os eventos mais frequentes foram piora da IC (n = 163), eventos arrítmicos não fatais (n = 50) e morte cardíaca (n = 24).

Na terapia de ressincronização cardíaca

Nishioka *et al.*[70] também mostraram o valor da cintigrafia cardíaca com mIBG na seleção e no acompanha-

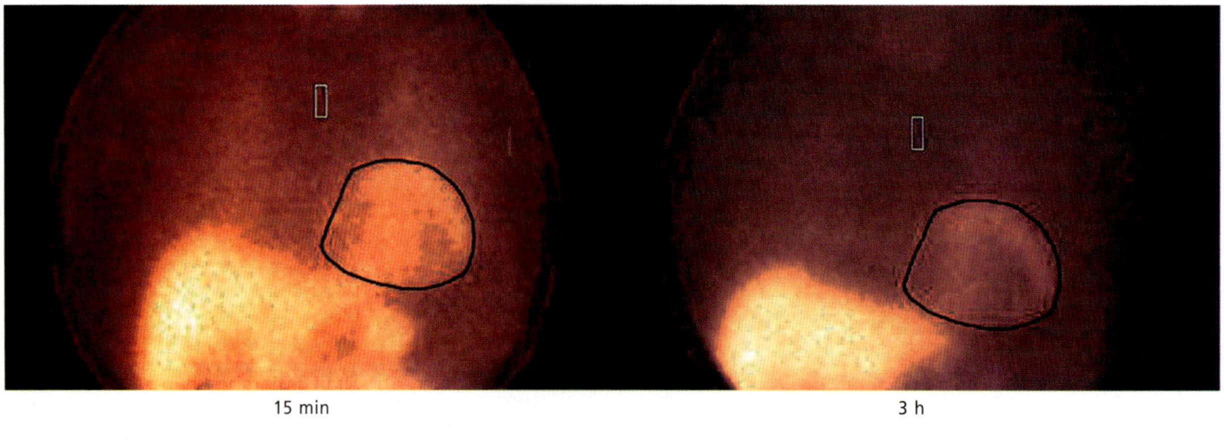

Figura 10.7 – Imagens planas de um paciente que apresenta captação normal de metaiodobenzilguanidina. As áreas de interesse são colocadas no mediastino (*em branco*) e em torno da área cardíaca (*em preto*).

mento de pacientes com IC grave submetidos a terapia de ressincronização cardíaca. A RC/M de mIBG foi o único fator preditivo independente de resposta à terapia. Os pacientes com RC/M < 1,36 tiveram menor chance de se beneficiarem da terapia, provavelmente por estarem em um estágio muito avançado da doença.

Na avaliação após a terapia

Esse exame parece acrescentar informação prognóstica importante independentemente dos resultados de outros marcadores já consagrados. É possível também monitorar as mudanças que ocorrem na atividade simpática cardíaca com a instituição do tratamento. O tratamento com drogas como enalapril[71], inibidores dos receptores de angiotensina[72] e betabloqueadores[73] induz a uma melhora da captação cardíaca de mIBG, sugerindo uma restauração funcional do sistema simpático cardíaco. No caso do carvedilol, foi evidenciada resposta favorável da função do ventrículo esquerdo independentemente do nível de hipocaptação cardíaca de mIBG, sendo que os que apresentavam RC/M menor que 1,40 mostraram maior probabilidade de melhora da captação com o tratamento.

Conclusões e perspectivas futuras

O sistema nervoso simpático exerce um importante papel na fisiopatologia de muitas doenças cardíacas, tais como: IC, hipertrofia, diabetes, morte súbita e outras arritmias. Anormalidades na atividade simpática cardíaca contribuem para a progressão da IC e para a gênese de arritmias. A avaliação não invasiva da atividade simpática cardíaca com mIBG-I123 abre muitos possíveis caminhos para o melhor entendimento fisiopatológico das doenças cardíacas e avaliação dos efeitos de vários tipos de tratamento.

Pesquisas recentes identificaram variantes genéticas de receptores beta-adrenérgicos. Algumas dessas variantes podem influenciar o desenvolvimento futuro de IC e mortalidade precoce. A detecção de alteração na inervação simpática cardíaca com mIBG possibilita abordagem terapêutica adequada, o mais precoce possível, com o intuito de prevenir o desenvolvimento de IC em indivíduos geneticamente predispostos. Essa pode ser uma aplicação futura importante para esse exame.

Possivelmente, a cintigrafia cardíaca com mIBG seja adicionada ao arsenal dos métodos de imagem disponíveis aos cardiologistas clínicos e no futuro ajude a melhor quantificar a gravidade funcional da lesão e do remodelamento miocárdicos, associados às cardiomiopatias isquêmica e não isquêmica, avaliando a possível resposta ao tratamento, especialmente os de alto custo como os dispositivos implantáveis, e identificando o substrato responsável pela elevação do risco de morte súbita arrítmica.

AVALIAÇÃO DA FUNÇÃO VENTRICULAR

A investigação não invasiva da função ventricular é parte integrante da propedêutica de avaliação de pacientes com suspeita de comprometimento cardíaco ou com doença cardíaca já conhecida. A determinação precisa dos volumes ventriculares, da massa miocárdica e da função cardíaca é fundamental no diagnóstico da presença e também graduação da disfunção ventricular. Do ponto de vista clínico, o grau de comprometimento das funções sistólica e diastólica é a base na definição da terapêutica a ser adotada. Do ponto de vista prognóstico, é bem estabelecido que o grau de comprometimento da função cardíaca é um dos maiores determinantes isolados de sobrevida. De modo bem genérico, esses princípios aplicam-se às diversas formas de comprometimento cardíaco: de congênitos a adquiridos; e entre as cardiopatias adquiridas destacam-se coronariopatias, valvopatias, miocardites e miocardiopatias.

Diferentes modalidades não invasivas de imagem são utilizadas na avaliação da função cardíaca, como: ecocardiograma, ressonância magnética e os métodos cintigráficos. Essas diferentes modalidades apresentam fundamentos distintos, com vantagens, desvantagens ou limitações, dependendo da doença cardíaca em questão, da presença de patologias associadas ou mesmo de características individuas de cada paciente. A compreensão das bases que fundamentam cada uma dessas modalidades é importante na escolha da modalidade mais adequada a cada situação.

Entre os métodos cintigráficos de avaliação da função ventricular temos a angiografia radioisotópica, a ventriculografia radioisotópica com hemácias marcadas (plana ou tomográfica) e a avaliação com *gated*-SPECT realizada conjuntamente com o estudo de perfusão miocárdica.

Métodos

Angiografia radioisotópica

A angiografia radioisotópica, também conhecida como estudo de primeira passagem, começou a ser utilizada na avaliação da função ventricular há mais de 30 anos.

A angiografia radioisotópica tem como base a aquisição de uma sequência de imagens de 0,01 a 0,05 s durante 1 min após a infusão em *bolus* de um traçador radioativo. Observa-se a ascensão do radiotraçador pelo sistema venoso, sua chegada em câmaras direitas, passagem pelos pulmões, câmaras esquerdas e saída pela aorta (Figura 10.8, *A* e *B*). Nesse tipo de procedimento são isolados alguns batimentos cardíacos durante a passagem do radiofármaco pelos ventrículos direito e esquerdo. Pode ser realizada com vários tipos de materiais radioativos como o 99m-Tc-DTPA, 99m-Tc-pertecnetato e simultaneamente com outros estudos como a própria ventriculografia com 99mTc-hemácias ou mesmo no estudo de perfusão miocárdica com 99m--Tc-sestamibi.

A separação temporal na chegada do radiofármaco às cavidades ventriculares permite a avaliação qualitativa dos volumes ventriculares e da motilidade cardíaca tanto sob o aspecto global como regional ou segmentar.

A partir do princípio de que a variação no volume ventricular é proporcional à variação da contagem radioativa das cavidades ventriculares ao longo do tempo, o método permite a obtenção de parâmetros quantitativos da função cardíaca como a fração de ejeção do ventrículo esquerdo (FEVE) e a fração de ejeção do ventrículo direito (FEVD).

A fração de ejeção ventricular é expressa por: [(contagem diastólica final – contagem sistólica final)/(contagem diastólica final – radiação de fundo)] × 100.

Particularmente, essa técnica destaca-se na avaliação da função ventricular direita, uma vez que permite isolar satisfatoriamente o ventrículo direito de outras estruturas como o átrio direito e a artéria pulmonar. É possível também detectar a presença de *shunts* cardíacos. A infusão em *bolus* do radiotraçador pode ser feita repetidamente, permitindo que se possa confrontar a função cardíaca ao repouso com o exercício ou sob a ação de drogas como a dobutamina e assim estimar a reserva miocárdica.

Em indivíduos normais, obtemos valores de FEVE entre 50 e 80% e de FEVD entre 40 e 65%. Como regra geral, considera-se como disfunção sistólica[74] o achado de FEVE abaixo de 50% e de FEVD abaixo de 40%. Entretanto, é importante lembrar que, independentemente do método utilizado, a fração de ejeção não é um índice de medida de contratilidade absoluta e seu cálculo é influenciado por mudanças na pré e na pós-carga.

Jones *et al.*[75] foram os primeiros a demonstrar o uso diagnóstico e prognóstico da FEVE ao repouso e ao exercício, obtidas pela angiografia radioisotópica. Esse estudo demonstrou o alto valor preditivo negativo para a presença de doença coronariana obstrutiva nos pacientes com incremento da FEVE (5 unidades de fração de ejeção [FE]) ao exercício. Também demonstrou a importância prognóstica dos valores da FEVE ao exercício e do volume sistólico final ao repouso na definição de risco de eventos cardíacos (morte e infarto

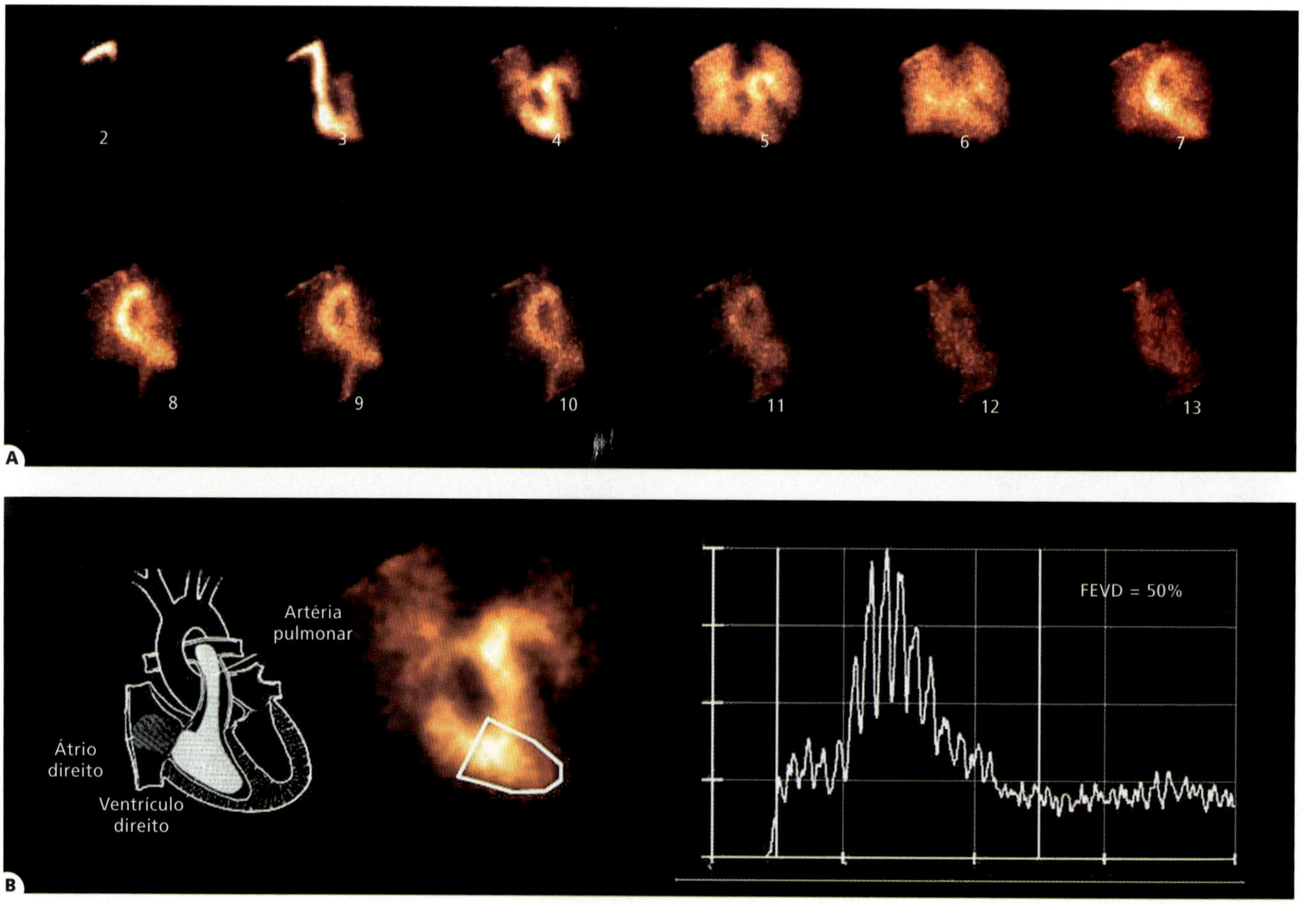

Figura 10.8 – (*A*) Imagens sequenciais obtidas durante a passagem do radiofármaco pelas câmaras cardíacas. Inicialmente, é visualizada a veia cava superior e, em seguida, aparecem as câmaras direitas, a artéria pulmonar, os pulmões, as câmaras esquerdas e a aorta. (*B*) Esquema com as estruturas, a área de interesse colocada em projeção do ventrículo direito e a curva tempo-atividade obtida nesta área. FEVD = fração de ejeção do ventrículo direito.

agudo do miocárdio). Atualmente, a avaliação funcional pelo *gated*-SPECT concomitantemente ao estudo de perfusão miocárdica fez com que a angiografia radioisotópica fosse menos utilizada na avaliação das coronariopatias.

Os valores de FEVE obtidos pela angiografia radioisotópica apresentam boa correlação com outros métodos, mostram-se bem reprodutíveis e apresentam variabilidade de ± 4% quando repetida em dias diferentes no mesmo indivíduo. Entretanto, na avaliação da função esquerda, a necessidade de injeção em *bolus* e de equipamentos com alta sensibilidade torna a angiografia radioisotópica menos utilizada rotineiramente que a ventriculografia radioisotópica.

Por outro lado, as dificuldades técnicas apresentadas pela maioria dos métodos de imagem na avaliação da função direita tornam a angiografia radioisotópica um dos exames preferidos na avaliação da FEVD[76,77].

Ventriculografia radioisotópica

Outro método cintigráfico de avaliação da função cardíaca é a ventriculografia radioisotópica ou cintigrafia sincronizada das câmaras cardíacas ou também conhecido como *gated blood pool*. A ventriculografia radioisotópica permite a avaliação qualitativa e quantitativa dos volumes e da função biventricular (global e segmentar) simultaneamente. A determinação da fração de ejeção é baseada na densidade de contagens radioativas e independe de alterações morfogeométricas dos ventrículos, como ocorre nas situações de remodelamento miocárdico, que muitas vezes dificultam a avaliação precisa por outros métodos.

O exame utiliza 99m-Tc-pertecnetato na marcação de hemácias, sendo os riscos de contaminação do sangue, bem como a taxa de exposição radioativa, extremamente baixos, o que permite sua utilização seriada no seguimento de adultos e crianças. Efeitos colaterais são praticamente inexistentes.

O paciente é monitorado e seu sinal eletrocardiográfico é utilizado como marcador de referência do ciclo cardíaco. São adquiridas imagens sequenciais (de 16 a 32) do intervalo R-R do eletrocardiograma durante cerca de 15 a 20 min, o que permite a análise de uma quantidade bastante significativa de batimentos cardíacos (Figura 10.9, *A* e *B*). O estudo pode ser adquirido em modo plano ou tomográfico.

No estudo convencional plano, por meio da avaliação das contagens radioativas obtidas das fases sistólica e diastólica do ciclo cardíaco, além da análise visual (qualitativa) da contração cardíaca global e regional, é

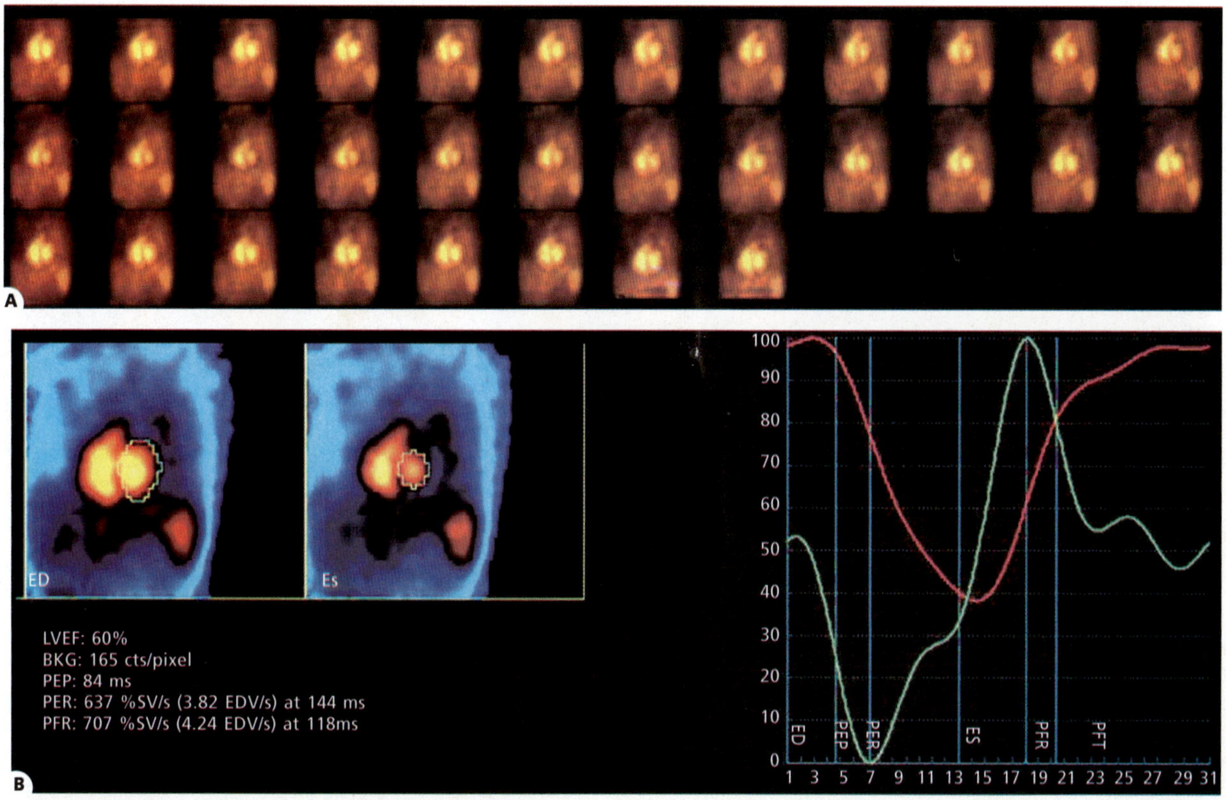

Figura 10.9 – Exemplo de uma ventriculografia radioisotópica realizada em um paciente portador de função ventricular normal. (*A*) Os batimentos cardíacos foram divididos em 32 partes de acordo com a duração do R-R. O primeiro quadro é uma fotografia dos ventrículos na diástole, em seguida, os volumes ventriculares diminuem até a sístole e aumentam novamente até se aproximar da diástole. (*B*) Representação da diástole e da sístole e das curvas de tempo-atividade obtidas sobre o ventrículo esquerdo ("curva de volume do ventrículo esquerdo").

possível obter parâmetros quantitativos da FEVE, da FEVD, das frações de ejeção segmentares, da fração de regurgitação, parâmetros indiretos da função sistólica e diastólica como taxa máxima de esvaziamento ventricular e taxa máxima de enchimento ventricular[78]. Consideram-se como valores normais os achados de uma FEVE maior ou igual a 50% e de uma FEVD maior ou igual a 40%.

O estudo pode ser realizado em várias projeções, o que possibilita a avaliação de segmentos miocárdicos distintos. Pode também ser realizado na vigência de exercício isométrico, exercício isotônico e durante infusão de drogas, visando avaliar a reserva miocárdica. Embora a magnitude da variação da fração de ejeção ao exercício possa ser influenciada por vários fatores como tipo de estresse, idade e sexo, a resposta normal é definida como uma elevação na FEVE de 10% em relação ao valor basal e/ou subida de cinco pontos percentuais absolutos. Utilizando-se o método geométrico ou o método baseado em contagens mediante uma amostra sanguínea, o estudo também permite a obtenção das medidas dos volumes ventriculares (sistólico e diastólico).

Um dos méritos da ventriculografia radioisotópica é a possibilidade da aplicação da transformada de Fourier (Figura 10.10), um processo matemático que permite a obtenção das imagens de amplitude, útil na avaliação da motilidade segmentar e de fase, esta última de grande valia no estudo da sincronia ventricular[79].

Em comparação com outros métodos de avaliação da função ventricular, a ventriculografia radioisotópica apresenta-se como um método bastante reprodutível, com baixa variação inter e intraobservador. O estudo de Upton *et al.*[80] encontrou uma variação interobservador na FEVE de 2,1 ± 1% e no volume diastólico final de 7,5 ± 4,7 mℓ. No estudo de Marshall *et al.*[81], em que a ventriculografia radioisotópica foi repetida seriadamente com intervalo médio de 4,3 dias, a variabilidade da fração de ejeção foi de 4,4 ± 3,6%.

Mais recentemente, com a utilização de equipamentos SPECT e o desenvolvimento de programas específicos, o estudo pôde ser adquirido no modo tomográfico (Figura 10.11). Essa técnica possibilita a avaliação tridimensional das câmaras cardíacas com melhoria na análise da motilidade global e segmentar e nas medidas dos volumes ventriculares[82]. Nichols *et al.*[83] encontraram boa correlação e resultados perfeitamente reprodutíveis na avaliação funcional obtidos de modo automático pela ventriculografia tomográfica com os resultados da ressonância magnética.

Aplicações clínicas

Numerosos estudos ao longo das últimas décadas têm demonstrado o uso da ventriculografia radioisotópica na avaliação da função cardíaca nas diversas patologias cardiovasculares de modo bastante abrangente, desde o diagnóstico inicial, ao seguimento seriado, bem como na decisão terapêutica e no acompanhamento de eventuais complicações.

A insuficiência coronariana aguda ou crônica foi uma das patologias inicialmente estudadas utilizando-se a ventriculografia radioisotópica. Desde a década de 1980, um estudo[84] multicêntrico demonstrou que, na estratificação de risco de pacientes pós-infarto agudo do miocárdio, o achado de uma FEVE < 40%, visto pela ventriculografia radioisotópica, cursa com incremento no risco de morte, sendo que este risco aumenta significativamente com FEVE < 20%. Na década seguinte, o estudo TIMI[85] encontrou resultados semelhantes em uma população submetida a terapia trombolítica, demonstrando um aumento progressivo na mortalidade relacionado com a queda da FEVE obtida pela ventriculografia radioisotópica.

A ventriculografia radioisotópica ao exercício foi utilizada inicialmente no diagnóstico de insuficiência coronária. A queda da FEVE ao exercício demonstrou alta sensibilidade no diagnóstico de coronariopatia, porém, demonstra baixa especificidade. Em pacientes com angina estável, a resposta ao exercício apresenta importância prognóstica, sendo as quedas mais significativas na FEVE ao exercício geralmente relacionadas com a doença mais extensa.

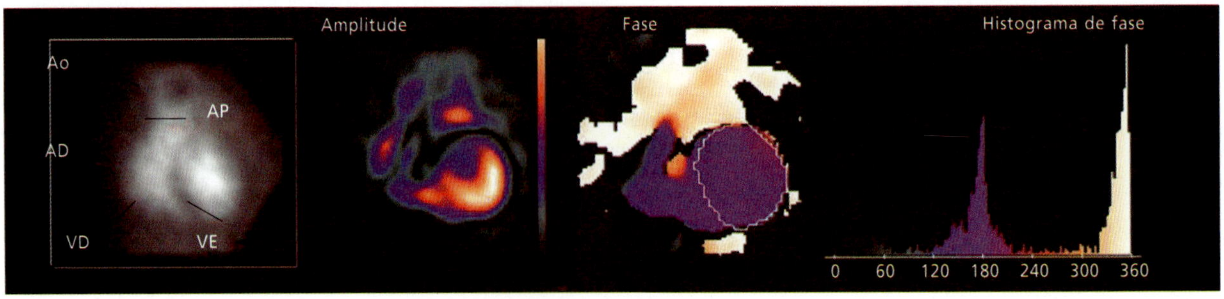

Figura 10.10 – Imagens de fase e amplitude obtidas à ventriculografia radioisotópica. A imagem de amplitude mostra em uma mesma cor as regiões cardíacas que têm a mesma variação de contagens. A imagem de fase evidencia uma mesma cor para as regiões que se movimentam simultaneamente: em *azul* os ventrículos (fase ventricular) e em *bege* os átrios (fase atrial). AD = átrio direito; Ao = aorta; AP = artéria pulmonar; VD = ventrículo direito; VE = ventrículo esquerdo.

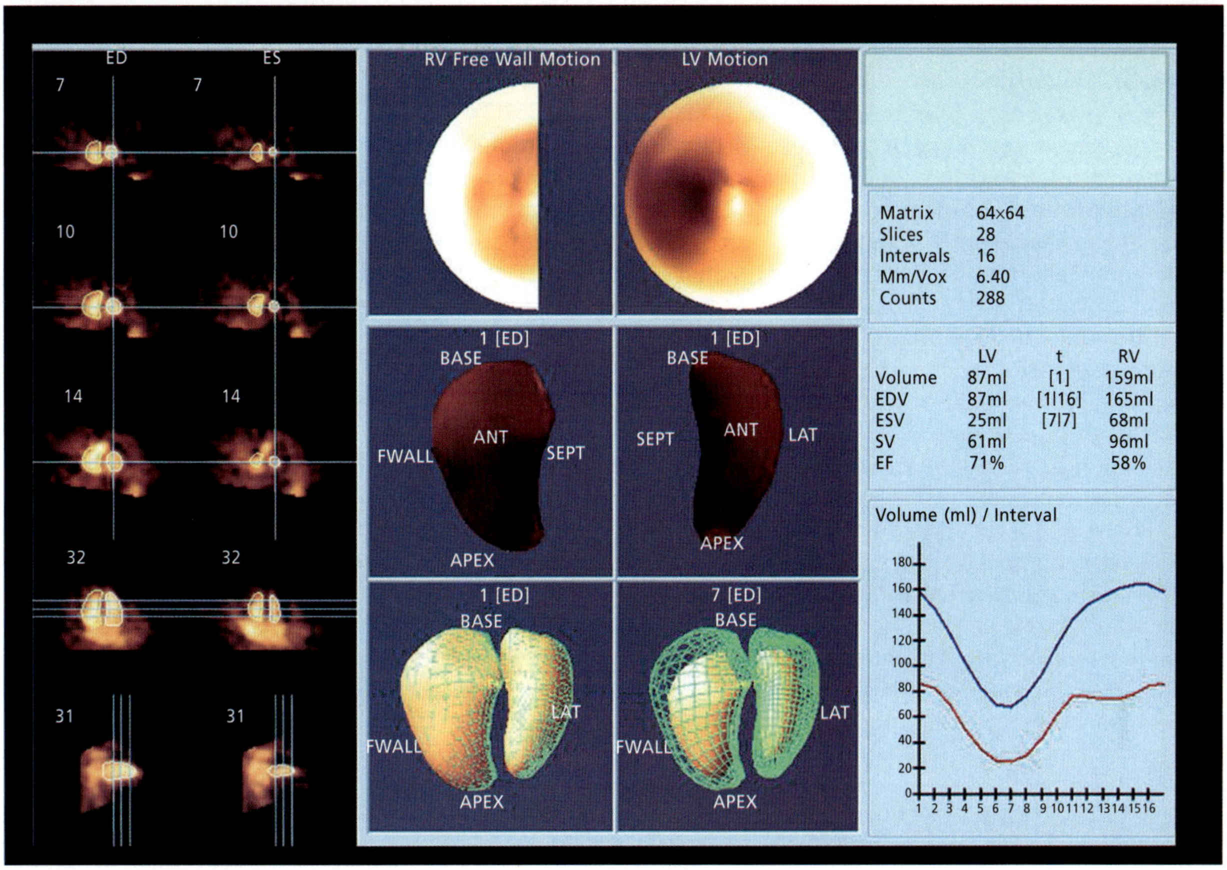

Figura 10.11 – A figura mostra uma ventriculografia radioisotópica adquirida no modo tomográfico. Com essa técnica, é possível analisar a motilidade regional com maior precisão e obtenção dos parâmetros funcionais dos ventrículos direito e esquerdo.

Nos últimos anos, a possibilidade de avaliação funcional acoplada ao estudo de perfusão miocárdica com *gated*-SPECT fez com que a ventriculografia radioisotópica fosse menos utilizada na avaliação de pacientes com coronariopatia.

Por outro lado, nas doenças valvares, em especial as regurgitações aórticas e mitrais graves, o comportamento dos volumes e função ventriculares apresentam relação direta com a sobrevida a curto e longo prazo e com o prognóstico após intervenção cirúrgica. A utilização da ventriculografia radioisotópica nesse tipo de patologia advém da sua relativa precisão na avaliação da função cardíaca quando comparada com outros métodos não invasivos. Os cálculos neste estudo independem de alterações na morfologia e geometria ventricular, fato comum nas valvopatias.

A presença crônica de regurgitação aórtica acarreta no ventrículo esquerdo uma sobrecarga não só volumétrica como também pressórica. Nessa condição, alguns mecanismos compensatórios são utilizados para manter a função contrátil normal por um longo período. A maioria dos pacientes se mantém assintomática nessa fase compensatória, porém, algumas vezes, o surgimento dos sintomas pode acontecer já na vigência de uma disfunção ventricular esquerda irreversível. A avaliação da FEVE pela ventriculografia radioisotópica no momento do diagnóstico inicial é particularmente importante nos pacientes assintomáticos. Diante do achado de uma FEVE anormal, o surgimento de sintomas ocorre em uma proporção de mais de 25% ao ano e sabe-se que a maioria evolui para indicação cirúrgica em um período de dois a três anos[86]. Já quanto aos pacientes assintomáticos que apresentam FEVE normal, 90% deles permanecem assintomáticos por um período de três anos, 81% por cinco anos e 71% por sete anos de seguimento[87]. A avaliação da reserva funcional pela ventriculografia radioisotópica ao exercício pode ser útil nos pacientes com regurgitação aórtica. No estudo de Borer *et al.*[88], os autores demonstraram que a queda da FEVE induzida por esforço se relacionou com uma taxa de 12,5% ao ano de progressão da doença em contrapartida à taxa de 1,9% ao ano no grupo que apresenta resposta normal ao exercício.

A grande disponibilidade e o baixo custo tornaram o estudo ecocardiográfico o método mais utilizado na avaliação da função cardíaca nos portadores de insuficiência aórtica. Atualmente, a ventriculografia radioisotópica é utilizada na avaliação inicial e seriada dos volumes e função ventricular esquerda em pacientes com insuficiência cardíaca classe funcional I (NYHA) cuja análise ecocardiográfica encontra-se prejudicada ou aparentemente equivocada e os achados clínicos encontram-se discrepantes dos achados ecocardiográficos. Os pacientes com classe funcional IIb (NYHA) constituem o grupo de eminente indicação cirúrgica, portanto, beneficiam-se da avaliação rotineira pela ventriculografia radioisotópica ao exercício. Em pacientes de classe funcional III (NYHA), que caracterizam uma população que necessita de uma avaliação funcional mais precisa, é interessante que a ventriculografia radioisotópica seja utilizada na avaliação inicial e seriada dos volumes e função ventricular esquerda ao repouso em adição aos dados ecocardiográficos.

Nos pacientes com regurgitação mitral, a utilização da ventriculografia radioisotópica é de importância para avaliação simultânea do ventrículo direito, pois as consequências da sobrecarga volumétrica podem se refletir nas duas câmaras ventriculares.

A importância prognóstica da avaliação da função ventricular direita concomitantemente à esquerda deve-se em parte à relação inversamente proporcional entre a FEVD e a pressão na artéria pulmonar. Um dos estudos clássicos ressaltando a importância da avaliação da FEVD nos portadores de insuficiência mitral foi realizado por Hochreiter *et al.*[89] em 1986. A fim de identificar índices preditores da sobrevida a longo prazo de valvopatas com regurgitação mitral, estudaram prospectivamente 53 pacientes com regurgitação grave, seguidos por um período médio de 30 meses. Além do achado de FEVE menor ou igual a 45% ter se caracterizado como indicador de maior mortalidade, o estudo permitiu caracterizar dentre uma população que não se submeteu a cirurgia de substituição valvar um índice preditor de mau prognóstico: a FEVD menor ou igual a 30%.

Avaliando a história natural da insuficiência mitral, Rosen *et al.*[90] estudaram pacientes assintomáticos ou oligossintomáticos com FEVE e FEVD normais no início da investigação. A progressão da doença, com surgimento de sintomas congestivos, ocorreu na proporção de 10,3% ao ano. Por meio da ventriculografia radioisotópica, a avaliação do comportamento da FEVD ao exercício foi capaz de distinguir dois grupos distintos. No grupo com ascensão da FEVD ao exercício, a progressão da doença ocorreu mais lentamente, em uma proporção de 4,9% ao ano. No grupo com queda da FEVD induzida por esforço, a progressão ocorreu muito mais rapidamente, na proporção de 14,7% ao ano.

A fibrilação atrial crônica é bem presente na insuficiência mitral crônica e pode causar uma limitação técnica na avaliação deste grupo de pacientes por dificultar a sincronização do estudo ao eletrocardiograma.

Nos pacientes com insuficiência cardíaca congestiva, a ventriculografia radioisotópica apresenta um papel importante tanto no diagnóstico inicial como no seguimento terapêutico. Na avaliação inicial, fornece informações do grau de disfunção sistólica e diastólica, da presença ou não de alterações contráteis segmentares e da presença ou não de aneurismas. O cálculo dos parâmetros obtidos pela ventriculografia são independentes do operador, não sofrem influência da presença de alterações decorrentes da dilatação cavitária ou do remodelamento ventricular. Desse modo, o estudo é bastante utilizado na avaliação de pacientes com miocardiopatias dilatadas em geral, inclusive auxiliando na definição dos candidatos a transplante e nas miocardites (Figura 10.12, *A* e *B*), em especial nas crianças, em que auxilia no seguimento da resposta ao tratamento imunossupressor quando indicado.

Além disso, o método oferece a possibilidade de avaliação concomitante da função do ventrículo direito. Em pacientes com insuficiência cardíaca, a função ventricular direita apresenta um papel importante. Em pacientes com disfunção esquerda e FEVE < 35%, o prognóstico está bastante relacionado com o grau de disfunção ventricular direita medido pela FEVD[91].

A alta acurácia e a alta reprodutividade nas medidas de fração de ejeção e volumes ventriculares fazem com que a ventriculografia radioisotópica seja muito utilizada em ensaios clínicos, em especial aqueles que avaliam a ação de drogas, como no clássico estudo SOLVD[92,93] que utilizou a ventriculografia radioisotópica na avaliação do uso de enalapril em pacientes com insuficiência cardíaca.

Uma das principais aplicações da ventriculografia radioisotópica na atualidade é na avaliação da cardiotoxicidade decorrente do uso de quimioterápicos do grupo das antraciclinas (Figura 10.13, *A* e *B*). Entre as drogas do grupo das antraciclinas, a doxorrubicina (adriamicina) é uma das mais amplamente usadas no tratamento de vários processos neoplásicos, entretanto, sua utilização está associada a efeitos cardiotóxicos precoces e tardios. Agudamente à administração da droga, podem surgir alterações eletrocardiográficas, vasospasmo, arritmias atriais, pericardites e miocardites. Os efeitos agudos em geral são transitórios e reversíveis e podem aparecer mesmo com a administração de baixas doses (60 a 180 mg/m^2). Cronicamente, pode ocorrer disfunção ventricular grave com insuficiência cardíaca congestiva, que embora possa, eventualmente, ser revertida com a interrupção do tratamento, em geral tem caráter irreversível com alta mortalidade (28 a 70%). A cardiotoxicidade[94] tem caráter cumulativo e aumenta progressivamente com o aumento da dose administrada. Assim, o risco do surgimento desse tipo de efeito adverso é de 26% com doses de 550 mg/m^2 e passa para 48% com doses de 700 mg/m^2.

O melhor tratamento é o preventivo, assim, o seguimento seriado da FEVE determinado pela ventriculografia radioisotópica pode auxiliar no acompanhamento de pacientes submetidos à quimioterapia e evitar o surgimento da insuficiência cardíaca. Vários algoritmos utilizando a ventriculografia radioisotópica seriada foram propostos[95,96].

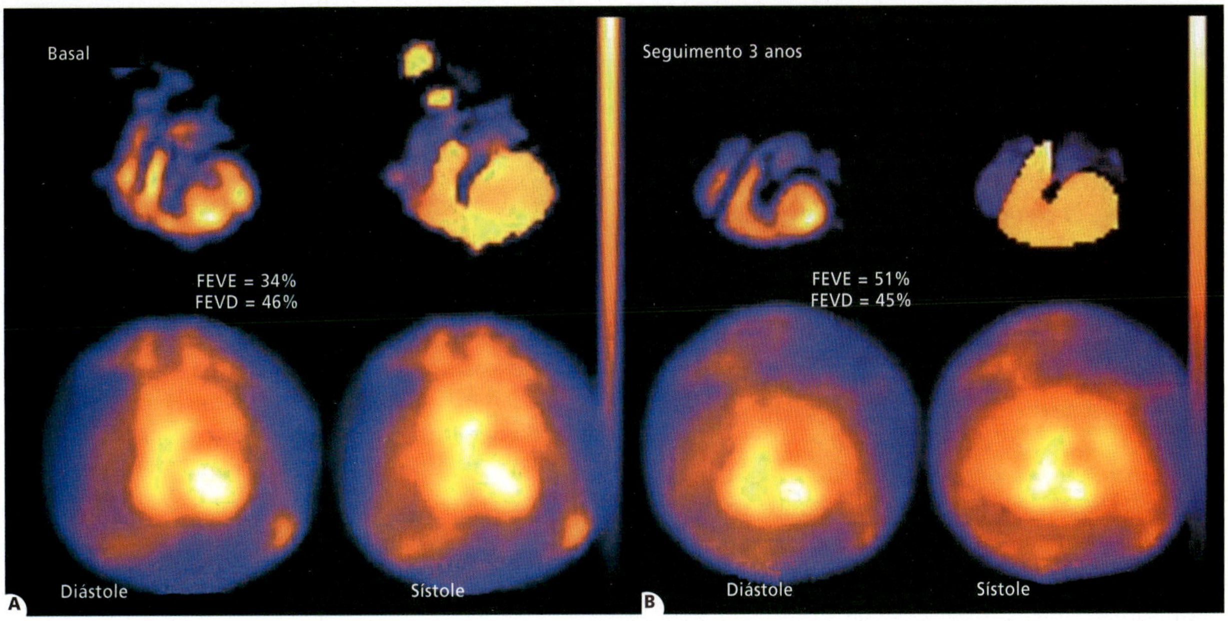

Figura 10.12 – Imagens obtidas com a ventriculografia radioisotópica em paciente na fase de apresentação da miocardite (*A*) e no seguimento tardio (três anos depois) (*B*). As imagens iniciais mostram uma disfunção do ventrículo esquerdo (com fração de ejeção de 34%) que regride na fase tardia (fração de ejeção de 51%). FEVD = fração de ejeção do ventrículo direito; FEVE = fração de ejeção do ventrículo esquerdo.

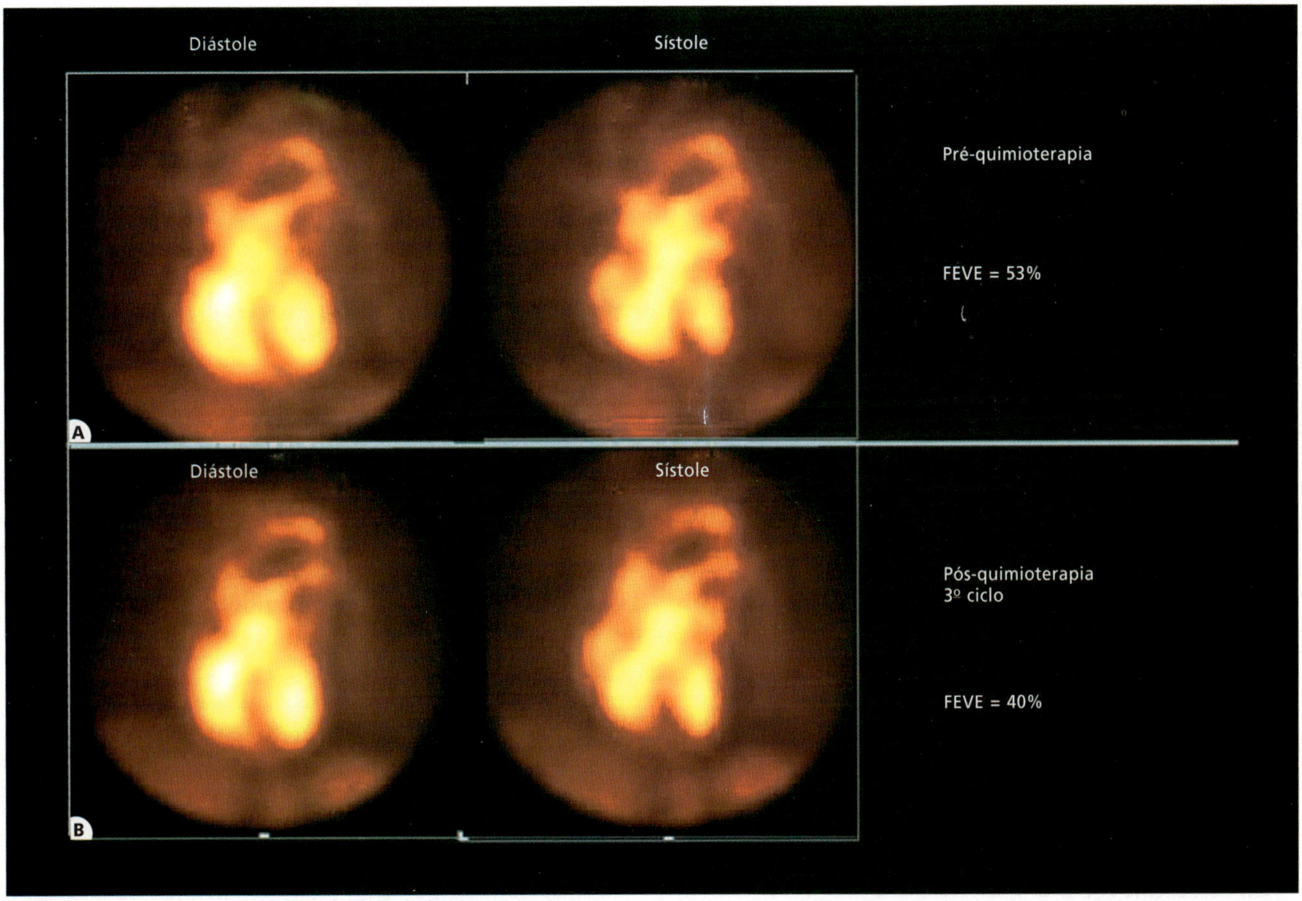

Figura 10.13 – Ventriculografia radioisotópica realizada antes (*A*) e depois (*B*) de iniciar a quimioterapia. A queda da fração de ejeção do ventrículo esquerdo de 53 para 40% é indicativa de cardiotoxicidade, sendo necessário mudar o esquema quimioterápico. FEVE = fração de ejeção do ventrículo esquerdo.

Em linhas gerais, é preconizada a realização de um estudo basal antes do início da quimioterapia, sendo o tratamento com doxorrubicina contraindicado a pacientes com FEVE inicial menor ou igual a 30%. Em pacientes com FEVE inicial entre 30 e 50%, a ventriculografia é realizada nos intervalos de cada ciclo de quimioterapia. O tratamento deve ser interrompido se houver queda na FEVE maior que 10% do valor inicial ou se a FEVE for a níveis abaixo de 30% em termos absolutos. Em pacientes com FEVE inicial maior ou igual a 50%, a ventriculografia é realizada com doses de 250 a 300 mg/m^2 de doxorrubicina, repetida na dose de 400 mg/m^2 e a partir de então a cada ciclo nas doses seguintes. O tratamento deve ser interrompido se houver queda na FEVE maior que 10% do valor inicial ou se a FEVE for a níveis abaixo de 50% em termos absolutos. O uso seriado da ventriculografia radioisotópica no monitoramento da cardiotoxicidade por doxorrubicina pode reduzir em quatro vezes a incidência de insuficiência cardíaca congestiva[97].

Outra aplicação da ventriculografia radioisotópica que vem ganhando interesse crescente nos últimos anos é na avaliação de pacientes com miocardiopatia dilatada e insuficiência cardíaca congestiva grave candidatos à terapia de ressincronização cardíaca. A presença de dissincronia (atrioventricular, interventricular ou intraventricular) acelera o processo de deterioração da função cardíaca em pacientes com insuficiência cardíaca, com aumento na mortalidade. A seleção dos pacientes candidatos ao implante de ressincronizador é baseada em critérios clínicos (insuficiência cardíaca classes III e IV [NYHA]), eletrocardiográficos (QRS > 120 ms) e funcionais (FEVE < 35%). A terapia de ressincronização cardíaca melhora os sintomas e/ou a função cardíaca em cerca de dois terços dos pacientes tratados, porém, cerca de 30% não se beneficiam com o procedimento. O desafio consiste em selecionar adequadamente a população de pacientes que potencialmente se beneficiam com o tratamento. Rotineiramente, a avaliação desse grupo de pacientes é baseada nos achados eletrocardiográficos e na avaliação funcional pelo ecocardiograma-Doppler tecidual.

Fauchier *et al.*[98] e Kerwin *et al.*[99] demonstraram os méritos da ventriculografia radioisotópica na avaliação da presença de dissincronia inter e intraventricular. A partir das imagens sequenciais (16 a 32) é possível delimitar a projeção cardíaca e obter uma curva de variação de contagens em relação ao tempo de cada um dos *pixels* da projeção cardíaca. Essa curva expressa a variação de volume ao longo do ciclo cardíaco em cada região miocárdica. Aplicando-se nessas curvas a primeira harmônica da transformada de Fourier, é possível graduar as variações temporais na contração cardíaca em uma escala de cores, criando a imagem paramétrica chamada de imagem de fase. Além disso, é possível escalonar em graus as possíveis defasagens temporais da sequência de contração miocárdica. Uma pesquisa do Instituto do Coração[79] demonstrou que a ventriculografia radioisotópica pode avaliar de forma quantitativa a sincronia inter e intraventricular esquerda, além de ser um método excelente na avaliação da função ventricular direita e esquerda.

AVALIAÇÃO DE EMBOLIA PULMONAR

A cintigrafia de perfusão pulmonar é realizada administrando-se uma pequena quantidade de macroagregados de soro albumina humana (MAA) marcados com tecnécio-99m. Essas partículas devem ter um tamanho entre 20 e 100 μm. Os capilares pulmonares têm cerca de 7 μm de diâmetro, assim, o radiofármaco injetado por via venosa é retido nos capilares pulmonares e fornece uma imagem da perfusão pulmonar que é dependente das artérias pulmonares. Quando existe um trombo, as partículas não conseguem chegar a esse território, produzindo imagens de hipoperfusão.

A cintigrafia de inalação pulmonar é realizada geralmente com um aerossol de ácido dietileno-triamino-penta-acético (DTPA) marcado com tecnécio-99m. O paciente inala várias vezes esse composto, o que produz uma imagem do espaço aéreo pulmonar.

Para avaliar a embolia pulmonar, os dois exames são feitos e interpretados em conjunto (V/Q ou V/P são as denominações mais comuns para o conjunto). A imagem típica de embolia pulmonar é um defeito de perfusão que aparece como normal na imagem de inalação (Figura 10.14, *A* a *D*). É interessante lembrar que nenhum dos materiais utilizados causa danos renais, podendo o exame ser repetido para avaliações sequenciais.

A apresentação da embolia pulmonar é muito variável, podendo ser apenas uma leve dispneia até choque cardiogênico. Esse diagnóstico deve ser considerado em pacientes que apresentam dispneia de início recente ou piora abrupta da falta de ar. O diagnóstico inicial deve incluir avaliação clínica, dosagem de dímero D e, se necessário, um método de imagem. As cintigrafias de perfusão e inalação pulmonares estão particularmente indicadas aos pacientes que apresentam alergia ao contraste iodado ou insuficiência renal. A cintigrafia normal praticamente exclui embolia pulmonar, valor preditivo negativo[100] de 97%.

Um importante estudo, o PIOPED[101], foi revisado e os critérios atualmente utilizados para a interpretação das imagens de perfusão em conjunto com a ventilação ou com a radiografia de tórax permitem melhor sensibilidade e especificidade com um custo menor que o da tomografia computadorizada[102].

O risco de tromboembolismo venoso está aumentado durante a gestação. As mulheres cardiopatas, especialmente as que têm próteses em razão de valvopatias, podem apresentar desconforto respiratório importante no final da gravidez, o que pode levar à suspeita diag-

978-85-4120-208-4

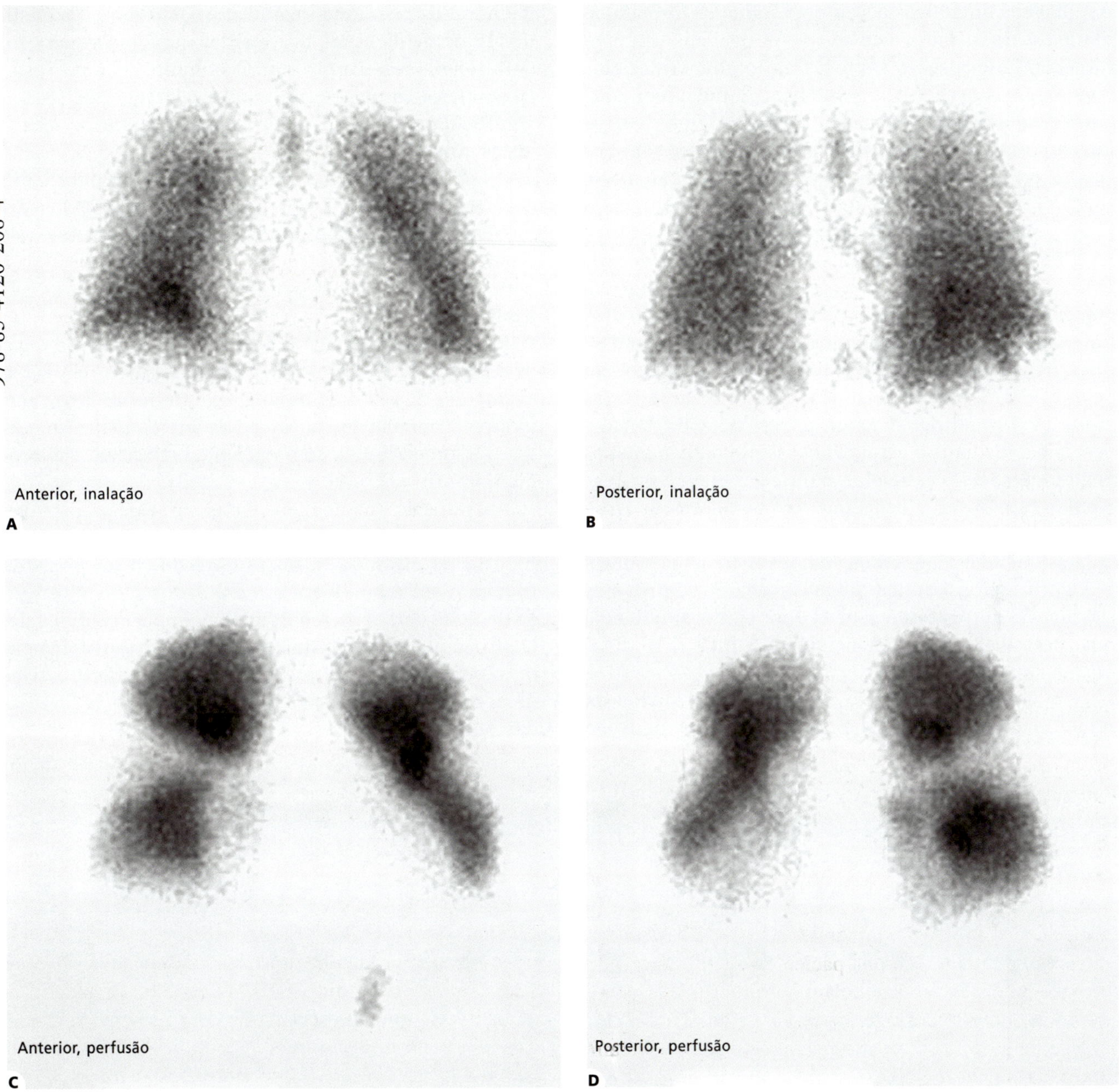

Figura 10.14 – As imagens mostram uma cintigrafia de inalação (*A* e *B*) e perfusão (*C* e *D*) pulmonares em uma paciente portadora de embolia pulmonar. A aeração pulmonar faz-se de forma uniforme pelo parênquima, já a perfusão mostra defeitos em ambos os campos pulmonares.

nóstica de embolia pulmonar. Apesar de utilizar substâncias radioativas, a cintigrafia pulmonar pode fornecer informações importantes que auxiliam na conduta terapêutica, pois a anticoagulação neste grupo de pacientes pode apresentar complicações devido aos riscos envolvidos. Por outro lado, a irradiação das mamas é menor com a cintigrafia e a informação obtida é semelhante à da angiotomografia[103].

Passado o quadro agudo, a embolia pulmonar pode evoluir com hipertensão pulmonar em até 5% dos casos. Nesses casos, a cintigrafia de perfusão pulmonar pode demonstrar áreas hipoperfundidas relacionadas com os trombos eventualmente vistos com a tomografia[104], definindo se a endarterectomia pode trazer benefícios com a reperfusão destas áreas.

AVALIAÇÃO DA HIPERTENSÃO ARTERIAL SISTÊMICA SECUNDÁRIA À DOENÇA ATEROSCLERÓTICA RENAL

O ácido DTPA é filtrado pelos glomérulos e pode ser marcado com tecnécio-99m para avaliar a função renal *in vivo*. Após a administração em *bolus* desse radiofármaco, é possível adquirir imagens dinâmicas e estáticas.

As imagens dinâmicas permitem avaliar de forma qualitativa o fluxo sanguíneo renal. As imagens estáticas fornecem informações sobre a função glomerular que, com algumas exceções, é semelhante à função tubular. Após a aquisição das imagens, é possível obter curvas de tempo-atividade com uma área de interesse sobre os rins (a curva renográfica – o renograma) e calcular a função renal relativa, que deve ser de aproximadamente 50% para cada rim (45 a 55%).

A doença aterosclerótica renal (DAR) é a doença mais comum das artérias renais, podendo resultar em isquemia renal, causando hipertensão ou piorando uma hipertensão já existente. A doença isquêmica renal se diferencia da hipertensão renovascular (HRV) pelo fato de que nesta a função renal de pelo menos um dos rins ainda está mantida. A exata prevalência da DAR é desconhecida, pois é geralmente assintomática, poucos pacientes são investigados para estabelecer o diagnóstico, a não ser aqueles que têm os fatores de risco cardíaco tradicionais. A DAR é mais comum nos pacientes que têm idade avançada, insuficiência cardíaca e doença aterosclerótica diagnosticada em outros territórios. Sua progressão pode evoluir para insuficiência renal terminal, mas é potencialmente tratável se diagnosticada a tempo.

A razão primária para o diagnóstico de DAR está relacionada com o tratamento com a finalidade de melhorar os níveis da pressão arterial, diminuir a quantidade de medicações ou retardar a evolução para insuficiência renal crônica. O achado de uma lesão aterosclerótica na artéria renal não define por si só o significado funcional nela, sendo necessários outros testes complementares.

A cintigrafia renal dinâmica com DTPA (Figuras 10.15 e 10.16) pode ser utilizada na avaliação da DAR mesmo nos casos em que o paciente apresente insuficiência renal grave. O radiofármaco não causa dano renal e pode ser utilizado em estudos de seguimento desses pacientes.

Para se estabelecer o diagnóstico de isquemia renal decorrente de DAR ou HRV, é necessário realizar o exame em duas fases: basal e sob efeito de droga inibidora da enzima de conversão da angiotensina (depois de retirada da droga, se o paciente estiver em uso crônico desta).

A avaliação das imagens e das curvas é qualitativa, sendo que a mudança do padrão com aparecimento de retardo na eliminação do radiofármaco ou piora da função renal relativa em um dos lados indica presença de lesão de artéria renal funcionalmente significante. O exame pode ser classificado[105,106] probabilisticamente (considerando-se a presença de DAR significativa) de acordo com as intensidades das mudanças induzidas em:

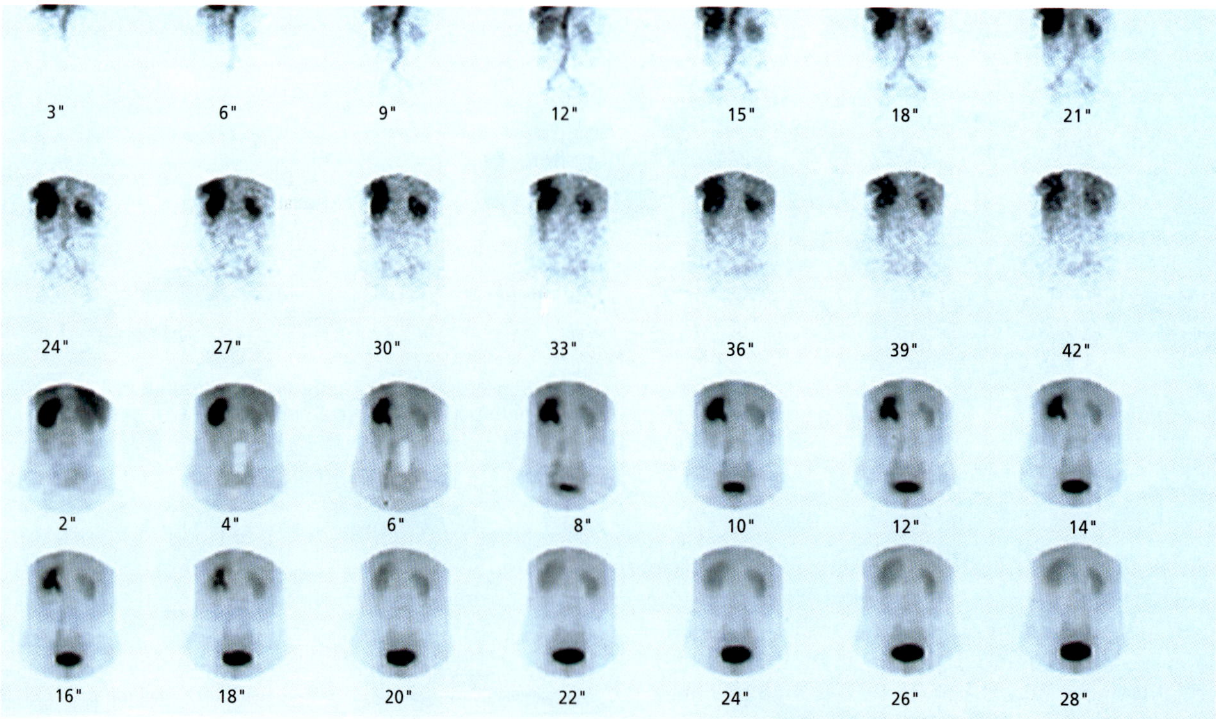

Figura 10.15 – As duas primeiras linhas do exame documentam a fase angiográfica (imagens obtidas a cada 3 s imediatamente após administração venosa do traçador): o radiofármaco desce pela aorta e vai perfundir os dois rins de acordo com o fluxo sanguíneo para cada um deles. Neste exemplo nota-se fluxo preservado à esquerda e diminuído à direita. As duas últimas linhas mostras imagens sequenciais obtidas durante 30 min. O acúmulo e a eliminação do radiofármaco são normais à esquerda e diminuídos em grau acentuado à direita.

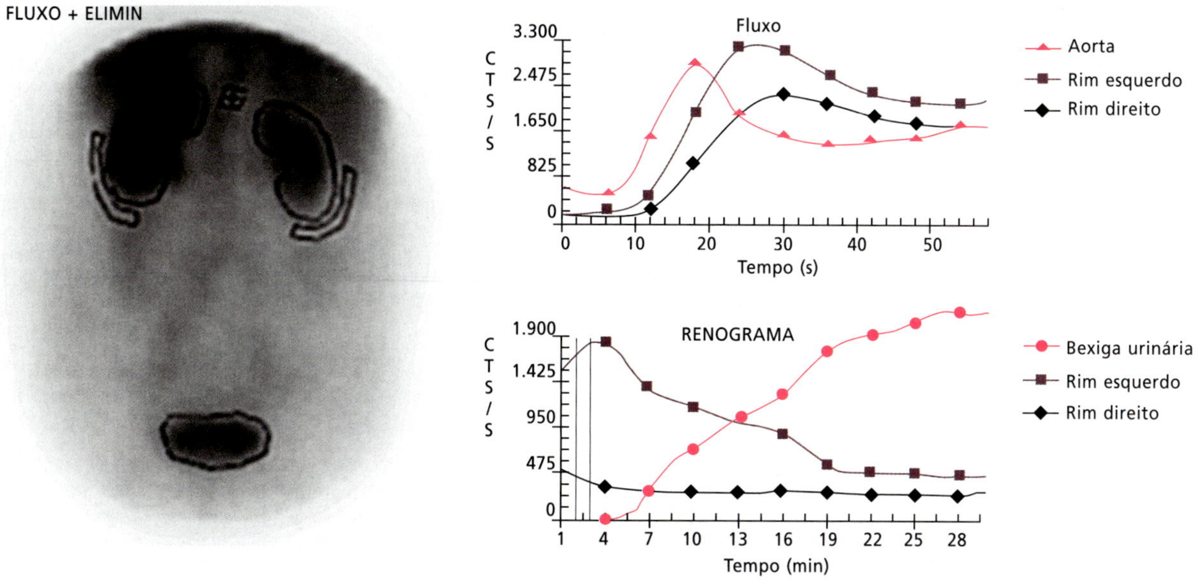

Figura 10.16 – Curvas obtidas das imagens cintigráficas do mesmo paciente da Figura 10.15. As áreas de interesse para obtenção das curvas são colocadas nos rins e na aorta; áreas próximas aos rins também são desenhadas para descontar a radiação de fundo. As curvas superiores são obtidas com as imagens do primeiro minuto e as curvas inferiores são referentes aos 29 min subsequentes. A altura máxima das curvas renais está relacionada com a função de cada rim. Neste caso, a curva do rim direito está rebaixada, indicando função renal deprimida.

- Baixa probabilidade: função renal relativa basal ao redor de 50%, atividade máxima da curva em menos de 5 min, atividade cortical residual ao fim do estudo menor que 45%, sem mudanças após a administração de inibidor da enzima de conversão.
- Alta probabilidade: aumento de 0,15 na relação entre a atividade da curva no pico e aos 20 min e pelo menos 2 min no tempo para atingir o pico de atividade da curva.
- Moderada probabilidade: estudos alterados que não apresentam padrão de modificação da curva com o inibidor da enzima de conversão; modificação bilateral da curva (pode ocorrer em pacientes desidratados).

A doença bilateral é mais difícil de diagnosticar, porém, geralmente é assimétrica, o que favorece o diagnóstico. O exame com sensibilização com inibidor da enzima de conversão mostra uma sensibilidade[107] de cerca de 90%.

Um teste considerado como de alta probabilidade significa que as alterações do fluxo renal podem ser potencialmente revertidas com angioplastia ou com revascularização da artéria renal.

Além de possibilitar o diagnóstico e prever uma possível recuperação, esse exame permite verificar os resultados após a intervenção. Em um estudo prospectivo foi verificada a modificação da função renal relativa, que passou de 29,9% para 35,1% após manipulação, acompanhada da melhora dos níveis pressóricos e creatinina sérica[108].

REFERÊNCIAS

1. Chalela WA, Meneghetti JC *et al.* I Diretriz da Sociedade Brasileira de Cardiologia sobre Cardiologia Nuclear. Arq Bras Cardiol. 2002;78:1-42.
2. Heo J, Iskandrian AS. Technetium-labeled myocardial perfusion agents. Cardiol Clin. 1994;12:187-98.
3. Zoghbi G, Htay T, Aqel R, Blackmon L, Heo J, Iskandrian A. Effect of caffeine on ischemia detection by adenosine single-photon emission computed tomography perfusion imaging. JACC. 2006;47:2296-302.
4. Vítola JV, Brambatti JC, Caligaris F *et al.* Exercise supplementation to dipyridamole prevents hypotension, improves electrocardiogram sensitivity and increases heart-to-liver ratio on Tc-99m Sestamibi imaging. J Nucl Cardiol. 2001;652:9.
5. Iskandrian AE, Bateman TM, Benardinelli L *et al.* Adenosine *versus* regadenoson comparative evaluation in myocardial perfusion imaging: results of the advance phase 3 multicenter international trial. J Nucl Cardiol. 2007;14:645-58.
6. Emmett L, Van Gaal WJ, Magee M *et al.* Prospective evaluation of the impact of diabetes and left ventricular hypertrophy on the relationship between ischemia and transient ischemic dilatation of the left ventricle on single-day adenosine Tc-99m myocardial perfusion imaging. J Nucl Cardiol. 2008;15:638-43.
7. Sharples L, Hughes V, Crean A *et al.* Cost-effectiveness of functional cardiac testing in the diagnosis and management of coronary artery disease: a randomised controlled trial. The CECaT trial. Health Technol Assess. 2007;11(49):iii-iv, ix-115.
8. Eslick GD, Coulshed DS, Talley NJ. Diagnosis and treatment of noncardiac chest pain. Nat Clin Pract Gastroenterol Hepatol. 2005;2:463-72.
9. Sheps DS, Creed F, Clouse RE. Chest pain in patients with cardiac and noncardiac disease. Psychosom Med. 2004;66:861-7.
10. Yamada AT, Soares J Jr, Meneghetti JC *et al.* Planar myocardial perfusion imaging for evaluation of patients with acute chest pain. Int J Cardiol. 2004;97: 447-53.
11. Bilodeau L, Theroux P, Gregoire J *et al.* Technetium-99m sestamibi tomography in patients with spontaneous chest pain: correlations with clinical electrocardiographic and angiographic findings. J Am Coll Cardiol. 1991;18:1684-91.
12. Kapetanopoulos A, Heller GV, Selker HP *et al.* Acute resting myocardial perfusion imaging in patients with diabetes mellitus: results from the Emergency Room Assessment of Sestamibi for Evaluation of Chest Pain (ERASE Chest Pain) trial. J Nucl Cardiol. 2004;11:570-7.
13. Dorbala S, Giugliano RP, Logsetty G *et al.* Prognostic value of SPECT myocardial perfusion imaging in patients with elevated cardiac troponin I levels and atypical clinical presentation. J Nucl Cardiol. 2007;14:53-8.

14. Brown KA, Heller GV, Landin RS *et al.* Early dipyridamole Tc-99m sestamibi single photon emission computed tomographic imaging 2 to 4 days after acute myocardial infarction predicts in-hospital and post-discharge cardiac events: comparison with submaximal exercise imaging. Circulation. 1999;100:2060-6.
15. Mahmarian JJ, Mahmarian AC, Marks GF *et al.* Role of adenosine thallium-201 tomography for defining long-term risk in patients after acute myocardial infarction. J Am Coll Cardiol. 1995;25:1333-40.
16. Deedwania P, Stone PH, Merz CNB *et al.* Effects of intensive *versus* moderate lipid-lowering therapy on myocardial ischemia in older patients with coronary heart disease: Results of the Study Assessing Goals in the Elderly (SAGE). Circulation. 2007;115:700-7.
17. Parker JO, Chiong MA, West RO *et al.* Sequential alterations in myocardial lactate metabolism, ST segments, and left ventricular function during angina induced by atrial pacing. Circulation. 1969;40:113-31.
18. Scirica BM, Morrow DA, Budaj A *et al.* Ischemia detected on continuous electrocardiography after acute coronary syndrome: observations from the MERLIN-TIMI 36 (Metabolic Efficiency With Ranolazine for Less Ischemia in Non-ST-Elevation Acute Coronary Syndrome – Thrombolysis In Myocardial Infarction 36) Trial. J Am Coll Cardiol. 2009; 53:1411-21.
19. Mieres JH, Shaw LJ, Arai A *et al.* Role of noninvasive testing in the clinical evaluation of women with suspected coronary artery disease: consensus statement from the Cardiac Imaging Committee, Council on Clinical Cardiology, and the Cardiovascular Imaging and Intervention Committee, Council on Cardiovascular Radiology and Intervention, American Heart Association. Circulation. 2005;111:682-96.
20. Kapur A, Latus KA, Davies G *et al.* A comparison of three radionuclide myocardial perfusion tracers in clinical practice: the ROBUST study. Eur J Nucl Med Mol Imaging. 2002;29:1608-16.
21. Forster S, Rieber J, Ubleis C *et al.* Tc-99m sestamibi single photon emission computed tomography for guiding percutaneous coronary intervention in patients with multivessel disease: a comparison with quantitative coronary angiography and fractional flow reserve. Int J Cardiovasc Imaging. 2010;26(2):203-13.
22. Tamarappoo BK, Dey D, Nakazato R *et al.* Comparison of the extent and severity of myocardial perfusion defects measured by CT coronary angiography and SPECT myocardial perfusion imaging. JACC. Cardiovasc Imaging. 2010;3:1010-19.
23. Brown KA. Prognostic value of cardiac imaging in patients with known or suspected coronary artery disease: comparison of myocardial perfusion imaging, stress echocardiography, and positron emission tomography. Am J Cardiol. 1995;75:D35-D41.
24. Brown KA. Prognostic value of myocardial perfusion imaging: state of the art and new developments. J Nucl Cardiol. 1996;3:516-37.
25. Ladenheim ML, Pollock BH, Rozanski A *et al.* Extent and severity of myocardial hypoperfusion as predictors of prognosis in patients with suspected coronary artery disease. J Am Coll Cardiol. 1986;7:464-71.
26. Shaw LJ, Hendel R, Borges-Neto S *et al.* Prognostic value of normal exercise and adenosine 99mTc-tetrofosmina SPECT imaging: results from the multicenter registry of 4,728 patients. J Nucl Med. 2003;44:134-9.
27. Galassi AR, Azzarelli S, Tomaselli A *et al.* Incremental prognostic value of technetium-99m-tetrofosmina exercise myocardial perfusion imaging for predicting outcomes in patients with suspected or known coronary artery disease. Am Cardiol. 2001;88:101-6.
28. Ellis SG, Mooney MR, George BS *et al.* Randomised trial of late elective angioplasty *versus* conservative management for patients with residual stenosos after thrombolytic treatment for myocardial infarction (TOPS Trial). Circulation. 1992;86:1400-6.
29. Piccini JP, Starr AZ, Horton JR *et al.* Single-photon emission computed tomography myocardial perfusion imaging and the risk of sudden cardiac death in patients with coronary disease and left ventricular ejection fraction > 35%. J Am Coll Cardiol. 2010;56:206-14.
30. Matsumoto N, Sato Y, Suzuki Y *et al.* Incremental prognostic value of cardiac function assessed by ECG-gated myocardial perfusion SPECT for the prediction of future acute coronary syndrome. Circ J. 2008; 72(12):2035-9.
31. Prior JO, Monbaron D, Koehli M *et al.* Prevalence of symptomatic and silent stress-induced perfusion defects in diabetic patients with suspected coronary artery disease referred for myocardial perfusion scintigraphy. Eur J Nucl Med Mol Imaging. 2005;32:60-9.
32. Giri S, Shaw LJ, Murthy DR *et al.* Impact of diabetes on risk stratification using stress single photon emission computed tomography myocardial perfusion imaging in patients with symptoms suggestive of coronary artery disease. Circulation. 2002;105:32-40.
33. Schinkel AF, Elhendy A, Van Domburg RT *et al.* Prognostic value of dobutamine-atropine stress myocardial perfusion imaging in patients with diabetes. Diabetes Care. 2002;25:1637-43.
34. Inoguchi T, Yamashita T, Umeda F *et al.* High incidence of silent myocardial ischaemia in elderly patients with non insulindependent diabetes mellitus. Diabetes Res Clin Pract. 2000;47:37-44.
35. Kang X, Berman DS, Lewin HC *et al.* Incremental prognostic value of myocardial perfusion single photon emission computed tomography in patients with diabetes mellitus. Am Heart J. 1999;138:1025-32.
36. Shaw LJ, Hendel RC, Cerqueira M *et al.* Ethnic differences in the prognostic value of stress technetium-99m tetrofosmina gated single-photon emission computed tomography myocardial perfusion imaging. J Am Coll Cardiol. 2005;45(9):1494-504.
37. Khattar RS, Swales JD, Senior R, Lahiri A. Racial variations in cardiovascular morbidity and mortality in essential hypertension. Heart. 2000;83:267-71.
38. Okelo S, Taylor AL, Wright J *et al.* Race and the decision to refer for coronary revascularization. J Am Coll Cardiol. 2001;38:698-704.
39. Wong Y, Rodwell A, Dawkins S *et al.* Sex differences in investigation results and treatment in subjects referred for investigation of chest pain. Heart. 2001;85:149-52.
40. Cannon R. Microvascular angina and the continuing dilemma of chest pain with normal coronary arteries. J Am Coll Cardiol. 2009;54:877-85.
41. Asbury EA, Collins P. Cardiac Syndrome X. Int J Clin Pract. 2005;59:1063-9.
42. Hachamovitch R, Berman DS, Kiat H *et al.* Effective risk stratification using exercise myocardial perfusion SPECT in women: gender-related differences in prognostic nuclear testing. J Am Coll Cardiol. 1996;28:34-44.
43. Shaw LJ, Hachamovitch R, Redberg RF. Current evidence on diagnostic testing in women with suspected coronary artery disease: choosing the appropriate test. Cardiol Rev. 2000;8:65-74.
44. Uzzaman M, Fatima N, Samad A *et al.* Overall and gender-based negative predictive value of a normal gated myocardial perfusion SPECT study: a single center experience. Ann Nucl Med. Nov 25, 2010.
45. Hachamovith R, Hays SW, Friedman JD *et al.* Comparison of the short-term survival benefit associated with revascularization compared with medical therapy in patients with no prior coronary artery disease undergoing stress myocardial perfusion single photon emission computed tomography. Circulation. 2003;107:2900-7.
46. Zalc S, Ambrose JA, Lemos PA *et al.* Myocardial perfusion scintigraphy to predict outcomes after coronary stenting. EuroIntervention. 2006;2(2):224-30.
47. Rahimtoola SH. The hibernating myocardium. Am Heart J. 1989;117:211-21.
48. Achinkel AFL, Bax JJ, Poldermans D *et al.* Hibernating myocardium: diagnosis and patient outcomes. Curr Probl Cardiol. 2007;32:375-410.
49. Chalela WA, Pimentel FF, Uchida AH *et al.* Study of myocardial viability by thallium-201 SPECT. Conventional redistribution *versus* reinjection. Arq Bras Cardiol. 1994;63(5):363-9.
50. Trimble MA, Borges-Neto S, Velasquez EJ *et al.* Emerging role of myocardial perfusion imaging to evaluate patients for cardiac resynchronization therapy. Am J Cardiol. 2008;102(2):211-7.
51. Brandão SC, Nishioka SA, Giorgi MC *et al.* Cardiac resynchronization therapy evaluated by myocardial scintigraphy with 99mTc-MIBI: changes in left ventricular uptake, dyssynchrony, and function. Eur J Nucl Med Mol Imaging. 2009;36(6):986-96.
52. Hoeks S, Flu WJ, Van Kujik JP *et al.* Cardiovascular risk assessment of the diabetic patient undergoing major noncardiac surgery. Best Pract Res Clin Endocrinol Metab. 2009;23(3):361-73D.
53. Freeman WK, Gibbons RJ. Perioperative cardiovascular assessment of patients undergoing noncardiac surgery. Mayo Clin Proc. 2009; 84(1):79-90.
54. Anghileri LJ, Ottaviani M, Raynaud C. *In vivo* distribution of carrier protein/67Ga-complexes. Nuklearmedizin. 1982;21(1):8-11.
55. Skouri HN, Dec GW, Friedrich MG *et al.* Noninvasive imaging in myocarditis. J Am Coll Cardiol. 2006;48(10):2085-93.
56. O'Connell JB, Henkin RE, Robinson JA *et al.* Gallium-67 imaging in patients with dilated cardiomyopathy and biopsy-proven myocarditis. Circulation. 1984;70:58-62.
57. Matsura H, Ishikita T, Yamamoto S *et al.* Gallium-67 myocardial imaging for the detection of myocarditis in the acute phase of Kawasaki disease (mucocutaneous lymph node syndrome): the usefulness of single photon emission computed tomography. Br Heart J. 1987;58:385-92.
58. Futamatsu H, Suzuki J, Adachi S *et al.* Utility of gallium-67 scintigraphy for evaluation of cardiac sarcoidosis with ventricular tachycardia. Int J Cardiovasc Imaging. 2006;22(3-4):443-8.
59. Meneghetti JC, Camargo EE, Soares Jr J *et al.* Gallium-67 imaging in human heart transplantation: correlation with endomyocardial biopsy, J Heart Transplant. 1987;6:171.
60. Bocchi EA, Mocelin AO, De Moraes AV *et al.* Comparison between two strategies for rejection detection after heart transplantation: routine endomyocardial biopsy *versus* gallium-67 cardiac imaging. Transplant Proc. 1997;29(1-2):586-8.

61. Travin MI, Ji SY. Radionuclide imaging of cardiac autonomic innervation. J Nucl Cardiol. 2010;17:655-66.
62. Carrió I. Cardiac neutransmission imaging. J Nucl Med. 2001;42:1062-76.
63. Sisson J, Shapiro B, Meyers L *et al.* Metaiodobenzylguanidine to map scintigraphically the adrenergic nervous system in man. J Nucl Med. 1987;28:1625-36.
64. Giorgi MC, Hironaka FH, Ianni BM *et al.* Scintilographic *in vivo* assessment of cardiac sympathetic innervation and perfusion in chagasic patients with normal and abnormal left ventricular function. JACC. 1998;31(5):337C.
65. Carrió I, Cowie MR, Yamazaki J *et al.* Cardiac sympathetic imaging with mIBG in heart failure. JACC Cardiovasc Imaging. 2010;3(1):92-100.
66. Strauss HW, Johnson MN, Schoder H *et al.* Metaiodobenzylguanidine imaging comes of age. A new arrow in the prognostic quiver for heart failure patients. Editorial comment. J Am Coll Cardiol. 2010; 55(20):2222-4.
67. Merlet P, Valette H, Dubois-Rande JL *et al.* Prognostic value of cardiac metaiodobenzylguanidine imaging in patients with heart failure. J Nucl Med. 1992;33:471-7.
68. Tamaki S, Yamada T, Okuyama Y *et al.* Cardiac iodine-123 metaiodobenzylguanidine imaging predicts sudden cardiac death independently of left ventricular ejection fraction in patients with chronic heart failure and left ventricular systolic dysfunction: results from a comparative study with signal-averaged electrocardiogram, heart rate variability, and QT dispersion. J Am Coll Cardiol. 2009;53(5):426-35.
69. Jacobson AF, Sênior R, Cerqueira MD *et al.* Myocardial iodine-123 metaiodobenzylguanidine imaging and cardiac events in heart failure. Results of the prospective ADMIRE-HF (AdreView Myocardial Imaging for Risk Evaluation in Heart Failure) study. J Am Coll Cardiol. 2010;55(20):2212-21.
70. Nishioka SA, Martinelli Filho M, Brandão SC *et al.* Cardiac sympathetic activity pre and post resynchronization therapy evaluated by 123I-MIBG myocardial scintigraphy. J Nucl Cardiol. 2007;14(6):852-9.
71. Somsen GA, Van Vlies B, De Milliano PA *et al.* Increased myocardial [123-I]-metaiodobenzylguanidine uptake after enalapril treatment in patients with chronic heart failure. Heart. 1996;76:218-22.
72. Fukuoka S, Hayashida K, Hirose Y. Use of MIBG myocardial imaging to predict the effectiveness of betablocker therapy in patients with dilated cardiomyopathy. Eur J Nucl Med. 1997;24:523-9.
73. Gerson MC, Craft LL, McGuire N *et al.* Carvedilol improves left ventricular function in heart failure patients with idiopathic dilated cardiomyopathy and a wide range of sympathetic nervous system function as measured by MIBG. J Nucl Cardiol. 2002;9:608-15.
74. Friedman JD, Berman DS, Borges-Neto S *et al.* Quality Assurance Committee of the American Society of Nuclear Cardiology. First-pass radionuclide angiography. J Nucl Cardiol. 2006;13(6):e42-55.
75. Jones RH, McEwen P, Newman GE *et al.* Accuracy of diagnosis of coronary artery disease by radionuclide measurement of left ventricular function during rest and exercise. Circulation. 1981;64:586-601.
76. Berger HJ, Matthay RA, Pytlik LM *et al.* First-pass radionuclide assessment of right and left ventricular performance in patients with cardiac and pulmonary disease. Semin Nucl Med. 1979;9:275-95.
77. Johnson LL, Lawson MA, Blackwell GG *et al.* Optimizing the method to calculate right ventricular ejection fraction from first-pass data acquired with a multicrystal camera. J Nucl Cardiol. 1995;2:372-9.
78. Hambye AE, Everaert H, Maes A *et al.* Nuclear Cardiology, part II: Scintigraphic evaluation of cardiac function. J Nucl Med Technol. 1998;26:72-9.
79. Brandão SC, Giorgi MC, De Miche RT *et al.* Ventricular synchrony in patients with dilated cardiomyopathy and normal individuals: assessment by radionuclide ventriculography. Arq Bras Cardiol. 2007;88(5):596-601.
80. Upton MT, Rerich SK, Newman GE *et al.* The reproducibility of radionuclide angiographic measurements of left ventricular function in normal subject at rest and during exercise. Circulation. 1980;62:126-32.
81. Marshall RC, Berger HJ, Reduto LA *et al.*: Variability in sequential measures of left ventricular performance assessed with radionuclide angiocardiography. Am J Cardiol. 1978;41:531-6.
82. Nichols KJ, Van Tosh A, De Bondt P *et al.* Normal limits of gated blood pool SPECT count-based regional cardiac function parameters. Int J Cardiovasc Imaging. 2008;24(7):17-25.
83. Nichols K, Saouaf R, Ababneh AA *et al.* Validation of SPECT equilibrium radionuclide angiographic right ventricular parameters by cardiac magnetic resonance imaging. J Nucl Cardiol. 2002;9(2):153-60.
84. The multicenter Postinfarction Research Group. Risk stratification and survival after myocardial infarction. N Engl J Med. 1983;309(6):331-6.
85. Zaret BL, Wackers FJ, Terrin ML *et al.* Value of radionuclide rest and exercise left ventricular ejection fraction in assessing survival of patients after thrombolytic therapy for acute myocardial infarction: results of Thrombolysis in Myocardial Infarction (TIMI) phase II study. The TIMI Study Group. J Am Coll Cardiol. 1995;26(1):73-9.
86. Bonow RO, Rosing DR, Kent KM *et al.* Timing of operation for chronic aortic regurgitation. Am J Cardiol. 1982;50:325-36.
87. Bonow RO, Rosing DR, McIntoch CL *et al.* The natural history of asymptomatic patients with aortic regurgitation and normal left ventricular function. Circulation. 1983;68:509-17.
88. Borer JS, Hochreiter C, Herrold EM *et al.* Prediction of indications for valve replacement among asymptomatic or minimally symptomatic with chronic aortic regurgitation and normal left ventricular performance. Circulation. 1998;97:525-34.
89. Hochreiter C, Niles N, Deveraux RB *et al.* Mitral regurgitation: relationship of non-invasive descriptors of right and left ventricular performance to clinical and hemodynamic findings and to prognosis in medically and surgically treated patients. Circulation. 1986;73:900-12.
90. Rosen S, Borer JS, Hochreiter C *et al.* Natural history of the asymptomatic/minimally symptomatic patient with normal right and left ventricular performance and severe mitral regurgitation due to mitral prolapse. Am J Cardiol. 1994;74;374-80.
91. Brieke A, Denofrio D. Right ventricular dysfunction in chronic dilated cardiomyopathy and heart failure. Coron Artery Dis. 2005;16;5-11.
92. Konstam MA, Rousseu MF, Kronenberg MW *et al.* Effects of the angiotensin converting enzyme inhibitor enalapril on the long-term progression of left ventricular dysfunction in patients with heart failure. Circulation. 1992;86:431-8.
93. Konstam MA, Kronenberg MW, Rousseau MF *et al.* Effects of the angiotensin converting enzyme inhibitor enalapril on the long-term progression of left ventricular dilatation in patients with asymptomatic systolic dysfunction. SOLVD (Studies of Left Ventricular Dysfunction) Investigators. Circulation. 1993;88:2277-83.
94. Swain SM, Whaley FS, Ewer MS. Congestive heart failure in patients treated with doxorubicin: a retrospective analysis of three trials. Cancer. 2003;97(11):2869-79.
95. Ganz WI, Sridhar KS, Ganz SS *et al.* Review of tests for monitoring doxorubicin-induced cardiomyopathy. Oncology. 1996;53(6):461-70.
96. Panjrath GS, Jain D. Monitoring chemotherapy-induced cardiotoxicity: role of cardiac nuclear imaging. J Nucl Cardiol. 2006;13(3):415-26.
97. Schwartz RG, McKenzie WB, Alexander J *et al.* Congestive heart failure and left ventricular dysfunction complicating doxorubicin therapy. Seven-year experience using serial radionuclide angiocardiography. Am J Med. 1987;82:1109-18.
98. Fauchier L, Marie O, Casset-Senon D *et al.* Interventricular and intraventricular dyssynchrony in idiopathic dilated cardiomyopathy: a prognostic study with Fourier phase analysis of radionuclide angioscintigraphy. J Am Coll Cardiol. 2002;40:2022-30.
99. Kerwin WF, Botvinick EH, O'Connel JW *et al.* Ventricular contraction abnormalities in dilated cardiomyomathy: effect of biventricular pacing to correct interventricular dyssynchrony. J Am Coll Cardiol. 2000;35:1221-7.
100. Sostman HD, Stein PD, Gottschalk A *et al.* Acute pulmonary embolism: sensitivity and specificity of ventilation-perfusion scintigraphy in PIOPED II study. Radiology. 2008;246:941-6.
101. PIOPED Investigators. A collaborative study by the PIOPED Investigators. Value of the ventilationperfusion scan in acute pulmonary embolism: results of the prospective investigation of pulmonary embolism diagnosis (PIOPED). J Am Med Assoc. 1990;263:2753-9.
102. Stein PD, Matta F. Acute pulmonary embolism. Curr Probl Cardiol. 2010;35:314-76.
103. Sharir K, Goodman LR, Tali A *et al.* Pulmonary embolism in pregnancy: CT pulmonary angiography *versus* perfusion scanning. AJR Am J Roentgenol. 2010;195(3):W214-20.
104. Lang IM, Plank C, Sadushi-Kolici R *et al.* Imaging in pulmonary hypertension. JACC Cardiovasc Imaging. 2010;3(12):1287-95.
105. Taylor A, Nally J, Aurell M *et al.* Consensus report on ACE inhibitor renography for detecting renovascular hypertension. Radionuclides in Nephrology Group. Consensus Group on ACEI Renography. J Nucl Med. 1996;37:1876-82.
106. Fommei E, Mezzasalma L, Ghione S *et al.* European Captopril Radionuclide Test Multicenter Study. Preliminary results. Inspective renographic analysis. The European Captopril Radionuclide Test Multicenter Study Group. Am J Hypertens. 1991;4:690S-7S.
107. Blaufos MD, Fine EJ, Heller S *et al.* Prospective study of simultaneous orthoiodohippurate and diethylenetriaminepentaacetic acid captopril renography. The Einstein/Cornell Collaborative Hypertension Group. J Nucl Med. 1998;39:522-8.
108. Anfelter P, Granerus G, Stenstrom H *et al.* The effect of percutaneous dilatation of renal arterial stenosis on captopril renography in hypertension. Blood Press. 2005;14(6):359-65.

CAPÍTULO

11

Tomografia Computadorizada Cardiovascular

Carlos Eduardo Rochitte
Guilherme Urpia Monte
Tiago Augusto Magalhães

INTRODUÇÃO

A ressonância magnética e a tomografia computadorizada vêm adquirindo, nos últimos anos, grande importância como métodos complementares não invasivos em Cardiologia. Recentes avanços tecnológicos têm conferido a essas técnicas a capacidade de aquisição de imagens com alta resolução espacial e temporal, superando as dificuldades impostas pelo coração em movimento. Além disso, sua crescente disponibilidade e a redução de custos têm tornado esses recursos mais acessíveis ao cardiologista clínico.

Este capítulo tem como objetivo revisar os princípios básicos da tomografia computadorizada cardiovascular, suas principais indicações clínicas, contraindicações e limitações atuais.

Até a última década, a tomografia computadorizada (TC) tinha pouca aplicação em Cardiologia. Limitações de resolução temporal, resolução espacial e velocidade de aquisição dos tomógrafos convencionais tornavam o método insuficiente para avaliar, de forma satisfatória, o coração em movimento. Os avanços tecnológicos nos últimos anos, no entanto, permitiram à técnica alcançar maiores velocidades de aquisição e cortes mais finos, tornando factível a visualização cardíaca e dos vasos, de maneira tridimensional, como discutido a seguir.

PRINCÍPIOS BÁSICOS

A TC é uma técnica baseada na emissão de raios X. De forma simplificada, o tomógrafo é um aparelho que consiste nos seguintes elementos: uma *fonte giratória*, que emite um feixe de raios X em forma de leque, delimitado pelos colimadores; um *sistema de detectores*, em posição oposta à fonte, capaz de captar as atenuações dos raios X, depois de atravessarem o corpo do paciente; a *mesa*, onde fica deitado o paciente, entre a fonte e os detectores; e o *computador*, necessário para controlar todo o equipamento e transformar as diferenças de atenuação, captadas pelos detectores, em imagem. Cada *pixel* gerado pela reconstrução das imagens possui um valor de atenuação específico, medido em unidades Hounsfield (UH). Nos tomógrafos iniciais, a fonte ou tubo de raios X apresentava uma baixa velocidade de rotação, havia uma única fileira de detectores e a aquisição dos cortes era sequencial no plano axial, com a mudança de posição da mesa apenas após um giro completo do tubo. Como referido anteriormente, essas características limitavam a aplicabilidade do método ao coração. Uma grande inovação foi o surgimento do tomógrafo helicoidal, no qual a aquisição das imagens ocorre à medida que a mesa vai mudando de posição, produzindo um trajeto helicoidal do feixe de raios X. Há alguns anos, houve o advento dos tomógrafos com múltiplas fileiras de detectores (também conhecidos como tomógrafos de múltiplos detectores ou *multislice*), diminuindo significativamente o tempo de aquisição das imagens. Além do aumento do número de detectores, houve a redução da espessura destes, possibilitando a realização de cortes mais finos. Atualmente, os aparelhos mais modernos de TC dispõem de até 320 colunas de detectores, excelente resolução espacial (da ordem de 0,3 mm) e resolução temporal satisfatória (na faixa de 80 a 250 ms, a depender do tipo de reconstrução empregada). Nos aparelhos de 64 canais, disponíveis na maioria dos centros cardiológicos de referência, a aquisição das imagens é helicoidal e suficiente para cobrir toda a extensão cardíaca em cerca de 8 a 12 s. Com os aparelhos mais avançados, de 320 canais, a aquisição das imagens é volumétrica, sendo possível a cobertura de todo o coração em uma única rotação do tubo (sem deslocamento da mesa) e em apenas um batimento cardíaco. Os equipamentos com duas fontes simultâneas de raios X (dupla fonte), por sua vez, são aqueles com a melhor resolução temporal, de aproximadamente 80 ms. Além disso, os sistemas mais modernos têm permitido imagens de excelente qualidade com menor dose de radiação, aspecto fundamental para a segurança do paciente. Todos esses avanços colocaram a TC em posição de destaque entre os exames complementares não invasivos em Cardiologia, especialmente para a visualização das artérias coronárias. A seguir, serão discutidas as principais indicações atuais da TC cardiovascular.

ESCORE DE CÁLCIO CORONÁRIO

A quantificação da calcificação parietal coronária foi, primeiramente, descrita com a tomografia computadorizada por emissão de feixe de elétrons (EBCT, *electron beam computed tomography*), tecnologia praticamente substituída pelos atuais equipamentos de múltiplos detectores. A partir de estudos histopatológicos, observou-se que os segmentos com valores de atenuação acima de 130 UH à TC tinham estreita correlação com as áreas de calcificação coronária[1]. Por sua vez, as placas calcificadas coronárias correlacionam-se com a carga aterosclerótica total. Dessa forma, o exame é capaz de detectar a aterosclerose subclínica. Agatston sugeriu um escore para quantificar os depósitos de cálcio na parede arterial coronária. Esse escore leva em consideração um limite mínimo de área (≥ 1 mm^2) e densidade radiológica (> 130 UH) para identificar uma lesão calcificada e é calculado multiplicando-se a área pelo pico de densidade da placa calcificada[2]. Para a determinação do escore de cálcio coronário (ECC), é feita a aquisição de imagens do coração, prospectivamente sincronizadas ao eletrocardiograma, sem a administração de contraste. Com o auxílio de um *software* específico, os depósitos cálcicos são marcados em cada ramo coronariano (Figura 11.1). A interpretação é feita de acordo com a Tabela 11.1: um escore abaixo de 100 prediz um baixo risco de eventos cardiovasculares; já um escore > 400 ou acima do percentil 75 para idade/sexo/raça associa-se a um maior risco de eventos.

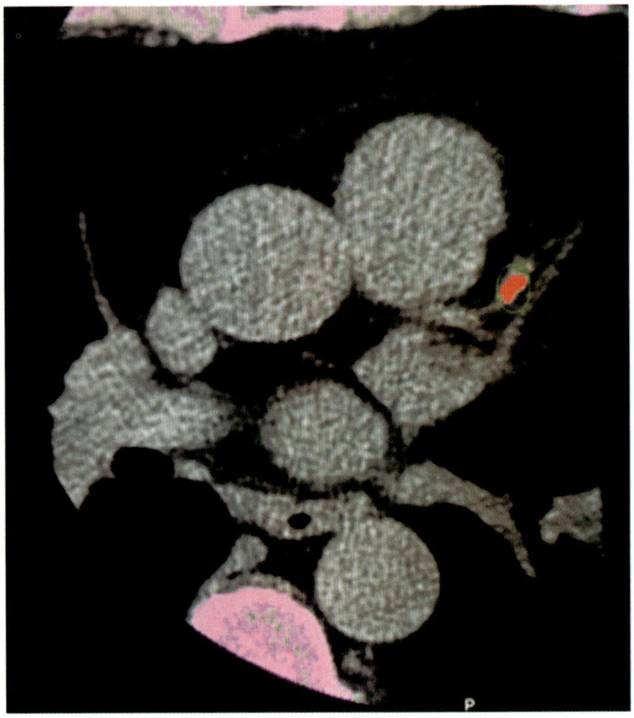

Figura 11.1 – Escore de cálcio coronariano. Esta etapa da avaliação não invasiva das artérias coronárias consiste na detecção de calcificação nas paredes das artérias coronárias, como no destaque (calcificação em artéria descendente anterior). Por meio do tamanho das placas e dos seus graus de atenuação, atribui-se um valor numérico total, que consiste no escore de cálcio coronariano (o exemplo mais conhecido é o escore de Agatston). Este processo é realizado sem o uso de contraste iodado.

Diversos estudos apontam o valor prognóstico desse escore na avaliação do risco de eventos coronarianos e morte em indivíduos assintomáticos, sendo este risco proporcional ao grau de calcificação[3,4]. A calcificação parietal coronária é, portanto, um marcador de risco cardiovascular. Porém, a presença de calcificação não indica, necessariamente, a existência de obstruções coronárias significativas; a sua ausência, por outro lado, também não afasta a ocorrência de lesões ateroscleróticas e placas instáveis, mas denota um baixo risco de eventos. Até recentemente, havia grande controvérsia quanto ao valor prognóstico independente do ECC em indivíduos assintomáticos, ou seja, se teria algum valor adicional aos escores clínicos de estimação de risco cardiovascular tradicionais, como o de Framingham. Estudos publicados nos últimos anos demonstram que, de fato, o ECC acrescenta informação prognóstica à avaliação clínica, podendo reclassificar o paciente quanto ao risco cardiovascular e determinar mudança na conduta terapêutica[5,6]. Até o momento, no entanto, as evidências científicas disponíveis indicam que essa observação é mais válida para os pacientes com risco intermediário de doença arterial coronariana (DAC) (risco de eventos de 10 a 20% em 10 anos), grupo em que o valor preditivo dos escores clínicos é menor.

TABELA 11.1 – Interpretação dos valores do escore de cálcio coronário

Escore	Classificação de risco
< 100	Baixo
100 a 400	Moderado
> 400	Alto

Um ECC elevado (> 400 ou acima do percentil 75), nesse grupo de pacientes, implicaria na mudança de classificação para uma situação de mais alto risco. Diretrizes nacionais e internacionais sugerem a utilização do ECC para estimação do risco cardiovascular em pacientes com essas características[7,8].

A utilização do escore de cálcio em pacientes sintomáticos é controversa e não encontra embasamento em diretrizes médicas atuais. Assim a recomendação que esses autores propõem para o atual estágio da aplicação desse método é que não utilizem o escore de cálcio como único dado para descartar DAC obstrutiva em indivíduos com sintomas e que procuram assistência médica, em particular, na situação de pronto-socorro.

ANGIOTOMOGRAFIA CORONÁRIA

Esse tem sido o grande desafio da tomografia cardiovascular nos últimos anos: a avaliação não invasiva das artérias coronárias. Como discutido anteriormente, os grandes avanços tecnológicos dos equipamentos têm proporcionado aumento da resolução espacial e temporal, superando, em grande parte, o obstáculo representado pela rápida movimentação cardíaca. Atualmente, a angiotomografia oferece uma visualização bastante satisfatória da árvore coronária (Figura 11.2, *A* a *E*), tornando-se um dos exames mais promissores na Cardiologia.

Preparo do paciente

A fim de minimizar os artefatos decorrentes da movimentação cardíaca, é importante que a frequência cardíaca do paciente esteja controlada, de preferência, próxima de 60 bpm. Para isso, quase sempre é necessária a utilização de betabloqueadores orais ou intravenosos, antes do exame. Em casos de contraindicação aos betabloqueadores, podem-se administrar bloqueadores de canais de cálcio.

Outra questão é a capacidade respiratória do paciente, uma vez que as imagens devem ser adquiridas em pausa respiratória para evitar os artefatos de movimentação diafragmática. Como já mencionado, nos aparelhos com 64 fileiras de detectores, essa pausa costuma durar cerca de 8 a 12 s, na maioria dos casos. Em pacientes

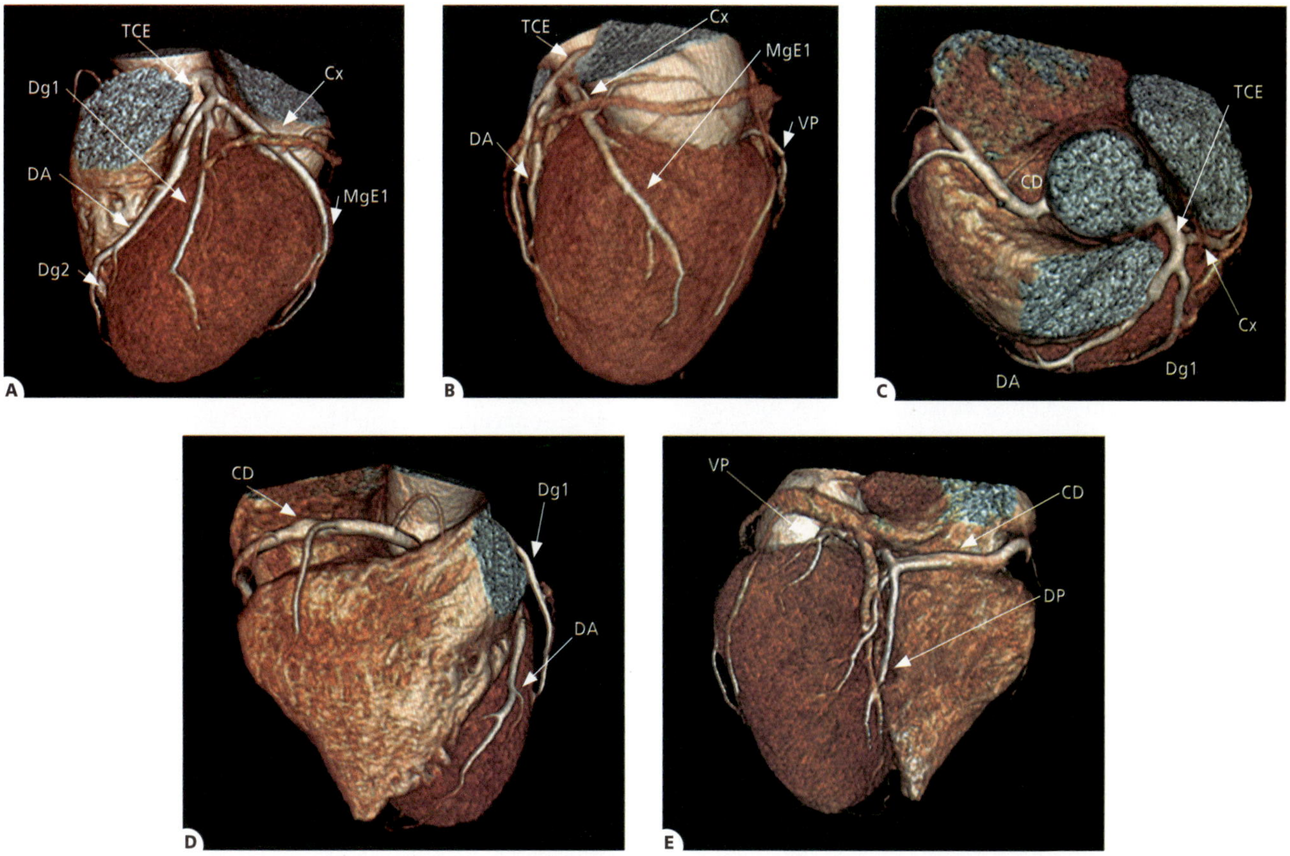

Figura 11.2 – Reconstrução tridimensional da anatomia coronariana. (*A*) Vista anterior do coração evidenciando território de coronária esquerda. (*B*) Vista lateral do ventrículo esquerdo. (*C*) Vista cranial mostrando origem habitual da coronária direita e tronco de coronária esquerda. (*D*) Vista lateral evidenciando trajeto proximal da coronária direita. (*E*) Vista posterior do coração mostrando trajeto distal da coronária direita e ramos. CD = artéria coronária direita; Cx = artéria circunflexa; DA = artéria descendente anterior; Dg1 = primeiro ramo diagonal; Dg2 = segundo ramo diagonal; DP = ramo descendente posterior; MgE1 = primeiro ramo marginal esquerdo; TCE = tronco de coronária esquerda; VP = ramo ventricular posterior.

com limitada capacidade pulmonar, a administração de oxigênio logo antes e durante o exame pode ajudar a aumentar o tempo de pausa respiratória.

Finalmente, a angiotomografia é realizada com a administração intravenosa de contraste iodado. Portanto, são necessários os cuidados relacionados com a prevenção de nefropatia induzida por contraste, especialmente nos pacientes idosos, diabéticos e/ou com disfunção renal, além da contraindicação em pacientes com história de alergia grave a agentes iodados.

Comparação com a cineangiocoronariografia invasiva

Diversos estudos já foram realizados comparando-se a tomografia *multislice* com a cineangiocoronariografia invasiva, em relação à detecção de estenoses coronárias hemodinamicamente significativas. Os primeiros estudos utilizaram os tomógrafos com quatro fileiras de detectores, obtendo valores moderados de sensibilidade e especificidade[9-13]. Posteriormente, os resultados iniciais com os tomógrafos de 16 fileiras de detectores mostraram níveis satisfatórios de acurácia, acima de 90%[14-17]. Porém, apenas recentemente é que foram publicados os estudos de maior impacto científico, multicêntricos, com maior número de indivíduos, utilizando-se os aparelhos de 64 canais (Tabela 11.2). A despeito da variação de resultados observada entre esses estudos, possivelmente relacionada com a diferente prevalência de doença coronária obstrutiva em cada grupo avaliado, o ponto forte da tomografia *multislice* na avaliação da doença arterial coronária é o seu alto valor preditivo negativo (VPN). A ausência de obstruções coronárias significativas à angiotomografia praticamente exclui a existência de estenoses hemodinamicamente significativas à cineangiocoronariografia invasiva. Essa característica pode ser muito útil na avaliação de pacientes de baixo a moderado risco de DAC com sintomas atípicos ou testes funcionais duvidosos. Por outro lado, o valor preditivo positivo do exame ainda é relativamente limitado, fornecendo um potencial de resultados falso-positivos.

Indicações clínicas

De acordo com as principais diretrizes para a aplicação clínica da angiotomografia coronária atualmente vigentes[7,18], as suas principais indicações são descritas a seguir.

Avaliação de anomalias das artérias coronárias (Figura 11.3)

Essa é uma indicação precisa da TC coronária. Variações de origem e/ou de trajeto das artérias coronárias, aneurismas, fístulas, pontes miocárdicas e outras anormalidades congênitas ou adquiridas podem ser visualizadas apropriadamente pelo método, oferecendo, como vantagem sobre a cineangiocoronariografia, a visão tridimensional das relações com as demais estruturas cardíacas e grandes vasos[19]. Na doença de Kawasaki, por exemplo, a TC coronária pode ser empregada para o seguimento anatômico dos aneurismas coronários[20].

Investigação de pacientes com baixa a moderada probabilidade de doença arterial coronariana/testes de isquemia duvidosos

A maior utilidade diagnóstica atual do método recai sobre os pacientes com moderada probabilidade de DAC e sintomas atípicos ou provas de isquemia duvidosas ou divergentes. O exame também poderia ser útil nos casos com baixa probabilidade de DAC e provas de isquemia positivas. A dúvida, nesses casos, habitualmente era dirimida com a realização de cineangiocoronariografia invasiva, muitas vezes normal. A angiotomografia pode ser empregada como um passo intermediário e, uma vez negativa para lesões obstrutivas, em virtude de seu alto VPN nessas populações, afastaria DAC significativa, dispensando o procedimento invasivo.

Avaliação de enxertos coronarianos (Figura 11.4, *A* a *F*)

A TC também pode ser empregada para avaliar enxertos coronarianos, tendo boa acurácia para a determinação de sua patência. Alguns cuidados são necessários durante a aquisição da imagem, principalmente quando há enxerto de artéria torácica interna (mamária), devendo o bloco de imagem ser prescrito de forma a cobrir todo o seu trajeto desde a sua origem. Esse exame pode ser útil na investigação de pacientes com dor torácica atípica após cirurgia de revascularização miocárdica.

TABELA 11.2 – Estudos multicêntricos comparando o desempenho diagnóstico da angiotomografia coronária à cineangiocoronariografia invasiva

Estudo	Cortes	% de DAC	n	Sensibilidade	Especificidade	VPP	VPN
ACCURACY, 2008	64		230	95	83	64	99
Core64, 2008	64	56	291	85	90	91	83
Meijboom *et al.*, 2008	64	68	360	99	64	86	97

DAC = doença arterial coronariana; VPN = valor preditivo negativo; VPP = valor preditivo positivo.

978-85-4120-208-4

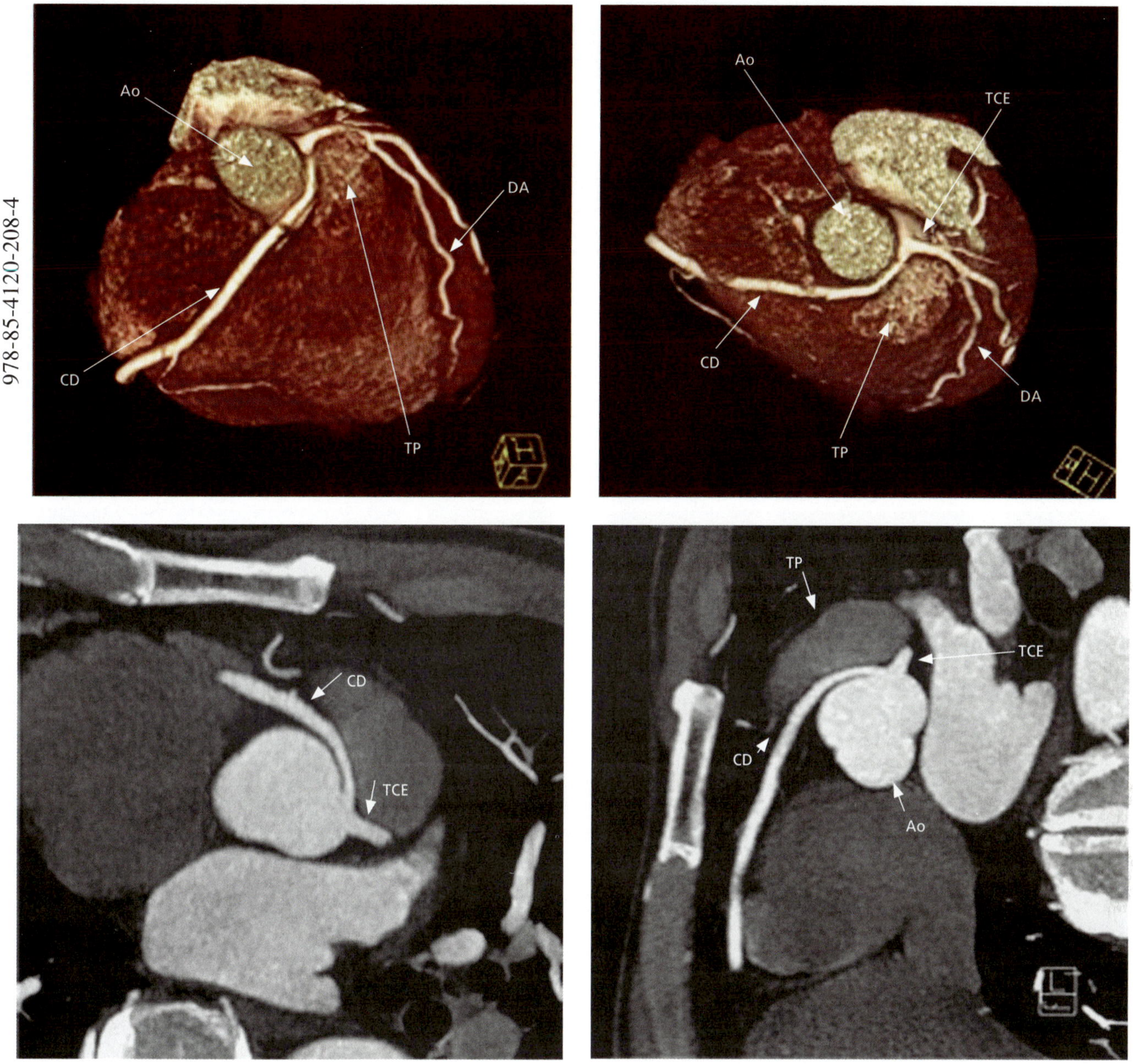

Figura 11.3 – Tomografia de coronárias demonstrando anomalia de origem coronariana. A coronária direita apresenta origem comum com o tronco de coronária esquerda. Além disso, observa-se que o trajeto da coronária direita se faz entre a aorta e o tronco pulmonar. Ao = aorta; CD = coronária direita; DA = artéria descendente anterior; TCE = tronco de coronária esquerda; TP = tronco pulmonar.

Avaliação de *stents* coronarianos (Figuras 11.5 e 11.6, *A* e *B*)

Já se demonstrou a capacidade da TC de determinar o estado de perviedade dos *stents* coronarianos pós-angioplastia[21] (Figura 11.7). Por outro lado, a análise do lúmen vascular na região do *stent* é mais difícil, especialmente nas próteses de menor calibre (inferior a 3 mm), em função dos artefatos gerados pela estrutura metálica. Nos *stents* mais calibrosos, na maioria dos casos, é possível detectar a presença de reestenose por proliferação neointimal com boa acurácia[22]. O desenvolvimento recente de aparelhos com detectores de alta definição (com resolução espacial < 0,3 mm) certamente proporcionará visualização mais precisa do lúmen vascular no interior do *stent*.

Diagnóstico diferencial de cardiomiopatias

Frequentemente, é necessário recorrer à cineangiocoronariografia invasiva para diferenciar a cardiomiopatia dilatada idiopática da isquêmica e, na maioria das vezes, este exame não revela obstruções coronárias

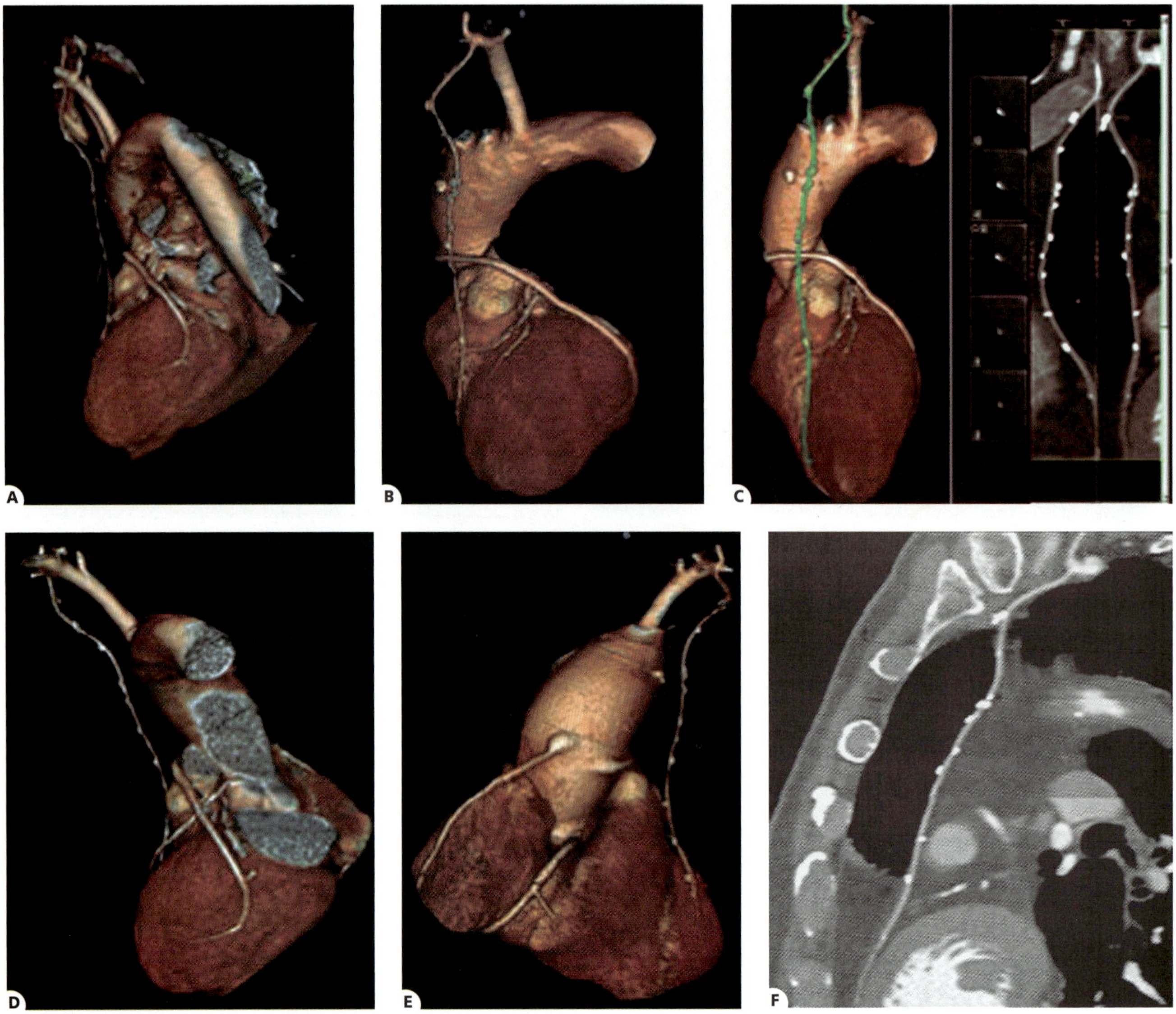

Figura 11.4 – Avaliação de enxertos pós-revascularização miocárdica pela tomografia de coronárias. (*A*, *B*, *D* e *E*) Reconstruções tridimensionais evidenciando os enxertos arteriais e venosos, bem como o leito coronariano nativo. Em *C* e *F*, reconstruções multiplanares demonstram a ausência de lesões obstrutivas no enxerto de artéria mamária interna esquerda.

significativas. Essa diferenciação pode ser conseguida com a angiotomografia, que permite a visualização adequada dos principais ramos coronarianos, acometidos na cardiomiopatia isquêmica[23]. Em virtude de seu alto VPN, a TC também pode ajudar na avaliação anatômica coronária pré-operatória em pacientes submetidos a cirurgia cardíaca por outras cardiopatias, afastando a existência de obstruções coronárias associadas e evitando os riscos da cineangiocoronariografia invasiva[24].

Avaliação de dor torácica aguda

Essa é mais uma indicação potencial da TC coronária, em pacientes com dor torácica suspeita de síndrome isquêmica aguda, sem alterações eletrocardiográficas significativas ou de marcadores bioquímicos de lesão miocárdica. Mais de 20 estudos já foram publicados avaliando o desempenho da angiotomografia coronária nesta situação. Entre eles, destaca-se uma meta-análise[24], que incluiu nove estudos e 566 pacientes. Os resultados revelaram altos valores de sensibilidade (95%), especificidade (90%) e, especialmente, valor preditivo negativo (98%) em comparação à evolução clínica ou à cineangiocoronariografia invasiva, confirmando a observação dos estudos com pacientes coronarianos crônicos, de que o exame tem alta capacidade de excluir obstruções coronárias significativas. Uma vantagem do método é a sua capacidade de, potencialmente, no mesmo exame, avaliar outras causas relevantes de dor torácica aguda, especialmente dissecção de aorta e embolia pulmonar[25],

978-85-4120-208-4

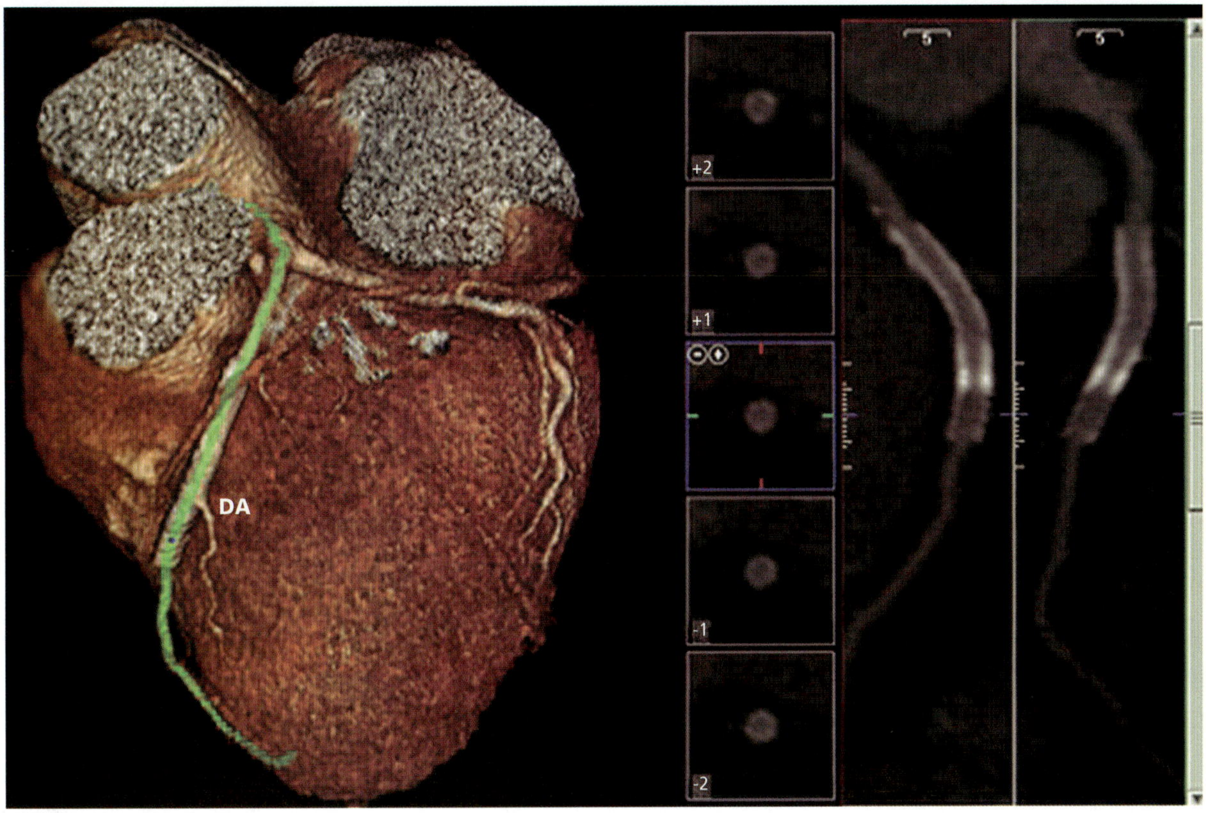

Figura 11.5 – Avaliação de *stent* coronariano em artéria descendente anterior (DA). A avaliação luminal é adequada, com a possibilidade da visualização do contraste no interior do *stent*, não existindo redução luminal.

o chamado "descarte triplo" (*triple rule out*). Apesar de factível e útil em determinadas situações, essa estratégia leva ao aumento da dose de radiação necessária para cobrir todo o tórax, devendo ser reservada a casos selecionados.

OUTRAS APLICAÇÕES DA TOMOGRAFIA COMPUTADORIZADA CARDIOVASCULAR

As potencialidades da TC para a avaliação cardíaca não se restringem às artérias coronárias. Algumas dessas aplicações já são reconhecidas há anos. Outras, ainda

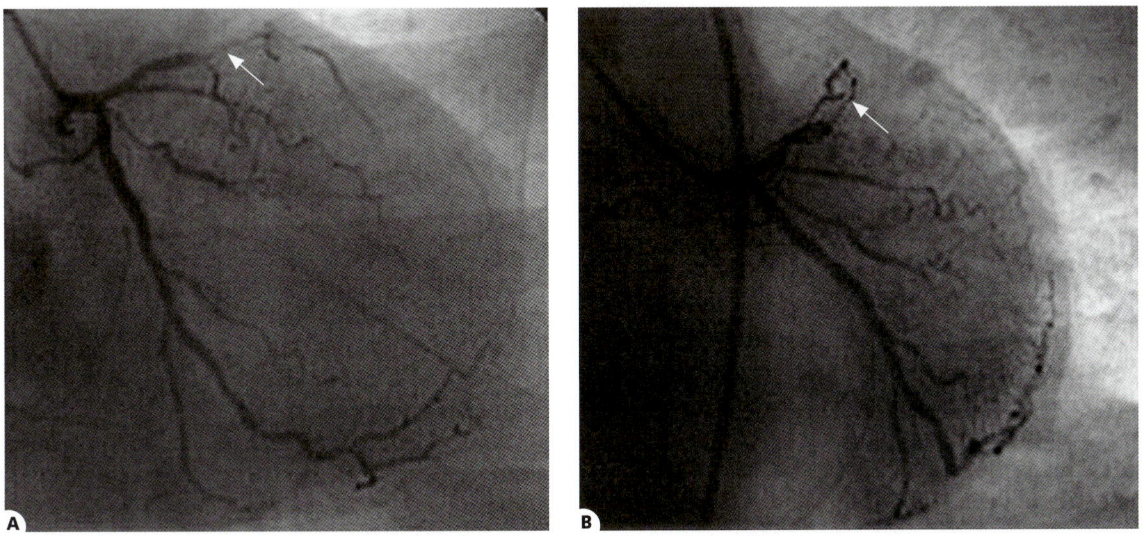

Figura 11.6 – Avaliação de *stent* coronariano com reestenose. (*A* e *B*) Coronariografia invasiva demonstrando os achados comparativos nos segmentos com estenose *intra-stent* (*setas*).

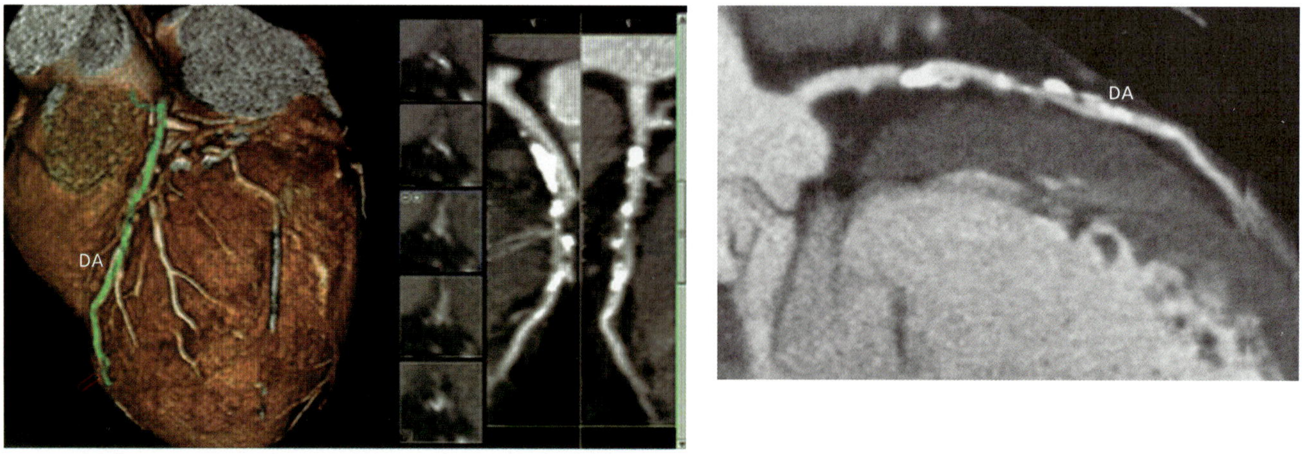

Figura 11.7 – Tomografia de coronárias demonstrando placa mista segmentar em artéria descendente anterior (DA) associada a redução luminal significativa. Embora exista grande componente de calcificação, é possível avaliar o lúmen arterial de maneira adequada.

em fase de investigação clínica, têm acompanhado o progresso tecnológico dos tomógrafos.

A capacidade da TC para a avaliação pericárdica é semelhante à da ressonância magnética cardíaca (RMC). O método permite uma visualização apropriada de derrames pericárdicos, podendo ser útil nos casos de coleções posteriores, loculadas ou pós-operatórias, quando há limitação de acesso ecocardiográfico. O espessamento pericárdico pode ser bem delineado, assim como áreas de calcificação (às vezes, presentes nos casos de pericardite constritiva). Finalmente, massas pericárdicas, como cistos ou neoplasias primárias ou secundárias, podem ser analisadas adequadamente pela TC.

Assim como a RMC, a TC pode gerar informações valiosas acerca de massas e tumores cardíacos, detalhando sua localização, extensão e envolvimento de estruturas adjacentes, características nem sempre obtidas integralmente pela ecocardiografia. Em relação à RMC, a TC fornece dados mais limitados quanto à caracterização tecidual das massas. No entanto, o valor de atenuação dos raios X, a intensidade de realce após a administração de contraste e a análise de calcificações pela TC podem auxiliar na determinação da natureza de uma massa ou tumor cardíaco.

Atualmente, a TC *multislice* permite a avaliação da função ventricular, global e regional, com pequena diferença em relação à RMC[26,27]. Essa potencialidade do método pode ser muito útil em situações de limitado acesso ecocardiográfico e contraindicação à RMC (paciente portador de marca-passo, por exemplo).

Recentes estudos têm demonstrado o potencial papel da TC *multislice* na análise da perfusão miocárdica, sob estresse farmacológico[28], detecção de infarto do miocárdio[29], áreas de fibrose miocárdica em cardiomiopatias, como a hipertrófica, e avaliação de valvopatias[30]. Essas aplicações, ainda em fase investigacional, deverão ser incorporadas à rotina clínica em breve, à medida que novos estudos comprovam a sua acurácia.

Doenças vasculares

Ao lado da RMC, a TC vem se destacando como um dos principais exames para a avaliação vascular, sobretudo com o advento dos aparelhos *multislice*. As mesmas características de amplo campo de visão e reconstrução tridimensional conferem ao método grandes potencialidades nessa área. Apesar de empregar radiação ionizante e contraste nefrotóxico e não permitir a mensuração do fluxo sanguíneo, a TC leva algumas vantagens sobre a RMC no estudo vascular: permite a análise de próteses metálicas endovasculares (*stents*, por exemplo), detém maior resolução espacial e maior velocidade de aquisição, o que é de grande importância nos pacientes clinicamente instáveis. Além da visualização da luz, a TC também permite o detalhamento da parede vascular, identificando, por exemplo, calcificações, placas ateroscleróticas e hematomas intramurais.

O estudo da aorta e de seus principais ramos tem sido uma indicação frequente da TC (Figuras 11.8, *A* a *C*, e 11.9, *A* a *C*). Com os equipamentos mais modernos, é possível acessar toda a extensão da aorta (torácica e abdominal) em poucos segundos. Por isso, é especialmente útil no manejo de pacientes com suspeita de síndromes aórticas agudas, como no caso da dissecção. A técnica também é valiosa no planejamento cirúrgico e pré-implante de *stents* aórticos, assim como no seguimento pós-operatório. Quanto aos ramos aórticos, a TC tem grande utilidade no diagnóstico de estenoses carotídeas extracranianas, de artérias renais e viscerais (tronco celíaco e artérias mesentéricas).

A TC também é muito útil na análise de alterações das artérias e veias pulmonares. Já está bem estabelecido o papel diagnóstico da TC no tromboembolismo pulmo-

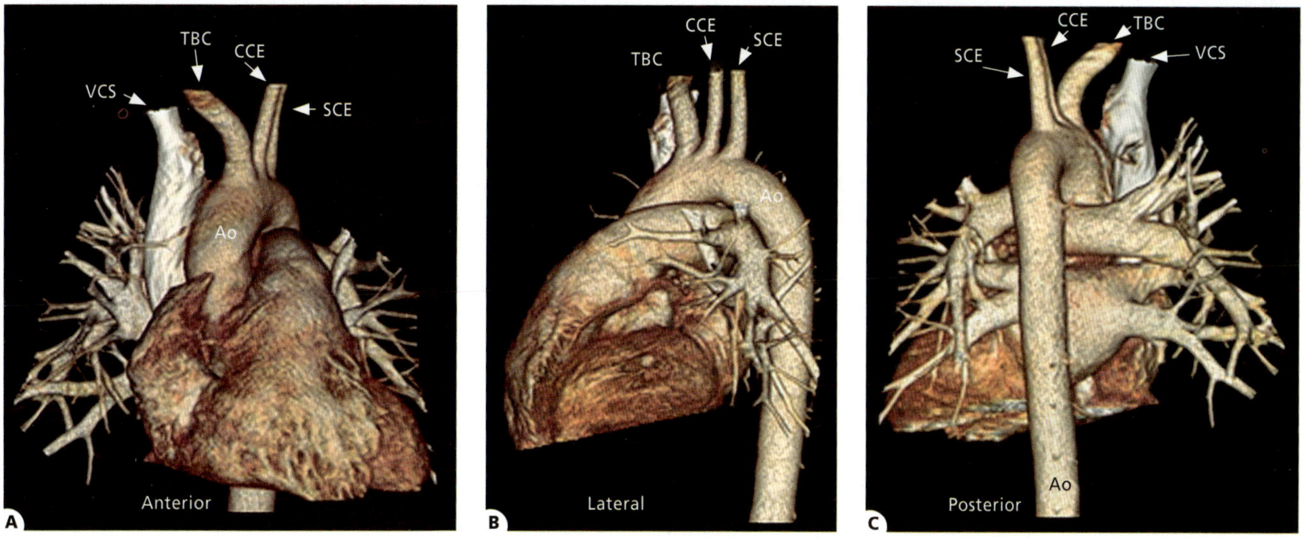

Figura 11.8 – Anatomia da aorta torácica, grandes vasos e sua relação com o coração. (*A*) Vista anterior. (*B*) Vista lateral. (*C*) Vista posterior. Ao = aorta; CCE = artéria carótida comum esquerda; SCE = artéria subclávia esquerda; TBC = tronco braquicefálico; VCS = veia cava superior.

nar, demonstrando altos valores de sensibilidade e especificidade, quando comparada à angiografia invasiva. Como vantagem, é possível avaliar, no mesmo exame, patologias pulmonares, assim como outras causas cardiovasculares de dor torácica, como citado anteriormente. Assim como a RMC, a TC tem sido empregada para a caracterização anatômica das veias pulmonares antes e depois do procedimento de ablação para tratamento de fibrilação atrial, podendo identificar variações anatômicas e estenoses causadas pela radiofrequência[31].

LIMITAÇÕES

A TC cardiovascular também apresenta algumas limitações. Como exposto previamente, para se obter uma qualidade de imagem satisfatória das artérias coronárias, a frequência cardíaca do paciente deve estar controlada. Naqueles indivíduos taquicárdicos e com baixa resposta a betabloqueadores e antagonistas de canais de cálcio, pode não ser possível a realização adequada do exame. De forma semelhante à RMC, os pacientes portadores de arritmia cardíaca (fibrilação atrial, extrassistolia frequente) também oferecem grande dificuldade ao método, comprometendo a qualidade das imagens. Nos aparelhos de dupla fonte, que detêm melhor resolução temporal, esse efeito é atenuado. Apesar da redução significativa do tempo necessário de pausa respiratória com os equipamentos de 64 fileiras de detectores, essa tarefa pode ainda ser difícil para os pacientes com doenças pulmonares agudas ou crô-

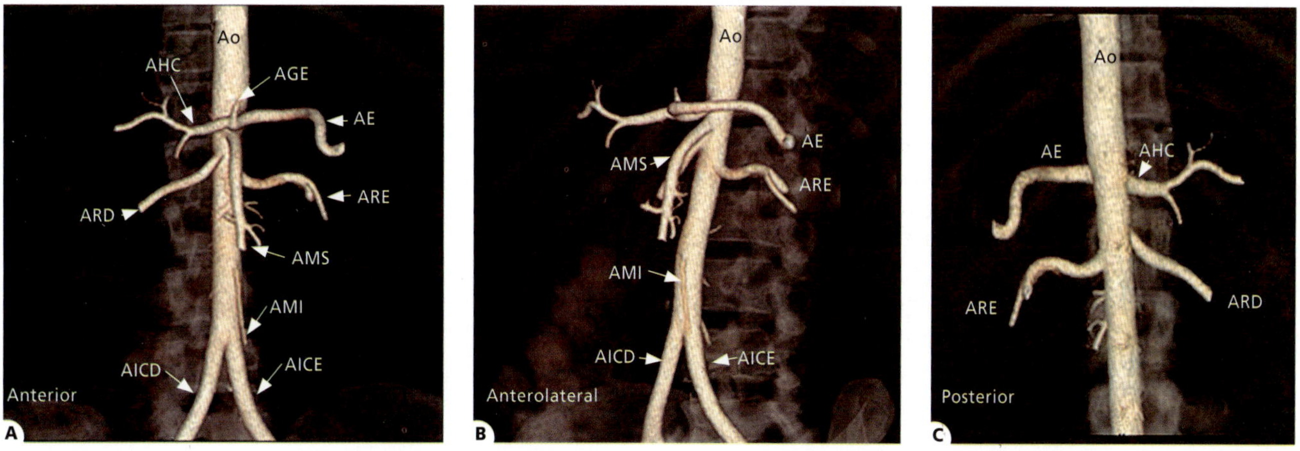

Figura 11.9 – Anatomia da aorta abdominal e seus principais ramos e sua relação com o arcabouço ósseo. (*A*) Vista anterior. (*B*) Vista anterolateral. (*C*) Vista posterior. AE = artéria esplênica; AGE = artéria gástrica esquerda; AHC = artéria hepática comum; AICD = artéria ilíaca comum direita; AICE = artéria ilíaca comum esquerda; AMI = artéria mesentérica inferior; AMS = artéria mesentérica superior; Ao = aorta; ARD = artéria renal direita; ARE = artéria renal esquerda.

nicas. Nos sistemas mais avançados (> 64 fileiras de detectores), esse problema praticamente não ocorre, uma vez que o tempo de pausa respiratória é muito curto. Como citado anteriormente, a angiotomografia é realizada com a administração de contraste iodado e este continua sendo um grande problema para os pacientes portadores de disfunção renal mais avançada e naqueles com alergia a este tipo de contraste.

Duas outras limitações inerentes ao método precisam ser mencionadas: a calcificação coronária, que, quando extensa, produz artefatos, dificultando, significativamente, a interpretação das imagens e tendendo a produzir resultados falso-positivos; e a carga de radiação por exame, ainda elevada (em média, o dobro da de uma cineangiocoronariografia convencional), na maioria dos aparelhos de 64 canais. Já estão disponíveis estratégias que reduzem a exposição à radiação (modulação de dose durante o ciclo cardíaco, *step and shoot*) mesmo nos aparelhos de 64 canais. Por sua vez, os equipamentos mais avançados (> 64 canais) já permitem a realização de angiotomografia coronária de excelente qualidade com doses significativamente menores de radiação, tão baixas quanto 1 mS (inferior à dose equivalente à exposição solar anual).

REFERÊNCIAS

1. Rumberger JA, Simons DB, Fitzpatrick LA, Sheedy PF, Schwartz RS. Coronary artery calcium area by electron-beam computed tomography and coronary atherosclerotic plaque area. A histopathologic correlative study. Circulation. 1995;92(8):2157-62.
2. Agatston AS, Janowitz WR, Hildner FJ, Zusmer NR, Viamonte Jr M, Detrano R. Quantification of coronary artery calcium using ultrafast computed tomography. J Am Coll Cardiol. 1990;15(4):827-32.
3. Arad Y, Spadaro LA, Goodman K, Newstein D, Guerci AD. Prediction of coronary events with electron beam computed tomography. J Am Coll Cardiol. 2000;36(4):1253-60.
4. Kondos GT, Hoff JA, Sevrukov A, Daviglus ML, Garside DB, Devries SS *et al*. Electron-beam tomography coronary artery calcium and cardiac events: a 37-month follow-up of 5635 initially asymptomatic low- to intermediate-risk adults. Circulation. 2003;107(20):2571-6.
5. Greenland P, LaBree L, Azen SP, Doherty TM, Detrano RC. Coronary artery calcium score combined with Framingham score for risk prediction in asymptomatic individuals. JAMA. 2004;291(2):210-15.
6. Pletcher MJ, Tice JA, Pignone M, McCulloch C, Callister TQ, Browner WS. What does my patient's coronary artery calcium score mean? Combining information from the coronary artery calcium score with information from conventional risk factors to estimate coronary heart disease risk. BMC Med. 2004;2:31.
7. Rochitte CE, Pinto IM, Fernandes JL, Filho CF, Jatene A, Carvalho AC *et al*. I Line of direction of Resonance and Cardiovascular CAT scan of the Brazilian Society of Cardiology – Summary Executive. Arq Bras Cardiol. 2006;87(3):e48-e59.
8. Greenland P, Bonow RO, Brundage BH, Budoff MJ, Eisenberg MJ, Grundy SM *et al*. ACCF/AHA 2007 clinical expert consensus document on coronary artery calcium scoring by computed tomography in global cardiovascular risk assessment and in evaluation of patients with chest pain: a report of the American College of Cardiology Foundation Clinical Expert Consensus Task Force (ACCF/AHA Writing Committee to Update the 2000 Expert Consensus Document on Electron Beam Computed Tomography) developed in collaboration with the Society of Atherosclerosis Imaging and Prevention and the Society of Cardiovascular Computed Tomography. J Am Coll Cardiol. 2007;49(3):378-402.
9. Nieman K, Oudkerk M, Rensing BJ, van Ooijen P, Munne A, Van Geuns RJ *et al*. Coronary angiography with multisslice computed tomography. Lancet. 2001;357(9256):599-603.
10. Achenbach S, Giesler T, Ropers D, Ulzheimer S, Derlien H, Schulte C *et al*. Detection of coronary artery stenoses by contrast-enhanced, retrospectively electrocardiographically-gated, multislice spiral computed tomography. Circulation. 2001; 103(21):2535-8.
11. Knez A, Becker CR, Leber A, Ohnesorge B, Becker A, White C *et al*. Usefulness of multislice spiral computed tomography angiography for determination of coronary artery stenoses. Am J Cardiol. 2001;88(10):1191-4.
12. Vogl TJ, Abolmaali ND, Diebold T, Engelmann K, Ay M, Dogan S *et al*. Techniques for the detection of coronary atherosclerosis: multidetector row CT coronary angiography. Radiology. 2002;223(1):212-20.
13. Kopp AF, Schroeder S, Kuettner A, Baumbach A, Georg C, Kuzo R *et al*. Non-invasive coronary angiography with high resolution multidetector-row computed tomography. Results in 102 patients. Eur Heart J. 2002; 23(21):1714-25.
14. Nieman K, Cademartiri F, Lemos PA, Raaijmakers R, Pattynama PM, de Feyter PJ. Reliable noninvasive coronary angiography with fast submillimeter multislice spiral computed tomography. Circulation. 2002; 106(16):2051-4.
15. Ropers D, Baum U, Pohle K, Anders K, Ulzheimer S, Ohnesorge B *et al*. Detection of coronary artery stenoses with thin-slice multidetector row spiral computed tomography and multiplanar reconstruction. Circulation. 2003;107(5):664-6.
16. Mollet NR, Cademartiri F, Nieman K, Saia F, Lemos PA, McFadden EP *et al*. Multislice spiral computed tomography coronary angiography in patients with stable angina pectoris. J Am Coll Cardiol. 2004;43(12):2265-70.
17. Martuscelli E, Romagnoli A, D'Eliseo A, Razzini C, Tomassini M, Sperandio M *et al*. Accuracy of thin-slice computed tomography in the detection of coronary stenoses. Eur Heart J. 2004;25(12):1043-8.
18. Budoff MJ, Achenbach S, Blumenthal RS, Carr JJ, Goldin JG, Greenland P *et al*. Assessment of coronary artery disease by cardiac computed tomography: a scientific statement from the American Heart Association Committee on Cardiovascular Imaging and Intervention, Council on Cardiovascular Radiology and Intervention, and Committee on Cardiac Imaging, Council on Clinical Cardiology. Circulation. 2006;114(16):1761-91.
19. Datta J, White CS, Gilkeson RC, Meyer CA, Kansal S, Jani ML *et al*. Anomalous coronary arteries in adults: depiction at multidetector row CT angiography. Radiology. 2005;235(3):812-18.
20. Kanamaru H, Sato Y, Takayama T, Ayusawa M, Karasawa K, Sumitomo N *et al*. Assessment of coronary artery abnormalities by multislice spiral computed tomography in adolescents and young adults with Kawasaki disease. Am J Cardiol. 2005;95(4):522-5.
21. Schuijf JD, Bax JJ, Jukema JW, Lamb HJ, Warda HM, Vliegen HW *et al*. Feasibility of assessment of coronary stent patency using 16-slice computed tomography. Am J Cardiol. 2004;94(4):427-30.
22. Gilard M, Cornily JC, Pennec PY, Le Gal G, Nonent M, Mansourati J *et al*. Assessment of coronary artery stents by 16 slice computed tomography. Heart. 2006;92(1):58-61.
23. Cornily JC, Gilard M, Le Gal G, Pennec PY, Vinsonneau U, Blanc JJ *et al*. Accuracy of 16-detector multislice spiral computed tomography in the initial evaluation of dilated cardiomyopathy. Eur J Radiol. 2007;61(1):84-90.
24. Gilard M, Cornily JC, Pennec PY, Joret C, Le Gal G, Mansourati J *et al*. Accuracy of multislice computed tomography in the preoperative assessment of coronary disease in patients with aortic valve stenosis. J Am Coll Cardiol. 2006;47(10):2020-4.
25. Ghersin E, Litmanovich D, Dragu R, Rispler S, Lessick J, Ofer A *et al*. 16-MDCT coronary angiography *versus* invasive coronary angiography in acute chest pain syndrome: a blinded prospective study. AJR Am J Roentgenol. 2006;186(1):177-84.
26. Savino G, Herzog C, Costello P, Schoepf UJ. 64 slice cardiovascular CT in the emergency department: concepts and first experiences. Radiol Med (Torino). 2006;111(4):481-96.
27. van der Vleuten PA, Willems TP, Gotte MJ, Tio RA, Greuter MJ, Zijlstra F *et al*. Quantification of global left ventricular function: comparison of multidetector computed tomography and magnetic resonance imaging. a meta-analysis and review of the current literature. Acta Radiol. 2006;47(10):1049-57.
28. Fischbach R, Juergens KU, Ozgun M, Maintz D, Grude M, Seifarth H *et al*. Assessment of regional left ventricular function with multidetector-row computed tomography *versus* magnetic resonance imaging. Eur Radiol. 2007;17(4):1009-17.
29. George RT, Silva C, Cordeiro MA, DiPaula A, Thompson DR, McCarthy WF *et al*. Multidetector computed tomography myocardial perfusion imaging during adenosine stress. J Am Coll Cardiol. 2006;48(1):153-60.
30. Lardo AC, Cordeiro MA, Silva C, Amado LC, George RT, Saliaris AP *et al*. Contrast-enhanced multidetector computed tomography viability

imaging after myocardial infarction: characterization of myocyte death, microvascular obstruction, and chronic scar. Circulation. 2006; 113(3):394-404.

31. Gilkeson RC, Markowitz AH, Balgude A, Sachs PB. MDCT evaluation of aortic valvular disease. AJR Am J Roentgenol. 2006;186(2):350-60.
32. Jongbloed MR, Dirksen MS, Bax JJ, Boersma E, Geleijns K, Lamb HJ *et al.* Atrial fibrillation: multidetector row CT of pulmonary vein anatomy prior to radiofrequency catheter ablation – initial experience. Radiology. 2005;234(3):702-9.

LEITURA COMPLEMENTAR

Leschka S, Alkadhi H, Plass A, Desbiolles L, Grunenfelder J, Marincek B *et al.* Accuracy of MSCT coronary angiography with 64-slice technology: first experience. Eur Heart J. 2005;26(15):1482-7.

Mollet NR, Cademartiri F, Van Mieghem CA, Runza G, McFadden EP, Baks T *et al.* High-resolution spiral computed tomography coronary angiography in patients referred for diagnostic conventional coronary angiography. Circulation. 2005;112(15):2318-23.

Nieman K, Pattynama PM, Rensing BJ, Van Geuns RJ, de Feyter PJ. Evaluation of patients after coronary artery bypass surgery: CT angiographic assessment of grafts and coronary arteries. Radiology. 2003;229(3):749-56.

Raff GL, Gallagher MJ, O'Neill WW, Goldstein JA. Diagnostic accuracy of noninvasive coronary angiography using 64-slice spiral computed tomography. J Am Coll Cardiol. 2005;46(3):552-7.

Ropers D, Rixe J, Anders K, Kuttner A, Baum U, Bautz W *et al.* Usefulness of multidetector row spiral computed tomography with 64- X 0.6-mm collimation and 330-ms rotation for the noninvasive detection of significant coronary artery stenoses. Am J Cardiol. 2006;97(3):343-8.

CAPÍTULO

12

Ressonância Magnética Cardiovascular

Carlos Eduardo Rochitte
Guilherme Urpia Monte
Tiago Augusto Magalhães

INTRODUÇÃO

A ressonância magnética e a tomografia computadorizada vêm adquirindo, nos últimos anos, grande importância como métodos complementares não invasivos em Cardiologia. Recentes avanços tecnológicos têm conferido a essas técnicas a capacidade de aquisição de imagens com alta resolução espacial e temporal, superando as dificuldades impostas pelo coração em movimento. Além disso, sua crescente disponibilidade e a redução de custos têm tornado esses recursos mais acessíveis ao cardiologista clínico.

Este capítulo tem como objetivo revisar os princípios básicos da ressonância magnética cardiovascular, suas principais indicações clínicas, contraindicações e limitações atuais.

PRINCÍPIOS BÁSICOS

O método baseia-se na propriedade física dos núcleos de determinados elementos que, quando submetidos a um campo magnético e excitados por ondas específicas de radiofrequência, emitem sinal, que pode ser captado por uma antena e transformado em imagem. As imagens de ressonância magnética cardiovascular (RMC) utilizadas na prática clínica são do elemento hidrogênio (H), o átomo mais abundante nos tecidos orgânicos. Outros elementos (sódio, potássio, carbono, fósforo, flúor) têm sido utilizados como importantes instrumentos de pesquisa e em situações clínicas especiais, mas ainda não como aplicação na rotina clínica dos pacientes[1]. Uma das grandes vantagens da RMC é a ausência de qualquer radiação ionizante. De forma simplificada, os principais componentes de um equipamento de ressonância magnética são: o *magneto*, que gera um campo magnético cuja intensidade é medida em unidade Tesla (T); o *sistema de excitação*, representado pelos amplificadores de gradientes e de radiofrequência; o *sistema de recepção*, que compreende as antenas ou bobinas; a *mesa*, onde é acomodado o paciente, no centro do campo magnético; e o *computador*, responsável pelo controle do aparelho e transformação dos sinais captados em imagem. Sob a ação do campo magnético, os núcleos de hidrogênio passam a ficar alinhados, mantendo um movimento rotatório semelhante ao de um peão (precessão ou *spin* nuclear), em uma frequência de aproximadamente 63,87 MHz para um campo de 1,5 T (42,58 MHz/T). Quando estimulados pela radiofrequência emitidas por amplificador nessa mesma exata frequência, ocorre um deslocamento do vetor de magnetização, formando um ângulo de rotação em relação ao eixo magnético principal. Uma vez cessado o estímulo de radiofrequência, o vetor de magnetização volta à posição inicial, alinhado em relação ao magneto (fenômeno chamado de relaxação). O retorno do vetor de magnetização possui dois componentes: um deles com direção paralela ao campo principal e o outro com orientação transversa ao campo. A constante de tempo para retorno ao estado de equilíbrio do primeiro componente (magnetização longitudinal) é denominada de T1. Já a constante de tempo para desaparecimento do segundo componente (magnetização transversal) é conhecida como T2. Por meio da ponderação predominante em T1 e T2, é possível a diferenciação e a caracterização dos diferentes tecidos corporais, que apresentam valores específicos para cada um destes componentes.

Além de não utilizar radiação ionizante e proporcionar excelente definição anatômica entre os tecidos, a

RMC tem como vantagens adicionais a possibilidade de aquisição e reconstrução tridimensionais, além de prescindir do uso de contraste iodado (que tem potencial de nefrotoxicidade e alergia).

TÉCNICAS UTILIZADAS

Diversas técnicas de RMC podem ser utilizadas para a avaliação cardiovascular. A seguir, serão especificadas as mais comumente utilizadas e as suas características principais.

Spin-eco rápido

As sequências de *spin*-eco rápido permitem a aquisição de imagens anatômicas estáticas, em que o sangue fica escuro e as demais estruturas aparecem em tons variados de cinza a branco. A principal utilidade das sequências de *spin-eco* está na caracterização da anatomia cardíaca e vascular, além da mensuração de seus diâmetros, informações relevantes para a abordagem de várias patologias cardiovasculares. Atualmente, sequências denominadas *black blood* associam pulsos de inversão-recuperação ao *spin*-eco para obter uma melhor saturação do sangue. São classicamente conhecidas como duplo e triplo IR, esta última proporcionando, ainda, a saturação de gordura associada à saturação do sangue.

Cinerressonância

A cinerressonância é a uma das técnicas mais utilizadas para a avaliação cardiovascular. Essa sequência fundamenta-se na aquisição segmentada de imagens dinâmicas ao longo de alguns ciclos cardíacos, permitindo avaliar a movimentação das estruturas em qualquer plano anatômico. Ao contrário das imagens de *spin*-eco, na cineressonância (gradiente-eco), o sangue aparece branco (*bright blood*). A cinerressonância propicia excelente contraste entre o sangue e o miocárdio[2], proporcionando a medida acurada e precisa dos diâmetros e volumes das câmaras cardíacas, massa e função ventricular global e regional.

Myocardial tagging (marcação miocárdica) (Figura 12.1, *A* e *B*)

A sequência chamada de *tagging* corresponde à superposição de linhas escuras, em formato de grade ou linhas paralelas (que representam magnetização invertida daquele tecido que compõe as linhas), à imagem cardíaca. Essas linhas (tecido miocárdico marcado pela magnetização invertida) são deformadas, de acordo com a contração do miocárdio e, utilizando-se programas específicos de análise, é possível quantificar o grau de deformidade das linhas durante a sístole e a diástole. É uma técnica muito acurada para a avaliação da contratilidade miocárdica regional e do relaxamento diastólico. No entanto, sua aplicação é frequentemente reservada para protocolos de pesquisa, ou situações clínicas específicas. A sua aquisição é semelhante à da cine convencional, porém, a análise para obtenção dos valores da contração regional, normalmente referida como *strain* ou *strain rates* (*strain* ou tensões circunferencial, radial e longitudianl do ventrículo esquerdo [VE]), requer *software* específico, com capacidade tridimensional e em geral de alto custo. O processo de análise vem se tornando mais rápido e ágil com novos *softwares* (alguns até grátis), porém, o tempo gasto em processamento ainda não permite seu uso rotineiro na clínica.

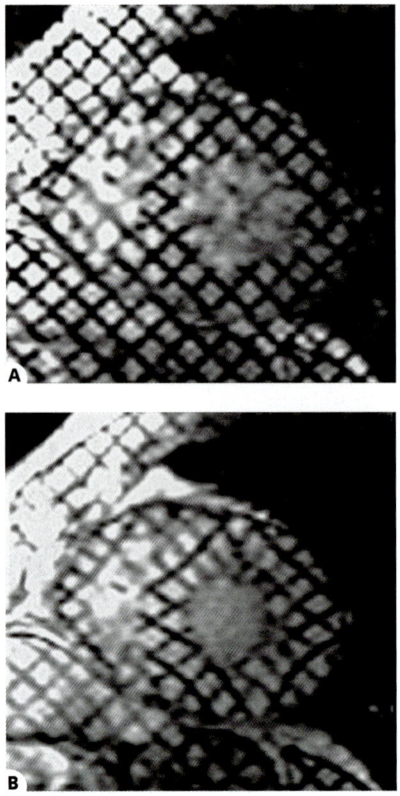

Figura 12.1 – (*A* e *B*) Cinerressonância para avaliação da função ventricular segmentar, com uso do *tagging*. Por meio desta técnica é possível saturar o sinal do miocárdio em forma de linhas de grade, de modo a perceber alterações na contratilidade regional pela observação de cada unidade individual de contração.

Perfusão miocárdica

Para a avaliação da perfusão miocárdica pela RMC, é necessária a injeção intravenosa de contraste (à base de gadolínio) em *bolus* rápido. Empregando-se uma sequência de aquisição ultrarrápida, pode-se visualizar a chegada do contraste ao miocárdio. A sequência híbrida de gradiente-eco/eco-planar é comumente utilizada, porém, sequências de gradiente-eco puro com uso de imagem paralela, uma forma de aceleração da aquisição, vem substituindo a primeira sequência em função de sua melhor relação sinal/*ruído e menor presença de artefatos. Durante a primeira passagem do contraste pelo miocárdio, ocorre a mudança de sinal das paredes ventriculares, que passam progressivamente de baixo sinal (escuro) para alto sinal (branco) nas áreas de perfusão normal. Nas regiões de déficit perfusional, essa mudança de sinal é mais lenta, permanecendo escuras durante alguns segundos da primeira passagem do contraste. Esse alentecimento da chegada do contraste é visualizado como um segmento miocárdico mais escuro que os segmentos miocárdios sem defeito perfusional ao redor, que naquele momento já se encontram intensamente brancos pela presença do contraste em alta concentração. Esse defeito perfusional indica a chegada mais lenta do fluxo sanguíneo naquele segmento e se correlaciona com alta acurácia à presença de estenose significativa da coronária epicárdica correspondente.

Realce tardio miocárdico

Tendo como base a descrição da cinética do contraste de gadolínio no miocárdio normal, infartado e com obstrução microvascular, foi desenvolvida uma técnica de RMC que pode destacar, de forma clara, as diferenças de concentração de contraste nestas situações. O gadolínio é um agente extracelular e, em condições normais do músculo cardíaco, rapidamente é removido do miocárdio pela corrente sanguínea. No entanto, quando existe necrose ou fibrose miocárdica, ocorre aumento do espaço extracelular, suficiente para que o gadolínio fique retido por mais tempo, gerando uma diferença de concentração em relação às áreas normais. Desenvolvida há pouco mais de uma década, a técnica de realce tardio consiste na aquisição das imagens cerca de 5 a 20 min após a injeção intravenosa de contraste (por isso, o termo *tardio*) e utilizando uma sequência de gradiente-eco precedida de um pulso de inversão-recuperação. Este é um pulso de 180° que inverte a magnetização do miocárdio e que é ajustado para que a aquisição da imagem ocorra no momento em que o sinal do miocárdio normal passa pela linha do sinal zero. Isso gera uma imagem com miocárdio normal escuro e destaca como áreas intensamente brancas qualquer área de miocárdio lesionado[3]. Dessa forma, é possível visualizar, com alta resolução, mínimas áreas de necrose/fibrose no miocárdio, tendo excelente correlação com a anatomia patológica[4]. Com o ajuste apropriado do tempo de inversão, parâmetro crítico nessa sequência, as regiões infartadas aparecem brancas, enquanto o miocárdio preservado se mostra escuro e a cavidade sanguínea, acinzentada. Embora tenha sido primariamente estudada na cardiopatia isquêmica (Figura 12.2, *A* a *F*),

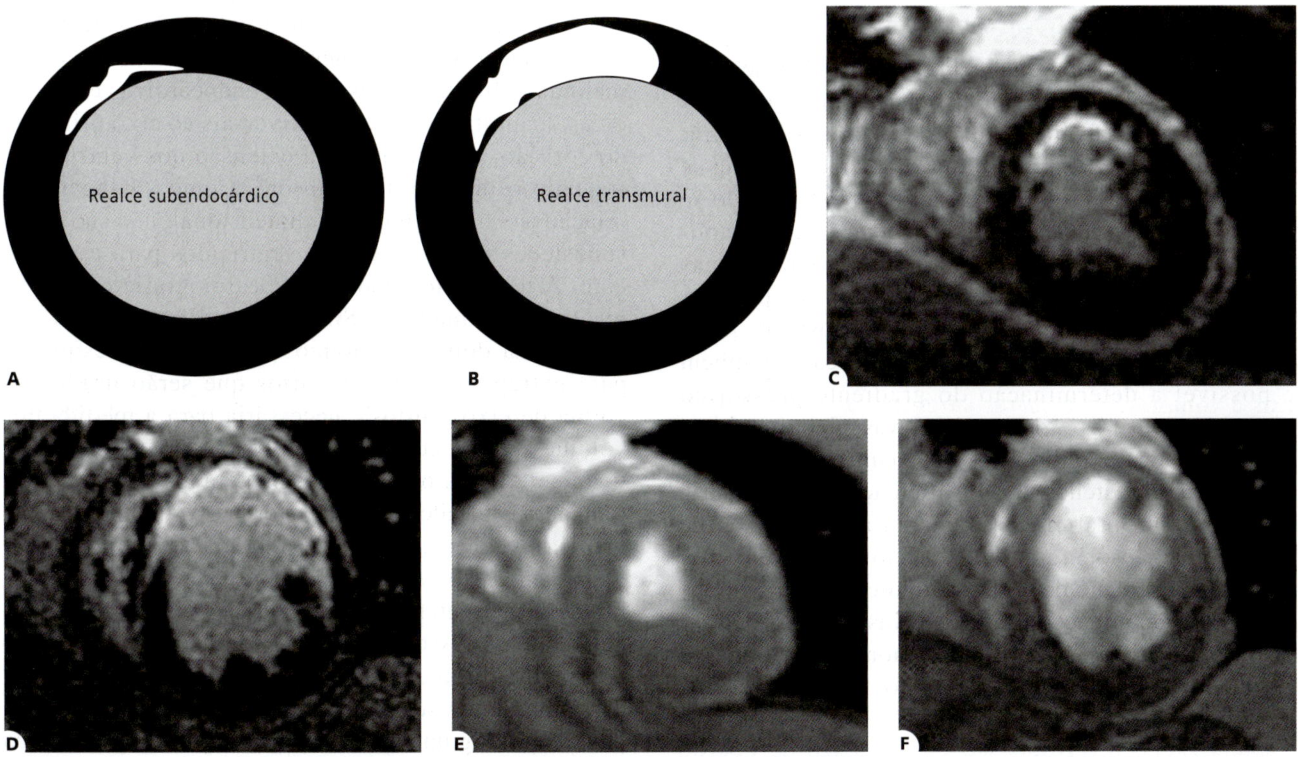

Figura 12.2 – Representação esquemática da classificação do realce tardio. (*A*, *C*, *F*) O realce tardio subendocárdico é caracterizado pelo acometimento inferior a 50% da área do segmento avaliado. Nessa situação, considera-se o segmento com viabilidade preservada. Em *E*, observa-se que ainda existe contratilidade no segmento com realce subendocárdico. (*B*, *D*, *F*) No realce tardio transmural existe fibrose/necrose em mais de 50% da área do segmento avaliado e, portanto, considera-se ausência de viabilidade. Em *F*, observa-se o afilamento da região correspondente ao realce transmural, bem como ausência de contratilidade nesta topografia.

para melhor delinear as áreas de infarto, essa técnica tem sido empregada para a avaliação de diversas cardiomiopatias[5-7].

Angiorressonância

Essa é a sequência usada para a avaliação vascular (arterial ou venosa). Na maioria das vezes, é realizada uma aquisição tridimensional após a administração intravenosa de contraste à base de gadolínio. Nos equipamentos mais modernos, pode-se conseguir um estudo dinâmico durante todo o fluxo do contraste, fornecendo uma visualização adequada, no mesmo exame, das fases arterial e venosa. Em algumas situações, especialmente para a visualização de vasos de pequeno calibre e distais, como por exemplo vasos das mão e dos pés, também é possível a aquisição sem contraste, uma vez que nestas regiões a diluição do contraste e o tempo ideal para aquisição de angiorressonância contrastada são mais difíceis. Recentemente, várias novas técnicas sem contraste têm evoluído para melhor qualidade de imagem e atingido um uso mais frequente (por exemplo, 3D SSFP, *fresh blood imaging*, etc.). A angiorressonância permite a delimitação precisa do lúmen vascular, caracterizando as mais diversas lesões, como estenoses, aneurismas, dissecções, úlceras e perfurações.

Mapeamento de fluxo por contraste de fase

Essa técnica, também conhecida como codificação de velocidade, é uma extensão da cinerressonância e permite determinar a velocidade do fluxo sanguíneo através de um vaso, valva ou cavidade cardíaca. Baseia-se nas mudanças de fase que sofrem os *spins*, quando se movimentam em relação a gradientes magnéticos aplicados. Equivale ao Doppler da ecocardiografia, mas com as vantagens de poder acessar fluxos em qualquer orientação e sem limitação de janela acústica[8]. Aplicando-se a equação de Bernoulli modificada, também é possível a determinação do gradiente pressórico transvalvar ou através de uma lesão vascular estenótica.

Essa técnica é muito útil para quantificar os distúrbios valvares (estenose ou insuficiência). No entanto, apesar de sua praticidade e rápida aquisição, exige experiência do operador na seleção dos parâmetros técnicos e do plano de corte anatômico mais apropriados para cada situação clínica. Novas técnicas de mapeamento tridimensional estão no horizonte e poderão revolucionar nosso entendimento dos fluxos cardíacos e vasculares.

Espectroscopia

Embora não seja uma técnica propriamente de imagem, a espectroscopia de ressonância magnética (ERM) constitui método não invasivo de ressonância magnética que permite a análise qualitativa e quantitativa de núcleos de vários elementos químicos e seus compostos, alguns deles envolvidos em reações energéticas fundamentais, possibilitando a obtenção de informações sobre o metabolismo miocárdico. Por meio da espectroscopia do fósforo-31, por exemplo, é possível mensurar a concentração dos fosfatos de alta energia (trifosfato de adenosina [ATP, *adenosine triphosphate*], fosfocreatina) e suas relações, que podem estar alteradas em várias cardiopatias. Apesar de ainda ter seu uso restrito em situações clínicas específicas na cardiologia e em projetos de pesquisas, esse método tem potencial de aplicação na prática clínica, principalmente com o advento dos equipamentos com maior intensidade de campo magnético (3 T).

INDICAÇÕES CLÍNICAS

Doença arterial coronariana

Diversos aspectos da doença arterial coronariana (DAC) podem ser avaliados pela RMC. Essa é a condição patológica com maior concentração de estudos de RMC até o momento.

Função ventricular (Figura 12.3, *A* e *B*)

A cinerressonância permite a determinação precisa da função ventricular, tanto global quanto segmentar. A fração de ejeção ventricular é calculada a partir da determinação dos volumes sistólico e diastólico por meio da delimitação das bordas endocárdicas e epicárdicas de múltiplos cortes transversais ao eixo principal do coração, cobrindo toda a extensão dos ventrículos, segundo o método de Simpson[2]. Como vantagem em relação à ecocardiografia bidimensional, não são feitas suposições geométricas dos ventrículos para esse cálculo. A técnica utilizada na ecocardiografia é corretamente denominada de Simpson modificada, uma vez que utiliza dois eixos longos do ventrículo esquerdo para extrapolar os eixos curtos que serão usados na "pilha de eixos curtos", necessária para a medida dos volumes pelo método de Simpson. A RMC mede efetivamente todos os eixos curtos gerados durante o estudo para este cálculo, o que a torna extremamente mais precisa. Além disso, essa técnica não é limitada pela conformação torácica do paciente e tem baixa variabilidade intra e interobservador. Uma das grandes vantagens da cinerressonância é a capacidade de análise do ventrículo direito, em geral de difícil acesso ao ecocardiograma. Pode ser muito útil para a comparação funcional após alguma intervenção cirúrgica ou percutânea (quantificação da variação na fração de ejeção ventricular após revascularização miocárdica, por exemplo), aspecto de alta relevância nos pacientes com DAC. Por todas essas qualidades, a RMC presta-se como um excelente exame para a determinação e o seguimento

978-85-4120-208-4

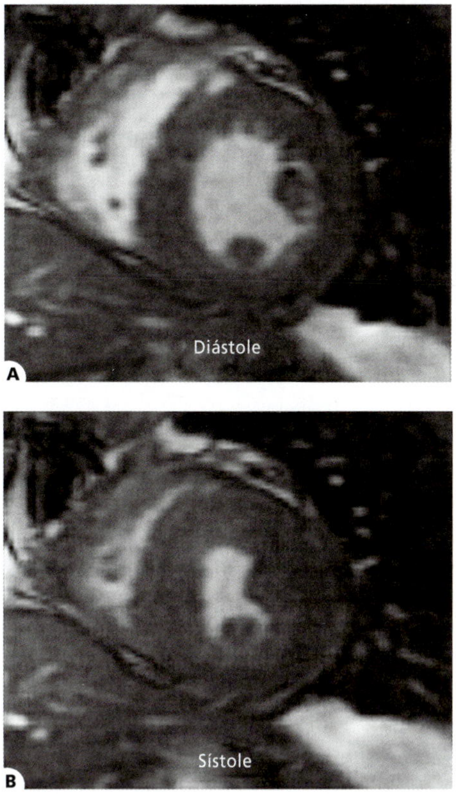

Figura 12.3 – (*A* e *B*) Cinerressonância na avaliação da função ventricular. Corte em eixo curto do coração, demonstrando a excelente definição de borda endocárdica, o que permite cálculos de volumes e fração de ejeção com extrema precisão.

de função e massa ventriculares. Atualmente, é considerada a técnica de escolha para a avaliação morfofuncional nos casos de dúvida ecocardiográfica. Em função de sua pequena variabilidade intra e interobservador, a RMC também se mostrou vantajosa em ensaios clínicos e outros protocolos de pesquisa, permitindo a inclusão de menor número de casos e redução de custos[9].

Detecção de isquemia miocárdica

A pesquisa de isquemia miocárdica pela RMC pode ser realizada das seguintes formas:

Cinerressonância com estresse

A análise da função ventricular pela cinerressonância também pode ser feita durante estresse físico ou farmacológico, a fim de se detectar a indução de novos déficits contráteis segmentares (hipocinesia, acinesia ou discinesia) ou piora de déficits preexistentes por isquemia miocárdica. Embora factível, o estresse físico (com *handgrip* ou cicloergômetro) é pouco empregado, devido a limitações logísticas. Habitualmente, a cinerressonância com estresse é realizada sob estímulo farmacológico com dobutamina. O protocolo de exame é muito semelhante ao do ecocardiograma com dobutamina. Inicialmente, é feita a aquisição das imagens em repouso. Posteriormente, são feitas aquisições com doses progressivas de dobutamina (5, 10, 20 a 40 µg/kg/min) até o nível em que seja alcançada a frequência cardíaca submáxima do paciente. Caso necessário, pode-se administrar uma ou mais doses de atropina para atingir a frequência cardíaca almejada. Ao final, é feita a aplicação intravenosa de betabloqueador (em geral, metoprolol) a fim de melhorar a detecção de isquemia e antagonizar os efeitos do inotrópico. Para a execução do exame, é necessário todo o monitoramento do paciente (monitoramento cardíaco, pressão arterial, oximetria de pulso) com dispositivos compatíveis com o aparelho de ressonância. Recomenda-se a suspensão de medicamentos betabloqueadores e nitratos pelo menos 24 h antes. Além disso, devem ser observadas as seguintes contraindicações ao estresse com dobutamina: hipertensão arterial grave não controlada (≥ 220/120 mmHg), estenose aórtica significativa (gradiente transvalvar > 50 mmHg ou área valvar < 1 cm^2), arritmias cardíacas complexas, cardiomiopatia hipertrófica obstrutiva, angina instável com dor persistente e doenças inflamatórias/infecciosas agudas (miocardite, endocardite, pericardite).

Estudos comparativos entre a RMC e o ecocardiograma com dobutamina demonstram uma maior acurácia da cinerressonância para a detecção de isquemia miocárdica, quando comparados à cineangiocoronariografia como método de referência[10] (Tabela 12.1). Essa diferença deve-se, principalmente, aos casos que apresentam limitações de janela acústica ao ecocardiograma, com perda da qualidade de imagem[11].

TABELA 12.1 – Comparação entre ecocardiograma (ECO) com dobutamina e ressonância magnética cardiovascular (RMC) com dobutamina[10]

	ECO dobutamina	RMC dobutamina	*p*
Sensibilidade	74,3%	86,2%	< 0,05
Especificidade	69,8%	85,7%	< 0,05
VPP	81%	91,3%	< 0,05
VPN	61,1%	78,3%	< 0,05
Acurácia	72,7%	86%	< 0,005

VPN = valor preditivo negativo; VPP = valor preditivo positivo.

Perfusão miocárdica com estresse (Figura 12.4, *A* e *B*)

Outra forma de avaliar isquemia miocárdica pela RMC utiliza a sequência de perfusão miocárdica, descrita anteriormente. Normalmente, essa aquisição é realizada sob estímulo farmacológico (adenosina ou dipiridamol) e em repouso. Comparando-se a distribuição do contraste no miocárdio durante essas duas fases (hipoperfusão observada durante estresse farmacológico com distribuição homogênea do contraste na fase de repouso), é possível caracterizar as áreas de heterogeneidade de fluxo, correspondendo às áreas isquêmicas. Diversos estudos têm revelado boa acurácia da perfusão miocárdica por RMC na detecção de isquemia miocárdica em relação à medicina nuclear e na detecção de estenose coronariana pela cineangiocoronariografia[12]. Ademais, em função da maior resolução espacial, essa técnica oferece a vantagem de permitir a diferenciação de defeitos de perfusão que não acometem toda a espessura da parede ventricular, como ocorre na isquemia subendocárdica[13]. O maior estudo realizado até o momento (MR-IMPACT) demonstrou que a RMC é, pelo menos, tão acurada quanto a cintigrafia com sincronização eletrocardiográfica – tomografia computadorizada com emissão de um único fóton (SPECT, *single photon emission computed tomography*) ou *gated*-SPECT – para a detecção de isquemia miocárdica, utilizando a cineangiocoronariografia como referência: área sob a curva ROC de 0,86 ± 0,06 *versus* 0,75 ± 0,09, respectivamente (p = 0,18). A ressonância foi superior à cintigrafia quando considerados todos os tipos de SPECT em conjunto (com e sem sincronização – *gated*): área sob a curva ROC de 0,86 ± 0,06 *versus* 0,67 ± 0,05, respectivamente (p = 0,013). Estudos recentes também comprovaram o valor prognóstico da perfusão miocárdica sob estresse pela RMC, com uma baixa incidência de eventos coronarianos nos pacientes sem evidência de isquemia miocárdica ao método. Apesar dos resultados satisfatórios anteriormente citados, a técnica de avaliação da perfusão miocárdica pela RMC necessita de aprimoramentos, especialmente a melhora da relação entre sinal e ruído e a redução de artefatos. O uso de novos agentes de contraste, como o manganês, também parece promissor, mas ainda se encontra em fase experimental.

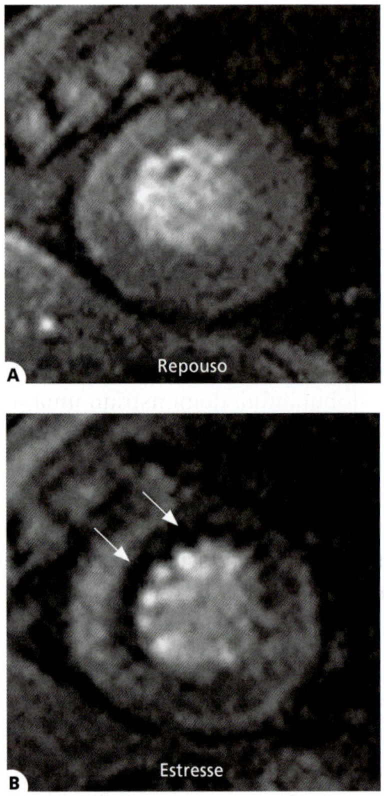

Figura 12.4 – Avaliação de isquemia pela ressonância magnética cardiovascular. Na fase de repouso (*A*), observa-se que o miocárdio ventricular apresenta captação homogênea do contraste durante a sua primeira passagem. (*B*) Após o estresse, evidencia-se a presença de um defeito perfusional em parede anterosseptal (*setas*), compatível com território de artéria descendente anterior.

Espectroscopia

Embora ainda de uso restrito, com a ERM do fósforo-31 é possível determinar as concentrações de fosfatos de alta energia no miocárdio. Alguns autores conseguiram mostrar a redução da relação ATP/Pi (fosfato inorgânico) em pacientes portadores de coronariopatia e isquemia miocárdica e a posterior normalização desta relação após revascularização miocárdica[14]. Graças à sua propriedade única de caracterizar, de forma não invasiva, o metabolismo energético do miocárdio, essa técnica poderá, no futuro, assumir um papel importante no diagnóstico e tratamento da DAC.

Detecção de infarto e viabilidade miocárdica (ver Figura 12.2)

Essa é, sem dúvida, uma das principais aplicações atualmente da RMC na avaliação da doença arterial coronariana. Utilizando a técnica de realce tardio miocárdico, é possível a visualização precisa de áreas de infarto recentes ou antigas, com ou sem onda Q ao eletrocardiograma[15] e, até mesmo, microinfartos sem alteração eletrocardiográfica ou contrátil[16]. Diversos estudos demonstraram a alta acurácia dessa técnica para a detecção de infarto, quando comparada à anatomia patológica, sendo superior a outros métodos de imagem, como a SPECT, especialmente nos casos de infartos pequenos e subendocárdicos[4]. Outra vantagem dessa técnica de RMC, assim como na sequência de perfusão, é a caracterização da transmuralidade das lesões miocárdicas, sendo possível classificá-las, de acordo com o percentual de envolvimento da parede ventricular ou conforme o padrão predominante de distribuição (subendocárdico ou transmural). Em estudo clássico, Kim *et al.*[17] demonstraram que a extensão transmural do infarto correlaciona-se inversamente com a capacidade de recuperação contrátil após revascularização miocárdica (viabilidade). Também já se demonstrou a boa correlação entre a extensão da área de realce tardio e os níveis de liberação de marcadores bioquímicos de lesão miocárdica (creatinofosfoquinase MB e troponina). O realce tardio funciona como um registro permanente de lesões miocárdicas e, por isso, pode ser muito útil nos casos duvidosos de infarto.

Outra forma de avaliar a viabilidade miocárdica contrátil, isto é, o potencial de recuperação contrátil do miocárdio pela RMC, é com a utilização da cinerressonância com dobutamina em baixa dose. Muito semelhante ao protocolo de ecocardiografia, essa modalidade utiliza doses de até 10 μg/kg/min de dobutamina e baseia-se na observação da melhora da contratilidade, sob o estímulo da droga, dos segmentos miocárdicos acinéticos ou hipocinéticos em repouso. Esse método apresenta boa correlação com a tomografia por emissão de pósitrons (PET, *positron emission tomography*)[18]. Essas informações são especialmente úteis para o planejamento dos procedimentos de revascularização miocárdica.

Contudo, a técnica mais utilizada para a análise da viabilidade miocárdica pela RMC é a de realce tardio miocárdico. Em um estudo pioneiro, Kim *et al.*[17] demonstraram o potencial desse método para predizer a recuperação contrátil do miocárdico após a revascularização. Nos pacientes sem realce tardio miocárdico ou com realce envolvendo menos do que 50% da extensão transmural dos segmentos com disfunção contrátil, observou-se um alto índice de recuperação contrátil após o procedimento de revascularização, ao passo que nos casos com extensão transmural maior do que 50% este índice foi muito baixo[17]. Estudos comparativos revelaram resultados dessa técnica semelhantes à PET[19] e superiores à SPECT com tálio-201[20]. Outras vantagens dessa metodologia em comparação à PET são a ausência de radiação ionizante e de estresse físico ou farmacológico, aquisição mais rápida de imagens, maior resolução espacial e menor custo.

Angiografia e fluxo coronariano

Embora seja um excelente exame para a análise dos vasos sistêmicos, a visualização das artérias coronárias pela RMC é dificultada por alguns fatores: movimentação cardíaca e respiratória, fino calibre e complexidade anatômica. Diversas técnicas têm sido desenvolvidas para superar essas dificuldades, incluindo as mais recentes de aquisição tridimensional, com ou sem administração de contraste[21,22]. Apesar dos avanços tecnológicos, a angiografia por RMC ainda carece de resoluções espacial e temporal suficientes para a adequada avaliação da doença arterial coronariana, especialmente das porções mais distais da árvore coronariana. O desempenho diagnóstico das técnicas mais modernas de aquisição ainda é modesto, com valores moderados de sensibilidade (77%) e especificidade (71%) para a detecção de estenoses coronarianas, quando comparadas à cineangiocoronariografia[23].

Por outro lado, existe evidência científica suficiente para o emprego da angiorressonância na visualização de anomalias coronarianas[24], assim como de enxertos coronarianos[25]. A menor resolução espacial necessária para observar a emergência e o trajeto inicial dos troncos coronarianos permite à RMC ter boa acurácia para a detecção de anomalias. No caso dos enxertos, seu maior calibre e pouca movimentação também conferem ao método resultados satisfatórios em relação à cineangiocoronariografia invasiva. Essa aplicação pode ser útil nos casos de dor torácica pós-cirurgia de revascularização miocárdica, a fim de se determinar a perviedade dos enxertos.

Embora ainda em evolução, outra aplicação da RMC é a determinação não invasiva do fluxo e da reserva coronariana. Utilizando-se a técnica de mapeamento de fluxo por contraste de fase, é possível medir o fluxo pelas artérias coronárias em repouso e durante estresse farmacológico, permitindo a avaliação funcional de artérias nativas[26], pós-implante de *stent*[27] ou de enxertos[28].

Cardiomiopatias

A RMC pode ser muito útil para o diagnóstico e o acompanhamento das cardiomiopatias. A seguir, são discutidas suas principais aplicações nessas entidades clínicas.

Cardiomiopatia hipertrófica (Figura 12.5, *A* e *B*)

Em função de sua excelente definição anatômica, a RMC proporciona a mensuração precisa e acurada da espessura das paredes ventriculares e dos diâmetros cavitários, assim como da massa e função ventriculares, parâmetros fundamentais para a caracterização desse tipo de cardiopatia. Pode ser especialmente útil no diagnóstico de sua forma apical, situação em que os achados ecocardiográficos podem ser duvidosos ou equívocos[29]. Com a técnica de mapeamento de fluxo por contraste de fase, é possível medir o gradiente pressórico na via de saída ventricular nas formas obstrutivas. Além disso, a sequência de realce tardio miocárdico na avaliação de fibrose é imprescindível na avaliação dessa cardiomiopatia. Todos os estudos realizados mostraram uma alta frequência de fibrose miocárdica (cerca de 80% dos casos) em pacientes com cardiomiopatia hipertrófica (CMH)[5]. A fibrose pode estar associada ao desequilíbrio da relação oferta/demanda de oxigênio na microcirculação miocárdica, nesses pacientes, provocando lesões isquêmicas. Porém, recentemente, um estudo conduzido em nosso serviço

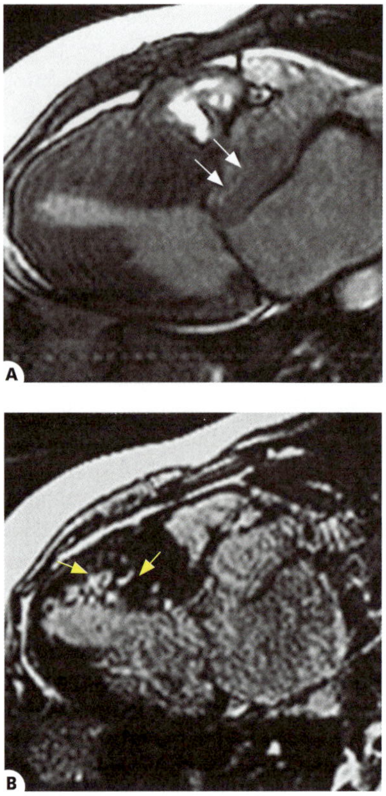

Figura 12.5 – Avaliação de miocardiopatia hipertrófica pela ressonância magnética cardiovascular (RMC). (*A*) Plano de corte em via de saída de ventrículo esquerdo, demonstrando pronunciado aumento da espessura ventricular em parede septal e fluxo turbulento em direção à aorta (*setas brancas*). Esse achado é sugestivo de gradiente sistólico nesta topografia, característico da forma obstrutiva da doença. (*B*) Técnica de realce tardio demonstrando focos de fibrose confluentes em parede septal (*setas amarelas*). A massa de fibrose avaliada pela RMC é fator prognóstico nesta patologia.

mostrou uma baixa correlação entre as áreas de fibrose e as de hipertrofia, sugerindo a existência de outros mecanismos para o surgimento da fibrose. Além do valor diagnóstico, essa técnica também detém importância prognóstica, associando-se a maior incidência de arritmias ventriculares e morte súbita, de forma independente dos outros fatores de risco.

Cardiomiopatia dilatada

Como já citado, a RMC permite medir, de maneira precisa e acurada, as dimensões cardíacas e a função ventricular, informações fundamentais para o diagnóstico e seguimento dessa cardiopatia. O ventrículo direito, habitualmente de difícil acesso pela ecocardiografia, pode ser analisado de forma precisa pela RMC. Como essa cavidade também é acometida na cardiomiopatia dilatada, sua avaliação tem importância diagnóstica e prognóstica. Além disso, a visualização de trombos intracavitários, não raros nessa condição clínica, pode ser facilitada pela RMC em relação ao ecocardiograma[30], especialmente com a administração de contraste. O realce tardio miocárdico, se presente, também pode apresentar padrão típico da cardiomiopatia dilatada idiopática, aspecto linear mesocárdico no septo interventricular, indicando a presença de fibrose miocárdica neste segmento associada a disfunção, o que tem sido relacionado com pior prognóstico.

Miocardite (Figura 12.6, *A* a *C*)

A pesquisa de miocardite pela ressonância magnética baseia-se em dois achados principais: edema e fibrose miocárdicos. Utilizando técnicas ponderadas em T2, é possível visualizar áreas de edema miocárdico, caracterizadas por aumento de sinal em consequência do processo inflamatório[31]. Pode-se ainda realizar uma medida quantitativa da imagem pesada em T2, em que o sinal do miocárdio maior que 1,9 vez o do músculo esquelético (músculo peitoral, por exemplo) também indica edema difuso do miocárdio, mesmo que aumentos de sinal regional não sejam visualizados.

Empregando a técnica de realce tardio miocárdico, podem-se identificar áreas de fibrose geradas pela miocardite, após processo de miocitólise. Em geral, essas áreas têm distribuição heterogênea, focal ou linear, mesocárdica e/ou epicárdica e não restritas a um determinado território coronariano[6]. Esse padrão diverge daquele decorrente do infarto miocárdico, em geral homogêneo, localizado em território coronariano específico e de distribuição predominantemente subendocárdica ou transmural. A combinação dessas duas técnicas proporciona uma sensibilidade de 76%, especificidade de 96% e acurácia de 85%, valores superiores aos da cintigrafia com gálio. Dessa forma, a RMC pode ser uma valiosa ferramenta no diagnóstico diferencial de pacientes jovens com dor torácica suspeita de miocardite.

Embora de uso menos frequente, uma terceira técnica para avaliação do edema miocárdico difuso ou global utiliza a técnica de *spin*-eco rápido pré e imediatamente após injeção de gadolínio. O aumento de intensidade de sinal é medido no miocárdio e no músculo esquelético. O aumento do sinal do miocárdio maior que quatro vezes o aumento de sinal no músculo esquelético indica presença de edema miocárdico e pode ajudar no diagnóstico de miocardite. Essa técnica tem sido chamada de realce miocárdico global ou realce miocárdico precoce.

Displasia/cardiomiopatia arritmogênica do ventrículo direito (Figura 12.7)

A RMC fornece excelente visualização do ventrículo direito (VD), sem limitações de janela acústica. Dessa maneira, permite avaliação detalhada de sua anatomia e função global e regional. As alterações contráteis globais e regionais do VD, como os microaneurismas,

978-85-4120-208-4

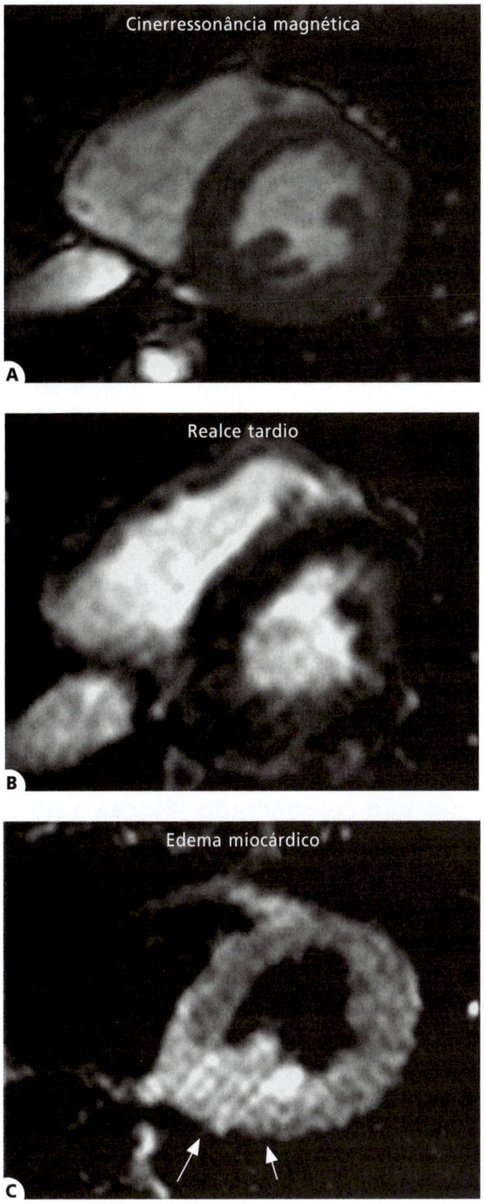

Figura 12.6 – Avaliação de suspeita de miocardite pela ressonância magnética cardiovascular (RMC). (*A*) Cinerressonância magnética em eixo curto. (*B*) Avaliação de fibrose pela técnica de realce tardio não evidencia focos de fibrose/necrose. (*C*) Avaliação de edema miocárdico por sequência de duplo pulso de inversão-recuperação com ponderação em T2. Por meio dessa técnica, os tecidos que apresentam processo inflamatório agudo (como na miocardite) aumentam a quantidade de líquido (edema) intersticial, o que é demonstrado na RMC como uma área regional de sinal hiperintenso (*setas*).

constituem critérios diagnósticos dessa patologia e podem ser muito bem caracterizadas pela RMC[32]. Além disso, a avaliação do volume diastólico do VD indexado (acima de 100 $m\ell/m^2$) e de sua fração de ejeção (abaixo de 45%) são parâmetros de avaliação obrigatória para caracterização de critérios de imagem estabelecidos para displasia arritmogênica do ventrículo direito (DAVD) por meio da RMC[33]. É possível também detectar a presença de infiltração gordurosa na parede do ventrículo, empregando sequências de *spin*-eco com pulso de supressão de gordura. Entretanto, esse achado é mais raro e exige experiência do examinador para a interpretação apropriada. Finalmente, também foi demonstrada a utilidade da técnica de realce tardio miocárdico nessa situação, que foi capaz de evidenciar regiões de fibrose parietal do VD em 67% dos pacientes que preenchiam os critérios para a patologia. Houve boa correlação dessa observação com a histopatologia e a indução de taquicardia ventricular durante estudo eletrofisiológico[34].

Doença de Chagas

Estudos de necropsia revelam áreas de fibrose miocárdica em pacientes portadores de cardiopatia chagásica. Essas regiões estão implicadas na origem de arritmias comuns nesse grupo de pacientes. Pesquisa desenvolvida pelo nosso grupo avaliou o papel da sequência de realce tardio miocárdico na caracterização dessas áreas. Os resultados apontaram para o acometimento preferencial de alguns segmentos miocárdicos (especialmente inferolateral basal e do ápex) e houve correlação da extensão da fibrose com a redução da fração de ejeção do ventrículo esquerdo e gravidade da doença, sugerindo que esta quantificação poderia ajudar na estratificação de risco desses pacientes e no planejamento de procedimentos de ablação de arritmias[35].

Sarcoidose

O acometimento cardíaco pela sarcoidose caracteriza-se pela substituição focal do tecido miocárdico por áreas de fibrose, determinando, com frequência, a formação de aneurismas parietais. A cinerressonância permite a detecção detalhada desses aneurismas, assim

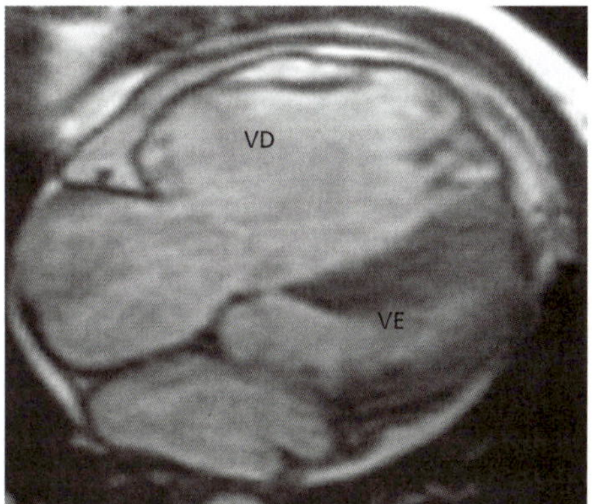

Figura 12.7 – Cinerressonância em avaliação de paciente com diagnóstico de displasia arritmogênica do ventrículo direito. O ventrículo direito apresenta-se extremamente dilatado, notando-se a presença de microaneurismas em sua parede livre. VD = ventrículo direito; VE = ventrículo esquerdo.

como de outras alterações da função ventricular, enquanto a sequência de realce tardio miocárdico revela as regiões de substituição fibrótica[7].

Amiloidose (Figura 12.8, *A* e *B*)

A infiltração amiloide cardíaca provoca uma pseudo-hipertrofia miocárdica (ocorre um aumento da espessura miocárdica, porém, sem aumento da quantidade de miofibrilas) e uma alteração na cinética do gadolínio no miocárdio, assim como a presença de áreas de realce tardio de padrão difuso ou subendocárdico global. A partir desses achados, é possível diferenciar, com grande acurácia, os casos de amiloidose de outras causas de hipertrofia miocárdica[36].

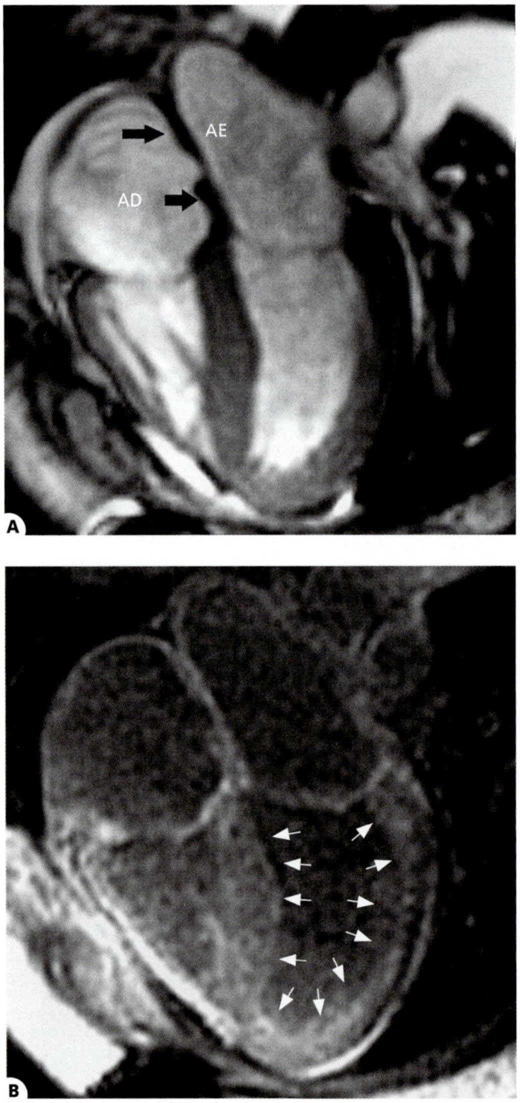

Figura 12.8 – Avaliação de amiloidose cardíaca. (*A*) Cinerressonância evidenciando aumento biatrial e o achado de hipertrofia do septo interatrial (*setas largas*). (*B*) Padrão difuso subendocárdico de realce tardio no miocárdio do ventrículo esquerdo (*setas finas*), achado característico na deposição de substância amiloide. AD = átrio direito; AE = átrio esquerdo.

Cardiomiopatia siderótica

A cardiomiopatia siderótica é decorrente da sobrecarga de ferro no tecido miocárdico, secundária às hemotransfusões repetidas em portadores de anemia crônica (talassemias, por exemplo) ou por doença genética, a hemocromatose (mutação do gene do HFE). Em geral, seu diagnóstico é baseado nos níveis de ferritina sérica e na biopsia miocárdica. Essa última, entretanto, pode levar a diagnósticos falsamente negativos, quando o depósito férrico for de distribuição focal. A RMC oferece a possibilidade de revelar alterações tissulares precoces no miocárdio, consequentes à sobrecarga férrica. Para isso, é empregada uma sequência específica de aquisição, ponderada em T2*. A redução do T2* indica sobrecarga de ferro e está relacionada com disfunção, assim como aumento dos volumes e massa ventriculares[37]. Também existe evidência de que o tratamento de quelação com desferroxamina determina aumento do T2*[38], tornando este parâmetro um potencial marcador de controle terapêutico nesses pacientes. Em geral, no mesmo estudo é fornecida informação do T2* do fígado e ainda mais importante da concentração de ferro no fígado (LIC, *liver iron concentration*).

Miocárdio não compactado (Figura 12.9, *A* e *B*)

Algumas publicações têm demonstrado a utilidade da RMC no diagnóstico dessa rara patologia, de herança autossômica dominante, caracterizada por um defeito no desenvolvimento embrionário do miocárdio[39,40]. Novamente, em função de sua alta definição anatômica e contraste entre miocárdio e cavidade sanguínea, a RMC confere excelente delineamento da trabeculação miocárdica na região não compactada, diferenciando-a, claramente, da região compactada da parede ventricular. Petersen *et al.* observaram que uma relação entre a espessura diastólica do miocárdio não compactado e do miocárdio compactado acima de 2,3 permitiu a identificação da cardiomiopatia com grande acurácia[40]. Estudos recentes têm também avaliado o volume de não compactação pela RMC, possivelmente mais acurado que a espessura linear simples, e utilizando a capacidade única desta técnica de imagem de definir precisamente a trabeculação ventricular. Além disso, a RMC também pode auxiliar na detecção de trombos intracavitários, que podem se formar nessa condição clínica.

Doenças valvares

Para a avaliação das valvopatias, as indicações da RMC ainda são relativamente restritas. Em parte, essa restrição deve-se à grande resolutividade diagnóstica do ecocardiograma, que além de simples e de baixo custo, é capaz de fornecer as principais informações necessárias para o manejo das valvopatias. Nesse contexto, a RMC tem sido empregada em substituição ou comple-

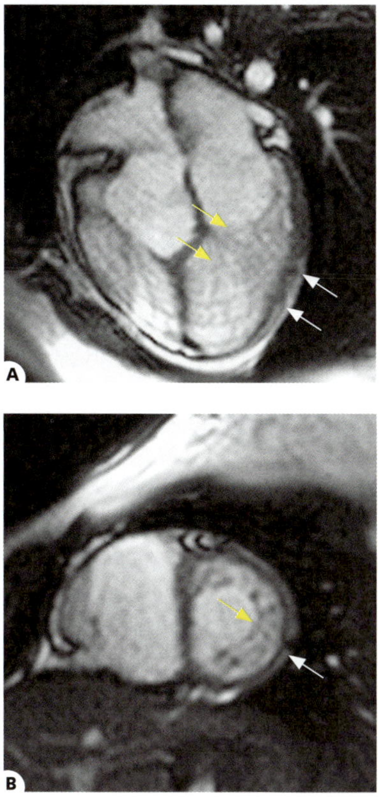

Figura 12.9 – Avaliação de miocárdio não compactado pela ressonância magnética cardiovascular em eixo longo (*A*) e em eixo curto ao nível médio ventricular (*B*). Observa-se a trabeculação característica pela não compactação miocárdica (*setas amarelas*), enquanto o miocárdio normal (*setas brancas*) encontra-se afilado.

mentação à ecocardiografia quando há dificuldade técnica (janela acústica inadequada, por exemplo) e em casos de divergência com outros exames, como o cateterismo cardíaco. No entanto, a RMC detém o potencial de obter informações adicionais, especialmente na avaliação das dimensões das câmaras cardíacas, função e massa ventriculares, volumes de regurgitação valvar e caracterização da fibrose miocárdica associada às valvopatias.

A cinerressonância é a técnica mais utilizada para a avaliação das valvas cardíacas, constituindo-se em um excelente exame para seguimento de função e massa ventriculares de pacientes valvopatas, bem como para a comparação funcional após alguma intervenção cirúrgica[41]. Devido à sua característica dinâmica, a cinerressonância também proporciona a visualização direta das valvas cardíacas e de jatos de estenose ou insuficiência, quando presentes. A turbulência de fluxo gerada por esses jatos causa uma perda de sinal, que aparece como uma área escura adjacente à valva cardíaca. Embora a área e a extensão do jato de turbulência auxiliem a determinar a intensidade do distúrbio valvar, outros fatores podem influenciar a sua conformação, incluindo o formato do orifício valvar, o gradiente pressórico e os parâmetros técnicos da sequência de pulso. Portanto, o jato observado à cinerressonância localiza o distúrbio valvar e fornece apenas uma estimativa da sua intensidade[42]. Também é possível a visualização direta dos folhetos valvares e do aparelho subvalvar. Na pesquisa de vegetações ou massas pequenas e com grande mobilidade, o ecocardiograma ainda é superior à RMC.

Avaliação de estenoses valvares

Utilizando um plano de corte perpendicular ao plano valvar, é possível a observação de valvas espessadas, fusionadas e/ou de menor mobilidade, especialmente da valva aórtica. A cinerressonância permite a visualização do jato de turbulência sistólica gerado pela estenose valvar e a mensuração das dimensões, espessura e função das câmaras cardíacas. Nas estenoses aórtica e pulmonar, comumente podem ser observados: hipertrofia ventricular pela sobrecarga de pressão, dilatação arterial pós-estenótica e jato de turbulência sistólica na via de saída ventricular. Já nas estenoses das valvas atrioventriculares, os principais achados são: aumento atrial, jato de turbulência diastólica na via de entrada ventricular, fusão comissural e diminuição de mobilidade dos folhetos valvares. Com a cinerressonância, é possível determinar a *área valvar* por planimetria direta[43]. À semelhança do Doppler, a área valvar também pode ser calculada de forma indireta, a partir da velocidade de fluxo obtida pela técnica de contraste de fase, utilizando-se a equação de continuidade. O mapeamento de fluxo por contraste de fase também permite o cálculo do *gradiente de pressão transvalvar* por meio da equação de Bernoulli modificada[41].

As medidas de velocidade de fluxo, área valvar e gradiente pressórico transvalvar pela RMC, com a técnica de contraste de fase, demonstram estreita correlação com o Doppler e o cateterismo em pacientes com estenose mitral e aórtica[44,45].

Avaliação de insuficiências valvares

Assim como na estenose, o fluxo turbulento causado pela insuficiência valvar gera um jato visível à cinerressonância como uma área escura de perda de sinal. Nas insuficiências aórtica e pulmonar, é comum a dilatação do anel valvar, além do jato retrógrado de turbulência diastólica para o ventrículo. Nas insuficiências das valvas atrioventriculares, costuma-se observar dilatação atrial e o jato retrógrado de turbulência sistólica para o átrio.

A área e a extensão do jato de turbulência ajudam na estimativa do grau de insuficiência, mas a magnitude do jato também depende de parâmetros da sequência de pulso empregada. Um dos pontos fortes da RMC na avaliação das valvopatias é a sua habilidade de mensurar, de forma precisa, *o volume e a fração regurgi-*

tantes. Há algumas formas de se fazer esse cálculo pela RMC. Na insuficiência isolada de qualquer valva cardíaca, o volume regurgitante pode ser calculado pela comparação dos volumes sistólicos dos ventrículos esquerdo e direito medidos na cinerressonância. O ventrículo com a valva insuficiente terá um volume sistólico aumentado em função do volume regurgitante. A fração regurgitante pode ser calculada determinando-se o percentual da diferença de volume sistólico entre os ventrículos em relação ao maior volume sistólico encontrado[46]. Outra opção é o cálculo a partir da curva de fluxo transvalvar pela técnica de mapeamento de fluxo por contraste de fase. Para isso, basta medir a área sob a curva e calcular o percentual do volume de fluxo retrógrado em relação ao anterógrado. Uma terceira abordagem consiste na combinação das duas técnicas, subtraindo-se o volume sistólico ventricular medido na cinerressonância do volume de fluxo anterógrado pelas valvas aórtica ou pulmonar. A fração regurgitante será o percentual dessa diferença em relação ao volume sistólico ventricular. Essa última técnica combinada é a mais utilizada em decorrência de sua praticidade e reprodutibilidade.

Em geral, na insuficiência aórtica e pulmonar utiliza-se apenas a cinerressonância com mapeamento de fluxo para calcular os volumes anterógrados e retrógrados pela válvula e fornecer volume e fração regurgitante. Já na insuficiência mitral utiliza-se a técnica combinada e calcula-se a diferença entre o volume ejetado pelo VE na cinerressonância e o volume anterógrado que passa pela aorta. Essa diferença é o volume regurgitante mitral e deste calcula-se a fração regurgitante, dividindo-se pelo volume ejetado.

Avaliação de próteses valvares

As próteses mecânicas produzem um artefato de perda de sinal (área escura na imagem), em decorrência da distorção do campo magnético pelo conteúdo metálico. Em geral, esse artefato estende-se para as estruturas adjacentes, prejudicando a avaliação de jatos de turbulência de fluxo valvar, principalmente os de pequena magnitude. Com as próteses biológicas, esse efeito costuma ficar restrito ao anel valvar e não chega a interferir, de forma significativa, na interpretação do exame.

A complexidade dos fluxos através das próteses valvares, às vezes excêntricos, traz dificuldades ao Doppler em alguns casos. O mapeamento de fluxo por contraste de fase pela RMC pode ser vantajoso nessa situação. O desenvolvimento de sequências de mapeamento de fluxo com correção para o movimento cardíaco tem permitido a mensuração de fluxo bem próximo ao plano valvar[47]. Também é possível a avaliação da função ventricular e do volume regurgitante da mesma forma como nas valvas nativas. No entanto, é necessária experiência do operador para prescrever o plano de corte adequado, evitando a área de distorção causada pelo anel metálico.

Realce tardio miocárdico nas valvopatias

Recentemente, nosso grupo publicou estudo pioneiro de pacientes com valvopatia aórtica (estenose ou insuficiência) acentuada e artérias coronárias normais, com a técnica de realce tardio miocárdico pela RMC, sendo observadas áreas de fibrose miocárdica em 60% dos casos. A presença de fibrose miocárdica à RMC teve correlação com o grau de disfunção ventricular esquerda e boa acurácia comparada à biopsia miocárdica realizada durante a cirurgia. É possível que essa técnica sirva como um marcador de gravidade e prognóstico em portadores de valvopatia[48-50].

Pericárdio

Assim como nas valvopatias, o ecocardiograma fornece, na maioria das vezes, as informações necessárias para a adequada avaliação das doenças do pericárdio. No entanto, em uma parcela dos casos, essa avaliação pode ser duvidosa. Em razão de seu excelente contraste tissular, amplo campo de visão e independência de janela acústica, a RMC pode ser útil na complementação diagnóstica das pericardiopatias.

O derrame pericárdico é acessado com facilidade pela RMC (Figura 12.10, *A* e *B*). Especialmente nos derrames loculados e posteriores (de difícil acesso ecocardiográfico), a RMC agrega valor diagnóstico. Sua principal aplicação, entretanto, está na medida do espessamento pericárdico. Realizada de forma mais acurada e com menor variabilidade intra e interobservador do que pela ecocardiografia, essa mensuração é valiosa nos casos suspeitos de pericardite constritiva. Para esse diagnóstico, a medida do espessamento pericárdico alcança valores de sensibilidade, especificidade e acurácia de 88%, 100% e 93%, respectivamente[51]. Porém, vale ressaltar que é possível haver constrição sem espessamento pericárdico e a presença de espessamento não indica, necessariamente, constrição pericárdica. Por isso, também é importante a avaliação hemodinâmica, quando houver a suspeita de constrição. Nesse aspecto, o ecocardiograma ainda apresenta vantagens em relação à ressonância. No entanto, alguns estudos recentes têm demonstrado o potencial da RMC para a avaliação funcional nessa situação clínica: Giorgi *et al.* analisaram o achatamento septal diastólico em pacientes com síndrome restritiva e encontraram valores de sensibilidade de 81% e especificidade de 100% no reconhecimento dos casos de pericardite constrictiva[52]; Francone *et al.* empregaram uma sequência de aquisição em tempo real para avaliar a influência respiratória sobre o movimento septal em pacientes com pericardite constritiva, mostrando que esta técnica parece promissora na diferenciação das síndromes restritivas[53]. Ainda, a técnica de *myocardial tagging* pode demonstrar, de forma dinâmica, a aderência entre o miocárdio e o pericárdio, às vezes de espessura normal, causando constrição significativa[54].

Outras patologias pericárdicas mais raras também podem ser bem definidas pela RMC, como os cistos pericárdicos, com característico hipersinal nas sequências ponderadas em T2, e a agenesia pericárdica.

Massas e tumores

A adequada identificação anatômica e a definição de sua relação com as estruturas torácicas são fundamentais na avaliação das massas e tumores cardíacos. Graças à sua capacidade de aquisição de imagens em qualquer plano anatômico, a RMC pode fornecer esses dados com precisão, além de outras características, tais como regularidade das bordas, extensão e infiltração de tecidos adjacentes. A cinerressonância permite a observação dinâmica das massas durante o ciclo cardíaco e de sua repercussão funcional, como no mixoma de átrio esquerdo que provoca a limitação do influxo mitral.

Utilizando recursos de aquisição, a RMC também pode auxiliar no diagnóstico diferencial dos tumores[55]. Um dos exemplos mais ilustrativos dessa potencialidade é o lipoma cardíaco, facilmente identificável pela supressão de sinal após um pulso específico de saturação de gordura[1]. A intensidade de sinal nas imagens com diferentes ponderações (T1 ou T2) é fundamental para a caracterização tissular da massa. O padrão de realce após a administração de contraste também é um parâmetro importante. Um dos dilemas clínicos é a diferenciação entre tumores e trombos intracavitários. Como captam pouco ou nenhum contraste, os trombos apresentam-se como massas escuras em meio ao sangue contrastado. Já os tumores, sendo mais ricamente vascularizados, costumam apresentar realce logo após a injeção de contraste (técnica de perfusão de primeira passagem), especialmente os de natureza maligna[55]. Eventualmente, essa diferenciação pode ser mais difícil em tumores pouco vascularizados, com baixa captação de contraste. Nesses casos, a aquisição tardia das imagens (realce tardio) pode evidenciar áreas de necrose intratumoral[1].

Cardiopatias congênitas

Embora o ecocardiograma seja diagnóstico na maioria das situações, vários estudos já demonstraram a utilidade da RMC nas cardiopatias congênitas. Mais uma vez, as características de amplo campo de visão, potencial de aquisição e reconstrução tridimensionais, grande contraste natural entre os tecidos e ausência de limitações de janela acústica fazem da RMC um método extremamente vantajoso na avaliação desse tipo de cardiopatia, principalmente nos casos em que os achados ecocardiográficos são duvidosos. Além disso, como não há radiação ionizante, a RMC presta-se como um exame apropriado para seguimento de crianças com cardiopatia. Por outro lado, em crianças menores, a realização da RMC demanda sedação, o que envolve riscos, sobretudo nos casos de cardiopatias mais graves. No entanto, a RMC deve ser considerada uma alternativa no acompanhamento de doença congênita em adultos nos quais não seja necessária sedação (em especial nas cardiopatias complexas ou que requeiram seguimento a longo prazo de parâmetros como função e volumes ventriculares).

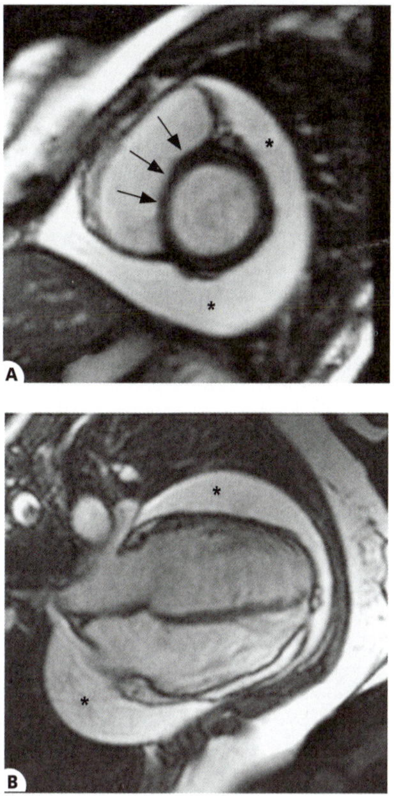

Figura 12.10 – Cinerressonância na avaliação de derrame pericárdico (*asteriscos*), nos cortes em eixo curto (*A*) e em eixo longo de quatro câmaras (*B*). Nota-se que, embora haja um volumoso acúmulo de líquido no espaço pericárdico, não existem sinais indiretos de tamponamento cardíaco (por exemplo, retificação do septo interventricular – *setas*).

As aplicações do exame de RMC vêm se expandindo atualmente, podendo ser destacadas:

- Complementação ao ecocardiograma em casos duvidosos ou com limitação técnica.
- Cardiopatias complexas, em que a visualização anatômica ampla e tridimensional é desejável.
- Definição anatômica para planejamento de procedimentos percutâneos ou cirúrgicos.
- Avaliação pós-operatória, em que, muitas vezes, a visualização ecocardiográfica é difícil.
- Avaliação da cardiopatia congênita em adultos.

A seguir, serão discutidas as indicações específicas em cardiopatias congênitas.

Anomalias de *situs*

Graças à ampla visualização anatômica, a RMC permite a determinação do *situs* cardíaco. Sua sensibilidade para o diagnóstico de anomalias de posição cardíaca é próxima de 100%[56]. Entretanto, a maior utilidade da RMC está nas situações de maior complexidade com associação de anomalias, em que outros métodos diagnósticos, como a ecocardiografia, podem ter limitações.

Avaliação/quantificação de *shunt*

Para esse propósito, a RMC é reconhecida como uma excelente ferramenta. Empregando-se a técnica de mapeamento de fluxo por contraste de fase, é possível determinar os fluxos pulmonar e aórtico, assim como a sua relação (Qp/Qs)[57]. Como essa mensuração independe de limitações anatômicas torácicas, pode ser vantajosa nos casos de difícil acesso ecocardiográfico.

Anomalias atriais e do retorno venoso

A RMC pode ser utilizada para a pesquisa de comunicação interatrial (CIA), mas o ecocardiograma transesofágico oferece uma melhor visualização do septo interatrial e é o exame de escolha nesta situação. Portanto, esse método não deve ser considerado como de primeira linha para a avaliação de CIA, exceto quando associada a outras anomalias, como a drenagem anômala parcial ou total de veias pulmonares. Já em relação às veias pulmonares, ao lado da angiotomografia, a RMC é o exame mais adequado para a sua visualização[58].

Anomalias ventriculares

A RMC é um bom método para a avaliação de comunicação interventricular (CIV)[59]. Contudo, o ecocardiograma fornece, na grande maioria das vezes, as informações necessárias para esse diagnóstico. A RMC oferece informação adicional ao ecocardiograma na CIV isolada, no cálculo dos *shunt* da esquerda para a direita, por meio da determinação do Qp/Qs pela técnica de mapeamento de fluxo aórtico e pulmonar. No entanto, seu maior benefício está nos casos mais complexos, quando a CIV está associada a outros defeitos, como na tetralogia de Fallot e no ventrículo único. Além disso, é o exame mais acurado para a mensuração da função ventricular esquerda e direita, dado importante para tratamento e seguimento desses pacientes.

Valvopatias congênitas

Assim como nas valvopatias adquiridas, a ecocardiografia é o exame de escolha para a análise das anomalias valvares congênitas. Apesar disso, em algumas condições de difícil acesso ecocardiográfico (por exemplo, quantificação das insuficiências valvares, especialmente da valva pulmonar), a RMC pode trazer informações relevantes. Outras anormalidades raras também podem ser delineadas com clareza pela RMC, como a anomalia de Ebstein e a atresia tricúspide[55].

Anomalias dos grandes vasos

A RMC é um ótimo exame para a avaliação de anomalias dos grandes vasos torácicos. Permite a visualização da aorta em todas as suas porções, sendo considerada atualmente o exame de imagem mais apropriado para o delineamento de coarctação de aorta e anomalias do arco aórtico[55]. Com a sequência de mapeamento de fluxo por contraste de fase, é possível medir o gradiente pela coarctação, tanto antes quanto depois de procedimentos de correção. Adicionalmente, a RMC também é muito útil para o estudo de outras doenças congênitas da aorta, como os aneurismas dos seios de Valsalva e as fístulas aortocavitárias e para o seguimento quantitativo de dilatações crônicas.

Além da aorta, a RMC pode ser útil para a análise das anomalias da artéria pulmonar e seus ramos proximais[55]. Essa informação é imprescindível para o planejamento cirúrgico em pacientes com circulação pulmonar reduzida e nem sempre é possível de ser acessada pela ecocardiografia. Nas estenoses de artéria pulmonar, a RMC pode fornecer uma estimativa do grau de obstrução pela mensuração do fluxo por contraste de fase. Outra aplicação de grande valor da RMC é a avaliação pós-operatória de condutos e *shunts* artificiais[60]. Assim como nos vasos nativos, é possível localizar estenoses e quantificá-las, empregando a técnica de mapeamento de fluxo.

Finalmente, existe evidência para a utilização da RMC (assim como a tomografia *multislice*) na visualização de anomalias de origem e trajeto das artérias coronárias, evitando, nesses casos, os riscos do cateterismo.

Doenças vasculares

A RMC, assim como a tomografia computadorizada, é um exame de excelência para a visualização dos vasos sistêmicos. Amplo campo de visão, aquisição tridimensional e reconstrução multiplanar são algumas das características que a tornam muito apropriada para a avaliação vascular. Além disso, esse exame não emprega radiação ionizante e o contraste utilizado (à base de gadolínio) não é nefrotóxico nas doses habituais. Vários aspectos relacionados com a anatomia vascular podem ser acessados pela RMC: as sequências de *spin*-eco rápido fornecem detalhes da parede vascular, identificando placas ateroscleróticas, espessamento parietal, trombos, dentre outras alterações; as sequências angiográficas permitem o delineamento preciso do lúmen vascular, ilustrando estenoses, aneurismas, dissecções e outras lesões; por sua vez, a sequência de mapeamento de fluxo por contraste de fase permite a mensuração do fluxo intravascular, dimensionando a repercussão funcional de lesões estenóticas.

Em Cardiologia, as principais aplicações vasculares da RMC estão na avaliação das patologias da aorta e seus principais ramos (vasos da base, artérias carótidas, viscerais, renais e ilíacas). Em diversas situações clínicas envolvendo esses vasos, a RMC é considerada exame de primeira linha por consensos internacionais, como, por exemplo, no diagnóstico e seguimento dos aneurismas e dissecção crônica da aorta, diagnóstico de úlceras e hemorragias intramurais da aorta, avaliação de artérias renais em pacientes com suspeita de hipertensão arterial renovascular, dentre outras[55]. A RMC também pode auxiliar no diagnóstico de alterações das artérias e veias pulmonares. Como citado anteriormente, no tópico de cardiopatias congênitas, a RMC pode visualizar, de forma acurada, a artéria pulmonar e seus ramos proximais, detectando estenoses, aneurismas e outras anormalidades. A visualização de suas porções distais é mais difícil. Embora alguns estudos tenham investigado o potencial do método para o diagnóstico de embolia pulmonar, os resultados ainda são limitados e outros exames devem ser preferidos nesta situação, como a tomografia computadorizada. Também já está bem definida a aplicação da angiorressonância para a avaliação das veias pulmonares, particularmente antes e depois do procedimento de ablação para tratamento de fibrilação atrial, que pode ter, como complicação, a estenose de uma ou mais veias[61].

LIMITAÇÕES

Assim como qualquer método diagnóstico, a RMC apresenta limitações, que devem ser levadas em consideração ao indicá-la. Praticamente todas as sequências de pulso cardíacas atualmente disponíveis são obtidas com sincronização eletrocardiográfica. Em pacientes portadores de arritmias (fibrilação atrial, extrassístoles frequentes) essa sincronização é prejudicada, o que pode comprometer a qualidade do exame. Além disso, a aquisição das imagens quase sempre é realizada em pausa respiratória de alguns segundos. Pacientes dispneicos, com insuficiência cardíaca descompensada ou pneumopatia avançada não costumam tolerá-la, o que também reduz a qualidade das imagens. Cerca de 2% dos pacientes não conseguem suportar o exame por claustrofobia. Casos mais leves podem ser controlados com o uso de ansiolítico antes do exame.

SEGURANÇA

Uma das principais preocupações do clínico e do cardiologista é em relação à segurança da RMC em portadores de implantes e próteses metálicas. Os implantes metálicos cerebrais constituem contraindicação formal à RMC, exceto se, comprovadamente, não apresentarem propriedades ferromagnéticas. A presença de marca-passo ou cardioversor-desfibrilador implantável também é considerada contraindicação ao exame, embora alguns estudos tenham demonstrado a segurança dos aparelhos mais novos nos equipamentos de ressonância de[62] 1,5 T. Outras situações de risco são os implantes coleares e os fragmentos metálicos nos olhos, assim como projéteis localizados próximo à medula espinal. Por outro lado, é seguro expor pacientes portadores de próteses valvares mecânicas, *stents* coronarianos ou aórticos e com fios metálicos de esternorrafia aos campos magnéticos habitualmente utilizados em RMC[63].

É necessária cautela em relação à administração de contraste em alguns pacientes. Embora considerados, até recentemente, seguros em pacientes nefropatas, alguns meios de contraste utilizados em ressonância magnética (à base de gadolínio) têm sido correlacionados com o surgimento de uma nova entidade patológica – fibrose sistêmica nefrogênica – em pacientes portadores de insuficiência renal grave (taxa de filtração glomerular < 30 mℓ/min/1,73 m^2) ou síndrome hepatorrenal. Nesses casos, a recomendação atual é a de se evitar a sua administração e, quando imprescindível, empregar a menor dose possível[64]. Esses cuidados mostraram-se efetivos no controle de novos casos da doença.

REFERÊNCIAS

1. Pennell DJ. Cardiovascular magnetic resonance. In: Zipes DP, Libby P, Bonow RO, Braunwald E (eds.). Braunwald's Heart Disease: a textbook of cardiovascular medicine. Philadelphia: Elsevier Saunders; 2005 (p. 335-53).
2. Rehr RB, Malloy CR, Filipchuk NG, Peshock RM. Left ventricular volumes measured by MR imaging. Radiology. 1985;156(3):717-19.
3. Simonetti OP, Kim RJ, Fieno DS, Hillenbrand HB, Wu E, Bundy JM *et al.* An improved MR imaging technique for the visualization of myocardial infarction. Radiology. 2001;218(1):215-23.
4. Wagner A, Mahrholdt H, Holly TA, Elliott MD, Regenfus M, Parker M *et al.* Contrast-enhanced MRI and routine single photon emission computed tomography (SPECT) perfusion imaging for detection of subendocardial myocardial infarcts: an imaging study. Lancet. 2003; 361(9355):374-9.
5. Choudhury L, Mahrholdt H, Wagner A, Choi KM, Elliott MD, Klocke FJ *et al.* Myocardial scarring in asymptomatic or mildly symptomatic patients with hypertrophic cardiomyopathy. J Am Coll Cardiol. 2002; 40(12):2156-64.
6. Mahrholdt H, Goedecke C, Wagner A, Meinhardt G, Athanasiadis A, Vogelsberg H *et al.* Cardiovascular magnetic resonance assessment of human myocarditis: a comparison to histology and molecular pathology. Circulation. 2004;109(10):1250-8.
7. Serra JJ, Monte GU, Mello ES, Coral GP, Avila LF, Parga JR *et al.* Images in cardiovascular medicine. Cardiac sarcoidosis evaluated by delayed-enhanced magnetic resonance imaging. Circulation. 2003; 107(20):e188-e189.
8. Mohiaddin RH, Longmore DB. Functional aspects of cardiovascular nuclear magnetic resonance imaging. Techniques and application. Circulation. 1993;88(1):264-81.
9. Bellenger NG, Davies LC, Francis JM, Coats AJ, Pennell DJ. Reduction in sample size for studies of remodeling in heart failure by the use of cardiovascular magnetic resonance. J Cardiovasc Magn Reson. 2000;2(4):271-8.
10. Nagel E, Lehmkuhl HB, Bocksch W, Klein C, Vogel U, Frantz E *et al.* Noninvasive diagnosis of ischemia-induced wall motion abnormalities with the use of high-dose dobutamine stress MRI: comparison with dobutamine stress echocardiography. Circulation. 1999;99(6):763-70.

11. Nagel E, Lehmkuhl HB, Klein C, Schneider U, Frantz E, Ellmer A *et al.* Influence of image quality on the diagnostic accuracy of dobutamine stress magnetic resonance imaging in comparison with dobutamine stress echocardiography for the noninvasive detection of myocardial ischemia. Z Kardiol. 1999;88(9):622-30.
12. Schwitter J, Nanz D, Kneifel S, Bertschinger K, Buchi M, Knusel PR *et al.* Assessment of myocardial perfusion in coronary artery disease by magnetic resonance: a comparison with positron emission tomography and coronary angiography. Circulation. 2001;103(18):2230-5.
13. Panting JR, Gatehouse PD, Yang GZ, Grothues F, Firmin DN, Collins P *et al.* Abnormal subendocardial perfusion in cardiac syndrome X detected by cardiovascular magnetic resonance imaging. N Engl J Med. 2002;346(25):1948-53.
14. Weiss RG, Bottomley PA, Hardy CJ, Gerstenblith G. Regional myocardial metabolism of high-energy phosphates during isometric exercise in patients with coronary artery disease. N Engl J Med. 1990;323(23):1593-600.
15. Wu E, Judd RM, Vargas JD, Klocke FJ, Bonow RO, Kim RJ. Visualisation of presence, location, and transmural extent of healed Q-wave and non-Q-wave myocardial infarction. Lancet. 2001;357(9249):21-8.
16. Ricciardi MJ, Wu E, Davidson CJ, Choi KM, Klocke FJ, Bonow RO *et al.* Visualization of discrete microinfarction after percutaneous coronary intervention associated with mild creatine quinase-MB elevation. Circulation. 2001;103(23):2780-3.
17. Kim RJ, Wu E, Rafael A, Chen EL, Parker MA, Simonetti O *et al.* The use of contrast-enhanced magnetic resonance imaging to identify reversible myocardial dysfunction. N Engl J Med. 2000;343(20):1445-53.
18. Baer FM, Voth E, Schneider CA, Theissen P, Schicha H, Sechtem U. Comparison of low-dose dobutamine-gradient-echo magnetic resonance imaging and positron emission tomography with [18F]fluorodeoxyglucose in patients with chronic coronary artery disease. A functional and morphological approach to the detection of residual myocardial viability. Circulation. 1995;91(4):1006-15.
19. Klein C, Nekolla SG, Bengel FM, Momose M, Sammer A, Haas F *et al.* Assessment of myocardial viability with contrast-enhanced magnetic resonance imaging: comparison with positron emission tomography. Circulation. 2002;105(2):162-7.
20. Kitagawa K, Sakuma H, Hirano T, Okamoto S, Makino K, Takeda K. Acute myocardial infarction: myocardial viability assessment in patients early thereafter comparison of contrast-enhanced MR imaging with resting (201)Tl SPECT. Single photon emission computed tomography. Radiology. 2003;226(1):138-44.
21. Kim WY, Danias PG, Stuber M, Flamm SD, Plein S, Nagel E *et al.* Coronary magnetic resonance angiography for the detection of coronary stenoses. N Engl J Med. 2001;345(26):1863-9.
22. Li D, Dolan RP, Walovitch RC, Lauffer RB. Three-dimensional MRI of coronary arteries using an intravascular contrast agent. Magn Reson Med. 1998;39(6):1014-18.
23. Budoff MJ, Achenbach S, Duerinckx A. Clinical utility of computed tomography and magnetic resonance techniques for noninvasive coronary angiography. J Am Coll Cardiol. 2003;42(11):1867-78.
24. Post JC, van Rossum AC, Bronzwaer JG, de Cock CC, Hofman MB, Valk J *et al.* Magnetic resonance angiography of anomalous coronary arteries. A new gold standard for delineating the proximal course? Circulation. 1995;92(11):3163-71.
25. Gomes AS, Lois JF, Drinkwater DC, Jr., Corday SR. Coronary artery bypass grafts: visualization with MR imaging. Radiology. 1987;162(1 Pt 1):175-9.
26. Clarke GD, Eckels R, Chaney C, Smith D, Dittrich J, Hundley WG *et al.* Measurement of absolute epicardial coronary artery flow and flow reserve with breath-hold cine phase-contrast magnetic resonance imaging. Circulation. 1995;91(10):2627-34.
27. Nagel E, Thouet T, Klein C, Schalla S, Bornstedt A, Schnackenburg B *et al.* Noninvasive determination of coronary blood flow velocity with cardiovascular magnetic resonance in patients after stent deployment. Circulation. 2003;107(13):1738-43.
28. Hoogendoorn LI, Pattynama PM, Buis B, van der Geest RJ, van der Wall EE, de Roos A. Noninvasive evaluation of aortocoronary bypass grafts with magnetic resonance flow mapping. Am J Cardiol. 1995;75(12):845-8.
29. Moon JC, Fisher NG, McKenna WJ, Pennell DJ. Detection of apical hypertrophic cardiomyopathy by cardiovascular magnetic resonance in patients with non-diagnostic echocardiography. Heart 2004; 90(6):645-649.
30. Mollet NR, Dymarkowski S, Volders W, Wathiong J, Herbots L, Rademakers FE *et al.* Visualization of ventricular thrombi with contrast-enhanced magnetic resonance imaging in patients with ischemic heart disease. Circulation. 2002;106(23):2873-6.
31. Laissy JP, Messin B, Varenne O, Iung B, Karila-Cohen D, Schouman-Claeys E *et al.* MRI of acute myocarditis: a comprehensive approach based on various imaging sequences. Chest. 2002;122(5):1638-48.
32. Blake LM, Scheinman MM, Higgins CB. MR features of arrhythmogenic right ventricular dysplasia. AJR Am J Roentgenol. 1994; 162(4):809-12.
33. Marcus FI *et al.* Diagnosis of arrhythmogenic right ventricular cardiomyopathy/dysplasia: proposed modification of the task force criteria. Circulation. Apr 2010;121:1533-41.
34. Tandri H, Saranathan M, Rodriguez ER, Martinez C, Bomma C, Nasir K *et al.* Noninvasive detection of myocardial fibrosis in arrhythmogenic right ventricular cardiomyopathy using delayed-enhancement magnetic resonance imaging. J Am Coll Cardiol. 2005;45(1):98-103.
35. Rochitte CE, Oliveira PF, Andrade JM, Ianni BM, Parga JR, Avila LF *et al.* Myocardial delayed enhancement by magnetic resonance imaging in patients with Chagas' disease: a marker of disease severity. J Am Coll Cardiol. 2005;46(8):1553-8.
36. Maceira AM, Joshi J, Prasad SK, Moon JC, Perugini E, Harding I *et al.* Cardiovascular magnetic resonance in cardiac amyloidosis. Circulation. 2005;111(2):186-93.
37. Anderson LJ, Holden S, Davis B, Prescott E, Charrier CC, Bunce NH *et al.* Cardiovascular T2-star (T2*) magnetic resonance for the early diagnosis of myocardial iron overload. Eur Heart J. 2001;22(23):2171-9.
38. Anderson LJ, Westwood MA, Holden S, Davis B, Prescott E, Wonke B *et al.* Myocardial iron clearance during reversal of siderotic cardiomyopathy with intravenous desferrioxamine: a prospective study using T2* cardiovascular magnetic resonance. Br J Haematol. 2004;127(3):348-55.
39. Varghese A, Fisher NG, Pennell DJ. Late recognition of left ventricular non-compaction by cardiovascular magnetic resonance. Heart. 2005; 91(3):282.
40. Petersen SE, Selvanayagam JB, Wiesmann F, Robson MD, Francis JM, Anderson RH *et al.* Left ventricular non-compaction: insights from cardiovascular magnetic resonance imaging. J Am Coll Cardiol. 2005;46(1):101-5.
41. Mohiaddin RH, Kilner PJ. Valvular heart disease. In: Manning WJ, Pennell DJ, editors. Cardiovascular magnetic resonance. Philadelphia, PA: Churchill Livingstone; 2002 (p. 387- 404).
42. Wagner S, Auffermann W, Buser P, Lim TH, Kircher B, Pflugfelder P *et al.* Diagnostic accuracy and estimation of the severity of valvular regurgitation from the signal void on cine magnetic resonance images. Am Heart J. 1989;118(4):760-7.
43. John AS, Dill T, Brandt RR, Rau M, Ricken W, Bachmann G *et al.* Magnetic resonance to assess the aortic valve area in aortic stenosis: how does it compare to current diagnostic standards? J Am Coll Cardiol. 2003;42(3):519-26.
44. Kilner PJ, Manzara CC, Mohiaddin RH, Pennell DJ, Sutton MG, Firmin DN *et al.* Magnetic resonance jet velocity mapping in mitral and aortic valve stenosis. Circulation. 1993;87(4):1239-48.
45. Caruthers SD, Lin SJ, Brown P, Watkins MP, Williams TA, Lehr KA *et al.* Practical value of cardiac magnetic resonance imaging for clinical quantification of aortic valve stenosis: comparison with echocardiography. Circulation. 2003;108(18):2236-43.
46. Sechtem U, Pflugfelder PW, Cassidy MM, White RD, Cheitlin MD, Schiller NB *et al.* Mitral or aortic regurgitation: quantification of regurgitant volumes with cine MR imaging. Radiology. 1988;167(2):425-30.
47. Kozerke S, Hasenkam JM, Nygaard H, Paulsen PK, Pedersen EM, Boesiger P. Heart motion-adapted MR velocity mapping of blood velocity distribution downstream of aortic valve prostheses: initial experience. Radiology. 2001;218(2):548-55.
48. Nigri M. Fibrose miocárdica em valvopatia aórtica: estudo comparativo entre a ressonância magnética e biopsia intraoperatória miocárdica – Tese apresentada ao Departamento de Cardiopneumologia da FMUSP para obtenção do titulo de Doutor em 16/12/2004. 2004.
49. Nigri M, Rochitte C, Tarasoutchi F, Spina G, Sampaio R, Cardoso L *et al.* Myocardial fibrosis detected by MRI and biopsy is associated with worse left ventricular function in patients with severe chronic aortic valve disease. Circulation. 2003;108(17 (S-IV)):567.
50. Nigri M, Rochitte C, Tarasoutchi F, Rocha F, Bento A, Brito M *et al.* Relationship of myocardial fibrosis by delayed enhancement MRI with biopsy-quantified collagen content in patients with severe chronic aortic valve disease. Circulation. 2004;110(17):572.
51. Masui T, Finck S, Higgins CB. Constrictive pericarditis and restrictive cardiomyopathy: evaluation with MR imaging. Radiology. 1992;182(2):369-73.
52. Giorgi B, Mollet NR, Dymarkowski S, Rademakers FE, Bogaert J. Clinically suspected constrictive pericarditis: MR imaging assessment of

ventricular septal motion and configuration in patients and healthy subjects. Radiology. 2003;228(2):417-24.

53. Francone M, Dymarkowski S, Kalantzi M, Bogaert J. Real-time cine MRI of ventricular septal motion: a novel approach to assess ventricular coupling. J Magn Reson Imaging. 2005;21(3):305-9.
54. Kojima S, Yamada N, Goto Y. Diagnosis of constrictive pericarditis by tagged cine magnetic resonance imaging. N Engl J Med. 1999;341(5):373-4.
55. Pennell DJ, Sechtem UP, Higgins CB, Manning WJ, Pohost GM, Rademakers FE *et al*. Clinical indications for cardiovascular magnetic resonance (CMR): Consensus Panel report. Eur Heart J. 2004;25(21):1940-65.
56. Kersting-Sommerhoff BA, Diethelm L, Stanger P, Dery R, Higashino SM, Higgins SS *et al*. Evaluation of complex congenital ventricular anomalies with magnetic resonance imaging. Am Heart J. 1990;120(1):133-42.
57. Hundley WG, Li HF, Lange RA, Pfeifer DP, Meshack BM, Willard JE *et al*. Assessment of left-to-right intracardiac shunting by velocity-encoded, phase-difference magnetic resonance imaging. A comparison with oximetric and indicator dilution techniques. Circulation. 1995;91(12):2955-60.
58. Greil GF, Powell AJ, Gildein HP, Geva T. Gadolinium-enhanced three-dimensional magnetic resonance angiography of pulmonary and systemic venous anomalies. J Am Coll Cardiol. 2002;39(2):335-41.
59. Didier D, Higgins CB. Identification and localization of ventricular septal defect by gated magnetic resonance imaging. Am J Cardiol. 1986;57(15):1363-8.
60. Jacobstein MD, Fletcher BD, Nelson AD, Clampitt M, Alfidi RJ, Riemenschneider TA. Magnetic resonance imaging: evaluation of palliative systemic-pulmonary artery *shunts*. Circulation. 1984;70(4):650-6.
61. Yang M, Akbari H, Reddy GP, Higgins CB. Identification of pulmonary vein stenosis after radiofrequency ablation for atrial fibrillation using MRI. J Comput Assist Tomogr. 2001;25(1):34-5.
62. Martin ET, Coman JA, Shellock FG, Pulling CC, Fair R, Jenkins K. Magnetic resonance imaging and cardiac pacemaker safety at 1.5-Tesla. J Am Coll Cardiol. 2004;43(7):1315-24.
63. Edwards MB, Taylor KM, Shellock FG. Prosthetic heart valves: evaluation of magnetic field interactions, heating, and artifacts at 1.5 T. J Magn Reson Imaging. 2000;12(2):363-9.
64. Food and Drug Administration (FDA). Alert: Gadolinium-based contrast agents for magnetic resonance imaging. Disponível em www.fda.gov (23-5-2007).

LEITURA COMPLEMENTAR

Moon JC, McKenna WJ, McCrohon JA, Elliott PM, Smith GC, Pennell DJ. Toward clinical risk assessment in hypertrophic cardiomyopathy with gadolinium cardiovascular magnetic resonance. J Am Coll Cardiol. 2003;41(9):1561-7.

Zerhouni EA, Parish DM, Rogers WJ, Yang A, Shapiro EP. Human heart: tagging with MR imaging – a method for noninvasive assessment of myocardial motion. Radiology. 1988;169(1):59-63.

CAPÍTULO

13

Tomografia por Emissão de Pósitrons e Tomografia Computadorizada em Cardiologia

João Vicente Vitola
Juliano Julio Cerci
Dominique Delbeke

INTRODUÇÃO

Nas últimas décadas, observou-se um importante avanço nos métodos não invasivos de imagem cardiovascular. Neste capítulo discorreremos sobre a tomografia por emissão de pósitrons (PET, *positron emission tomography*) associada à tomografia computadorizada (TC), formando o equipamento híbrido denominado PET-TC. Apresentaremos um breve histórico da evolução que levou ao desenvolvimento dessa tecnologia, alguns aspectos básicos sobre o funcionamento do equipamento, suas aplicações clínicas e potenciais benefícios aos pacientes em investigação cardiológica. Ainda, discutiremos as perspectivas futuras, os potencias de uma integração anatômica e funcional e as pesquisas recentes com novos traçadores com características extremamente promissoras.

A tecnologia PET foi desenvolvida em meados da década de 1980, com equipamentos de cintilografia, sem a TC acoplada. As observações clínicas iniciais já demonstravam que esse seria um grande avanço nos exames no campo da medicina nuclear. A PET tem várias aplicações em medicina, especialmente em oncologia, cardiologia e neurologia. Em PET, vários traçadores ou marcadores podem ser aplicados para estudar diversos processos biológicos, sendo a F^{18}-fluorodesoxiglicose (FDG) a mais utilizada[1,2].

Em oncologia, o PET-*scan* pode auxiliar no diagnóstico de neoplasias, diferenciando tumores benignos de malignos, além de desempenhar importante papel no estadiamento e reestadiamento de diversos tipos de tumores e ainda na avaliação da resposta terapêutica. A constatação de seus excelentes resultados, orientando o manejo de pacientes oncológicos, de forma custo-efetiva contribuiu para a rápida disseminação da tecnologia. Nos últimos anos, observamos um aumento importante no número de equipamentos instalados em vários países, principalmente nas regiões mais desenvolvidas e em instituições com acesso a aceleradores de partículas (cíclotrons) que produzem os traçadores emissores de pósitrons. No campo da cardiologia, várias boas indicações para a PET surgiram e serão discutidas em detalhes neste capítulo. A avaliação de viabilidade miocárdica com FDG e de perfusão miocárdica com rubídio-82 (^{82}Rb) e ^{13}N-amônia ($^{13}NH_3$) é aprovada para reembolso pelo Medicare nos Estados Unidos, mas ainda não é coberta pelos planos de saúde no Brasil.

PRINCÍPIOS DO FUNCIONAMENTO DA TOMOGRAFIA POR EMISSÃO DE PÓSITRONS E INTEGRAÇÃO HÍBRIDA DE TOMOGRAFIA POR EMISSÃO DE PÓSITRONS E TOMOGRAFIA COMPUTADORIZADA

O PET-*scan* é uma técnica tomográfica na qual são geradas imagens da distribuição do marcador radioativo nos tecidos avaliados. O radiofármaco é administrado aos pacientes e concentra-se em tecidos relacionados às suas características farmacológicas específicas, com liberação concomitante de pósitrons.

Quando o pósitron emitido colide com um elétron, ocorre a aniquilação de ambos e a massa destas duas partículas subatômicas, transforma-se em dois fótons de mesma energia (511 keV), projetados em sentidos opostos. São justamente esses fótons que serão detectados pelos cristais do PET-*scan* e esta energia será utilizada no processo de formação de uma imagem tridimensional da região de interesse estudada, que no caso da cardiologia é o miocárdio. Essa é uma demonstração clara de como a matéria pode transformar-se em energia, conforme demonstrado na célebre equação ($E = m \times C^2$) formulada por Albert Einstein no ano 1905[3].

Durante muitos anos fez-se a correlação visual das imagens obtidas em equipamentos separados, PET e TC, para a interpretação das informações funcionais e anatômicas, respectivamente. No entanto, com a integração das duas modalidades (PET e TC) em um só sistema (PET-TC), as imagens anatômicas e funcionais são obtidas de forma sequencial em um mesmo momento, com o paciente deitado na mesma posição. Isso permite o registro e a fusão das imagens com muito maior precisão. Além disso, a qualidade das informações adquiridas pelo PET-*scan* é melhorada com a correção da atenuação rigorosa baseada nas informações do TC. Adicionalmente, a localização anatômica mais precisa de variações do metabolismo pode ser obtida. Esse avanço tecnológico abriu novas oportunidades não só para a oncologia e a neurologia, mas também para a cardiologia.

Apesar de historicamente os métodos de imagem anatômica e funcional terem se desenvolvido de maneira independente, foi justamente a busca por fornecer uma avaliação mais completa e precisa que determinou a integração destas duas modalidades em um único sistema[4]. Em meados da década de 1990, o desenvolvimento da primeira PET dedicada com TC integrada por Beyer *et al.*[5] representou uma evolução na tecnologia de imagens combinadas. Os primeiros pacientes foram avaliados em um protótipo de PET-TC na Universidade de Pittsburgh, em meados de 1998, e os bons resultados obtidos no estudo estimularam o interesse comercial de se desenvolver este conceito.

Nos últimos anos houve uma rápida modernização dos equipamentos pelas mais variadas indústrias fabricantes de PET-TC. O desempenho exigido da TC e do PET-*scan* depende do tipo de estudo que será realizado. Uma vez que o desempenho do PET é o maior fator limitante, em termos estatísticos de qualidade de imagem, resolução espacial, digitalização e duração do estudo, geralmente é indicado o equipamento com o melhor desempenho possível de PET. Já a escolha adequada para a TC é mais variável. As principais diferenças estão no número de colunas de detectores, cortes ou canais e velocidade de rotação. Na TC, a tendência atual é a de multidetectores. Na aplicação cardiológica são preferíveis os protocolos de aquisição mais rápidos, que suplantem ou pelo menos minimizem a movimentação do coração. Nos estudos com finalidade oncológica, é exigido um desempenho menor da TC, especialmente nos protocolos para avaliação de regiões sem movimento ou nos quais os pacientes possam respirar superficialmente. Isso é de especial importância nas imagens de TC adquiridas para fusão com protocolos de aquisição da PET nos quais é impossível manter o paciente em apneia, já que o tempo total de exame é de cerca de 15 min. A importância de se combinar os protocolos de TC e PET não é apenas para garantir o registro adequado para fusão das imagens anatômicas e funcionais, mas também para gerar fatores precisos de atenuação de correção com base na TC. Pequenas imperfeições de registro podem resultar em fatores de atenuação que irão gerar erros na reconstrução das imagens de PET[6]. O controle de qualidade é essencial para evitar artefatos de imagem que possam simular áreas isquêmicas do miocárdio, por exemplo.

A TC utilizada para correção de atenuação da PET, além de reduzir o tempo de exame total em pelo menos 40%, também melhora a qualidade da imagem pela redução do ruído. Os valores de atenuação dependem da energia do fóton e, portanto, fatores de correção obtidos a partir de uma TC com fótons de energia média de 70 keV devem ser redimensionados para a energia de 511 keV da PET; para isso, foram desenvolvidos algoritmos matemáticos híbridos escalonados[7]. Após a aplicação de um simples limiar que classifica cada *pixel* da TC em parte óssea e partes moles, é aplicado um algoritmo que utilizará diferentes fatores para correção. Esses algoritmos foram modificados recentemente para permitir que a TC possa ser adquirida com uso de contrastes, melhorando a qualidade e a interpretação das imagens da TC, sem gerar artefatos nas imagens reconstruídas da PET[8]. O algoritmo modificado também pode minimizar o efeito de artefatos decorrente de objetos metálicos no paciente, o que pode ser pertinente em pacientes com marca-passos, por exemplo[9].

Embora nem todas as empresas tenham feito as mesmas escolhas para a PET em termos de tipo de cristais e tecnologia de percepção dos fótons, todas têm em comum que seus equipamentos mais modernos incluem uma PET de alto desempenho, em conjunto com uma TC também de alto desempenho. O uso de fatores de correção de atenuação baseados na TC, associados a cristais de cintilação rápida como GSO ou LSO, resultou em uma redução significativa de exame de corpo total em tempo menor que 10 min. Comparativamente, há poucos anos o tempo total de exame era de cerca de 1 h. No futuro, à medida que a tecnologia evolui, concepções cada vez mais específicas de configurações serão adaptadas para diferentes áreas de avaliação, como neurologia, cardiologia e oncologia. Hoje, alguns protocolos cardiológicos permitem a avaliação completa do coração, incluindo escore de cálcio, anatomia coronária, viabilidade e perfusão miocárdica, em um tempo reduzido que pode variar entre 30 e 50 min. Equipamentos de TC de alto desempenho são essenciais para esses estudos cardíacos.

Recentemente, com os equipamentos PET-TC com tomógrafos multicortes (*multislice*) com 64 ou mais canais, por exemplo, é possível uma aquisição rápida de imagens angiográficas e a visualização detalhada da anatomia cardíaca e coronária, podendo então integrar com precisão as informações dos aspectos funcionais e anatômicos em um só estudo (Figura 13.1). Portanto, a tecnologia PET-TC permite a avaliação: (1) do escore de cálcio; (2) da anatomia das artérias coronárias com TC contrastada; (3) da perfusão em repouso e com estresse; (4) da localização de regiões hipoperfundidas correlacionando com a anatomia coronária, especialmente com a ajuda das imagens de fusão, permitindo a superposição da árvore coronária e do mapeamento da perfusão miocárdica em três dimensões. O American College of Cardiology (ACC) e a American Heart Association (AHA) publicaram diretrizes para o uso do escore de cálcio e para o uso da imagem cardiovascular em geral utilizando-se TC e critérios de indicações apropriadas para o uso da TC[10-12].

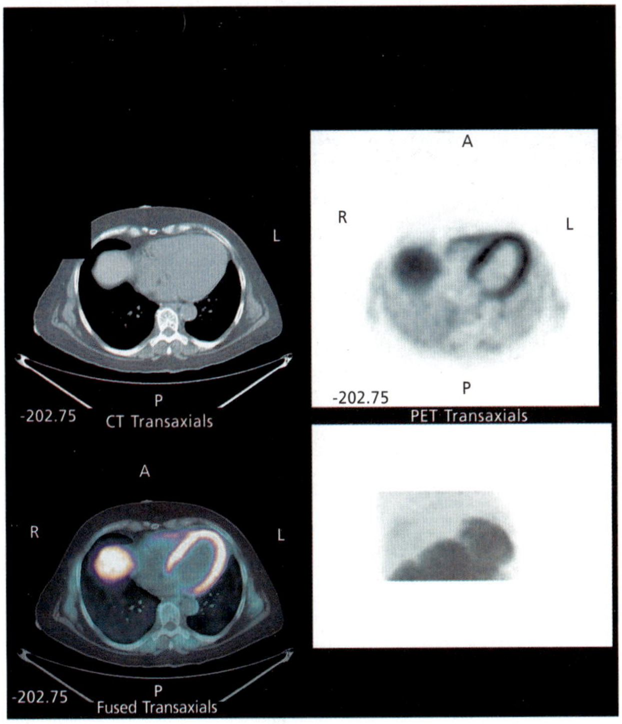

Figura 13.1 – Estudo de tomografia por emissão de pósitrons e tomografia computadorizada (PET-TC) cardíaca, em cortes transaxiais no nível do coração. Observar a imagem da TC (superior à esquerda), a imagem da PET (superior à direita) e a imagem da fusão das duas imagens PET-TC (inferior à esquerda). A imagem inferior à direita é uma reconstrução tridimensional chamada de projeção de intensidade máxima (MIP, *maximum intensity projection*) do metabolismo da região adquirida, que é colocada em movimento rotacional na estação de trabalho.

ESTUDO DE VIABILIDADE MIOCÁRDICA COM F^{18}-FLUORODESOXIGLICOSE

A isquemia crônica do miocárdio envolve situações em que o aporte sanguíneo é suficiente para preservar a viabilidade do miocárdio, mas não o suficiente para manter a sua normalidade funcional, podendo provocar disfunção ventricular (miocárdio hibernante). A revascularização e o restabelecimento do suprimento sanguíneo adequado a esses tecidos pode levar a uma melhora significativa na motilidade regional e na função do ventrículo esquerdo em pacientes com quantidade significativa de miocárdio hibernante. A exata incidência de miocárdio viável em pacientes com disfunção ventricular isquêmica crônica não é conhecida, mas estima-se que corresponda a 30 a 50% dos pacientes com cardiopatia isquêmica. Vários desses pacientes, alguns inclusive que aguardam um transplante cardíaco, poderiam ser beneficiados com estudos de viabilidade, que orientaria na escolha dos pacientes que seguiriam para procedimentos de revascularização miocárdica.

No miocárdio hibernante, o fluxo sanguíneo está diminuído, no entanto, alguns dados de literatura sugerem que a disfunção crônica do miocárdio seja decorrente da baixa reserva de fluxo sanguíneo cardíaco ao esforço (não necessariamente do fluxo em repouso) e consequentemente o termo atordoamento repetitivo foi proposto para descrever a sua fisiopatologia. Independentemente da patogênese do processo, espera-se que o restabelecimento do suprimento sanguíneo melhore a funcionalidade do segmento hibernante, incluindo a melhoria na contratilidade, a interrupção do processo de remodelamento cardíaco, a melhora de sintomas (tanto de angina quanto de dispneia), da capacidade de esforço e da qualidade de vida e, frequentemente, mas não obrigatoriamente, acompanhados de um aumento da fração de ejeção do ventrículo esquerdo. Especificamente sobre a fração de ejeção, esta depende de maneira fundamental da quantidade de cicatriz no ventrículo esquerdo em relação à quantidade de tecido viável revascularizado.

O miocárdio hibernante pode apresentar-se como área cardíaca de hipocinesia ou acinesia. Os miócitos apresentam perfusão insuficiente, com membrana celular íntegra e metabolismo glicolítico favorecido pelo processo isquêmico. A motilidade e a contratilidade das paredes miocárdicas podem ser avaliadas por métodos não invasivos como ecocardiograma, ventriculografia radioisotópica, *gated*-tomografia computadorizada com emissão de um único fóton (SPECT, *single photon emission computed tomography*) de perfusão, ressonância magnética ou ventriculografia invasiva. A perfusão pode ser avaliada com SPECT ou PET. As características de viabilidade celular incluem: integridade da membrana celular avaliada com tálio-201 (^{201}Tl), mitocôndrias intactas avaliadas com ^{99m}Tc-MIBI, metabolismo glicolítico conservado avaliado com FDG e reserva contrátil avaliada com ecocardiografia com dobutamina ou ressonância magnética. A viabilidade também pode ser avaliada com metabolismo de ácidos graxos utilizando palmitato e BMIPP e metabolismo oxidativo com acetato, porém, estes ainda são radiofármacos em investigação. A quantidade de tecido cicatricial pode ser avaliada pelo atraso no acúmulo de gadolínio à ressonância magnética e é também um preditor de melhoria da função em pacientes com disfunção isquêmica crônica do ventrículo esquerdo que forem submetidos a revascularização[13].

Desde a década de 1990, a FDG tem sido utilizada na avaliação do metabolismo glicolítico. Sob condições normais, em repouso, o metabolismo cardíaco é preferencialmente oxidativo com os ácidos graxos livres (AGL). Havendo isquemia, o metabolismo oxidativo de AGL está diminuído e a glicose torna-se o substrato preferencial para o miocárdio. Dependendo do grau de disponibilidade de oxigênio residual, a glicose passa a ser metabolizada predominantemente por via anaeróbia. A quantidade de energia produzida por glicólise anaeróbica pode não ser suficiente para manter a contratilidade, mas suficiente para preservar a integridade celular. Isso explica o miocárdio disfuncionante, porém viável, no qual a contração é acentuadamente reduzida ou mesmo ausente, enquanto o metabolismo glicolítico está mantido. A FDG é análoga da glicose e entra nas células pelo mesmo mecanismo de transporte da glicose, as proteínas transportadoras de glicose (GLUT, *glucose transporter*), e é fosforilada intracelularmente via hexoquinase para FDG-6-fosfato (FDG-6-P). Diferentemente da glicose-6-P, FDG-6-P não é metabolizada e permanece no meio intracelular proporcionalmente à taxa glicolítica.

O preparo adequado do paciente é fundamental para um estudo de viabilidade com FDG. O miocárdio pode usar vários substratos para o seu metabolismo em função de diversos fatores, incluindo o estado hormonal e a disponibilidade dos substratos. Portanto, a concentração de FDG no miocárdio é altamente dependente das condições alimentares (i. e., os níveis plasmáticos de AGL, glicose e insulina). Níveis elevados de insulina com a consequente supressão de AGL promovem a captação de FDG no miocárdio, ao passo que níveis elevados de AGL inibem a captação de FDG.

Em jejum, o miocárdio utiliza predominantemente ácidos graxos para o seu metabolismo e a distribuição de FDG do miocárdio é frequentemente heterogênea. Apenas 50% de imagens de avaliação do miocárdio à PET em pacientes em jejum são interpretáveis[14]. Assim, para avaliação de viabilidade miocárdica com FDG, os níveis circulantes de substratos/hormônios precisam favorecer a utilização da glicose pelo miocárdio. Isso é realizado por meio da administração de glicose ao paciente.

Existem diversos protocolos para avaliação do metabolismo miocárdico com FDG, incluindo: 1) administração oral ou endovenosa de glicose; 2) *clamp* euglicêmico hiperinsulinêmico e 3) a administração de derivados do ácido nicotínico. A administração oral de glicose é a mais frequentemente utilizada, embora o resultado do estudo não seja interpretável em até 10% dos casos[15]. Recentemente, vários protocolos foram descritos nas diretrizes da American Society of Nuclear Cardiology (ASNC) sobre o uso da PET[16].

A avaliação da perfusão e do metabolismo pode ser sequencial ou simultânea, dependendo do equipamento e dos radiofármacos utilizados. Nos primeiros estudos utilizava-se o ^{201}Tl como um marcador de perfusão e a FDG como marcador metabólico, sendo adquiridas as imagens sequencialmente. Atualmente, podem ser utilizados agentes de perfusão e metabolismo na PET, ou ainda avaliar a perfusão marcados com ^{99m}Tc (sestamibi, por exemplo) em SPECT e comparar com os resultados do estudo metabólico com FDG-PET.

A interpretação de imagens de FDG-PET isoladamente, sem a comparação com o estudo de perfusão, parece atraente, porém, não é recomendável e pode-se superestimar a recuperação funcional. Nesses estudos, critérios de corte para a concentração de FDG são utilizados para classificar segmentos disfuncionais como viáveis ou sem viabilidade.

Critérios de viabilidade F^{18}-fluorodesoxiglicose

Diferentes critérios de análise são utilizados na interpretação da viabilidade miocárdica com FDG, incluindo: análise semiquantitativa e análise visual com comparação da perfusão e metabolismo, sendo esta última a mais utilizada. Para estudo de viabilidade não há vantagens em se obter quantificação absoluta exigindo aquisição de imagens dinâmicas, que é essencialmente uma forma de avaliação de perfusão.

Análise conjunta de concordância: tomografia por emissão de pósitrons e perfusão

O melhor preditor da recuperação funcional é a correlação do estudo de perfusão e de metabolismo com FDG. Vários padrões de perfusão miocárdica e captação de FDG podem ser vistos em miocárdio disfuncional. Com base no conceito de miocárdio hibernante, segmentos com perfusão reduzida, mas com captação de FDG preservada (perfusão-FDG discordante) são classificados como viáveis. Na realidade, muitos estudos têm indicado que esses segmentos normalmente apresentam melhora na função após revascularização adequada[17-25].

Já os segmentos com perfusão e captação de FDG diminuídos (perfusão-FDG concordante) são considerados áreas de fibrose e muito raramente apresentam melhora na função após revascularização. Estudos adicionais têm demonstrado que segmentos com disfunção com perfusão em repouso quase normal e captação preservada da FDG também frequentemente melhoram a função se servida por uma estenose significativa vascular. Esses segmentos podem representar áreas de atordoamento repetitivo (atordoamento)[26]. O padrão de diminuição do fluxo sanguíneo com metabolismo miocárdico preservado identifica segmentos com potencial de melhora após a revascularização. A abordagem combinada de fluxo sanguíneo-FDG discordante tem sido amplamente documentada como um bom preditor de melhora regional da motilidade pós-revascularização, assim como a melhora dos sintomas de insuficiência cardíaca, da capacidade de exercício e prognóstico. O estudo PARR-2, publicado por Beanlands *et al.*, em 2007, avaliou 430 pacientes randomizados para avaliação de viabilidade com PET ou cuidados-padrão sem o estudo de PET. Verificou-se que, quando a informação da PET foi usada, ocorreu redução na mortalidade[27].

Agentes para avaliação metabólica com tomografia por emissão de pósitrons e tomografia computadorizada (em investigação)

A PET-FDG é o padrão-ouro na avaliação da viabilidade miocárdica, mesmo tendo os outros métodos, entre eles a SPECT, uma ótima acurácia na detecção de miocárdio viável. Entretanto, outros radiofármacos além da FDG podem ser utilizados na avaliação de viabilidade miocárdica em PET, incluindo ^{11}C-acetato e ^{11}C-palmitato. A fração de extração do ^{11}C-palmitato é de 50%, com clareamento do miocárdio ocorrendo em padrão biexponencial que depende da disponibilidade do substrato cardíaco. O clareamento precoce depende essencialmente da contribuição relativa de beta-oxidação no metabolismo de ácidos graxos de cadeia longa e correlaciona-se com o consumo de oxigênio miocárdico[28-30].

A principal limitação do ^{11}C-palmitato para a avaliação da função mitocondrial e viabilidade é a sua dependência dos níveis plasmáticos do substrato. ^{11}C-acetato permite a avaliação do metabolismo oxidativo, por ser convertido em ^{11}C-acetil-coenzima A (CoA) na mitocôndria e, em seguida, entrar no ciclo do ácido tricarboxílico. A ^{11}C é então incorporada ao ácido tricarboxílico e eliminada do miocárdio como ^{11}C-CO^2. A cinética do ^{11}C-acetato pode ser avaliada com imagens de PET dinâmicas, correlacionando-se com o consumo de oxigênio do miocárdio, sem relacionar-se diretamente com o nível plasmático dos substratos[31-33]. Modelos cinéticos foram desenvolvidos para quantificar o metabolismo do ^{11}C-acetato[34,35], mas para finalidade clínica basta a simples determinação da eliminação por curva de tempo-atividade[36].

Além da avaliação de viabilidade miocárdica, a imagem com FDG pode ter um papel na avaliação de processo inflamatório. O processo inflamatório está associado ao aumento do consumo glicolítico, podendo ser identificado nas imagens de PET-FDG[37,38]. O infiltrado inflamatório que se apresenta no pós-infarto do miocárdio precoce limita o uso da FDG para estudo de viabilidade na fase aguda de reperfusão do infarto, esta captação em macrófagos podendo simular tecido miocárdico viável[39].

Na fase inicial da aterosclerose ocorre a lesão endotelial que determina a liberação de lipídios e de uma resposta inflamatória. Nessa fase, o lúmen do vaso raramente está comprometido e alterações perfusionais são mínimas e difíceis de serem detectadas, embora haja uma diminuição da vasorreatividade. A redução precoce dos níveis lipídicos pode reduzir a inflamação e restaurar a vasorreatividade.

A detecção de alterações inflamatórias nas fases iniciais da ateromatose com FDG são muito promissoras para a detecção precoce da doença arterial coronariana (DAC). Estudos preliminares demonstraram aplicações da FDG para avaliação de aterosclerose em aorta e artérias carótidas[40,41]. Para a avaliação das artérias coronárias com FDG, vários obstáculos técnicos precisam ser resolvidos.

Em resumo, a PET-FDG é atualmente o padrão-ouro para avaliação de viabilidade miocárdica. Para interpretação precisa do estudo com FDG deve-se correlacionar com um estudo de perfusão. Na indisponibilidade de se realizar estudo com FDG, existem técnicas alternativas utilizando SPECT com ^{201}Tl (estresse, redistribuição e reinjeção de 24 h) e ^{99m}Tc-MIBI ou tetrofosmin *gated*-SPECT com nitrato, que apresentam resultados comparáveis. A avaliação da viabilidade com ^{201}Tl ou agentes ligados ao ^{99m}Tc pode ser a primeira escolha nos pacientes diabéticos, quando a captação de FDG pelo miocárdio pode estar subótima. A avaliação metabólica com FDG parece ser mais sensível do que as alternativas com SPECT para a detecção de viabilidade em pacientes com disfunção mais acentuada do ventrículo esquerdo (fração de ejeção do ventrículo esquerdo [FEVE] < 20%).

AVALIAÇÃO DA PERFUSÃO MIOCÁRDICA USANDO TOMOGRAFIA POR EMISSÃO DE PÓSITRONS E TOMOGRAFIA COMPUTADORIZADA

Em relação à avaliação da perfusão miocárdica com PET-TC, na detecção de DAC significativa, uma melhor acurácia foi observada na perfusão com ^{82}Rb e $^{13}NH_3$, no primeiro estudo que incluiu uma grande população com sensibilidade e especificidade de cerca de 90%[42]. Uma força conjunta do American College of Cardiology, da American Heart Association e da Society of Nuclear Medicine[43] em uma metanálise demonstrou que a PET tem sensibilidade de 87 a 97% e especificidade de 78 a 100%. Comparativamente, a cintilografia de perfusão miocárdica com SPECT apresenta sensibilidade e especificidade de 89% e 76%, respectivamente.

A vantagem da PET nessa metanálise, em relação à SPECT, pode provavelmente estar relacionada à correção de atenuação rotineira feita em PET, mas não necessariamente em SPECT. Essa é certamente uma vantagem, principalmente em pacientes obesos. Outra vantagem é, ainda, a possibilidade de quantificação absoluta do fluxo miocárdico, que tem sido usado frequentemente em investigações, mas ainda não é usado amplamente na arena clínica.

Tanto o ^{82}Rb quanto a $^{13}NH_3$ são emissores de pósitrons que se acumulam no miocárdio proporcionalmente ao fluxo sanguíneo miocárdico. As vantagens da PET, em comparação com radiofármacos agentes de perfusão SPECT, são as seguintes: 1) protocolos mais eficientes de repouso/estresse, devido à sua meia-vida curta; 2) melhor resolução espacial (cerca de 5 mm para PET e 10 mm para SPECT) e, por conseguinte, maior sensibilidade da PET; 3) correção de atenuação com algoritmos mais precisos para a PET, determinando melhor qualidade de imagem em pacientes normais e obesos; e 4) além da perfusão, a avaliação da função ventricular ainda sob efeito do dipiridamol, podendo detectar áreas de atordoamento. A sensibilidade para a detecção de isquemia utilizando PET de perfusão é em média de 95%, com uma alta taxa de normalidade nos pacientes sem DAC. Uma avaliação da FEVE durante o estresse aumenta a sensibilidade para detecção de isquemia, especialmente em pacientes com doença triarterial balanceada. A ausência de aumento da FEVE em cinco pontos percentuais ou mesmo a queda da FEVE entre repouso e estresse indica isquemia. Nos casos em que se observa queda da FEVE na fase de estresse, na ausência de anormalidade nas imagens de perfusão, sugere-se fortemente doença triarterial balanceada[44].

Tomografia por emissão de pósitrons com rubídio-82

O ^{82}Rb é um análogo do potássio, extraído de um gerador de estrôncio-82. Com isso, apresenta maior disponibilidade que a $^{13}NH_3$, que exige um cíclotron no local. No entanto, o alto custo do gerador é um fator limitante na disponibilidade de ^{82}Rb e por ter de ser substituído mensalmente, apenas os grandes centros com alto volume de exames justificam o seu custo. O ^{82}Rb tem uma meia-vida curta de 78 s, permitindo várias aquisições de imagens de repouso e estresse e conclusão do estudo dentro de 30 a 45 min. No entanto, devido à meia-vida curta, o tempo ideal para a aquisição das imagens é crítica e tecnicamente complexo. Ocasionalmente, imagens de ^{82}Rb podem ser de qualidade limitada devido à baixa contagem ou atividade sanguínea de fundo. Esses dois fatores explicam a baixa qualidade das imagens de ^{82}Rb em comparação com $^{13}NH_3$. Devido à curta meia-vida, os agentes farmacológicos de estresse são outra limitação para o estudo. As imagens de repouso devem ser realizadas antes, para reduzir o impacto dos efeitos residuais do estresse. A dose administrada depende do tipo de sistema PET e do modo de aquisição da imagem.

Tomografia por emissão de pósitrons com ^{13}N-amônia

A $^{13}NH_3$ exige um cíclotron próximo para a sua realização devido à meia-vida de 10 min. É rapidamente clareada e difunde-se intracelularmente de modo proporcional ao fluxo sanguíneo miocárdico. A sua manutenção no meio intracelular depende da sua incorporação metabólica à glutamina e, consequentemente, à viabilidade celular. As imagens de transmissão podem ser adquiridas imediatamente antes ou depois das imagens de emissão se o *software* de atenuação corrigir adequadamente a atividade residual das emissões. Para o estudo de repouso, imagens de emissão sincronizadas são adquiridas 1,5 a 3 min após a administração intravenosa de 10 a 20 mCi de $^{13}NH_3$. As imagens são geralmente adquiridas por 5 a 15 min. O estudo de estresse pode ser realizado utilizando-se o mesmo protocolo durante estresse farmacológico após um período de 1 h para permitir o decaimento e a influência da dose de repouso. A $^{13}NH_3$ também permite a medida quantitativa do fluxo sanguíneo miocárdico (FSM) e da sua reserva (RFSM). A avaliação absoluta do FSM e da RFSM com a utilização de vasodilatadores também oferece um meio de se investigar a função endotelial e o relaxamento da musculatura lisa vascular e, consequentemente, a detecção precoce da aterosclerose. A medida quantitativa do FSM com PET é dependente de correção de atenuação precisa e da ausência de movimento do paciente durante o período de exame, assim como da calibração precisa do sistema. Diversos modelos cinéticos foram desenvolvidos e validados para medir o FSM absoluto, mas não são utilizados na prática clínica rotineira.

MEDIDA DE FLUXO ABSOLUTO E RESERVA DE FLUXO CORONARIANO POR TOMOGRAFIA POR EMISSÃO DE PÓSITRONS

A abordagem não invasiva para medida de fluxo sanguíneo miocárdico implica na administração intravenosa de radiofármacos emissores de pósitron como $^{13}NH_3$ e $H_2{}^{15}O$ e aquisição de imagens dinâmicas da sua passagem pelo coração e sua retenção no miocárdio[45].

A quantificação absoluta da radioatividade com o uso de PET requer imagens com correção de atenuação precisa e calibração dos detectores para determinar a radioatividade em uma região de interesse em microCi/mℓ. A partir das imagens dinâmicas, pode-se determinar a passagem arterial do radiofármaco e sua concentração no miocárdio. As curvas de atividade/tempo resultantes dos modelos cinéticos e as estimativas de fluxo sanguíneo miocárdico são obtidas em unidades de mℓ/min/g[45]. A meia-vida curta desses radiofármacos permite a aquisição repetida de curvas, assim como a determinação do fluxo após o exercício ou o estímulo farmacológico[45].

A possibilidade de avaliação do fluxo sanguíneo coronariano absoluto e da sua reserva de fluxo utilizando-se estresse farmacológico ou teste de exposição ao frio durante a aquisição com o PET é um meio de investigar a função endotelial e o relaxamento da musculatura lisa vascular, permitindo muitas vezes a detecção precoce da aterosclerose.

APLICAÇÕES CLÍNICAS PARA A PERFUSÃO MIOCÁRDICA QUANTITATIVA

A possibilidade de medir o fluxo sanguíneo do miocárdio e suas respostas fisiológicas e as intervenções farmacológicas oferecem a oportunidade de se estudar e caracterizar a fisiologia da circulação coronariana. Essas medidas do fluxo sanguíneo vão além da imagem convencional de perfusão com SPECT ou mesmo da cineangiocoronariografia. As alterações funcionais podem afetar a circulação coronariana uniformemente, para que a distribuição relativa do fluxo sanguíneo miocárdico permaneça homogênea, podendo não ser identificada por meio da imagem de perfusão miocárdica tradicional. Anormalidades funcionais também podem existir na ausência de mudanças estruturais das artérias coronárias e, portanto, permanecer indetectadas à cineangiocoronariografia. No entanto, as alterações funcionais da circulação coronariana estão associadas a respostas anormais na análise do fluxo e, portanto, podem ser identificadas por meio de medições do fluxo sanguíneo coronariano ou miocárdico.

Provas da função circulatória coronariana incluem medidas de respostas à adenosina ou ao dipiridamol ou estímulo por teste de exposição de um membro ao frio[45,46]. A magnitude da hiperemia do fluxo coronário atingida com dilatadores na musculatura lisa vascular como adenosina ou dipiridamol reflete a capacidade responsiva de todo o sistema, incluindo resistência e vascularização epicárdicas. Embora o aumento de fluxo seja predominantemente dependente da musculatura lisa vascular, fatores dependentes do endotélio contribuem para que a estimativa do aumento de fluxo sirva como uma medida integrada da função circulatória coronária[47]. O aumento do fluxo em resposta à estimulação simpática com teste frio traz informações mais específicas sobre a regulação do endotélio[48]. A exposição ao frio acarreta um aumento da frequência cardíaca e da pressão arterial sistólica e, consequentemente, um aumento do trabalho cardíaco. O aumento correspondente da demanda acarreta o aumento do fluxo metabolicamente regulado por meio da dilatação dos vasos de resistência arteriolar, presumivelmente mediado pela liberação de adenosina. O aumento da resistência vascular aumenta a resposta endotelial vasodilatadora, aumentando ainda mais o fluxo sanguíneo. Assim, em condições normais, um aumento do trabalho cardíaco é acompanhado por um aumento proporcional no fluxo sanguíneo miocárdico. Se, no entanto, a função endotelial for alterada ou prejudicada, então o efeito vasoconstritor simpático mediado adrenergicamente prevalecerá sobre a estimulação muscular lisa vascular. A mudança no fluxo em resposta ao teste de pressão a frio torna-se atenuada, ausente ou mesmo paradoxal. Assim, a diminuição, a ausência ou a resposta paradoxal do fluxo sanguíneo miocárdico ao teste frio significa a presença de disfunção endotelial[49].

CASO CLÍNICO 1

Paciente do sexo masculino, 57 anos de idade, com história prévia de infarto agudo do miocárdio há 15, 10 e 1 ano. Passou por cinco angioplastias que envolveram a circunflexa à direita e o ramo descendente anterior, que se encontra ocluído na última cineangiotomografia. Insuficiência cardíaca classe II. Fração de ejeção pela *gated*-SPECT de 27%. Apresenta à cintilografia de perfusão miocárdica hipoperfusão acentuada e persistente, sugestiva de fibrose no ápice, moderada na parede anterior e no septo do ventrículo esquerdo, além de hipocaptação moderada e transitória (isquemia) na parede inferior com componente persistente (fibrose) associado. No estudo de PET-TC com uso de FDG para detecção de miocárdio viável (hibernante), observa-se presença de viabilidade na parede inferior, notadamente média e basal; na parede anterior, média e distal; e, no septo, em sua totalidade. Não há evidência de tecido viável no ápice cardíaco. Portanto, há viabilidade miocárdica em quantidade significativa presente nos três territórios coronários, sendo os territórios da circunflexa e da diagonal os de maior captação (Figura 13.2).

CASO CLÍNICO 2

Mulher de 55 anos de idade, sem história prévia de DAC, apresenta-se com início recente de angina. Um estudo de repouso e estresse com ^{82}Rb foi realizado. A paciente foi submetida à infusão de dipiridamol. A aquisição das imagens foi feita em PET-TC de 64 cortes, sendo feita correção de atenuação e cálculo do escore de cálcio das coronárias (Figuras 13.3 e 13.4).

PERSPECTIVAS FUTURAS PARA O USO DE TOMOGRAFIA POR EMISSÃO DE PÓSITRONS E TOMOGRAFIA COMPUTADORIZADA EM CARDIOLOGIA

A PET-TC é uma da mais modernas tecnologias aplicadas à medicina. Podemos verificar neste capítulo as

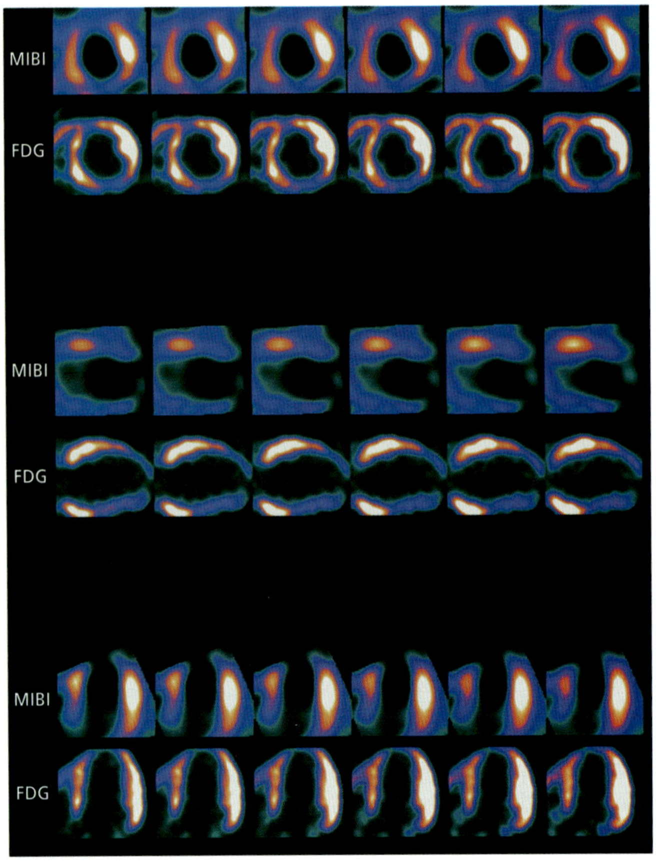

Figura 13.2 – Estudo de viabilidade miocárdica com FDG em PET/CT mostrando quantidade significativa de miocárdio hibernante. FDG = F^{18}–fluorodesoxiglicose; MIBI = 2-metoxi-2-isobutil isonitrila.

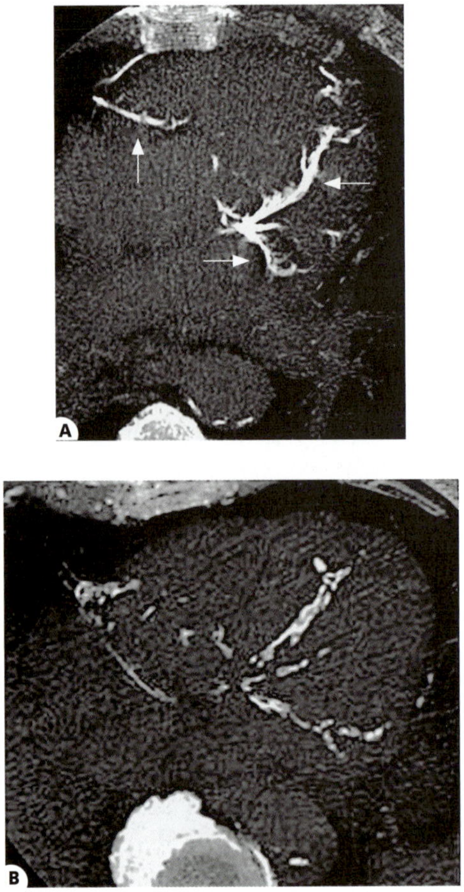

Figura 13.3 – Observar o alto nível de calcificação das artérias da mesma paciente da Figura 13.2 (escore de cálcio = 2.417) na tomografia computadorizada. Este achado indica aterosclerose coronariana avançada, que necessita de prevenção secundária agressiva, apesar de a paciente ainda não apresentar áreas isquêmicas importantes do miocárdio[2].

importantes aplicações da PET-TC em cardiologia, tanto para o estudo do metabolismo miocárdico (viabilidade) quanto para aspectos da perfusão miocárdica (quantitativa e semiquantitativa) em repouso e sob estresse farmacológico. A integração da informação anatômica proveniente da TC *multislice* abre novas oportunidades, como a identificação de pacientes ateroscleróticos que ainda não apresentam áreas do miocárdio isquêmicas. Esses pacientes podem ter o seu manejo conservador, entretanto, com uma prevenção secundária adequada e metas ideais de redução de colesterol, por exemplo, que permitiriam estabilizar o processo do desenvolvimento da DAC. Há pacientes que podem se beneficiar de uma avaliação mais detalhada com a reconstrução de uma imagem de fusão das informações provenientes da perfusão e da anatomia, permitindo-se identificar precisamente qual ramo coronário é responsável pela isquemia.

Nenhum avanço tecnológico substitui o raciocínio médico e o bom senso na definição de estratégias de investigação que sejam custo-efetivas. Nem todos os pacientes precisam de uma avaliação que compreenda os aspectos anatômicos e os funcionais. A PET-TC não é livre de custos e envolve o uso de irradiação ionizante [50,51]. Em medicina nuclear, trabalhamos dentro de princípios que visam manter os níveis de exposição à radiação, tanto da população quanto dos pacientes, tão baixos quanto razoavelmente atingíveis. Portanto, devemos buscar identificar os pacientes que mais se beneficiam dessa moderna tecnologia por meio do uso de diretrizes, consensos e critérios de indicações apropriadas para o uso da PET-TC em cardiologia[52].

Uma situação ideal para o uso da PET-TC em cardiologia seria a possibilidade de uso clínico de um traçador de perfusão com meia-vida mais longa, o que permitiria, além do estresse farmacológico, o uso de exercício físico em esteira ou bicicleta ergométrica com injeção do traçador no esforço máximo. Outra característica de um traçador ideal seria uma extração miocárdica linear em relação ao aumento do fluxo sanguíneo durante hiperemia. Todas essas características estão presentes no traçador sob investigação denominado BMS747158, marcado com o emissor de pósitrons ^{18}F. Esse traçador já passou pela fase I de investigação em animais[53], a fase II encontra-se atualmente em estágio

978-85-4120-208-4

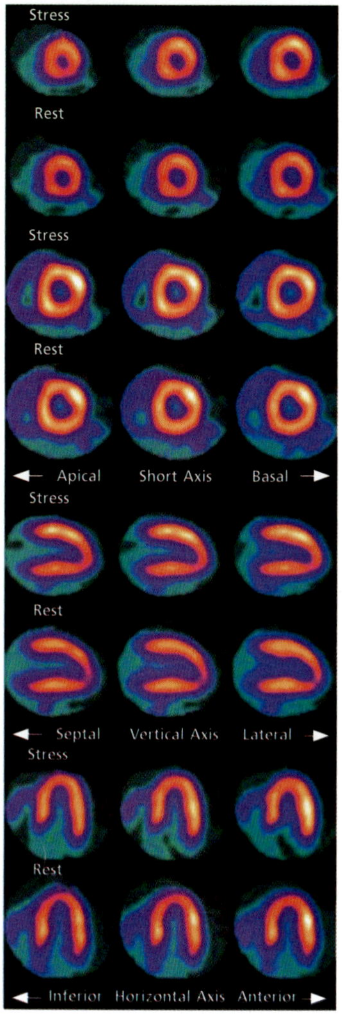

Figura 13.4 – Observar a distribuição homogênea do traçador, tanto nas imagens de repouso quanto nas de estresse, indicando miocárdio com viabilidade preservada e ausência de isquemia significativa ao estresse[2].

de conclusão e o protocolo de investigação da fase III está sendo discutido com a Food and Drug Administration (FDA), com início programado para breve. A introdução de um agente com essas características no cenário clínico é bastante promissora no sentido de avançar a aplicação da PET na investigação rotineira de isquemia do miocárdio. Em conclusão, a literatura apoia o uso da PET-TC para investigação de múltiplas situações cardiológicas, conforme descrito em detalhes neste capítulo. Aspectos relacionados à demonstração de custo-efetividade, de uma forma mais ampla, e o desenvolvimento de novos traçadores, como o BMS747158, o qual está sendo investigado, de mais fácil manuseio e transporte, poderão abrir novas oportunidades de uma mais ampla aplicação da PET-TC em cardiologia.

REFERÊNCIAS

1. Delbeke D, Martin WH, Patton JA, Sandler MP (eds.). Practical FDG imaging: a teaching file. Nova York: Springer Verlag; 2002.
2. Delbeke D, Israel O (eds.). Hybrid PET/CT and SPECT/CT imaging: a teaching file. Nova York: Springer Verlag; 2009.
3. Einstein A. Does the inertia of a body depend upon its energy content? Annalen der Physik. 1905;18:639-41.
4. Lang TF, Hasegawa BH, Soo Chin L, Keenan Brown J, Blankespoor SC, Reilly SM et al. Description of a prototype emission-transmission computed tomography imaging system. J Nucl Med. 1992;33:1881-7.
5. Beyer T, Townsend DW, Brun T, Kinahan PE, Charron M, Roddy R, Jerin J, Young J, Byars L, Nutt R. A combined PET/CT scanner for clinical oncology. J Nucl Med. 2000;41:1369-79.
6. Osman MM, Cohade C, Nakamoto Y, Marshall LT, Leal JP, Wahl R. J. Clinically significant inaccurate localization of lesions with PET/CT: frequency in 300 patients. J Nucl Med. 2003;44:240-3.
7. Kinahan PE, Townsend DW, Beyer T, and Sashin D. Attenuation correction for a combined 3D PET/CT scanner. Med Phys. 1998;25:2046-53.
8. Carney JP, Beyer T, Brasse D, Yap JT, Townsend DW. Clinical PET/CT scanning using oral CT contrast agents. J Nucl Med. 2002;45(3):57P.
9. Cohade C, Osman M, Marshall L, Wahl RL. Metallic object artifacts on PET-CT: clinical and phantom studies. J Nucl Med. 2002;43:308P.
10. Greenland P et al. Clinical expert consensus document on coronary artery calcium scoring by computed tomography in global cardiovascular risk assessment and in evaluation of patients with chest pain. JACC. 2007;49(3):378-402 [Circulation. 2007, Jan;23:403-26].
11. Budoff MJ et al. Assessment of coronary artery disease by cardiac computed tomography: a scientific statement from the AHA Committee on Cardiovascular Radiology and Intervention, and Committee on Cardiac Imaging, Council on Clinical Cardiology. Circulation. 2006 Oct 17;114(16):1761-91.
12. Hendel RC et al. ACCF/ACR/SCCT/SCMR/ASNC/NASCI/SIR: Appropriateness criteria for cardiac computed tomography and cardiac magnetic resonance imaging. J Am Coll Cardiol. 2006;48(7):1475-97.
13. Kim RJ, Wu E, Rafael A et al. The use of contrast-enhanced magnetic resonance imaging to identify reversible myocardial dysfunction. N Engl J Med. 2000;343:1445-53.
14. Ding HJ, Shiau YC, Wang JJ, Ho ST, Kao A. The influences of blood glucose and duration of fasting on myocardial glucose uptake of [18F] fluoro-2-deoxy-D-glucose. Nucl Med Commun. 2002;23:961-5.
15. Martin WH, Jones RC, Delbeke D et al. A simplified intravenous glucose loading protocol for fluorine-18 fluorodeoxyglucose cardiac single-photon emission tomography. Eur J Nucl Med. 1997;24:1291-7.
16. Dilsizian V, Bacharach SL, Beanlands RS, Bergmann SR, Delbeke D, Gropler RJ, Knuuti J, Schelbert HR, Travin MI. P. ASNC guidelines for nuclear cardiology procedures: PET myocardial perfusion and metabolism clinical imaging. J Nucl Cardiol. 2009;16(4).
17. Tillisch J, Brunken R, Marshall R et al. Reversibility of cardiac wall-motion abnormalities predicted by positron tomography. N Engl J Med. 1986;314:884-8.
18. Marwick TH, MacIntyre WJ, Lafont A et al. Metabolic responses of hibernating and infarcted myocardium to revascularization. Circulation. 1992;85:1347-53.
19. Gropler RJ, Geltman EM, Sampathkumaran K et al. Comparison of carbon-11-acetate with fluorine-18-fluorodeoxyglucose for delineating viable myocardium by positron emission tomography. J Am Coll Cardiol. 1993;22:1587-97.
20. Knuuti MJ, Saraste M, Nuutila P et al. Myocardial viability: fluorine-18-deoxyglucose PET in prediction of wall motion recovery after revascularization. Am Heart J. 1994;127:785-96.
21. Depr, C, Vanoverschelde JLJ, Melin JA et al. Structural and metabolic correlates of the reversibility of chronic left ventricular ischemic dysfunction in humans. Am J Physiol. 1995;268:H1265-H1275.
22. Tamaki N, Kawamoto M, Tadamura E et al. Prediction of reversible ischemia after revascularization. Perfusion and metabolic studies with positron emission tomography. Circulation. 1995;91:1697-705.
23. Vom Dahl J, Altehoefer C, Sheehan FH et al. Recovery of regional left ventricular dysfunction after coronary revascularization. Impact of myocardial viability assessed by nuclear imaging and vessel patency at follow-up angiography. J Am Coll Cardiol. 1996;28:948-58.
24. Gerber BL, Vanoverschelde J-LJ, Bol A et al. Myocardial blood flow, glucose uptake and recruitment of inotropic reserve in chronic left ventricular ischemic dysfunction. Implications for the pathophysiology of chronic hibernation. Circulation. 1996;94:651-9.
25. Maes AF, Borgers M, Flameng W et al. Assessment of myocardial viability in chronic coronary artery disease using technetium-99m sestamibi SPECT. Correlation with histologic and positron emission tomographic studies and functional follow-up. J Am Coll Cardiol. 1997;29:62-8.

26. Vanoverschelde JLJ, Wijns W, Depre C et al. Mechanisms of chronic regional postischemic dysfunction in humans. New insights from the study of noninfarcted collateral-dependent myocardium. Circulation. 1993;87:1513-23.
27. Beanlands RS et al. PARR-2. JACC. 2007;50:2002-15.
28. Schelbert H, Henze E, Schon H et al. C-11 palmitic acid for the non-invasive evaluation of regional myocardial fatty acid metabolism with positron computed tomography, IV: in vivo demonstration of impaired fatty acid oxidation in acute myocardial ischemia. Am Heart J. 1983;106:736-50.
29. Bergmann S, Nomura H, Rand A et al. Externally detectable changes in fatty utilization by perfused hearts from rabbits to alcohol. Circulation. 1982;66:II-109.
30. Schoen HR, Schelbert HR, Robinson G et al. C-11 labeled palmitic acid for the non-invasive evaluation of regional myocardial fatty acid metabolism with positron emission tomography, I: kinetics of C-111 palmitic acid in normal myocardium. Am Heart J. 1982;103:532-46.
31. Buxton DB, Schwaiger M, Nguyen A et al. Radiolabeled acetate as a tracer of myocardial tricarboxylic acid flux. Circ Res. 1988;63:628-34.
32. Brown MA, Marshall DR, Sobel BE et al. Delineation of myocardial oxygen utilization with carbon-11 labeled acetate. Circulation. 1987;76:687-96.
33. Brown MA, Myears DW, Bergmann SR. Validity of estimates of myocardial oxidative metabolism with carbon-11 acetate and positron emission tomography despite altered patterns of substrate utilization. J Nucl Med. 1989;30:187-93.
34. Buck DB, Wolpers HG, Hutchins GD et al. Effect of carbon-11-acetate recirculation on estimates of myocardial oxygen consumption by PET. J Nucl Med. 1991;32:1950-7.
35. Buxton DB, Nienaber CA, Luxen A et al. Non-invasive quantitation of regional myocardial oxygen consumption in vivo with [1-11C]acetate and dynamic posaitron emission tomography. Circulation. 1989;79:134-42.
36. Kotzerke J, Hicks RJ, Wolfe E et al. Three-dimensional assessment of myocardial oxidative metabolism: a new approach for regional determination of PET-derived carbon-11-aetate kinetics. J Nucl Med. 1990;31:1876-83.
37. Zhao S, Kuge Y, Tsukamoto E et al. Fluorodeoxyglucose uptake and glucose transporter expression in experimental inflammatory lesions and malignant tumors: effects of insulin and glucose loading. Nucl Med Commun. 2002;23:545-50.
38. Mochizuki T, Tsukamoto E, Kuge Y et al. FDG uptake and glucose transporter subtype expressions in experimental tumor and inflammation models. J Nucl Med. 2001;42:1551-5.
39. Bianco JA, Hammes R, Sebree L, Wilson M. Imaging of acute myocardial infarction and reperfusion. Cardiology. 1995;86:189-96.
40. Yun M, Jang S, Cucchiara A et al. 18F-FDG uptake in the large arteries: a correlation study with the atherogenic risk factors. Semin Nucl Med. 2002;32:70-6.
41. Rudd JH, Warburton EA, Fryer TD et al. Imaging atherosclerotic plaque inflammation with 18F-fluorodeoxyglucose positron emission tomography. Circulation. 2002;105:2708-11.
42. Demer LL, Gould KL, Goldstein RA et al. Assessment of coronary artery disease severity by positron emission tomography: comparison with quantitative arteriography in 193 patients. Circulation. 1989;79:825-35.
43. American College of Cardiology, American Heart Association, American Society of Nuclear Cardiology. Guidelines for the American College of Cardiology/American Heart Association task force on assessment diagnostic and therapeutic cardiovascular procedures (Committee on Radionuclide Imaging). Developed in collaboration with the American Society of Nuclear Cardiology. J AM Coll Cardiol. 1995;25:521-47.
44. Dorbala S, Hachamovitch R, Curillova Z, Thomas D, Vangala D, Kwong RY, Di Carli MF. Incremental prognostic value of gated Rb-82 positron emission tomography myocardial perfusion imaging over clinical variables and rest LVEF. JACC. Cardiovasc Imaging. 2009 Jul;2(7):846-54.
45. Schelbert HR. Positron emission tomography and the changing paradigm in coronary artery disease. Z Kardiol. 2000;89 Suppl 4:IV55-60.
46. Campisi R, Czernin J, Schoder H, Sayre JW, Schelbert HR. L-Arginine normalizes coronary vasomotion in long-term smokers. Circulation. 1999;99:491-7.
47. Buus NH, Bottcher M, Hermansen F, Sander M, Nielsen TT, Mulvany MJ. Influence of nitric oxide synthase and adrenergic inhibition on adenosine-induced myocardial hyperemia. Circulation. 2001;104:2305-10.
48. Drexler H. Endothelial dysfunction: clinical implications. Prog Cardiovasc Dis. 1997;39:287-324.
49. Hornig B, Drexler H. Reversal of endothelial dysfunction in humans. Coron Artery Dis. 2001;12:463-73.
50. Thompson RC, Cullom SJ. Issues regarding dosage of cardiac nuclear and radiography procedures. J Nucl Cardiol. 2006;13(910):19-23.
51. Stabin MG. Radiopharmaceuticals for nuclear cardiology: radiation dosimetry, uncertainties, and risk. J Nucl Med. 2008 Sep;49(9):1555-63.
52. Hendel RC, Berman DS, Di Carli MF, Heidenreich PA, Henkin RE, Pellika PA, Pohost GM, Williams KA. ACCF/ASNC/ACEP/ACR/AHA/ASE/SCCT/SCMR/SNM. Appropriate use criteria for cardiac radionuclide imaging. JACC. 2009;53(23) (in press).
53. Yu M et al. BMS-747158-02: a novel PET myocardial perfusion imaging agent. J Nucl Cardiol. 2007;14(6):789-98.

CAPÍTULO

14

Eletrofisiologia Cardíaca: Indicações de Estudo Eletrofisiológico e Ablação

Mauricio Scanavacca
Marcos Roberto Queiroz França
André Assis L. Carmo
Sissy Lara
Eduardo Sosa

INTRODUÇÃO

O estudo eletrofisiológico (EEF) é um método diagnóstico invasivo utilizado em pacientes com arritmias cardíacas que combina registros simultâneos do eletrocardiograma (ECG) com sinais elétricos intracardíacos, durante ritmo sinusal e estimulação elétrica programada do coração, que permite avaliar as características do sistema de condução atrioventricular e a investigação de arritmias clínicas em ambiente de laboratório. O exame requer a colocação de cateteres-eletrodos em várias regiões dos átrios e ventrículos, por meio de punção venosa e/ou arterial, posicionados sob visão fluoroscópica. É realizado por profissional treinado e qualificado e em laboratórios equipados para esse fim. O EEF permite a avaliação de pacientes em várias condições clínicas, ajuda a selecionar diferentes formas de tratamento e guiar e avaliar os resultados de procedimentos ablativos. Desse modo, é um exame versátil que pode ser realizado apenas para propostas diagnósticas ou ser combinado com procedimento terapêutico (ablação).

INDICAÇÕES DE ESTUDO ELETROFISIOLÓGICO

O EEF é habitualmente indicado com três objetivos principais:

1. *Elucidação de sintomas de provável origem arrítmica*, não esclarecidos pelos métodos de investigação não invasivos, como pré-síncopes e síncopes recorrentes, palpitações taquicárdicas sustentadas e parada cardíaca revertida. O objetivo central é estabelecer os mecanismos prováveis e orientar a terapêutica.
2. *Estratificação do risco* de síncope ou morte súbita em pacientes com distúrbios da condução atrioventricular (AV) ou intraventricular e principalmente em pacientes em risco de ocorrências de taquicardias ventriculares para auxiliar na indicação profilática do implante de marca-passos e desfibriladores implantáveis.
3. Auxiliar na *avaliação do resultado da ablação por cateter ou cirúrgica* para tratamento de taquicardias ventriculares sustentadas.

As recomendações para indicação de EEF adotadas neste capítulo baseiam-se nas diretrizes da Sociedade Brasileira de Arritmias Cardíacas em conjunto com a Sociedade Brasileira de Cardiologia.

Avaliação eletrofisiológica em pacientes com palpitações não esclarecidas

A palpitação é uma manifestação em geral benigna, mas que pode ocasionalmente ser uma condição com potencial risco de vida. A investigação diagnóstica dos pacientes com palpitações deve incluir observação clínica detalhada, como a história familiar de morte súbita e a presença de cardiopatias seguida de avaliação não-invasiva em busca de condições clínicas que possam denotar risco.

São as seguintes as recomendações para o estudo eletrofisiológico em pacientes com palpitações:

- Classe I:
  - Pacientes com palpitações taquicárdicas recorrentes, de início e término súbitos, não esclarecidas por avaliação não invasiva.
  - Pacientes com palpitações taquicárdicas, associadas à síncope, não esclarecidas por avaliação não invasiva.
- Classe IIB: pacientes com palpitações taquicárdicas recorrentes sem possibilidade de documentação eletrocardiográfica.
- Classe III: pacientes com palpitações taquicárdicas documentadas em decorrência de causas extracardíacas.

Avaliação eletrofisiológica em pacientes com síncope não explicada

As causas de síncope são numerosas e seu diagnóstico é difícil quando o episódio não é documentado. Pacientes com síncope de causa cardíaca têm risco considerável de morte em um ano. As arritmias cardíacas são as causas mais comuns de síncope em pacientes com doença cardíaca estrutural e, frequentemente, são transitórias e de difícil documentação. Pacientes com história de infarto do miocárdio prévio que apresentam síncope inexplicada têm alto risco de apresentar recorrência fatal. Variáveis preditoras de um teste eletrofisiológico positivo incluem baixa fração de ejeção do ventrículo esquerdo (FEVE), história de infarto do miocárdio prévio, bloqueio de ramo, taquicardia ventricular não sustentada e insuficiência cardíaca. A indução de taquicardia ventricular monomórfica sustentada, taquicardia supraventricular e bloqueio no sistema His-Purkinje são de valor diagnóstico e prognóstico em pacientes com síncope inexplicada. Entretanto, o estudo eletrofisiológico negativo não descarta uma arritmia como causa dos sintomas.

São as seguintes as recomendações para o estudo eletrofisiológico em pacientes com síncope:

- Classe I: pacientes com cardiopatia estrutural e síncope que permanece inexplicada após investigação não invasiva.
- Classe IIA: pacientes sem cardiopatia estrutural, com síncope recorrente não esclarecida, após investigação não invasiva.
- Classe IIB2: pacientes sem cardiopatia estrutural, primeiro episódio de síncope com trauma, nos quais a avaliação não invasiva foi inconclusiva.
- Classe III: pacientes com síncope de causa determinada nos quais o estudo eletrofisiológico não contribuirá para o tratamento.

Avaliação eletrofisiológica para estratificação de risco de morte súbita

O estudo eletrofisiológico pode ser útil para a estratificação do risco de morte súbita em pacientes com cardiopatia estrutural. Pacientes com infarto do miocárdio prévio, disfunção ventricular esquerda (FEVE < 40%) e taquicardia ventricular não sustentada assintomática, nos quais taquiarritmias ventriculares sustentadas não são indutíveis durante a estimulação elétrica programada, têm, significativamente, menor risco de morte súbita ou parada cardíaca do que pacientes similares com taquiarritmias sustentadas indutíveis. Nesses pacientes, a indução de taquiarritmia ventricular sustentada pela estimulação elétrica programada é um preditor independente de risco para a morte súbita. Em contraste, a estimulação elétrica programada não apresenta resultados semelhantes em portadores de cardiomiopatia dilatada idiopática. O estudo eletrofisiológico é de valor discutível na avaliação de pacientes com arritmias ventriculares sem cardiopatia estrutural, pois os achados são inespecíficos. Entretanto, embora ainda controverso, indivíduos com padrão eletrocardiográfico sugestivo de síndrome de Brugada parecem apresentar maior risco de arritmias ventriculares espontâneas quando o estudo eletrofisiológico induz taquiarritmias ventriculares sustentadas.

São as seguintes as recomendações para o estudo eletrofisiológico para avaliação do risco de morte súbita:

- Classe I: pacientes com infarto agudo do miocárdio prévio, com taquiarritmia ventricular não sustentada e FEVE ≤ 40%.
- Classe IIB:
  - Pacientes com síndrome de Brugada, assintomáticos e sem história de síncope ou morte súbita.
  - Pacientes com cardiopatia estrutural e taquiarritmia ventricular não sustentada associadas a fatores de risco específicos da doença de base.
- Classe III: pacientes com expectativa de vida reduzida por doenças concomitantes.

Avaliação eletrofisiológica em pacientes recuperados de parada cardíaca

O objetivo do EEF em sobreviventes de parada cardíaca é estabelecer o mecanismo causador do evento e orientar o tratamento individualizado mais adequado. Entretanto, deve-se salientar que pacientes com parada cardíaca recuperada apresentam situações clínicas complexas e as informações fornecidas pelo EEF permitem no máximo um diagnóstico presuntivo, que não necessariamente corresponde à causa do evento. O EEF pode identificar distúrbios graves da condução atrioventricular, cujo tratamento envolveria o implante de um marca-passo definitivo; taquicardias supraventriculares: síndrome de pré-excitação ou outra forma de taquicardia supraventricular, que em condições especiais podem deflagrar fibrilação ventricular e quando identificadas podem ser tratadas por ablação. Por outro lado, a indução de taquiarritmias ventriculares sustentadas confirma a indicação do cardioversor-desfibrilador implantável, com alta probabilidade de recorrência da arritmia e ativação do aparelho, devendo ser considerado nesta condição o tratamento associado a fármacos antiarrítmicos e ablação.

As recomendações para o estudo eletrofisiológico em pacientes recuperados de parada cardíaca são as seguintes:

- Classe I: parada cardiorrespiratória recuperada, não documentada, não relacionada com a fase aguda de infarto do miocárdio (> 48 h), sem causas determinadas e não associada a fatores reversíveis, a despeito da presença ou não de cardiopatia estrutural.
- Classe IIA: parada cardiorrespiratória documentada, com registro eletrocardiográfico do evento, não relacionada com a fase aguda de infarto do miocárdio (> 48 h) e não associada a fatores reversíveis, na presença de doença cardíaca cuja história natural envolva risco de morte súbita.
- Classe III: parada cardiorrespiratória relacionada com a fase aguda de infarto do miocárdio (< 48 h) e/ou associada a fatores reversíveis.

Indicações do estudo eletrofisiológico após identificação de alterações do ritmo pela avaliação não invasiva

Avaliação eletrofisiológica em pacientes com bradiarritmias documentadas no eletrocardiograma ou *holter* de 24 h

A *bradiarritmia sinusal* pode estar relacionada com disfunção intrínseca do nó sinusal, ou ser secundária ao uso de medicamentos ou mediada pelo sistema nervoso autônomo. A conduta clínica na maioria dos casos é tomada em geral pela correlação dos sintomas com a bradicardia durante monitoramento eletrocardiográfico. Entretanto, quando esse relacionamento não é obtido e há suspeita de outros mecanismos responsáveis pelos sintomas, em particular em portadores de cardiopatia, o estudo eletrofisiológico pode ser útil.

As recomendações para o estudo eletrofisiológico em pacientes com bradicardia sinusal são as seguintes:

- Classe I: nenhuma.
- Classe IIA: nenhuma.
- Classe IIB:
  - Pacientes sintomáticos com suspeita de disfunção do nó sinusal, após investigação não invasiva inconclusiva.
  - Pacientes com bradicardia sinusal, sem documentação dos eventos durante avaliação não invasiva e suspeita de taquiarritmias como causa dos sintomas.
- Classe III: pacientes assintomáticos com suspeita de disfunção do nó sinusal.

O EEF permite a localização anatômica do *bloqueio atrioventricular* (BAV): a) proximal (pré-His), representando distúrbio na condução pelo nó AV; b) intra-His, representando distúrbio na condução pelo feixe de His; c) infra-His, representando distúrbio de condução no sistema His-Purkinje. O BAV de 1º grau caracteriza-se pelo retardo na condução AV com valores do intervalo PR acima de 0,20 s, tem evolução lenta quando localizado no nó AV (mais comum), mas merece atenção quando associado a sintomas de hipofluxo cerebral, principalmente em idosos que podem apresentar bloqueio intra-His. O BAV de 2º grau de tipo I (aumento gradual do intervalo PR) geralmente representa distúrbio da condução no nó AV e também tem evolução lenta, podendo ser acompanhado com monitoramento não invasivo. Já no BAV de 2º grau de tipo II o bloqueio AV é súbito, sem aumento do intervalo PR e sugestivo de distúrbio de condução no sistema His-Purkinje, principalmente quando o paciente já apresenta bloqueio bifascicular. Nesses casos, o curso clínico é pior, com evolução rápida para bloqueios de graus mais elevados e sintomáticos.

As recomendações para o estudo eletrofisiológico em pacientes com bloqueio AV são:

- Classe I: pacientes com BAV de 2º e 3º graus, com marca-passo implantado sem disfunção, nos quais persistem os sintomas e suspeita-se que outra arritmia seja a causa.
- Classe IIA: portadores de BAV de 1º grau sintomáticos, com distúrbio na condução intraventricular, em que se suspeita que o distúrbio seja pós-His.
- Classe IIB: pacientes com BAV de 2º grau, com distúrbios na condução intraventricular, assintomáticos.
- Classe III: bloqueio atrioventricular total (BAVT) permanente, assintomático.

Distúrbios da condução intraventricular

Pacientes com bloqueio bifascicular e intervalo HV prolongado (> 55 ms) apresentam um baixo risco de desenvolver BAVT em curto ou médio prazo (2 a 3%

ao ano). Entretanto, quando o intervalo HV ultrapassa 100 ms, o risco de BAVT aumenta significantemente e torna-se uma indicação para implante profilático de marca-passo. A indução de BAV pós-His durante a estimulação atrial também apresenta alto valor preditivo positivo para ocorrência espontânea de BAVT.

As recomendações para o estudo eletrofisiológico em pacientes com distúrbio da condução intraventricular são:

- Classe I: pacientes com marca-passo implantado, normofuncionante, que permanecem sintomáticos, nos quais suspeita-se de uma taquicardia como causa dos sintomas.
- Classe IIB: pacientes assintomáticos que necessitem de medicamentos com ação importante no sistema His-Purkinje (N4).

Avaliação eletrofisiológica em pacientes com taquicardia com QRS estreito

Taquicardias supraventriculares

A análise do ECG permite o diagnóstico das taquicardias supraventriculares na maior parte dos pacientes. Entretanto, o diagnóstico de certeza do mecanismo da taquicardia só pode ser determinado pelo EEF. O EEF é realizado antes da ablação para se estabelecer o mecanismo da taquicardia, identificar as estruturas cardíacas componentes do circuito e localizar a região vulnerável sobre a qual deverá ser realizada a ablação.

As recomendações para a indicação dos estudos eletrofisiológicos são:

- Classe I:
  - Pacientes com taquicardia paroxística supraventricular (TPSV) recorrente ou mal tolerada, sem resposta adequada aos medicamentos, com recomendação para ablação por cateter.
  - Pacientes com TPSV que preferem se submeter à terapêutica não farmacológica.
- Classe III:
  - Pacientes com episódios esporádicos de taquicardia revertidos com manobras vagais ou facilmente controláveis com antiarrítmicos.
  - Pacientes que não aceitam a terapêutica não farmacológica.

Indicações do estudo eletrofisiológico em pacientes com pré-excitação ventricular

A síndrome de Wolff-Parkinson-White é associada a morte súbita e ocorre em 0,15 a 0,39% dos casos em um seguimento de até 10 anos. Em pacientes com pré-excitação ventricular, o EEF identifica os pacientes em risco de condução AV rápida e fibrilação ventricular.

As recomendações para EEF são:

- Classe I: pacientes que serão submetidos à ablação cirúrgica ou por cateter.
- Classe IIA: pacientes assintomáticos com atividade de alto risco.
- Classe III: nenhuma.

Avaliação eletrofisiológica em pacientes com taquicardia com QRS largo

As taquicardias com QRS largo (duração do QRS maior que 120 ms) envolvem três possíveis mecanismos: taquicardia ventricular, taquicardia supraventricular com distúrbio da condução intraventricular (preexistente ou funcional) e taquicardias mediadas por vias acessórias da condução AV. A análise do ECG é útil no diagnóstico diferencial desses mecanismos, no entanto, o EEF é necessário quando o conhecimento do mecanismo exato da arritmia é importante para a decisão terapêutica.

As recomendações para a indicação dos estudos eletrofisiológicos em pacientes com taquicardias com QRS largo são:

- Classe I:
  - Pacientes com taquicardia com QRS alargado, nos quais o mecanismo e/ou a origem da arritmia estão mal definidos por métodos não invasivos visando principalmente à terapia adequada.
  - Pacientes com taquicardia de QRS alargado com diagnóstico estabelecido, para melhor definição do mecanismo da taquicardia nos pacientes com recomendação de ablação por cateter.
- Classe III: pacientes com taquicardias supraventriculares com condução aberrante ou pré-excitadas claramente definidas, por métodos não invasivos e não se considera a ablação.

INDICAÇÕES DA ABLAÇÃO POR CATETER

A introdução da radiofrequência (RF) na década de 1990 foi um grande avanço tecnológico para o tratamento das taquicardias. Isso permitiu que a ablação por cateter suplantasse a cirurgia cardíaca como tratamento para vários tipos de arritmias, bem como fosse uma alternativa à terapia farmacológica crônica.

O benefício obtido por meio da ablação com cateter é superior ao tratamento com medicações antiarrítmicas. É um método seguro e altamente efetivo no tratamento das taquicardias supraventriculares, não devendo ser encarado como o último recurso terapêutico. Também é um procedimento utilizado na ablação de taquicardias ventriculares em doença isquêmica, cardiopatia chagásica, reentrada ramo-a-ramo e taquicardia idiopática.

Quanto aos riscos, possui uma taxa de complicações baixa, porém, estas podem ser significativas e resultam de exposição à radiação, acessos vasculares (hematomas, trombose venosa profunda, fístula arteriovenosa, pneumotórax), manipulação de cateteres (ruptura de válvula, tromboembolismo, perfuração do seio coronário ou parede miocárdica, dissecção de artéria coronária) ou da aplicação da energia de RF (bloqueio atrioventricular, perfuração miocárdica, trombose de artéria coronária, acidentes cerebrovasculares).

TAQUICARDIA POR REENTRADA NODAL

A taquicardia por reentrada nodal (TRN) é a forma de TPSV mais frequente (56%), excluindo-se a fibrilação atrial. Envolve um circuito de reentrada entre duas vias distintas funcionalmente: a via rápida e a via lenta, sendo a primeira localizada no ápice do triângulo de Koch e a segunda estendendo-se inferiormente ao nó AV. Durante TRN típica, a via lenta representa a alça anterógrada do circuito, ao passo que a via rápida representa a alça retrógrada.

A ablação da via lenta na região posterosseptal do anel tricúspide é o alvo mais adequado devido à baixa incidência de bloqueio atrioventricular total (< 1%) e menor probabilidade de alongamento do intervalo PR com repercussão hemodinâmica. Os fatores que contribuem para decisão terapêutica incluem a frequência e a duração da taquicardia, a tolerância aos sintomas e a eficácia do tratamento farmacológico (em torno de 30 a 50%). Desse modo e aliado a uma taxa de sucesso acima de 95% e recorrência de 3 a 7%, a ablação pode ser oferecida com primeira linha de tratamento tanto para pacientes com sintomas recorrentes e mal tolerados quanto para aqueles com primeiro episódio e que não desejem uso crônico de medicação antiarrítmica.

As recomendações para ablação da TRN são:

- Classe I: pacientes sintomáticos com TRN recorrentes.
- Classe IIA: dupla via nodal com eco nodal, registrado pelo EEF em paciente com documentação eletrocardiográfica de taquicardia paroxística supraventricular; taquicardia sustentada induzida no EEF durante ablação de outra arritmia.
- Classe IIB: dupla via nodal com eco nodal, registrado pelo EEF em paciente com suspeita clínica, mas sem documentação eletrocardiográfica.
- Classe III: achado de dupla via nodal com ou sem eco no EEF sem suspeita clínica de TRN.

TAQUICARDIA POR REENTRADA ATRIOVENTRICULAR (VIAS ACESSÓRIAS)

Esse tipo de taquicardia depende da presença de vias acessórias extranodais atriais que se conectam ao miocárdio ventricular através do anel AV, respondendo por 27% das TPSV. O diagnóstico de síndrome de Wolff-Parkinson-White é reservado para os pacientes que exibem pré-excitação ventricular no eletrocardiograma e apresentam taquiarritmia. A taquicardia por reentrada atrioventricular (TRAV) ortodrômica é a mais frequente (90 a 95%) e usa o sistema de condução normal com componente anterógrado do circuito e a via acessória como componente retrógrado, ao passo que na TRAV antidrômica ocorre o inverso.

A ablação por radiofrequência é o tratamento de primeira escolha em pacientes com síndrome de Wolff-Parkinson-White, fibrilação atrial pré-excitada e TRAV ortodrômica mal tolerada, podendo-se também considerar a terapia farmacológica nas demais situações. A eficácia inicial da ablação da via acessória é em média de 95% na maioria das séries, sendo superior quando a via acessória se localiza na região lateral esquerda em comparação com as localizações no átrio direito e septal. A taxa de recorrência da condução pela via acessória é em torno de 5%, porém, são geralmente eliminadas em um segundo procedimento. As taxas de complicações maiores são de aproximadamente 2%.

As recomendações para ablação de pacientes com pré-excitação ventricular são:

- Classe I: paciente com pré-excitação ventricular que já tenha apresentado um episódio de taquiarritmia.
- Classe IIA: assintomático com pré-excitação ventricular e profissões de risco (piloto, motorista profissional de coletivos, etc.); assintomático com período refratário anterógrado da via acessória < 270 ms e período refratário ventricular < 220 ms.
- Classe IIB: pré-excitação ventricular assintomática.
- Classe III: pré-excitação ventricular assintomática de baixo risco quando a localização da via acessória estiver associada a risco aumentado de lesão no sistema de condução.

TAQUICARDIA ATRIAL FOCAL

A taquicardia atrial (TA) focal sustentada é relativamente rara, sendo responsável por 10 a 15% dos pacientes encaminhados para ablação de TPSV. Pode ocorrer por automatismo anormal, atividade deflagrada ou microrreentrada. O local de origem mais frequente é o átrio direito ao longo da *crista terminalis*, ao passo que no átrio esquerdo são frequentemente encontradas nas veias pulmonares, no apêndice atrial esquerdo e no anel mitral.

A ablação por cateter é a melhor terapia em pacientes com TA refratárias ao tratamento clínico ou incessantes, especialmente quando desenvolvem taquicardiomiopatia. A taxa de sucesso do procedimento é de aproximadamente 85%, com recorrência de 10%. A incidência de complicações significativas é baixa em centros experientes (1 a 2%).

As recomendações para ablação de TA são:

- Classe I: taquicardia atrial sintomática de difícil controle farmacológico; taquicardia atrial com taquicardiomiopatia.
- Classe IIA: taquicardia atrial sintomática; taquicardia atrial incessante ou recorrente controlável com antiarrítmicos, quando o paciente opta pelo tratamento não farmacológico.
- Classe IIB: taquicardia atrial incessante ou recorrente assintomática e sem evidência de taquicardiomiopatia.
- Classe III: taquicardia atrial de causa transitória e reversível.

FLUTTER ATRIAL

O *flutter* atrial comum depende de macrorreentrada no átrio direito que tem como parte essencial do circuito o istmo cavotricuspídeo (ICT), tecido atrial entre o óstio da veia cava inferior e o anel da valva tricúspide. O circuito de reentrada pode girar ao redor do anel tricúspide (horário ou anti-horário) ou do óstio da veia cava inferior (*lower loop*).

A eficácia das drogas antiarrítmicas para manutenção do ritmo sinusal após reversão da arritmia é inferior à ablação por radiofrequência (35% *versus* 80%). A técnica da ablação consiste na criação de linha de bloqueio no istmo cavotricuspídeo. A recomendação mais precisa é para pacientes com *flutter* atrial recorrente ou mal tolerado e os que surgem durante tratamento para fibrilação atrial após utilização de drogas antiarrítmicas das classes IC e amiodarona. Os melhores resultados são obtidos naqueles que têm *flutter* atrial como única arritmia isolada ou de forma predominante, isto é, com recorrência de fibrilação atrial em 8% em um seguimento de 18 ± 14 meses.

O *flutter* atrial não dependente do istmo cavotricuspídeo é menos comum e a maioria é relacionada com cicatrizes atriais, como as que ocorrem após cirurgias cardíacas para correção de cardiopatia congênita, correção cirúrgica da valva mitral ou mesmo após ablação de fibrilação atrial por técnica de Cox-Maze. Os resultados com ablação por RF são inferiores ao *flutter* atrial ICT-dependente, porém, há relatos de sucesso entre 50 e 90% e de recorrência da mesma ou de outras taquicardias de até 50%.

As recomendações para ablação do *flutter* atrial são:

- Classe I: *flutter* atrial comum recorrente com sintomas claramente relacionados com a arritmia.
- Classe IIB: *flutter* atrial assintomático; pacientes assintomáticos com *flutter* e frequência ventricular controlada.

FIBRILAÇÃO ATRIAL

A prevalência da fibrilação atrial (FA) é estimada em 0,4 a 1% da população geral, aumentando com a idade e firmando-se como a arritmia mais frequente. Quanto à fisiopatologia, atualmente há pouca controvérsia sobre as veias pulmonares desempenharem o papel principal na deflagração e manutenção da FA paroxística, sendo o foco em pelo menos uma veia na maioria dos pacientes.

A ablação por RF com isolamento elétrico das veias pulmonares já é uma opção de tratamento consolidado da FA; vários estudos randomizados confirmaram sua superioridade na manutenção do ritmo sinusal em comparação com medicação antiarrítmica.

Em geral, a ablação por cateter deve ser reservada para pacientes que permanecem sintomáticos apesar de terapia otimizada, incluindo controle da frequência cardíaca e do ritmo. A ablação é geralmente realizada em pacientes com FA paroxística ou persistente sintomática, sem remodelamento atrial importante (átrio esquerdo < 50 mm) e controle clínico não satisfatório com fármacos antiarrítmicos. Entretanto, considerando o potencial da técnica, pode ser indicada para pacientes selecionados como terapia inicial, como pacientes jovens e sintomáticos com cardiopatia estrutural mínima ou ausente, quando realizada por operadores experientes.

Em pacientes com FA paroxística e persistente com cardiopatia estrutural e remodelamento atrial mais importante, vários procedimentos podem ser necessários para se obter resultado satisfatório. Assim, parecer ser razoável recomendar a ablação quando a arritmia compromete claramente a qualidade de vida do paciente e após tentativas de controle com fármacos. Por fim, o benefício da ablação da FA não foi demonstrado em pacientes assintomáticos.

O procedimento pode resultar em complicações significativas, que são minimizadas em centros experientes. A taxa de estenose das veias pulmonares é < 5%; perfuração cardíaca com tamponamento: entre 1 e 2%; eventos tromboembólicos: < 1 %; fístula atrioesofágica: entre 0,1 e 0,2%; e mortalidade de 0,2%.

As recomendações de ablação da FA para manutenção do ritmo sinusal são as seguintes:

- Classe I: FA sintomática em paciente jovem com coração estruturalmente normal, sem resposta ou com efeitos colaterais pelo uso de pelo menos duas drogas antiarrítmicas, na ausência de condições metabólicas potencialmente correlacionadas com a arritmia.
- Classe IIA:
  - Pacientes com qualquer idade com FA paroxística, sintomática, frequente, coração estruturalmente normal, com evolução de pelo menos seis meses, refratária a pelo menos uma droga antiarrítmica de classe IC ou sotalol e na ausência de condições metabólicas potencialmente correlacionadas com a arritmia.

978-85-4120-208-4

- Pacientes com FA paroxística, com as mesmas características do item anterior, com cardiopatia estrutural e refratária a amiodarona.
- Pacientes com FA persistente, sintomática e recorrente, refratária a pelo menos uma droga antiarrítmica da classe IC ou sotalol, se não houver cardiopatia estrutural, ou à amiodarona, caso haja cardiopatia estrutural, tendo sido afastadas condições clínicas potencialmente deflagradoras da FA.
- Ablação de FA permanente em pacientes jovens com átrio esquerdo pouco aumentado, principalmente quando a resposta ventricular é mal controlada ou há progressiva dilatação e/ou redução da fração de ejeção do ventrículo esquerdo.

- Classe IIB: ablação por cateter na FA permanente com cardiopatia associada e átrio esquerdo aumentado (> 50 mm), quando há progressiva piora da classe funcional, devido a controle inadequado da frequência cardíaca ou apesar de aparente controle farmacológico da frequência cardíaca.
- Classe III:
  - Pacientes com trombo em átrio esquerdo.
  - Pacientes com causas reversíveis para a FA.
  - Após o primeiro episódio de FA.

TAQUICARDIAS VENTRICULARES

Com o avanço tecnológico, a ablação por RF pode ser aplicada no tratamento das taquicardias ventriculares (TV) em pacientes com disfunção ventricular decorrente de infarto do miocárdio prévio, cardiomiopatias, reentrada ramo-a-ramo e várias formas de TV idiopáticas. Os cateteres com ponta irrigada propiciaram lesões mais profundas, atingindo circuitos intramiocárdicos. O acesso ao espaço pericárdico através da punção subxifoide pode ser necessário para mapeamento e ablação de circuitos subepicárdicos. Por fim, os sistemas de mapeamento tridimensional permitiram a reconstrução das câmaras cardíacas e a correlação com suas características eletrofisiológicas.

A ablação por RF tem sido recomendada como tratamento de primeira escolha em pacientes que têm baixo risco para morte súbita e desenvolvem TV monomórfica sustentada ou extrassístoles ventriculares monomórficas, sintomáticas e frequentes (principalmente com risco de cardiomiopatia induzida pela arritmia), que são resistentes ou intolerantes a drogas antiarrítmicas ou não desejam fazer uso crônico de fármacos antiarrítmicos. É importante como terapia adjuvante nos casos de múltiplos choques apropriados do cardioversor-desfibrilador implantável, não responsiva à otimização medicamentosa ou reprogramação deste.

A taxa de sucesso varia de acordo com a cardiopatia de base. Nos casos de TV pós-infarto do miocárdio, a ablação da TV clínica é obtida em cerca de 74% dos pacientes e a recorrência é de 25 a 40%. Nas TV idiopáticas, o sucesso agudo é acima de 90%, independentemente do método de mapeamento utilizado, e a taxa de recorrência é de 7 a 10% (maioria no período de 24 a 48 h após o procedimento). Na TV por reentrada ramo-a-ramo a ablação tem resultados elevados como uma recorrência extremamente rara, porém, apresentam-se outras TV associadas em 25% dos casos devido à gravidade da cardiopatia estrutural.

Complicações significativas, tais como acidente vascular cerebral, infarto do miocárdio, perfuração miocárdica e bloqueio atrioventricular, ocorrem em aproximadamente 5 a 8% dos pacientes, sendo mais elevadas quanto mais importante for a cardiopatia estrutural, assim como as comorbidades. A taxa de mortalidade relacionada com o procedimento varia de 1 a 2,8%.

As recomendações de ablação de TV idiopática são:

- Classe I: pacientes sintomáticos com TV com origem na via de saída do ventrículo direito ou do ventrículo esquerdo, refratária ao tratamento medicamentoso ou quando houver intolerância às drogas.
- Classe IIA: pacientes sintomáticos com TVNS refratárias ao tratamento medicamentoso, ou quando houver intolerância às drogas.
- Classe IIB: extrassístole ventricular da via de saída do ventrículo direito de difícil controle medicamentoso; pacientes sintomáticos que não desejam usar medicação.
- Classe III: pacientes assintomáticos com taquicardia monomórfica não sustentada ou extrassístoles.

As recomendações para ablação de pacientes com TV e cardiopatia estrutural são:

- Classe I: TV incessante; taquicardia ventricular recorrente requerendo terapêuticas frequentes do cardioversor-desfibrilador implantável; taquicardia ventricular ramo-a-ramo.
- Classe IIA: TV sustentada recorrente bem tolerada sem controle farmacológico.
- Classe IIB: TV sustentada mal tolerada sem controle farmacológico; TV não sustentada, sintomática, sem controle farmacológico; TV sustentada recorrente bem tolerada.
- Classe III: TV polimórfica secundária a distúrbios elétricos primários, como a síndrome do QT longo, a síndrome de Brugada, etc., ou aquelas ocorridas durante eventos deflagradores reversíveis, como isquemia miocárdica aguda e distúrbios hidroeletrolíticos; TV não sustentada assintomática.

Concluindo, as estratégias e técnicas atuais permitem que os procedimentos eletrofisiológicos (EEF e ablação com RF) sejam realizados em ambiente de muita segurança. Os benefícios da sua realização dependem do tipo de arritmia e das características clínicas dos pacientes. A ablação com RF das taquicardias visa, em algumas condições, buscar um tratamento curativo, como nas taquicardias supraventriculares e TV idiopáticas; em outras, melhorar a qualidade de vida, como nas taquicardias ventriculares em pacientes com cardiopatias estruturais. A ausência de seguimento clínico a longo prazo dos pacientes submetidos a ablação de FA ainda não nos permite assumir que os pacientes com sucesso inicial ficarão livres dos episódios definitivamente.

LEITURA COMPLEMENTAR

Blomström-Lundqvist C, Scheinman MM, Aliot EM *et al.* ACC/AHA/ESC guidelines for the management of patients with supraventricular arrhythmia. Circulation. 2003;108:1871.

Camm AJ, Kirchhof P, Lip GYH. Guidelines for the management of atrial fibrillation. European Heart Journal. 2010;31:2369-429.

Fenelon G, Scanavacca M, Atié J *et al.* Atrial fibrillation ablation in Brazil: results of the registry of the Brazilian Society of Cardiac Arrhythmias. Arq Bras Cardiol. 2007;89(5):258-62, 285-9.

Issa Z, Miller JM, Zipes DP. Clinical arrhythmology and electrophysiology: a companion to Braunwald's heart disease. 1. ed. Philadelphia: Elsevier; 2009.

Scanavacca M, de Brito FS, Maia I *et al.* Diretrizes para Avaliação e Tratamento de Pacientes com Arritmias Cardíacas. Arq Bras Cardiol. 2002;79(supl V).

Tracy CM, Akhtar M, DiMarco JP *et al.* 2006 Update of the Clinical Competence Statement on Invasive Electrophysiology Studies, Catheter Ablation, and Cardioversion. Circulation. 2006;114:1654-68.

Zimerman L, Fenelon G, Martinelli Filho M *et al.* Diretrizes Brasileiras de Fibrilação Atrial. Arq Bras Cardiol. 2009;92(6 supl. 1):1-39.

Zipes DP, Akhtar M, Denes P *et al.* Guidelines for clinical intracardiac electrophysiologic studies. A report of the American College of Cardiology/American Heart Association Task Force on Assessment of Diagnostic and Therapeutic Cardiovascular Procedures (Subcommittee to Assess Clinical Intracardiac Electrophysiologic Studies). Circulation. 1989;80:1925-39.

Zipes DP, Camm AJ, Borggrefe M *et al.* ACC/AHA/ESC 2006 Guidelines for Management of Patients With Ventricular Arrhythmias and the Prevention of Sudden Cardiac Death. J Am Coll Cardiol. 2006;48:1064.

CAPÍTULO

15

Exames Laboratoriais Relacionados com as Doenças Cardiovasculares

Célia Maria Cássaro Strunz
Vanessa Monteiro da Silva
Alessandra Roggério

INTRODUÇÃO

A importância dos laboratórios clínicos para a medicina diagnóstica tem aumentado com o decorrer dos anos em virtude da incorporação de novas tecnologias de dosagens, além do uso de novos *softwares* para a gestão de amostras. A utilização de anticorpos monoclonais, de técnicas de biologia molecular e de dosagens com detecção por quimioluminescência ou eletroquimioluminescência permitiu o desenvolvimento de testes mais sensíveis e específicos, que por sua vez acabaram por levar à incorporação de novas variáveis ao arsenal da medicina laboratorial. Além disso, para alguns testes mais antigos, o aumento de sensibilidade permitiu a detecção precoce de algumas doenças, aprimorando seu diagnóstico, bem como o tratamento dispensado. Também a melhoria dos *softwares* aumentou a eficiência dos laboratórios que passaram a poder liberar seus exames de uma forma mais rápida, permitindo ao médico atuar de uma forma mais decisiva junto ao paciente.

Dentro do tema "exames laboratoriais relacionados com as doenças cardiovasculares" vários testes laboratoriais são utilizados no diagnóstico do risco de doença coronariana e compreendem os exames do perfil lipídico e aqueles que revelam alterações, congênitas ou adquiridas, de proteínas plasmáticas, ou ainda defeitos na ativação plaquetária como etiologia desencadeante. É importante salientar que um fator de risco isolado, eventualmente, não teria a capacidade de precipitar o aparecimento da trombose. Porém, a presença simultânea de múltiplos fatores de risco parece ser capaz de desencadear a doença trombótica.

Além disso, neste capítulo serão apresentados marcadores inflamatórios que ultimamente vêm obtendo grande importância como fatores de risco prognósticos na evolução da doença coronariana. E, finalmente, os marcadores de isquemia miocárdica, que graças ao desenvolvimento de *kits* altamente sensíveis passaram da condição de variáveis utilizadas somente na detecção de necrose miocárdica para marcadores de morbidade e mortalidade, em especial para pacientes idosos e com doença estável.

No último tópico, serão abordados os exames laboratoriais utilizados no monitoramento dos anticoagulantes e dos antiagregantes plaquetários, amplamente utilizados em pacientes cardiopatas na prevenção da formação de trombos, com ênfase no controle da varfarina e da heparina, além da apresentação dos novos anticoagulantes orais.

O LABORATÓRIO NA DOENÇA ARTERIAL

Componentes lipídicos

Perfil lipídico

O acúmulo de lipoproteínas plasmáticas no espaço subendotelial, especialmente lipoproteínas de baixa densidade (LDL, *low density lipoproteins*), parece ser um dos primeiros fenômenos que desencadeiam a proliferação das lesões ateroscleróticas. As placas ateroscleróticas que apresentam grande conteúdo lipídico, capa fibrótica delgada e sinais de inflamação com infiltração de macrófagos e leucócitos sofrem, com frequência, ruptura ou erosão e são classificadas como placas instáveis ou vulneráveis.

Alterações no metabolismo de lipídios, como o aumento da concentração do colesterol ligado às lipoproteínas de baixa densidade (LDL-C, *low density lipoproteins cholesterol*) e a diminuição da concentração do colesterol ligado às lipoproteínas de alta densidade (HDL-C, *high density lipoproteins cholesterol*), estão relacionadas com o aumento do risco de desenvolvimento de doença arterial coronariana (DAC). Elevados níveis de LDL-C (lipoproteína aterogênica) são os principais alvos de drogas hipolipimiantes e a HDL (lipoproteína antiaterogênica) é responsável pelo transporte reverso do colesterol, um processo complexo, que possibilita a captação do colesterol livre das células periféricas.

Devido aos fatores descritos anteriormente, a LDL e a HDL são as principais moléculas utilizadas como marcadores de risco cardíaco, porém, altos níveis de triglicerídios (TG) também podem ser utilizados como marcadores, uma vez que indivíduos com hipertrigliceridemia apresentam partículas de LDL pequenas e densas e altamente aterogênicas, além de uma diminuição do nível do[1] HDL-C.

As dosagens da lipoproteína de muito baixa densidade (VLDL, *very low density lipoprotein*), lipoproteína de densidade intermediária (IDL, *intermediary density lipoprotein*) e lipoproteína (a) (Lp[a]), as quais são lipoproteínas aterogênicas, estão representadas pela fração das não HDL, calculadas pela diferença entre colesterol total e HDL-C. Em indivíduos que apresentam altos níveis de TG e LDL-C, há também um aumento do volume de outras lipoproteínas aterogênicas como IDL e VLDL. Por isso, para indivíduos com hipertrigliceridemia, o uso do cálculo das não HDL permite uma melhor estimava do volume total de lipoproteínas aterogênicas quando comparado somente à dosagem de LDL-C. Os dados sobre o perfil lipídico podem revelar o surgimento das dislipidemias em uma população, possibilitando uma intervenção direcionada para o controle e a prevenção das doenças ateroscleróticas.

As dosagens de colesterol, triglicerídios e HDL-C são realizadas por método enzimático colorimétrico. Nos últimos anos, os laboratórios de análises clínicas passaram a usar metodologias enzimáticas, que ganharam rápida aceitação em decorrência do pequeno volume de amostra, da facilidade para automação e da ausência de reagentes cáusticos, utilizados em métodos químicos.

A determinação de LDL-C pode ser realizada pela equação de Friedewald, calculada por LDL-C = CT − (HDL-C − TG/5). Entretanto, esse método apresenta limitações, uma vez que não pode ser aplicado em indivíduos com o nível de TG maior ou igual a 400 mg/dℓ, em amostras com quilomícrons e em amostras de pacientes com disbetalipoproteinemia. Nessas situações, é recomendada a utilização de métodos diretos enzimáticos colorimétricos que possibilitam maior precisão das medidas em relação ao cálculo[2].

Valores de corte foram estabelecidos pelas diretrizes para avaliação de risco e de alvo terapêutico. A Tabela 15.1 ilustra os valores de referência para diagnóstico de dislipidemias em adultos.

Segundo diretrizes pré-estabelecidas[3], a aferição do perfil lipídico é influenciada por variações biológicas e deve ser realizada em indivíduos com dieta habitual, estado metabólico e massa corpórea estáveis por pelo menos duas semanas antes da realização do exame. Recomenda-se evitar a ingestão de álcool nas 72 h e atividade física vigorosa nas 24 h que precedem a coleta de sangue. O paciente deve estar em jejum por um período de 12 a 14 h.

O risco de doença aterosclerótica também pode estar mais relacionado ao número de partículas aterogênicas circulantes do que à mensuração do colesterol contido nas frações lipoproteicas. Por isso, a determinação da concentração das apolipoproteínas B e A-I representa com mais propriedade o número das partículas aterogênicas ou não.

Apolipoproteínas

As apolipoproteínas (apo) são proteínas constituintes das partículas lipoproteicas, responsáveis pela estabilização de sua estrutura, e que têm diferentes funções no metabolismo lipídico. Em geral, em práticas laboratoriais, são determinadas somente as concentrações de apoA-I e apoB. A apoA-I é a principal apolipoproteína da HDL, sendo responsável por iniciar e dirigir o transporte reverso do colesterol e também manifestar efeitos antioxidantes e anti-inflamatórios. A apoB representa a parte proteica da LDL, da IDL e da VLDL.

TABELA 15.1 – Valores de referência para diagnóstico de dislipidemias em adultos

	Maiores de 20 anos de idade	
Lipídios	*Valores (mg/dℓ)*	*Categorias*
Colesterol total	< 200	Ótimo
	200 a 239	Limítrofe
	≥ 240	Alto
LDL-C	< 100	Ótimo
	100 a 129	Desejável
	130 a 159	Limítrofe
	160 a 189	Alto
	≥ 190	Muito alto
HDL-C	< 40	Baixo
	> 60	Alto
TG	< 150	Ótimo
	150 a 200	Limítrofe
	200 a 499	Alto
	≥ 500	Muito alto

HDL-C = colesterol ligado à lipoproteína de alta densidade; LDL-C = colesterol ligado à lipoproteína de baixa densidade; TG = triglicerídios.

As apolipoproteínas foram inicialmente medidas na década de 1970 e dados iniciais mostraram que essas proteínas poderiam ser úteis como preditores de doenças cardiovasculares. Entretanto, variabilidades metodológicas entre diferentes laboratórios mostraram-se um problema com o decorrer do tempo. Além do mais, pouca atenção foi despendida para a apoA-I e a apoB como preditores de risco, pois a LDL-C era o principal alvo de análises para os pesquisadores e clínicos.

Na década de 1990, os métodos de determinações das apolipoproteínas foram internacionalmente padronizados e os valores de referência foram estabelecidos pela Organização Mundial da Saúde (OMS). Atualmente, essas apolipoproteínas podem ser determinadas com boa precisão, diretamente, por imunoturbidimetria ou nefelometria. Além disso, não há necessidade de jejum, o que é uma importante vantagem para pacientes e médicos.

Independentemente do tamanho e do conteúdo lipídicos, para cada lipoproteína há uma molécula de apolipoproteína. Estudos mostraram que a relação apoB/apoA-I pode ser aceita como alternativa à relação colesterol total/HDL-C para o cálculo de risco de doenças cardiovasculares[4]. Além disso, valores-alvo de apoB podem ser adotados como alternativas às concentrações de LDL-C, pois possíveis problemas analíticos dos parâmetros (colesterol total, TG e HDL) utilizados para o cálculo do LDL-C aumentam a probabilidade de erros, podendo ter um impacto negativo nas decisões clínicas. As dosagens de apoA-I e apoB não sofrem interferência significativa de níveis elevados de TG.

Walldius *et al.*[5] sugeriram pontos de corte para o índice apoB/apoA-I de 0,9 e 0,8 para homens e mulheres, respectivamente, demonstrando que valores superiores a estes representariam risco aumentado para doenças cardiovasculares. Faixas de risco para infarto agudo do miocárdio (IAM) foram estabelecidas com base nos resultados de estudos[6,7] e encontram-se na Tabela 15.2.

Estudos demonstraram que a relação apoB/apoA-é I altamente valiosa para detecção do risco aterogênico e há evidências que mostram que esta relação é melhor que a relação colesterol total/HDL e LDL/HDL para estimar o risco vascular, pois reflete o equilíbrio entre dois processos completamente contrários, o transporte de colesterol para tecidos periféricos e o transporte reverso do colesterol para o fígado. Quanto maior a razão apoB/apoA-I, maior será a quantidade de colesterol de lipoproteínas aterogênicas no plasma provocando disfunção endotelial. Ao contrário, uma razão menor de apoB/apoA-I causa menor grau de lesão vascular pelo colesterol plasmático e aumento do transporte reverso do colesterol, efeitos estes benéficos para a redução de aterosclerose[4,5].

Lipoproteína (a)

A Lp(a) tem sido considerada um fator de risco cardiovascular e esta associação pode ser maior em pacientes com elevada concentração de LDL-C. A Lp(a) é uma lipoproteína circulante semelhante ao centro lipídico da LDL, contendo uma apoB-100 em sua superfície. Também possui uma glicoproteína, a apolipoproteína (a) (apo[a]), que está ligada à apoB-100 por uma ponte dissulfeto. A apo(a) é uma proteína glicada homóloga ao plasminogênio, precursor inativo da plasmina, proteína responsável pela quebra de fibrina. A Lp(a) compete com o ativador tecidual do plasminogênio (t-pa), diminuindo a geração de plasmina e a fibrinólise, aumentando a chance de processos trombogênicos.

A Lp(a) se comporta como uma proteína de fase aguda e níveis elevados são encontrados em processos inflamatórios, embora sua função fisiológica não esteja muito bem estabelecida. A quantificação da Lp(a) é realizada utilizando-se métodos de nefelometria e ensaio enzimático imunossorvente ligado à enzima (ELISA, *enzyme-linked immunosorbent assay*), porém, estas dosagens são dificultadas pela falta de uma padronização analítica resultante da diferença funcional, do tamanho e das isoformas da apo(a). O nível plasmático de Lp(a) varia amplamente entre indivíduos e esta geralmente não está relacionada com outras lipoproteínas e apolipoproteínas.

Estudos populacionais mostraram níveis plasmáticos similares entre homens e mulheres, além da variação entre as diferentes etnias, como mostrado na Tabela 15.3[8]. Na população afrodescendente os valores aumentados para Lp(a) são provavelmente resultantes do aumento de transcrição do gene da apo(a) ou do aumento de secreção de apo(a), sem qualquer correlação com DAC.

A perda da padronização de ensaios e as limitadas opções terapêuticas no tratamento de elevados níveis têm retardado a difusão do uso de Lp(a) no estabelecimento do risco de doenças cardiovasculares.

Para pacientes com níveis de Lp(a) acima de 30 mg/dℓ e com risco para DAC aconselha-se a realização do exame entre os membros da família. A Lp(a) pode estar

TABELA 15.2 – Risco de infarto agudo do miocárdio com relação ao aumento dos valores do índice apolipoproteína B/apolipoproteína A-I

	Baixo risco	Risco moderado	Alto risco
Homens	0,4 – 0,69	0,7 – 0,89	0,9 – 1,1
Mulheres	0,3 – 0,59	0,6 – 0,79	0,8 – 1

TABELA 15.3 – Valores de lipoproteína (a) (Lp[a]) entre diferentes etnias

Etnia	Lp(a) (mg/dℓ)
Caucasianos	5 - 32
Japoneses	5 - 26
Hispânicos	8 - 43
Afrodescendentes	19 - 69

elevada em pacientes com diabetes melito, tireoideopatias, insuficiência renal, síndrome nefrótica e em mulheres na menopausa. A expressão de Lp(a) é constante durante toda a vida, não dependendo, portanto, de idade, sexo ou hábitos alimentares.

Componentes inflamatórios e aterogênicos

Um estudo realizado com 28.000 mulheres saudáveis, acompanhadas por um período de oito anos, demonstrou que 77% dos eventos de doenças cardiovasculares ocorrem em pacientes que apresentavam níveis de LDL-C abaixo de 160 mg/dℓ e 46% em pacientes com níveis de LDL menores que 130 mg/dℓ[9]. Esses dados sugerem que investigações mais criteriosas devem ser consideradas. Nos últimos anos, importantes estudos demonstraram novos fatores de risco que podem ser empregados como marcadores de aterosclerose e preditores de eventos clínicos, como o fibrinogênio, a proteína C reativa e a homocísteina, além de fatores adquiridos, genéticos ou a interação entre ambos.

Dentre os fatores de risco adquiridos mais frequentes destacam-se o tabagismo, as dislipidemias, a obesidade, o diabetes melito e a hipertensão. Dentre os fatores genéticos, são descritos o fator V de Leiden (FVL) e as mutações nos genes da protrombina e da metilenotetraidrofolato redutase (MTHFR). A síndrome de anticorpos antifosfolipídios enquadra-se tanto nos fatores de risco hereditários quanto nos adquiridos. Alterações relevantes também têm sido atribuídas ao polimorfismo 4G5G e G844A na região promotora do gene do PAI-1.

Fibrinogênio

O fibrinogênio é uma proteína de fase aguda, produzida no fígado, e encontra-se aumentado em estados inflamatórios, sendo convertido em fibrina pela ação da trombina. A deficiência de fibrinogênio pode produzir desordens de sangramento de caráter leve a grave, ao contrário do aumento de fibrinogênio plasmático, que pode indicar um processo aterogênico. Além disso, tem participação importante na adesão de monócitos, na proliferação do músculo liso, na agregação plaquetária e na função endotelial. Estudos confirmam a associação entre o aumento da concentração plasmática de fibrinogênio e o risco de doenças cardiovasculares.

A concentração do fibrinogênio é determinada em amostra coletada em citrato de sódio utilizando-se o método de Clauss de forma quantitativa e funcional, sendo este considerado o método referência pelo National Committee for Clinical Laboratory Standards (NCCLS). Esse teste mede a taxa de conversão do fibrinogênio em fibrina na presença de excesso de trombina. Os valores de referência situam-se entre 200 e 400 mg/dℓ, mas é recomendado que cada laboratório estabeleça sua faixa de referência utilizando indivíduos de sua população[10].

A disfibrinogenemia é evidenciada em pacientes com tempo de trombina (TT) e tempo de reptilase (método não afetado pela heparina) prolongados e confirmada pelo método de Clauss.

Proteína C reativa

A proteína C reativa é um marcador não específico de inflamação sistêmica e de fase aguda. Grande parte da proteína C reativa é produzida por hepatócitos sob controle regulatório das citocinas inflamatórias. A proteína C reativa, quando agregada ou associada a ligantes específicos, tem a capacidade de ativar o sistema complemento clássico, promovendo assim a produção de citocinas inflamatórias e a quimiotaxia dos monócitos. Como parte do sistema imune inato, os níveis da proteína C reativa se elevam dentro de 6 h após o estímulo agudo, atingindo um pico até 100 vezes superior a seus níveis basais, retornando ao normal dentro de 18 a 20 h depois do término do estímulo.

A proteína C reativa está implicada no desenvolvimento da aterosclerose e suas complicações, devido a sua capacidade de aumentar a expressão endotelial de moléculas de adesão, diminuir a produção de óxido nítrico e a captação de LDL pelos macrófagos, além de estar presente nas células xantomatosas da placa aterosclerótica. Devido a essas características, os valores séricos de proteína C reativa têm sido utilizados como um potencial indicador de doença aterosclerótica instável.

Inicialmente, sua dosagem era realizada utilizando-se um único anticorpo policlonal por imunonefelometria ou imunotubidimetria; entretanto, estes métodos tinham sensibilidade limitada e baixa precisão nas faixas inferiores e não podiam detectar quantidades menores que 5 a 10 mg/ℓ. Essas faixas não eram sensíveis o suficiente para avaliar o risco das doenças cardiovasculares em indivíduos aparentemente saudáveis. Diversas modificações foram realizadas com a finalidade de aumentar o sinal de detecção, surgindo, então, os métodos ultrassensíveis de dosagem da proteína C reativa. Utilizando-se anticorpos monoclonais antiproteína C reativa aderidos a partículas marcadas enzimaticamente ou por fluorescência, essa metodologia é capaz de quantificar valores a partir de 0,15 mg/ℓ.

Pequenas diferenças nos valores basais de proteína C reativa seriam preditores de risco para ocorrência de um primeiro evento cardiovascular, a longo prazo, em pacientes assintomáticos, mas com fatores de risco para DAC. Baseando-se nos valores de proteína C reativa ultrassensível, esses pacientes podem ser estratificados em baixo, médio ou alto risco, sendo os dois últimos beneficiados por uma estratégia de tratamento mais agressiva. Estudos mostraram que níveis elevados de proteína C reativa na fase inicial do IAM poderiam estar relacionados com complicações mecânicas, aneurisma ventricular e formação de trombos. Além disso, níveis elevados podem estar associados ao aumento do risco de eventos cardiovasculares recorrentes e insuficiência cardíaca e também podem ser preditores independentes de mortalidade nos pacientes com síndrome coronariana aguda (SCA), especialmente naqueles com troponina positiva[11].

Homocisteína

A homocisteína é um intermediário do metabolismo proteico e está envolvida na conversão da metionina em cisteína. Os níveis plasmáticos de homocisteína têm sido associados ao desenvolvimento da aterosclerose. A homocisteína é capaz de oxidar a LDL e pode, posteriormente, promover captação celular da LDL oxidada. Além disso, os efeitos tóxicos diretos da homocisteína nas células endoteliais, não só favorecem a lesão do endotélio vascular, como também diminuem a produção de mediadores endoteliais, em especial o óxido nítrico. Por esses motivos, a hiper-homocisteinemia é investigada laboratorialmente como um fator de risco para aterosclerose.

A determinação plasmática da homocisteína é realizada em amostras coletadas com ácido etilenodiamino tetra-acético (EDTA, *ethylenediamine tetraacetic acid*), podendo ser quantificada pelos métodos de cromatografia de troca iônica e cromatografia líquida de alta pressão (HPLC, *high pressure liquid chromatography*) com detecção eletroquímica, a qual é considerada a metodologia padrão-ouro. Também existem outros métodos para determinação da homocisteína com boas sensibilidade, reprodutibilidade, precisão e padronização, como o ensaio imunoenzimático por fluorescência de luz polarizada, o ensaio imunoenzimático por quimioluminescência, o método cromatográfico com detecção de fluorescência e o método por aglutinação com partículas de látex.

Os valores de referência são 6 a 12 mmol/ℓ em mulheres e 8 a 14 mmol/ℓ para homens. A hiper-homocisteinemia moderada caracteriza-se por valores entre 16 e 30 mmol/ℓ; a intermédiaria, por valores entre 30 e 100 mmol/ℓ; e a grave, por valores superiores a 100 mmol/ℓ[12].

Fatores como hábitos nutricionais, estilo de vida e raça, além dos fatores genéticos, podem afetar a concentração da homocisteína circulante. Deficiências de folato e vitaminas B6 ou B12 podem levar à descompensação do metabolismo da homocisteína, tendo como consequência seu aumento plasmático[13].

Componentes genéticos

Mutação do fator V de Leiden (G1691A)

Bertina[14] demonstrou que o fenótipo de resistência à ação da proteína C ativada (PCa) estava associado à heterozigose ou à homozigose para uma mutação pontual no gene do fator V (fator V de Leiden). Tal mutação consiste na substituição de uma guanina (G) por uma adenina (A) na posição 1691, o que acarreta a troca de arginina por glicina na posição 506 da proteína. A mutação induz à resistência da proteína C ativada, na qual a clivagem e a inativação do fator Va são feitas de forma insatisfatória, levando ao acúmulo e, consequentemente, ao aumento do risco de trombose[13].

O diagnóstico laboratorial pode ser realizado inicialmente por meio do teste de resistência à PCa, que é baseado no tempo de tromboplastina parcial ativada (TTPa). Pacientes com fenótipo de resistência à PCa apresentam encurtamento do tempo de coagulação do TTPa após a adição da PCa quando comparados a indivíduos normais.

Cerca de 95% dos pacientes portadores dessa mutação apresentam positividade para esse teste, que pode ser influenciado por múltiplos fatores ambientais, como gravidez, uso de contraceptivos orais e aumento plasmático do fator VIII.

A análise para esta mutação é feita a partir da extração de DNA em amostras de sangue coletadas em EDTA e submetidas à reação em cadeia da polimerase (PCR, *polimerase chain reaction*) e à análise do polimorfismo dos fragmentos de restrição (RFLP, *restriction fragment polymorphism analysis*) do DNA genômico, possibilitando a detecção das formas homozigota ou heterozigota do fragmento de DNA.

Protrombina mutante (G20210A)

A protrombina é sintetizada no fígado e é a precursora da trombina. Participa da regulação da coagulação, pois ao se ligar à trombomodulina ativa o sistema da proteína C. A protrombina mutante resulta de uma mutação na região 3' não traduzida do gene da protrombina, que consiste na substituição de guanina por adenina no nucleotídio 20210. Essa mutação se associa ao aumento da concentração plasmática da protrombina, o que parece ser o mecanismo pelo qual predispõe à ocorrência de trombose. Estudos relatam que o polimorfismo da protrombina está relacionado com o aumento do risco de IAM em indivíduos jovens, especialmente em associação a outros fatores de risco[13].

O diagnóstico laboratorial dessa alteração ocorre apenas por meio dos métodos de biologia molecular, com base na detecção por meio da análise de DNA da presença da forma homozigota/heterozigota dessa mutação, e que é realizada por PCR e RFLP. Não é possível a investigação pelos níveis de protrombina, visto que há grande sobreposição entre os valores normais e aqueles dos portadores da mutação.

Metilenotetraidrofolato redutase

A mutação da enzima MTHFR mais estudada é caracterizada pela mudança da citosina pela timina no nucleotídio de posição 677, resultando na substituição da alanina pela valina. Essa mutação tem sido encontrada com alta frequência em pacientes com doenças vasculares, aterosclerose de carótida, doença arterial obstrutiva e infarto do miocárdio[13].

O fenótipo para essa alteração é a hiper-homocisteinemia plasmática, que tem sido apontada como fator de risco para trombose arterial e venosa. A investigação laboratorial para polimorfismos da MTHFR é realizada por métodos de biologia molecular que determinam os genótipos heterozigoto/homozigoto pelos métodos de PCR e RFLP.

Indicadores de distúrbios trombóticos

Anticoagulantes antifosfolipídios

Os anticorpos antifosfolipídios têm afinidade não somente por fosfolipídios, mas também por proteínas plasmáticas ligadas a superfícies aniônicas: beta-glicoproteína I, protrombina, proteína C ativada, proteína S, anexina V, cininogênio de alto peso molecular, ativador tecidual do plasminogênio (t-pa), fator XII, fatores VII e VII ativado. Como a maioria delas está envolvida na regulação da coagulação sanguínea, uma diminuição da concentração plasmática ou uma alteração de função pode causar um desequilíbrio entre os sistemas pró-coagulante e anticoagulante. Portanto, a presença de anticorpos antifosfolipídios pode estar relacionada com subsequente IAM[13].

Existem dois tipos de anticorpos antifosfolipídios, denominados de anticorpo anticardiolipina (ACA) e inibidor lúpico. O ACA pode ocorrer na forma de imunoglobulina G (IgG), nas tromboses venosas recorrentes, ou, então, na forma de imunoglobulina M (IgM), quando relacionado com abortos repetidos e tromboses arteriais recorrentes. O outro tipo de anticorpo, relacionado com o lúpus eritematoso sistêmico (LES), que provoca anticoagulação *in vitro*, é denominado inibidor lúpico e está relacionado com as tromboses arteriais recorrentes.

O diagnóstico laboratorial dos anticorpos antifosfolipídios em pacientes com suspeita de síndrome antifosfolipídios (SAF) consiste na demonstração da presença de anticorpos anticardiolipina e/ou anticoagulante lúpico. É fundamental a repetição do teste depois de 12 semanas, caso o resultado do exame seja positivo.

Detecção de anticorpos anticardiolipina

Os anticorpos que reagem com a cardiolipina são diferentes daqueles que causam o efeito do inibidor lúpico. A investigação de anticorpos anticardiolipina é realizada por ELISA, que mensura a reatividade imunológica a fosfolipídios ou à proteína ligada a fosfolipídios beta2-glicoproteína e os resultados são expressos quantitativamente. Anticorpos da classe IgM podem estar falsamente elevados, em títulos baixos, especialmente na presença de fator reumatoide e crioglobulinas (possíveis interferentes também na dosagem de anti-beta2-glicoproteína-1 IgM). Muitos casos de títulos baixos ou moderados de anticorpo anticardiolipina têm-se mostrado transitórios, podendo resultar de infecções intercorrentes. Por isso a importância de se repetir o teste de seis a oito semanas depois de um resultado positivo inicial.

Pesquisa de anticoagulante lúpico

Até o momento, a pesquisa de anticoagulante lúpico (AL) ainda é motivo de discussão pelos comitês de padronização internacional. Vários testes têm sido propostos, mas nenhum deles apresenta 100% de sensibilidade e especificidade em razão da heterogeneidade desses anticorpos.

Para a realização da pesquisa de AL, o plasma-teste e os plasmas-controles devem ser submetidos à dupla centrifugação para a retirada das plaquetas.

O teste mais específico utilizado na rotina de laboratório para pesquisa de AL é o teste com veneno da víbora de Russell diluído (TVVRd), principalmente em pacientes com alto risco de trombose, o qual ativa diretamente o fator X da coagulação e não sofre interferência dos inibidores específicos dos fatores VIII e IX. Outro teste utilizado nos laboratórios é o TTPa sensível e dependente dos seus componentes fosfolipídicos (cefalina). Além disso, situações como resposta de fase aguda e gravidez em que níveis de fibrinogênio e fator VIII estão elevados podem promover o encurtamento do TTPa, mascarando a presença de AL em baixos títulos.

O TTPa e o TVVRd podem ser realizados na vigência de anticoagulates orais utilizando-se alternativamente o teste da mistura 50% com o pool de plasmas normais, tanto na triagem como no confirmatório, para a reposição dos fatores K-dependentes. Porém, recomenda-se a realização do teste após uma a duas semanas sem uso do anticoagulante oral ou em amostras com INR menor que 1,5. Atualmente, vários *kits* comerciais de TVVRd, tanto para a triagem como para a confirmação, contêm heparinases, o que favorece a pesquisa de AL em amostras com heparina.

Inibidor do ativador de plasminogênio 1

O inibidor do ativador de plasminogênio 1 (PAI-1, *plasminogen-activator inhibitor 1*) é um rápido e específico inibidor do plasminogênio tipo uroquinase (u-PA) e tipo tecidual (t-PA) e um dos principais inibidores do sistema fibrinolítico. Em estado normal, os níveis séricos de PAI-1 são extremamente baixos. Entretanto, níveis plasmáticos elevados de PAI-1 podem estar relacionados com o aumento do risco de eventos aterotrombóticos.

A presença do polimorfismo -675 4G/5G no gene do PAI-1 tem sido associada a indivíduos jovens com IAM e com diabetes melito tipo 2. Indivíduos homozigotos para esse polimorfismo apresentam níveis plasmáticos elevados de PAI-1, ao passo que os heterozigotos possuem níveis intermediários. Portanto, a genotipagem desse polimorfismo pode ser relevante na avaliação do risco de trombose ou DAC[15].

Os métodos para a determinação do PAI-1 são funcionais e imunológicos. O método funcional consiste em adicionar no plasma-teste um excesso de t-PA para se ligar ao PAI-1 contido na amostra. A técnica se baseia na capacidade de ligação de t-PA e PAI-1, que por sua vez promove a liberação do radical paranitroanilida (pNA) do substrato cromogênico específico. O método imunológico é realizado por ELISA, em que anticorpos monoclonais anti-PAI-1 marcados com a enzima peroxidase e fixados na placa ligam-se aos antígenos presentes na amostra.

MARCADORES DE ISQUEMIA MIOCÁRDICA E ESTRESSE VENTRICULAR

IAM é definido pela presença de necrose miocárdica em combinação com evidências clínicas de isquemia miocárdica[16]. O diagnóstico rápido do IAM é fundamental para limitar o dano e preservar a função cardíaca, daí a importância da utilização de marcadores bioquímicos sensíveis, que permitam o diagnóstico precoce, e específicos, de forma a eliminar outras ocorrências que não o IAM.

A história dos marcadores cardíacos no diagnóstico e tratamento de SCA iniciou-se em 1954, mostrando níveis elevados de aspartato aminotranferase (AST) nos pacientes com IAM[17]. Desde então, há uma busca constante por marcadores mais sensíveis e específicos para o auxílio dos clínicos no manejo desses pacientes (no Quadro 15.1 estão as características desejáveis de um marcador cardíaco ideal)[11]. No presente momento, a creatinoquinase fração MB (CK-MB) e a troponina são os marcadores de necrose miocárdica mais utilizados. Além disso, marcadores de estresse hemodinâmico como peptídio natriurético tipo B (BNP) e N-terminal pró-peptídio natriurético tipo B (NT-proBNP) também têm sido aplicados para melhor caracterização do paciente, direcionando seu tratamento.

Creatinoquinase MB

Creatinoquinase MB é uma das isoenzimas da creatinoquinase encontradas em grandes concentrações no músculo cardíaco. Com dosagens rápidas, confiáveis, métodos automatizados e cada vez mais sensíveis, principalmente após a introdução da dosagem de CK-MB massa, a CK-MB acompanhada dos históricos clínico e físico e achados de eletrocardiograma tornou-se um dos marcadores cardíacos mais utilizados na prática clínica, sendo por muito tempo considerado o padrão-ouro em relação a novos marcadores cardíacos[18].

Sua localização citoplasmática permite uma rápida liberação na corrente sanguínea, cerca de 3 a 4 h após a lesão do miocárdio, atingindo pico máximo em 12 a 24 h e retornando aos seus valores normais dentro de 36 a 48 h. Essa rápida volta da CK-MB aos valores basais impossibilita o diagnóstico tardio de infarto, mas por outro lado é um ótimo indicador para reinfarto. O diagnóstico de IAM por CK-MB deve ser baseado no aumento de seu valor acima do limite de referência definido como o percentil de 99% específico para cada sexo em uma população-controle[19], em pelo menos duas ocasiões consecutivas. O aumento ou a queda desse biomarcador deve ser monitorado para manutenção do diagnóstico[16].

Inicialmente, as dosagens de CK-MB eram feitas de forma indireta, em que a quantidade de enzima era medida por meio do consumo de substrato, dosando assim a sua atividade. Por ser um método indireto, está sujeito a muitos interferentes durante a reação, de forma que esse ensaio foi substituído pela dosagem de CK-MB massa, que permite a quantificação da concentração da

QUADRO 15.1 – Características desejáveis para marcadores cardíacos

- Presente em altas concentrações no miocárdio
- Ser específico de tecido cardíaco: não ser encontrado em outros tecidos, mesmo que em pequenas quantidades ou em condições patológicas
- Rápida liberação após lesão miocárdica, permitindo diagnóstico rápido
- Ser liberado de forma proporcional à extensão da lesão
- Permanecer no plasma por diversas horas após o evento, promovendo uma janela diagnóstica conveniente e possibilitando o diagnóstico tardio, mas não tão longo que impossibilite a identificação de um evento recorrente
- Ter estabilidade
- Ter altas sensibilidade e especificidade
- Ser um método de fácil execução, com liberação rápida dos resultados

proteína na amostra biológica. As dosagens de CK-MB massa são realizadas por meio de ensaios imunométricos automatizados, de fase sólida, utilizando-se a tecnologia de duplo local de ligação, com anticorpos de captura/detecção, marcados e específicos contra a subunidade M (anti-CK-M) e contra a subunidade B (anti-CK-B) ou anti-CK-MB. O método de detecção pode ser fluorescente, luminescente, quimioluminescente ou espectrofotométrico, dependendo do fabricante.

Apesar da fração MB estar presente em concentrações muito maiores no músculo cárdico, uma pequena quantidade, cerca de 3%, pode ser encontrada também no músculo esquelético, ocorrendo elevação dos níveis de CK-MB na lesão desta musculatura, o que compromete a sua especificidade. Além disso, também pode estar aumentada em lesões de útero, intestino, diafragma e próstata e em outras patologias como miocardites e hipotireoidismo[20], citadas no Quadro 15.2. Em consequência ao aumento inespecífico da CK-MB surgiu a necessidade da identificação de marcadores mais específicos para a lesão do miocárdio. Como resultado, as troponinas cardíacas T e I foram introduzidas na prática clínica.

Troponinas

Troponinas são proteínas que regulam as interações mediadas pelo cálcio entre actina e miosina e que resultam na contração e no relaxamento do músculo estriado. O complexo troponina é composto de três polipeptídios distintos: troponina C, a subunidade ligadora de cálcio; troponina T, proteína ligadora de tropomiosina; e troponina I, inibidora das interações actina-miosina. A troponina C é expressa por células das musculaturas esquelética e miocárdica e as troponinas T e I são exclusivas do músculo cardíaco.

Cerca de 90% da troponina intracelular estão ligados ao aparato miofibrilar e uma pequena parte está livre no citoplasma. Após dano dos cardiomiócitos, a troponina sérica aumenta de forma bifásica, correspondendo a uma liberação inicial da troponina livre no citoplasma, seguida pela dispersão gradual do complexo troponina ligado à miofibrila. Acredita-se que essa liberação inicial poderia fornecer dados sobre a reperfusão microvascular do miocárdio, ao passo que a troponina liberada tardiamente (dia 3 ou 4) poderia refletir o tamanho do infarto. A detecção da troponina inicial pode ser de 2 a 4 h aproximadamente após a lesão inicial do miocárdio. Para estabelecer o diagnóstico de IAM é necessário apenas um resultado acima do percentil de 99%, com um coeficiente de variação (CV) $\leq$ 10% estabelecido para uma população-controle nas primeiras 24 h após o episódio de dor[16]. Os níveis séricos da troponina T permanecem elevados por 7 a 14 dias, ao passo que para a troponina I a elevação dura de 4 a 7 dias.

Em 2000, a European Society of Cardiology (ESC) e o American College of Cardiology (ACC) estabeleceram a troponina como o biomarcador de escolha para o diagnóstico de infarto do miocárdio[21]. Os métodos de dosagem da troponina consistem na captura desta proteína por anticorpos específicos que reagem com um segundo ou terceiro anticorpo (dependendo do fabricante) acoplado a uma molécula indicadora. A diferença entre as técnicas está baseada no formato: tipo de anticorpo utilizado (policlonal/monoclonal), epitopos de ligação dos anticorpos, tipo de molécula indicadora e o método de detecção (espectrofotometria, fluorescência, eletroquímica ou quimioluminescência).

Na tentativa de normatizar as dosagens de troponina, as diretrizes atuais sugerem o uso do percentil 99%, obtido a partir de uma população saudável, como valor de corte, desde que neste ponto a imprecisão total do método seja igual ou inferior a 10% (CV $\leq$ 10%). Como consequência, uma nova geração de testes mais sensíveis para a troponina foi introduzida. Entretanto, mes-

QUADRO 15.2 – Causas de aumento de creatinoquinase MB (CK-MB) não associadas a infarto agudo do miocárdio

Liberação de creatinoquinase não miocárdica:
- Trauma muscular:
  - Lesão por esmagamento
  - Queimaduras
  - Exercício físico extremo
- Miopatias inflamatórias e não inflamatórias
- Insuficiência renal crônica
- Alcoolismo crônico
- Injeções intramusculares
- Derrame ou hemorragia subaracnoide

Outros tipos de dano cardíaco sem ser infarto do miocárdio:
- Trauma por contusão cardíaca; cardioversão, reanimação cardiopulmonar
- Cirurgia cardiotorácica
- Miocardite

Doenças que diminuem o *clearance* de CK-MB:
- Hipo e hipertireoidismo

mo com o desenvolvimento de técnicas mais sensíveis e modernas, ainda assim eram encontrados valores de troponina falsamente elevados devido a interferências causadas por hemólise, fibrina e anticorpos heterófilos. Para minimizar a ocorrência de resultados falso-positivos, as novas técnicas passaram a utilizar anticorpos bloqueadores não específicos nos ensaios.

A aplicação de métodos mais sensíveis na detecção da troponina abriu novas perspectivas com aplicação mais ampla, auxiliando no rápido manejo clínico dos pacientes. Indivíduos que apresentavam elevações mínimas de troponina sensível e que foram submetidos à estratégia invasiva obtiveram redução de 55% na taxa de morte ou infarto do miocárdio. Tornou-se um potente indicador independente de eventos isquêmicos recorrentes e prognóstico para o risco de morte nos indivíduos com SCA nas doenças cardiovasculares. Evidências recentes mostraram que concentrações elevadas de troponina sensível estavam intimamente correlacionadas com a presença, a complexidade e a gravidade de doença arterial coronariana epicárdica, bem como diminuição da perfusão microvascular miocárdica[11].

É importante lembrar que quanto maior a sensibilidade menor a especificidade do método, de forma que a troponina sensível também pode apresentar valores ligeiramente elevados em outras condições cardíacas crônicas não associadas à SCA (Quadro 15.3). A diferenciação deverá ser baseada em medidas seriadas, uma vez que em condições crônicas a troponina mantém seus níveis estáveis[22,23].

QUADRO 15.3 – Condições associadas ao aumento de troponina e não associadas à síndrome coronariana aguda

Lesão de miocárdico:
- Contusão cardíaca
- Insuficiência cardíaca
- Cardiomiopatia hipertrófica
- Miocardite
- Transplante cardíaco

Causas não cardíacas:
- Dissecção aórtica
- Doença de válvula aórtica
- Taquicardia
- Rabdomiólise
- Doença infiltrativa (amiloidose e sarcoidose)
- Embolia pulmonar
- Insuficiência renal
- Acidente vascular cerebral
- Hemorragia subaracnóidea
- Toxicidade por drogas
- Queimaduras

Peptídios natriuréticos

A descoberta dos peptídios natriuréticos na década de 1980 mostrou não apenas uma ligação entre o coração e os rins, mas também confirmou o conceito do coração como um órgão endócrino, capaz de regular o volume e a pressão sanguíneos.

Os peptídios natriuréticos são hormônios polipeptídicos sintetizados, armazenados e secretados por células do músculo cardíaco. Atualmente, são conhecidos três peptídios dessa família: peptídio natriurético atrial (ANP, *atrial natriuretic peptide*), peptídio natriurético tipo B ou cerebral (BNP, *B natriuretic peptide*) e o peptídio natriurético tipo C (CNP, *C natriuretic peptide*). Todos os peptídios natriuréticos são hormônios ativos formados a partir de moléculas precursoras sintetizadas como pró-hormônios, os quais sofrem clivagens específicas que resultam na sua forma ativa. ANP, BNP e CNP são caracterizados por 28, 32 e 22 aminoácidos residuais, respectivamente, além de possuírem estrutura em anel que contém 17 aminoácidos e é formada por ligação intramolecular de dissulfito, essencial para sua atividade biológica[24].

A Figura 15.1 mostra as etapas na produção da molécula de NT-proBNP, que contém a porção N-terminal

978-85-4120-208-4

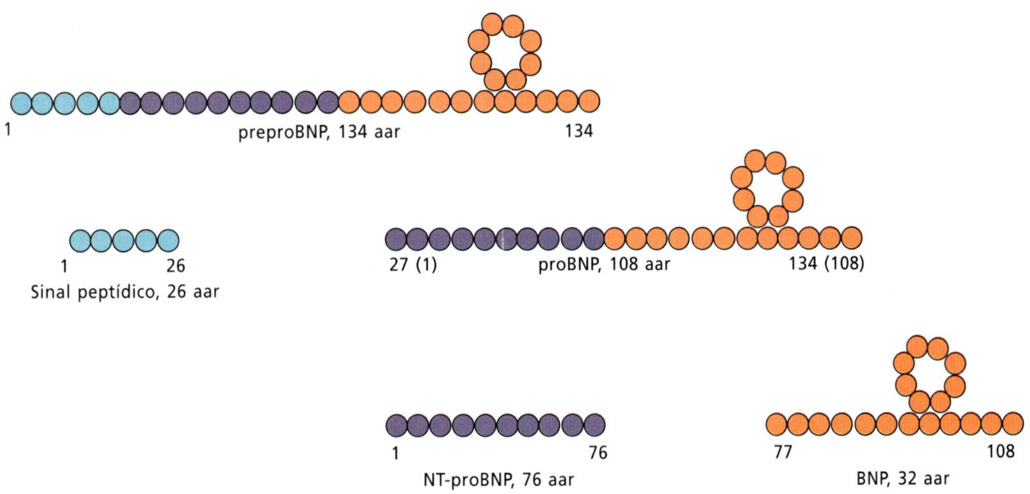

Figura 15.1 – Produção das moléculas de peptídio natriurético tipo B (BNP) e N-terminal pró-peptídio natriurético tipo B (NT-proBNP) a partir do precursor preproBNP. aar = aminoácido residual.

da molécula e do BNP biologicamente ativo que contém a porção C-terminal. Embora ambos sejam liberados em quantidades equimolares no sangue circulante, os níveis de NT-proBNP são mais elevados quando comparados aos de BNP. Isso ocorre em razão de o NT-proBNP possuir meia-vida mais longa que o BNP (70 min e 21 min, respectivamente), além de maior degradação do BNP por endopeptidases e outras enzimas e de depuração passiva pelos rins.

Localizados principalmente nos ventrículos e átrios, os principais efeitos fisiológicos do BNP incluem atividade diurética pela inibição do sistema renina-angiotensina-aldosterona, atividade natriurética, atividade hipotensiva, redução da resistência vascular periférica, influência sobre a função renal, parecendo exercer, também, papel importante no remodelamento da matriz extracelular da parede do ventrículo. O aumento na expressão e na secreção do BNP está relacionado com as condições de estresse na parede cardíaca, como em insuficiência cardíaca congestiva (ICC), infarto do miocárdio, hipertensão, hipertensão pulmonar e hipertrofia ventricular esquerda.

A dosagem de BNP ou NT-proBNP tornou-se uma ferramenta importante para a triagem, o diagnóstico e a estratificação de risco na ICC[25]. Também tem sido sugerido como marcador de prognóstico em pacientes que sofreram infarto agudo do miocárdio[26] ou na avaliação de pacientes assintomáticos com regurgitação mitral grave.

Os métodos disponíveis de dosagem para o BNP incluem radioimunoensaio (ShionoRIA®, Shionogi & Co., Ltd), testes *point of care* (Triage®, Biosite Diagnostics) e plataformas de automação (Advia Centaur®, Siemens; AxSYM® BNP e Architect®, Abbott Diagnostics). Também a dosagem de NT-proBNP pode ser realizada por método automatizado (Elecsys® Systems, Roche Diagnostics; Tabela 15.4). Essas plataformas utilizam imunoensaio do tipo sanduíche com tecnologia quimioluminescente e anticorpos específicos para a estrutura anelar e C-terminal para o BNP e específicos para a região N-terminal quando o alvo for NT-proBNP. Ambos os testes produzem resultados confiáveis e uma vez feita a opção entre BNP e NT-proBNP, fatores pré-analíticos devem ser respeitados, pois há diferenças na coleta e na preservação das amostras.

Atualmente, preconiza-se que em pacientes com BNP < 100 pg/mℓ o diagnóstico de ICC está praticamente excluído. Por outro lado, para a confirmação do diagnóstico de ICC (congestão pulmonar) tem sido sugerido o valor igual ou superior a 400 pg/mℓ. Os valores entre 100 e 400 pg/mℓ, chamados de "zona cinzenta", podem sinalizar outras desordens cardíacas como isquemia do miocárdio, fibrilação atrial, embolia pulmonar ou infecções. Em pacientes com doença renal crônica foi sugerido que os valores de corte subam para 200 pg/mℓ para exclusão da doença e 500 pg/mℓ para o diagnóstico de ICC. Por outro lado, em pacientes obesos os valores de corte devem ser mais baixos, cerca de 50 pg/mℓ para exclusão de ICC. Outra consideração importante é que mulheres e pacientes idosos normalmente apresentam valores mais elevados de BNP 2527.

Biomarcadores em desenvolvimento

Provasopressina-C-terminal (copeptina)

Vasopressina, um marcador plasmático para doenças cardiovasculares, é liberada pela neuro-hipófise em resposta a mudanças na osmolaridade plasmática e está envolvida na osmorregulação e na homeostase cardiovasculares. As concentrações plasmáticas de vasopressina aumentam nos pacientes com insuficiência cardíaca e estão associadas à disfunção do ventrículo esquerdo. Entretanto, a vasopressina não é um marcador eficiente em razão de sua rápida degradação. Como alternativa, o fragmento C-terminal da provasopressina, a copeptina,

TABELA 15.4 – Características analíticas dos testes para peptídio natriurético tipo B (BNP) e N-terminal pró-peptídio natriurético tipo B (NT-proBNP)

Equipamento	Tipo de amostra	Estabilidade	Limite de detecção (pg/mℓ)	Valor de medida superior (pg/mℓ)
Elecsys® proBNP	Plasma-EDTA Soro	48 h, TA 3 dias, 4°C 12 meses, –20°C	5	35.000
Triage® BNP	Plasma-EDTA*	≤ 4 h, TA < 24 h, 4°C < 72 h, –20°C	5	5.000
Advia® BNP	Plasma-EDTA*	72 h, 4°C 9 meses, –20°C	2,5	20.000
AxSYM® BNP	Plasma-EDTA* Sangue total EDTA	< 24 h, –20°C 24 h, 2 a 8°C 4 h, TA	11,9	3.627

* Recomenda-se que o tubo de coleta e armazenamento do plasma seja plástico, uma vez que o BNP é instável em recipientes de vidro.
EDTA = ácido etilenodiamino tetra-acético; TA = temperatura ambiente.

tem sido utilizado como alvo para quantificação da concentração de vasopressina. A associação com valores negativos de troponina ajuda na exclusão do diagnóstico de IAM precoce. Além disso, a copeptina parece ter valor prognóstico para mortalidade e insuficiência cardíaca após IAM.

Proteína de ligação dos ácidos graxos do coração

A proteína de ligação dos ácidos graxos do coração (H-FABP, *heart-type fatty acids binding protein*) é uma proteína de baixo peso molecular envolvida no metabolismo miocárdico de ácidos graxos e que parece atuar de forma protetora contra os efeitos de tipo detergente das altas concentrações de ácidos graxos de cadeia longa durante a isquemia. Quando ocorre dano celular, a H-FABP se difunde mais rapidamente para o espaço vascular que as moléculas maiores, como a troponina, através dos espaços endoteliais. Essa característica torna a H-FAB um valioso marcador precoce de isquemia miocárdica e/ou necrose, sendo considerada um marcador alternativo à mioglobina. Sua liberação ocorre em cerca de 2 h após a lesão do miocárdio, atingindo pico máximo em 6 h e retornando aos seus valores normais dentro de 24 a 36 h. Pode ser detectada pelo método ELISA e mais recentemente por testes rápidos (*point of care*). Além de ser um marcador precoce de necrose miocárdica, também parece estar associada aos riscos de morte, infarto do miocárdio e insuficiência cardíaca. Entretanto, não é 100% específica para o músculo cardíaco, uma vez que pode ser encontrada em pequenas quantidades no cérebro, nos rins e na musculatura esquelética.

Albumina modificada por isquemia

A albumina modificada por isquemia (AMI) surgiu como uma promessa de detecção da isquemia mesmo na ausência de necrose. Acreditava-se que a AMI seria capaz de detectar isquemia miocárdica em minutos, aumentando em até 6 a 12 h e retornando então aos níveis normais. Durante o processo de isquemia, o local de ligação aminoterminal da albumina com o cobalto é danificado. Os testes para AMI estão baseados nessa redução da capacidade de ligação da albumina. Estudos mostraram que devido ao seu alto valor preditivo negativo a AMI poderia ser um potencial marcador para exclusão da SCA nos pacientes que apresentam dor no peito. Seu uso clínico precisa ainda ser estabelecido por meio de novos estudos, apesar de que devem ser consideradas as dificuldades na validação do método, a falta de estabilidade da AMI e a falta de cardioespecificidade desta molécula.

Proteína plasmática A associada à gravidez

A proteína plasmática A associada à gravidez (PAPP-A, *pregnancy-associated plasma protein A*) é uma enzima da família das metaloproteinases que induz a ativação do fator de crescimento I, um mediador da aterosclerose. É produzida principalmente pelo sinciciotrofoblasto placentário durante a gravidez, mas também pode ser produzida por fibroblastos, osteoblastos e células musculares lisas vasculares. Diversos padrões de liberação no plasma dos pacientes com SCA foram encontrados, podendo variar de 2 a 30 h. A detecção da PAPP-A é realizada pelo método ELISA, mas dosagens baseadas nos testes rápidos estão em desenvolvimento. Estudos sugerem um papel para a PAPP-A como marcador de angina instável e IAM devido a sua alta expressão nas placas instáveis e respectivas matrizes extracelulares, sendo pouco expressa nas placas estáveis. Acredita-se que PAPP-A poderia ser um preditor de risco para morte por causas cardiovasculares, futuros IAM e revascularização, mas não de insuficiência cardíaca.

O uso de marcadores cardíacos para diagnóstico e prognóstico de doenças cardíacas é cada vez mais rotineiro, estendendo-se também para a estratificação de risco. O auxílio desses marcadores na prática clínica é de fundamental importância para a rapidez do diagnóstico e a aplicação de terapias mais invasivas, diminuindo assim o dano ao coração. A troponina é o biomarcador de escolha para detecção de necrose do miocárdio, mas diversos outros biomarcadores têm sido investigados para o diagnóstico e a estratificação de risco das doenças cardiovasculares. Entretanto, permanece o desafio para os pesquisadores e clínicos em demonstrar até que ponto esses novos marcadores são úteis para o estabelecimento de tratamentos mais específicos.

MONITORAMENTO LABORATORIAL DE ANTICOAGULANTES E ANTIPLAQUETÁRIOS

Dentre os antitrombóticos, devemos destacar os anticoagulantes, representados pelos varfarínicos, que são antagonistas da vitamina K (AVK), os antiplaquetários, como o ácido acetilsalicílico (AAS) e o clopidogrel, os inibidores indiretos do fator Xa (heparinas de baixo peso molecular, fondaparinux, idraparinux), os inibidores diretos do fator Xa (apixaban, edoxaban, rivaroxaban) e da trombina (dabigatrana).

O monitoramento tem como objetivo otimizar os regimes de dosagem, a fim de aumentar a eficácia e a segurança. Sua ação deve ser monitorada, de forma cuidadosa e periódica, no sentido de se evitar a superdosagem, a qual pode provocar um sangramento, ou a hipodosagem, a qual pode resultar em eventos trombóticos.

Antagonistas da vitamina K

Os AVK são anticoagulantes orais derivados de 4-hidroxicumarina (varfarina) e interferem na biossíntese dos fatores de coagulação dependentes de vitamina K, que são os fatores II, VII, IX e X, além das proteínas

C e S. O monitoramento adequado da anticoagulação com AVK é primordial na condução dos pacientes. Tradicionalmente, o teste de escolha para monitoramento desse medicamento é realizado pelo tempo de protrombina (TP).

O TP é sensível à variação da atividade de três fatores de coagulação dependentes de vitamina K, o fator II (protrombina), o fator VII e o fator X. O TP pode ser avaliado pela atividade protrombínica em segundos e pela razão normalizada internacional (INR, *international normalized ratio*).

De acordo com comitês internacionais, instituiu-se o uso da INR para a normatização de diferentes tromboplastinas produzidas. Os fabricantes de reagentes passaram a comparar essas tromboplastinas com uma tromboplastina de referência mundial. A partir dessa referência é calculado o índice de sensibilidade internacional (ISI) para cada lote produzido. Esse número, por sua vez, é utilizado no cálculo da INR, que é obtida a partir do tempo de coagulação do plasma do paciente dividido pelo tempo de coagulação do controle normal, elevado ao ISI.

Sendo a INR o produto da equação $INR = (TP/TP\ normal)^{ISI}$, é natural que existam variabilidades de resultados entre os laboratórios, configurando uma limitação intrínseca do valor da INR. Portanto, a INR nada mais é do que o TP corrigido obedecendo a padrões mundiais.

Recomendações sobre intervalo terapêutico para a razão normalizada internacional

Na maioria das situações clínicas, o intervalo terapêutico recomendado para a INR é de 2 a 3. Esse intervalo é mais seguro e eficaz que níveis mais baixos de anticoagulação. A recorrência de eventos trombóticos é mais frequente quando a INR é mantida abaixo de 2. O risco de sangramento aumenta nos seguintes casos: nos primeiros três meses do início da terapêutica, em pacientes com mais de 70 anos de idade, quando a INR é > 4,5 e em doenças vasculares arteriais.

Novos anticoagulantes orais: inibidores do fator X ativado e da trombina

O uso da varfarina tem se intensificado nos últimos anos, passando esta a ser utilizada não apenas em pacientes com próteses valvares, mas também na prevenção de derrame em pacientes com fibrilação atrial. Além disso, seu uso é recomendado também em pacientes pós-cirurgias ortopédicas e em pacientes portadores de marca-passo. Entretanto, sua interação com alimentos que contêm vitamina K e com outros medicamentos, além da variação decorrente de idade, peso e ingestão alcoólica, torna obrigatório o seu monitoramento constante para a manutenção do nível ideal de anticoagulação. Durante 50 anos esse foi o único anticoagulante oral disponível no mercado. Essa situação alterou-se com a entrada de novos protagonistas que vêm a ser os inibidores do fator X ativado, rivaroxaban, edoxaban e epixaban, e da trombina, dabigatrana.

A grande vantagem desses medicamentos é que apresentam uma ação mais rápida e não necessitam de acompanhamento laboratorial por apresentarem uma janela de atuação mais ampla. A desvantagem reside no fato de não haver, ainda, inibidores capazes de reverter rapidamente o efeito, como no caso da vitamina K para a varfarina. Além disso, a falta de aderência ao tratamento pode não ser detectada em virtude da falta de monitoramento do estado de anticoagulação[28].

Heparinas

A determinação da atividade heparínica anti-Xa é utilizada para o monitoramento terapêutico de pacientes anticoagulados com heparina de baixo peso molecular e heparina não fracionada. O controle da atividade das heparinas de baixo peso molecular é feito por meio de sua capacidade de inibição do fator Xa, uma vez que estas heparinas não podem ser monitoradas pelo TTPa devido à sua capacidade reduzida de ligação com a trombina.

Em muitos casos, não há necessidade de uma rotina de monitoramento, pois as heparinas de baixo peso molecular apresentam resposta anticoagulante mais previsível do que as heparinas não fracionadas. Entretanto, esse monitoramento faz-se necessário em pacientes com insuficiência renal, obesidade mórbida, risco hemorrágico aumentado, em idosos e crianças, ou durante a gravidez.

Para as heparinas não fracionadas, o monitoramento é feito por meio da determinação do TTPa, o qual é sensível aos efeitos inibitórios da heparina sobre trombina, fator Xa e fator IXa.

Alguns pacientes, entretanto, requerem doses maiores que a média para manter o TTPa dentro da faixa terapêutica. Esses pacientes, que necessitam de quantidade diária de heparina > 35.000U, são designados como resistentes à heparina. Cerca de 25% dos pacientes com tromboembolismo venoso preenchem esse critério. A resistência à heparina tem sido associada à deficiência de antitrombina, ao aumento do *clearance* de heparina, às elevações das proteínas ligantes de heparina, às elevações de fator VIII, fibrinogênio e fator plaquetário 4. Nesses casos, o efeito anticoagulante da heparina (medido pelo TTPa) torna-se dissociado do seu efeito antitrombótico (medido pela atividade anti-Xa)[29]. Estudos randomizados e controlados mostraram que o ajuste da dose da heparina por meio de sua atividade anti-Xa levou à obtenção de resultados terapêuticos favoráveis em pacientes resistentes à heparina, apesar das doses mais baixas de heparina e dos níveis subterapêuticos do TTPa[30], o que é especialmente importante em pacientes com alto risco de sangramento.

Agentes antiplaquetários

Ácido acetilsalicílico

O AAS é o agente antiplaquetário mais antigo e mais comumente usado. Atua inibindo a enzima ciclo-oxigenase (COX), que é secretada pela plaqueta ativada e regula a trombose via formação de tromboxano A_2 (TXA_2). A acetilação da COX pelo AAS é irreversível e a metabolização de ácido araquidônico em TXA_2 (potente agente agregante) mediado pela COX é inibida por toda a vida da plaqueta, sendo então capaz de inibir a agregação plaquetária. Entretanto, tem sido relatada uma resistência ao tratamento com AAS associada a doenças cardiovasculares. O principal método laboratorial para investigação da ação do uso de AAS é o teste de agregação plaquetária que utiliza os agentes agregantes difosfato de adenosina (ADP, *adenosine diphosphate*), ácido araquidônico e colágeno.

Antagonistas da glicoproteína IIb/IIIa

As tienopiridinas (clopidogrel, ticlopidina e prasugrel) representam um grupo de agentes antiplaquetários potentes. O clopidogrel é metabolizado pelas enzimas do CYP450 para produzir o metabólito ativo que inibe a agregação plaquetária. O metabólito ativo do clopidogrel inibe seletivamente a ligação do ADP ao seu receptor plaquetário $P2Y_{12}$.

O clopidogrel é convertido em seu metabólito ativo por várias etapas dependentes de citocromo (CYP), sendo CYP1A2, CYP4A4/5 e CYP2C19 consideradas as principais isoformas envolvidas na formação de metabólitos ativos. Dentre os pacientes tratados com clopidogrel foram observados diversos tipos de respostas. Uma delas seria a inibição das enzimas CYP450 por outros medicamentos, além da presença de diversos polimorfismos genéticos com função reduzida destas enzimas, e que produzem níveis baixos do metabólito ativo. Esses polimorfismos estão associados ao aumento de risco cardiovascular em pacientes em tratamento com clopidogrel, confirmando que a enzima é importante para o metabolismo da droga.

Além disso, o uso de medicamentos (inibidores da bomba de prótons) que inibem a atividade da enzima CYP2C19 promove a redução dos níveis do metabólito ativo do clopidogrel. Portanto, como precaução, o uso concomitante de inibidores fortes ou moderados de CYP2C19 deve ser evitado. Os medicamentos que inibem o CYP2C19 incluem omeprazol e esomeprazol, fluvoxamina, fluoxetina, moclobemida, voriconazol, fluconazol, ticlopidina, ciprofloxacino, cimetidina, carbamazepina, oxcarbazepina e cloranfenicol[31].

O método laboratorial que pode monitorar o desempenho dos antagonistas do complexo GPIIb-IIIa é o teste de agregação plaquetária. As tienopiridinas (clopidogrel e ticlopidina), por serem bloqueadoras do receptor purinérgico P2Y12 (receptor de ADP), inibem a agregação plaquetária com ADP e outros agentes cuja amplificação da resposta de agregação é dependente do ADP.

Nos últimos anos, vários equipamentos foram desenvolvidos para facilitar o estudo da função plaquetária tendo em vista maior sensibilidade e praticidade, realizando o teste ao lado do leito do paciente. Dentre eles pode-se ressaltar o Verifynow®, que avalia a reatividade plaquetária em sangue total e é utilizado exclusivamente para monitoramento de antiagregantes (ácido acetilsalicílico, inibidores de P2Y12 e GIIb/IIIa) por transmitância de luz. O Verifynow® é um exame simples e rápido, ao contrário da agregometria com ADP, considerado o padrão-ouro, que exige uma estrutura laboratorial mais complexa para sua utilização. Apesar de estabelecida uma boa correlação entre Verifynow® P2Y12 e outros métodos, incluindo a agregometria plaquetária e o ensaio VASP (*vasodilator-stimulated phosphoprotein*), o Verifynow® não é utilizado rotineiramente na prática clínica, pois não existe consenso sobre os pontos de corte a serem utilizados para definir a hiporresponsividade ao clopidogrel.

REFERÊNCIAS

1. Walldius G, Jungner I. Is there a better marker of cardiovascular risk than LDL cholesterol? Apolipoproteins B and A-I e new risk factors and targets for therapy. Nutrition, Metabolism & Cardiovascular Diseases. 2007;17;565-71.
2. Friedewald WT, Levy RI, Fredrickson DS. Estimation of the concentration of low-density lipoprotein cholesterol in plasma, without use of the preparative ultracentrifuge. Clin Chem. 1972;18:499-502.
3. Grundy SM, Cleeman JI, Merz CNB *et al.* Implication of recent clinical trials for the National Cholesterol Education Program Adult Treatment Panel III guidelines. Circulation. 2004;110:227-39.
4. Sierra-Johnson J, Fisher RM, Romero-Corral A *et al.* Concentration of apolipoprotein B is comparable with the apolipoprotein B/apolipoprotein A-I ratio and better than routine clinical lipid measurements in predicting coronary heart disease mortality: findings from a multiethnic US population. Eur Heart J. 2009;30:710-17.
5. Walldius G, Jungner I, Holme I *et al.* High apolipoprotein B, low apolipoprotein A-I, and improvement in the prediction of fatal myocardial infarction (AMORIS study): a prospective study. Lancet. 2001;358:2026-33.
6. Yusuf S, Hawken S, Ôunpuu S, Dans T, Avezum A, Lanas F, McQueen M, Budaj A, Pais P, Varigos J, Lisheng L, INTERHEART Study Investigators. Effect of potentially modifiable risk factors associated with myocardial infarction in 52 countries (the INTERHEART study): case-control study. Lancet. 2004;364:937-52.
7. Walldius G, Jungner I. The apoB/apoA-I ratio: a strong, new risk factor for cardiovascular disease and a target for lipid-lowering therapy– a review of the evidence. J Intern Med. 2006;259:493-519.
8. Gudnasona V. Lipoprotein(a): a causal independent risk factor for coronary heart disease? Current Opinion in Cardiology. 2009;24:490-5.
9. Athyros VG, Tziomalos K, Karagiannis A *et al.* The JUPITER trial results boost the evidence for the use of hs-CRP as a treatment target and as part of the assessment of vascular risk: time for new guidelines? Hell J Cardiol. 2009;50:89-91.
10. Lowe G, Rumley A, Mackie IJA. Plasma fibrinogen. Clin Biochem. 2004;41:430- 40.
11. Ramasamy I. Biochemical markers in acute coronary syndrone. Clinica Chimica Acta. 2011;412:1279-96.
12. Kang SS, Wong PW, Malinow MR. Hyperhomocyst(e)inemia as risk factor for occlusive vascular disease. Annu Rev Nutr. 1992;12:279-98.
13. Tripodi A, Mannucci PM. Laboratory investigation of thrombofilia. Clinical Chemistry. 2001;47:1597-606.
14. Bertina RM. Mutation in blood coagulation factor V associated with resistance to activated protein C. Nature. 1994;369:64-7.

15. Cesari M, Pahor M, Incalzi RA. Plasminogen activator inhibitor-1 (PAI-1): a key factor linking fibrinolysis and age-related subclinical and clinical conditions. Cardiovascular Therapeutics. 2010;28;72-91.
16. Thygesen K, Alpert JS, White HD *et al.* Universal definition of myocardial infartaction. Circulation. 2007;116:2634-53.
17. Ladue JS, Wroblewski FJ, Karmen A. Serum glutamic oxaloacetic transaminase activity in human acute transmural myocardial infartaction. Science. 1954;120:497-9.
18. Saenger AK. A tale of two biomarkers: the use of troponin and CK-MB in contemporary practice. Clin Lab Sci. 2010;23:134-40.
19. Strunz CM, Araki LM, Nogueira AA *et al.* Gender differences in serum CK-MB mass levels in healthy Brazilian subjects. Braz J Med Biol Res. 2011;44;236-9.
20. Daubert MA, Jeremias A. The utility of troponin measurement to detect myocardial infartaction: review of the current findings. Vasc Health Risc Manag. 2010;6:691-9.
21. Alpert JS, Thygesen K, Antman E *et al.* Myocardial infartaction redefined – a consensus document of the Joint European Society of Cardiology/American College of cardiology Committee for the redefinition of myocardial infartaction. J Am Coll Cardiol. 2000;36:959-69.
22. Agewall S, Giannistsis E, Jernberg T *et al.* Troponin elevation in coronary vs. non-coronary disease. Eur Heart J. 2011;32:404-11.
23. Twerenbold R, Reichlina T, Reiter M *et al.* High-sensitive cardiac troponin: friend or foe? Swiss Med Wkly. 2011;141:13202.
24. Saito Y. Roles of atrial natriuretic peptide and its therapeutic use. J Cardiol. 2010;56:262-70.
25. Pereira-Barreto AC, de Oliveira Jr. MT, Franco FG *et al.* Pro BNP for stratifying patients with heart failure. Arq Bras Cardiol. 2003;81:239-8.
26. Ramos RB, Strunz CM, Avakian SD *et al.* B-type natriuretic peptide as a predictor of anterior wall location in patients with non-ST-elevation myocardial infartaction. Clinics. 2011;66:437-41.
27. Mohammed AA, Januzzi JLJ. Natriuretic peptides in the diagnosis and management of acute heart failure. Heart Failure Clin. 2009;5:489-500.
28. Bauer KA. Recent progress in anticoagulant therapy: oral direct inhibitors of thrombin and factor Xa. J Thromb Haemost. 2011;9(Suppl. 1):12-19.
29. Hirsh J, Warkentin TE, Shaughnessy SG, Anand SS *et al.* Heparin and low molecular weight heparin. Mechanisms of action, pharmacokinetics, dosing monitoring, efficacy, and safety. Chest. 2001;119:64S-94S.
30. Levine MN, Hirsh J, Gent M *et al.* A randomized trial comparing activated thromboplastin time with heparin assay in patients with acute venous thromboembolism requiring large daily doses of heparin. Arch Intern Med. 1994;154:49-56.
31. Simon T, Steg PG, Gilard M *et al.* Clinical events as a function of proton pump inhibitor use, clopidogrel use, and cytochrome P450 2C19 genotype in a large nationwide cohort of acute myocardial infarction: results from the French Registry of Acute ST-Elevation and Non-ST-Elevation Myocardial Infarction (FAST-MI) registry. Circulation. 2011;123:474-82.

APÊNDICE

I

Atlas de Exames Subsidiários Cardiológicos – Cateterismo Cardíaco

Igor Ribeiro de Castro Bienert
Fábio Trentin
Eulógio Emílio Martinez Filho

PROJEÇÃO ANGIOGRÁFICA

Para compreensão deste tópico, o leitor deve ter em mente o seguinte aspecto: a câmera localizada na parte de cima da máquina de hemodinâmica é como o olho do observador e é o que define a projeção. Devido à angulação do coração em relação ao tórax (ponta para baixo e para a esquerda), ao colocarmos nossa visão pelo lado esquerdo, visualizaremos o coração na posição "em pé", e ao projetarmos do lado direito, o coração fica na posição "deitada". Tal conceito pode ser mais bem exemplificado de acordo com a Figura 1.

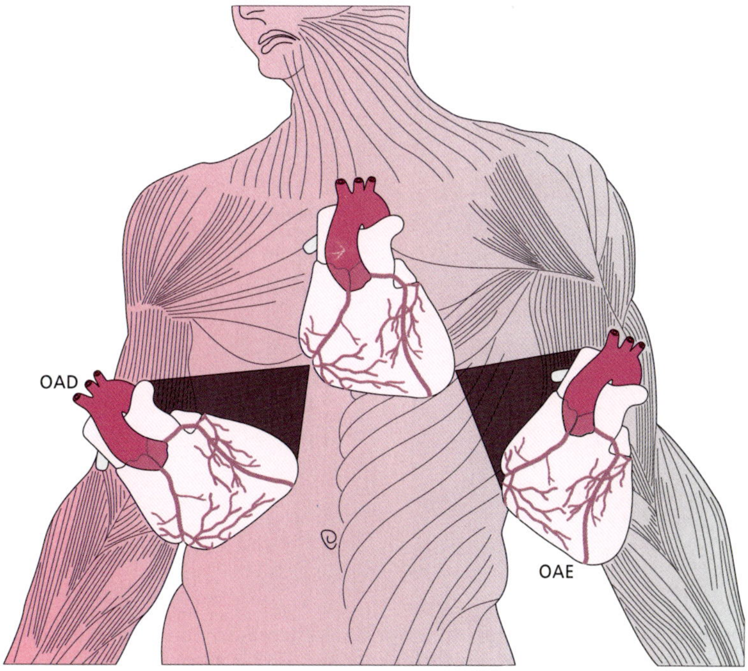

Figura 1 – Projeções de cinecoronariografia. Adaptado de Vesalius[1]. OAD = oblíqua anterior direita; OAE = oblíqua anterior esquerda.

NOÇÕES BÁSICAS DE ANATOMIA ANGIOGRÁFICA (FIGURA 2, *A* E *B*)

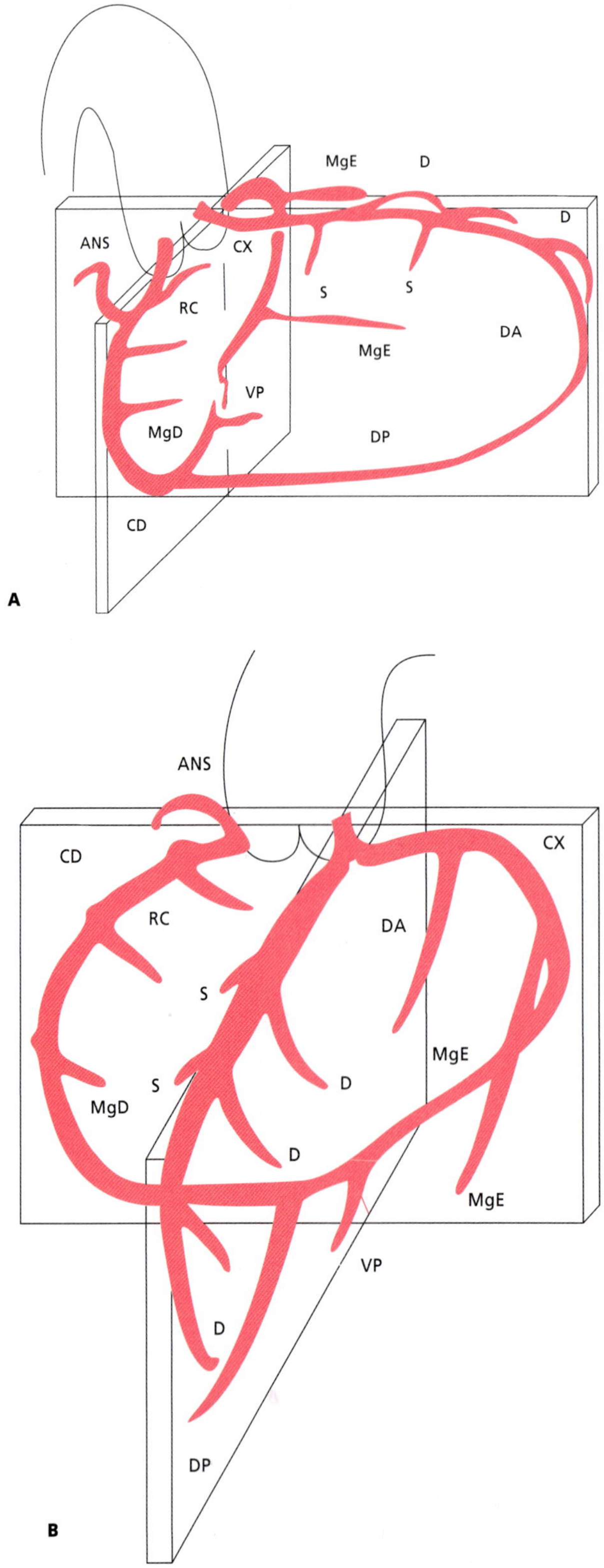

Figura 2 – (*A*) Anatomia coronária na projeção oblíqua anterior direita (coração "deitado"). (*B*) Anatomia coronária na projeção oblíqua anterior esquerda (coração "em pé"). Adaptado de Mukherjee[2]. ANS = artéria do nó sinusal; CD = coronária direita; CX = circunflexa; D = diagonal; DA = descendente anterior; DP = descendente posterior; MgD = marginal direita; MgE = marginal esquerda; RC = ramo do cone; S = septal; VP = ventricular posterior.

978-85-4120-208-4

Artéria coronária esquerda

A coronária esquerda tem origem no seio de Valsalva aórtico esquerdo. Geralmente, seu primeiro segmento representa o tronco da coronária esquerda, sendo por vezes curto ou ausente (em casos de óstios separados das artérias descendente anterior e circunflexa). Após sua origem, corre por até 10 mm de extensão e bifurca em dois ramos, a artéria descendente anterior (ADA) e a artéria circunflexa (ACX).

A ADA percorre o sulco interventricular anterior, dirigindo-se ao ápice cardíaco e até além deste na maioria dos pacientes, terminando no sulco interventricular posterior, em que começa o território da coronária descendente posterior (ramo geralmente da coronária direita e ocasionalmente da circunflexa). A ADA desenvolve ramos perpendicularmente ao seu trajeto no sulco interventricular anterior, servindo para irrigar o septo interventricular em seus dois terços anteriores, as denominadas artérias septais. Além disso, gera ramos que saem lateralmente ao sulco, irrigando a parede anterolateral do ventrículo esquerdo, ramos estes chamados de artérias diagonais.

A ACX corre lateralmente pelo sulco atrioventricular (e não interventricular como a ADA) e vai em direção à face posterior do coração, gerando ramos lateralmente (artérias marginais obtusas) até atingir a junção do sulco atrioventricular com a origem do sulco interventricular posterior (região anatômica do *crux cordis*).

Uma característica anatomicamente importante é a origem da artéria descendente posterior nessa junção. A dominância coronária é definida pela artéria responsável por sua origem, sendo estatisticamente a maior parte (cerca de 80% dos casos) da dominância dada pela coronária direita.

Em 30% dos pacientes a bifurcação do tronco da coronária esquerda pode ser na verdade uma trifurcação, dando origem a uma outra artéria entre ADA e ACX, denominada artéria *diagonalis* (ou ramo intermédio).

Artéria coronária direita

A artéria coronária direita (ACD) tem origem aórtica no seio de Valsalva direito. Seu primeiro ramo corresponde à artéria que nutre a via de saída do ventrículo direito (artéria do cone). Ocasionalmente, a artéria do cone pode ter origem aórtica independente. Continuando em seu trajeto, a ACD origina um segundo ramo anatomicamente pequeno, mas sobremaneira importante, a artéria do nó sinusal, irrigando este na região da junção entre veia cava superior e átrio direito. Após esse ramo, a ACD corre no sulco atrioventricular dando origem a ramos laterais (artérias marginais direitas ou marginais agudas) que irrigam o ventrículo direito, até atingir a face inferoposterior do coração, na região do *crux cordis*.

Atingindo essa região, caso seja dominante, a ACD divide-se em dois ramos, a artéria descendente posterior (ADP) e a artéria ventricular posterior (AVP). O ramo ventricular posterior irriga a região posterolateral do ventrículo esquerdo e um importante subramo da AVP logo após sua origem é a artéria do nó atrioventricular, esta responsável pela estrutura elétrica do nó atrioventricular. Já a artéria descendente posterior irriga o terço inferior do septo interventricular, correndo no sulco interventricular posterior até atingir o ápice cardíaco, por vezes estendendo-se até o território do sulco interventricular anterior.

Ventriculografia

O termo ventriculografia é habitualmente relacionado com o estudo do ventrículo esquerdo. A ventriculografia direita não é geralmente realizada, exceto no estudo específico das cardiopatias congênitas e estruturais. A ventriculografia esquerda é realizada em projeção oblíqua direita (em torno de 30°), sendo o coração visualizado "deitado". Assim, é possível delimitar as principais paredes ventriculares e obter uma boa visualização da válvula mitral, diferenciando-se as regiões anterior, apical e posterior do coração, na forma mostrada na Figura 3, *A* e *B*.

Uma forma menos usual do estudo ventricular, mas por vezes realizada, é a ventriculografia na projeção oblíqua esquerda (mais angulada, em torno de 60°), projetando o coração "de pé". Sua maior utilidade é diferenciar a região septal da região lateral do ventrículo esquerdo (VE), ideal para avaliação de comunicações intraventriculares e da cardiomiopatia hipertrófica na forma assimétrica.

A análise da função sistólica segmentar é parte importante do exame e pode ser hipocinética (redução da mobilidade sistólica), acinética (ausência de mobilidade sistólica) ou discinética (mobilidade paradoxal "para fora" durante a sístole). Assim, pode-se estimar a fração de ejeção e podem-se identificar regiões de mobilidade acometida (Figura 4).

ATLAS DE CASOS CLÍNICOS

Caso 1 (Figura 5, *A* a *D*)

Paciente do sexo masculino, 68 anos de idade, admitido após quadro de dor precordial em pontada de início súbito, seguido de síncope de curta duração. Atendido em pronto-socorro após 6 h do episódio, já com melhora da dor precordial espontaneamente, relatava antecedentes de hipertensão arterial e tabagismo e histórico familiar positivo, sendo o pai falecido por morte súbita aos 53 anos de idade. Sem outras comorbidades. Em

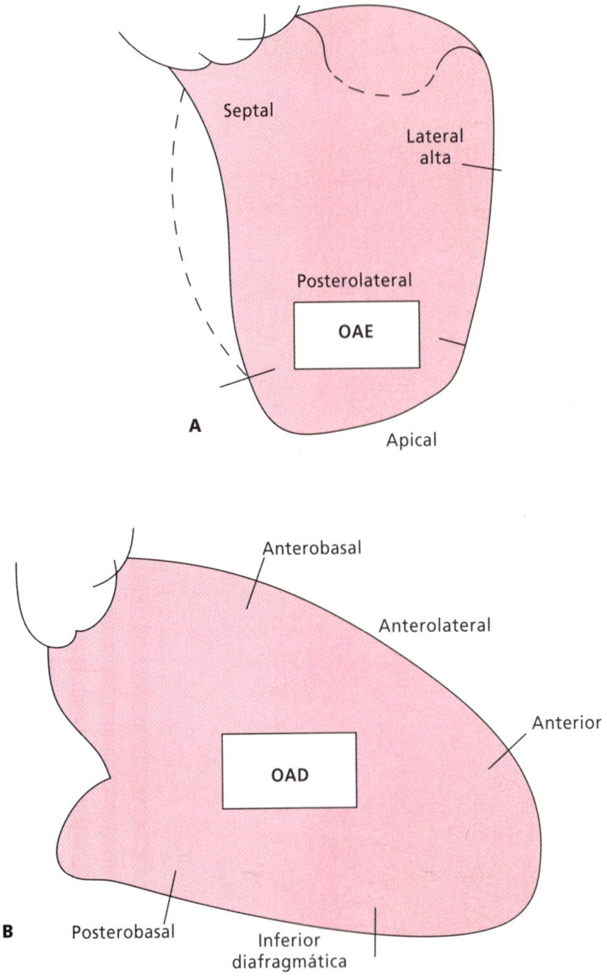

Figura 3 – Ventriculografia esquerda em projeções oblíquas direita (*A*) e esquerda (*B*). Adaptado de Mukherjee[3]. OAD = oblíqua anterior direita; OAE = oblíqua anterior esquerda.

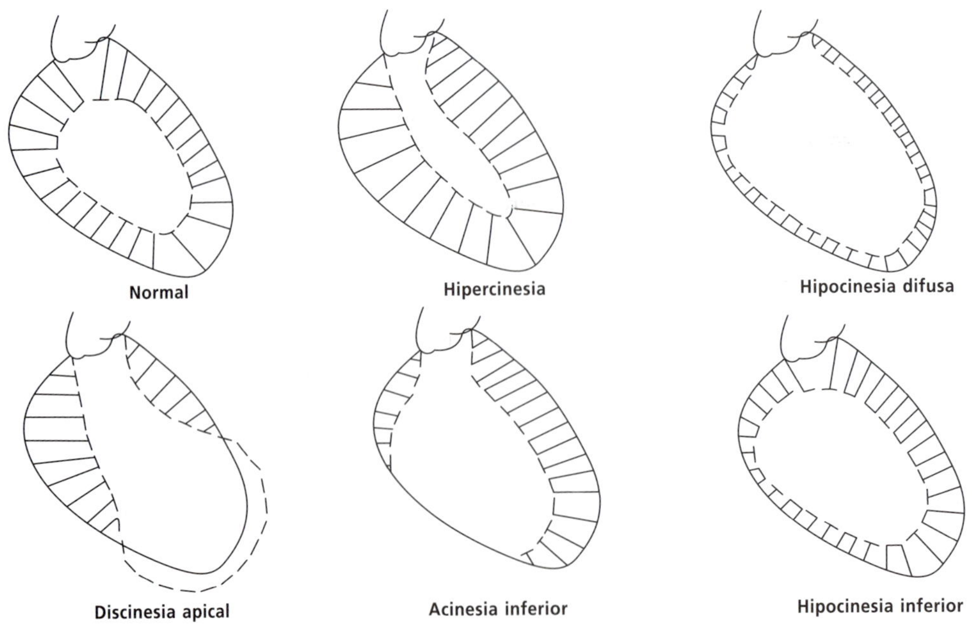

Figura 4 – Mobilidade de paredes ventriculares esquerdas. Adaptado de Mukherjee[3].

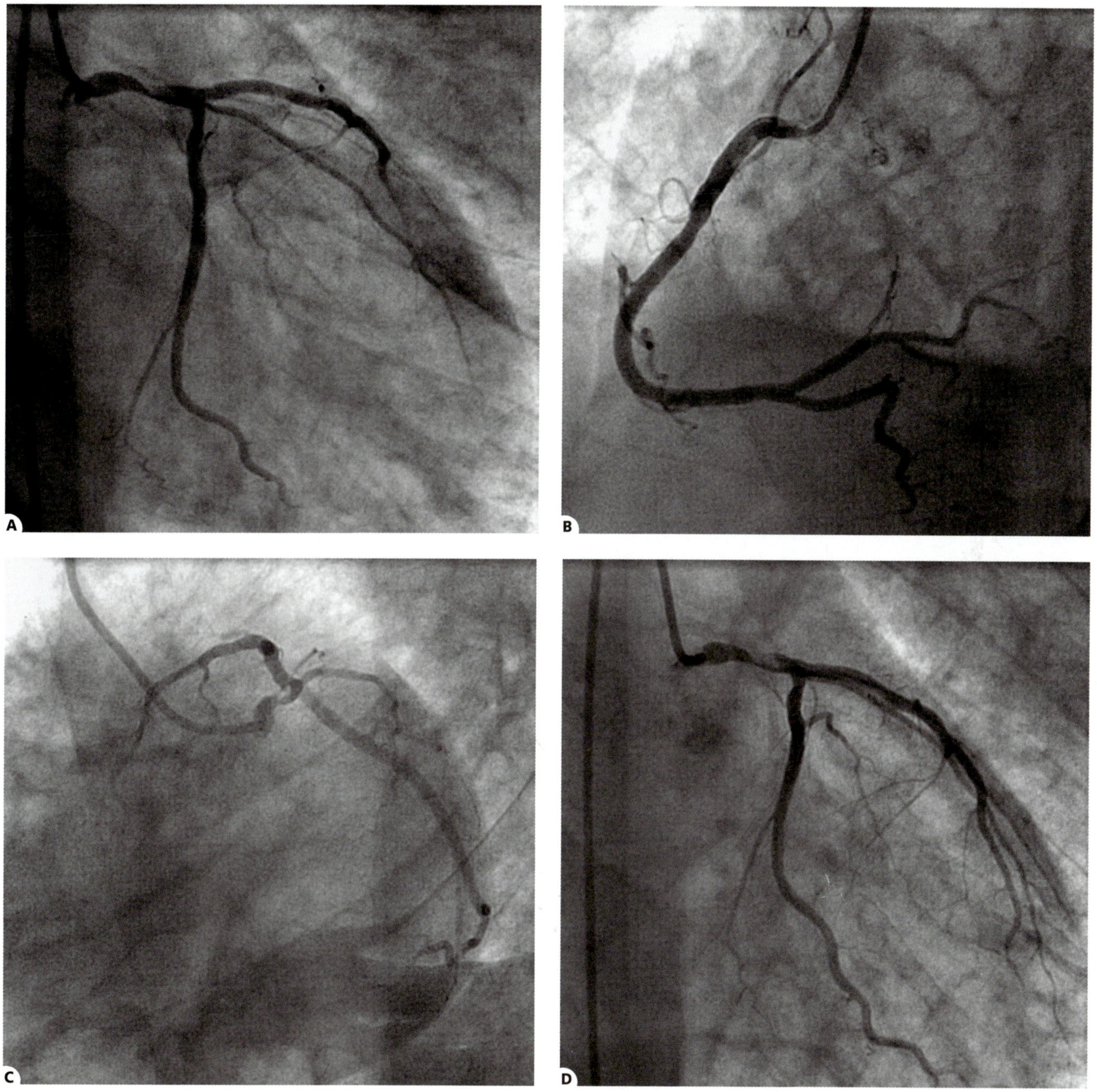

Figura 5 – Coronariografia diagnóstica. (*A*) Coronária esquerda, projeção oblíqua direita. (*B*) Coronária direita, projeção oblíqua esquerda. (*C*) Coronária esquerda, projeção *spider* (oblíqua esquerda caudal). (*D*) Coronária esquerda, projeção anteroposterior caudal.

estratificação inicial, revelou eletrocardiograma sem alterações e marcadores de necrose positivos, sendo encaminhado ao laboratório de hemodinâmica para cateterismo.

Comentários: o paciente em questão revelou lesão importante em tronco de coronária esquerda, com aspecto de imagem esbranquiçada mal definida compatível com trombo intracoronário, conforme mostraram as imagens. Foi iniciada em sala administração de inibidor de glicoproteína IIb/IIIa associada à anticoagulação com heparina e antiplaquetários e realizado procedimento de aspiração intracoronária, com saída de trombos e evidenciação de placa aterosclerótica de aspecto ulcerado. Após essa etapa, procedeu-se à complementação do tratamento com implante de *stent* no local (Figura 6, *A* a *F*).

As imagens deste caso são representativas de lesão coronária de aspecto agudo, evidenciada pela presença de trombo local em placa ulcerada, durante vigência de quadro clínico de infarto sem supradesnivelamento de ST. Pode-se ainda verificar o aspecto pré e pós-aspiração coronária, bem como imagem de *debris* trombóticos retirados.

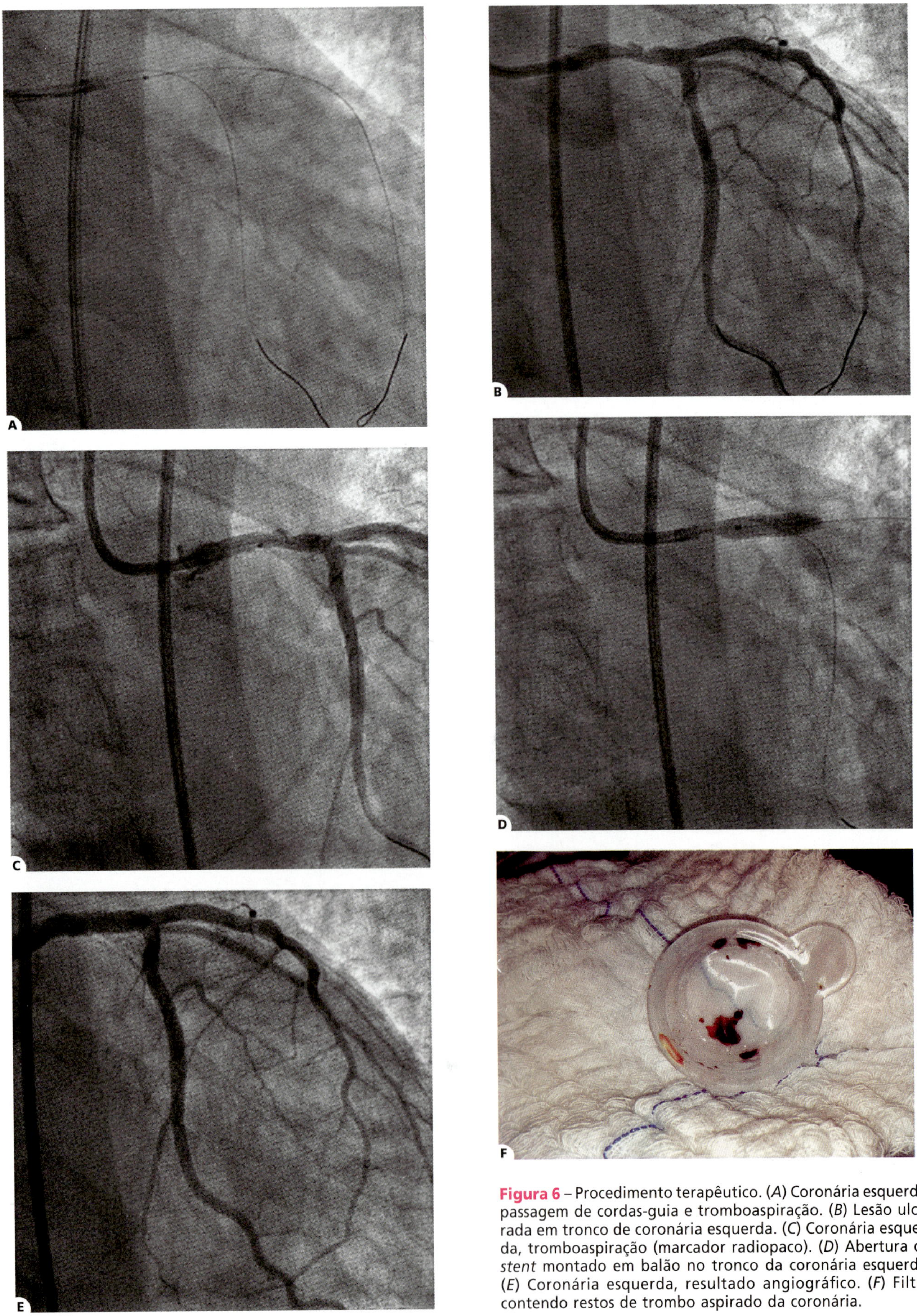

Figura 6 – Procedimento terapêutico. (*A*) Coronária esquerda, passagem de cordas-guia e tromboaspiração. (*B*) Lesão ulcerada em tronco de coronária esquerda. (*C*) Coronária esquerda, tromboaspiração (marcador radiopaco). (*D*) Abertura de *stent* montado em balão no tronco da coronária esquerda. (*E*) Coronária esquerda, resultado angiográfico. (*F*) Filtro contendo restos de trombo aspirado da coronária.

Caso 2

Paciente do sexo feminino, 53 anos de idade, sedentária, obesa, não hipertensa, dislipidêmica, sem história familiar conhecida, não diabética, não tabagista, com quadro de cansaço aos esforços e dor precordial atípica, do tipo queimação epigástrica, não irradiada. Encaminhada ao cardiologista para avaliação, solicitou-se teste de esteira, este inconclusivo em razão de a paciente não conseguir realizar o protocolo com carga mínima (paciente relatou cansaço importante e dor nas articulações dos joelhos). Solicitou-se teste de cintigrafia miocárdica com estresse farmacológico, revelando defeito de perfusão transitório importante em parede ventricular anterior. Encaminhada ao cateterismo para definição diagnóstica (Figura 7, *A* a *C*).

Comentários: as imagens anteriores demonstram um caso típico de lesão coronariana uniarterial em artéria descendente anterior proximal, com obstrução significativa. A coronária direita apresenta apenas irregularidades discretas. A paciente manifestava sintomas e sinais objetivos de isquemia no exame complementar de cintigrafia e uma ressalva importante é notar que um teste inconclusivo à prova de esforço na esteira não significa teste negativo para isquemia, especialmente em pacientes com dificuldades de realização da caminhada por limitações físicas diversas. A paciente foi submetida após discussão com seu médico clínico sobre tratamento percutâneo com implante de *stent*, sendo a imagem após tratamento disponível na Figura 8.

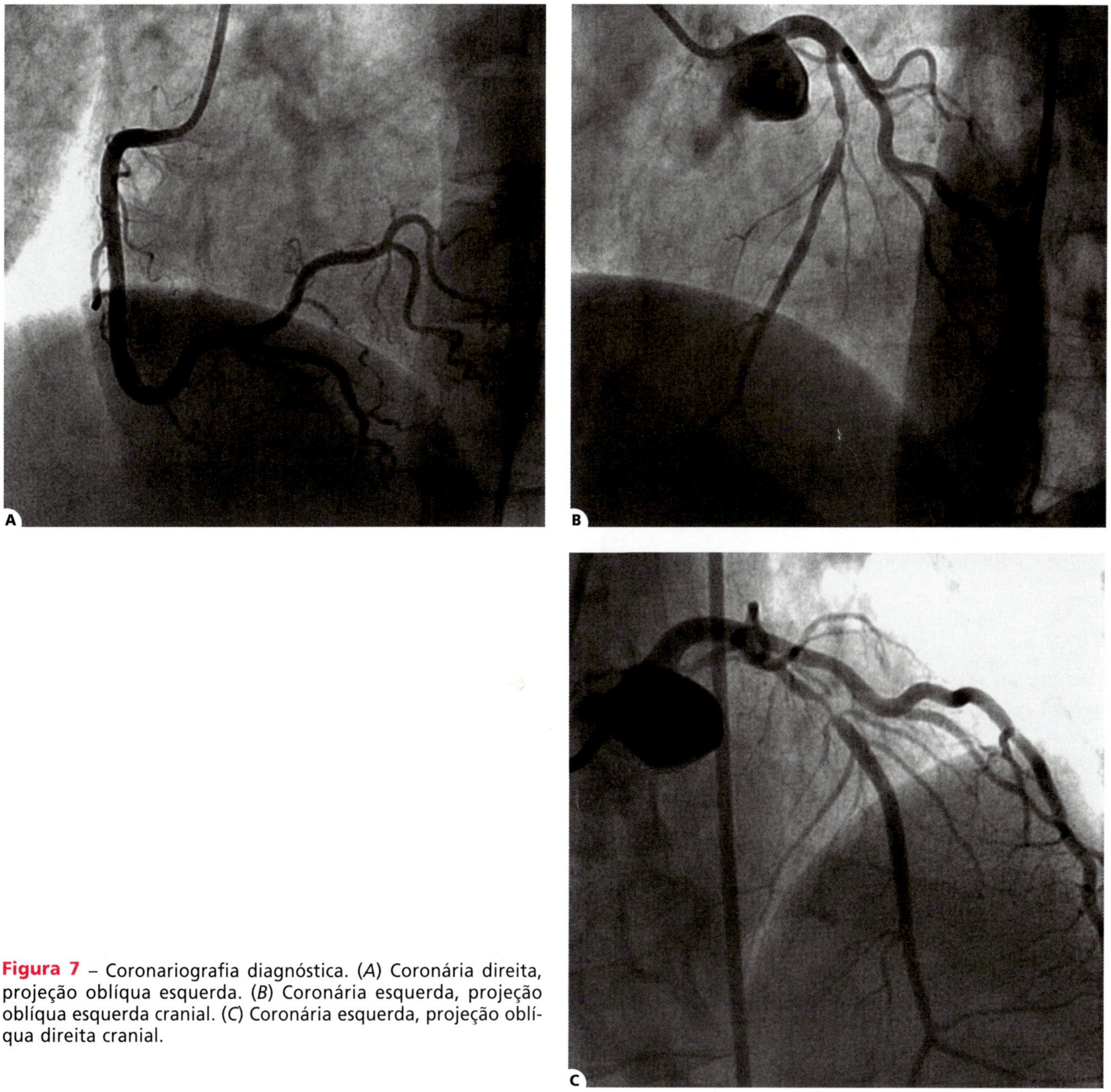

Figura 7 – Coronariografia diagnóstica. (*A*) Coronária direita, projeção oblíqua esquerda. (*B*) Coronária esquerda, projeção oblíqua esquerda cranial. (*C*) Coronária esquerda, projeção oblíqua direita cranial.

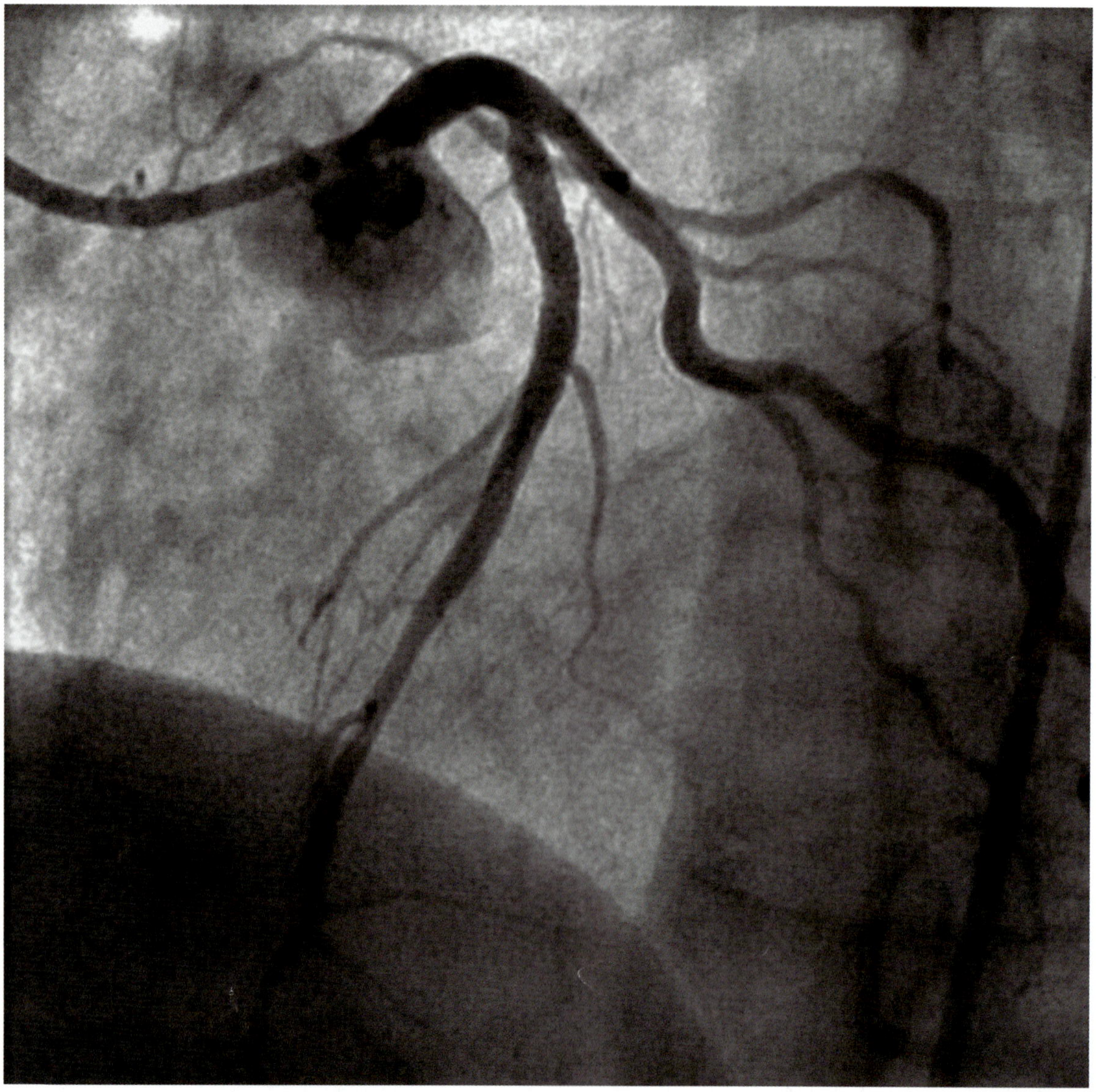

Figura 8 – Resultado angiográfico. Coronária esquerda, projeção oblíqua esquerda cranial.

Caso 3

Paciente do sexo feminino, 48 anos de idade, lavradora do interior de São Paulo, tabagista (20 maços/ano), não hipertensa, não sabe informar quanto a dislipidemia ou diabetes previamente, ativa, sem história familiar de doença coronariana e sem outros antecedentes patológicos conhecidos, porém sem qualquer atendimento médico prévio. Atendida no consultório médico com quadro de dispneia aos esforços progressiva há seis meses, pior há 30 dias, com dispneia paroxística noturna, ortopneia e edema de membros inferiores. Ao exame físico o médico notou ritmo regular com sopro sistólico 4+/6 em foco mitral irradiado ao dorso, turgência jugular com positividade à compressão hepática e edema de membros inferiores com dermatite ocre inicial. Solicitados exames complementares, o ecocardiograma evidenciou disfunção ventricular importante com fração de ejeção de 45%, insuficiência mitral grave e acinesia inferolateral. Solicitado cateterismo para esclarecimento diagnóstico. A Figura 9, *A* a *F*, demonstra os achados do exame.

Comentários: as imagens demonstram uma lesão coronária grave, com oclusão total de artéria circunflexa. As artérias descendente anterior e coronária direita não apresentam lesões obstrutivas. À ventriculografia, evidenciamos a presença de insuficiência mitral importante, com acinesia da parede inferolateral. Esse achado é suficiente para explicar a insuficiência mitral, devido ao desacoplamento dos folhetos resultante da ineficiência da contratura do músculo papilar inferior, provocando o jato regurgitante visto nas imagens. A paciente não relatava dor precordial prévia, mas o infarto miocárdico pode ocorrer com manifestações atípicas ou mesmo sem qualquer sintomatologia, achados mais comuns em pacientes do sexo feminino, diabéticos

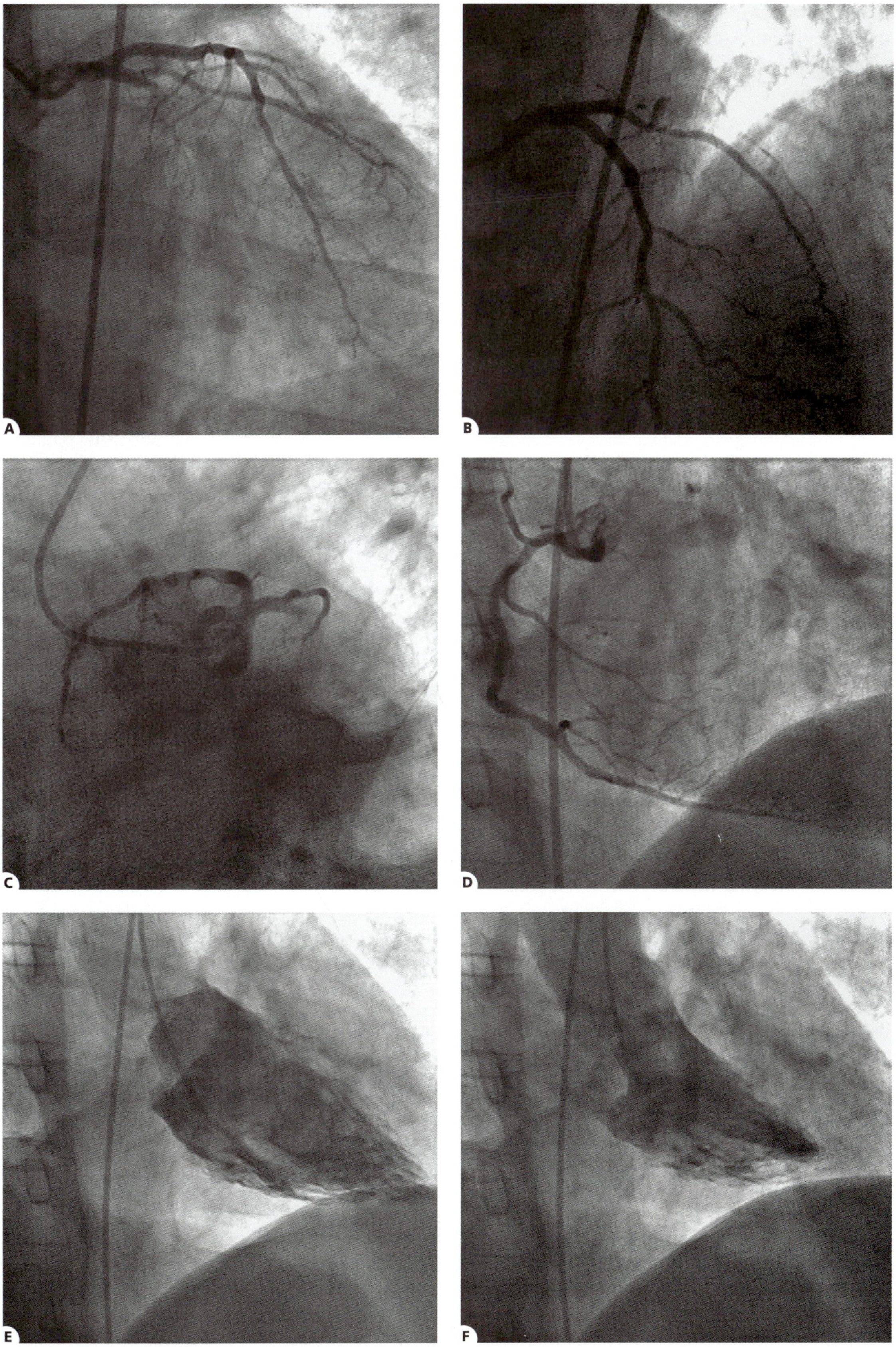

Figura 9 – Coronariografia diagnóstica e ventriculografia. (*A*) Coronária esquerda, projeção oblíqua direita. (*B*) Coronária esquerda, projeção oblíqua esquerda cranial. (*C*) Coronária esquerda, projeção *spider* (oblíqua esquerda caudal). (*D*) Coronária direita, projeção oblíqua direita. (*E*) Ventriculografia esquerda, projeção oblíqua direita – coração em diástole. (*F*) Ventriculografia esquerda, projeção oblíqua direita – coração em sístole.

e idosos. Em alguns casos pode ocorrer ruptura do músculo papilar, porém, este achado é de difícil evidenciação à ventriculografia, sendo mais comumente definido ao ecocardiograma.

Caso 4

Paciente do sexo masculino, 70 anos de idade, com antecedentes de hipertensão, dislipidêmico, não sedentário, tabagista ativo, revascularizado há cinco anos com enxertos de artéria mamária esquerda para descendente anterior, artéria gastroepiploica direita para coronária direita e veia safena para artéria circunflexa. Atendido em consultório, relatava dor precordial aos esforços, com intensidade crescente há dois meses culminando com períodos de dor em repouso atual, aliviados com nitrato sublingual. Tem baixa aderência ao tratamento medicamentoso, esquecendo-se frequentemente de utilizar as medicações prescritas, e mantém ainda tabagismo ativo. À avaliação, seu exame físico estava normal, exceto por pressão arterial medida em ambos os braços de 184 × 76 mmHg. Solicitado cateterismo para avaliação de enxertos e função ventricular. A Figura 10, *A* a *K*, revela os achados do cateterismo.

Comentários: as imagens do caso relatado demonstram o estado do leito nativo, da função ventricular e dos enxertos pós-revascularização. O leito nativo do paciente apresenta lesões coronárias obstrutivas graves, triarteriais. Nota-se o enxerto mamário esquerdo pérvio e o enxerto da artéria gastroepiploica[4,5] também pérvio. Há um coto de enxerto ocluído logo após sua origem aórtica, correspondente ao enxerto de veia safena. A função ventricular encontra-se preservada. Esse caso é infelizmente comum. A baixa adesão ao tratamento clínico implica na redução da durabilidade de qualquer tipo de enxerto, especialmente os com uso das veias safenas. Como a função ventricular está preservada, evidentemente ainda há irrigação do território ventricular, porém, nota-se a hipertrofia miocárdica resultante do baixo controle da hipertensão arterial. Tanto a isquemia resultante da obstrução (principalmente do território agora desprotegido da artéria circunflexa) quanto a própria hipertrofia miocárdica podem ser causa de dor no paciente. Lembremos sempre que as intervenções, sejam percutâneas ou cirúrgicas, não representam de modo algum a cura da doença aterosclerótica, mas uma forma de tratamento complementar ao tratamento clínico.

Caso 5

Paciente do sexo masculino, 51 anos de idade, admitido em consultório com queixa de dor torácica ocasional, não relacionada com os esforços, principalmente em momentos de estresse psíquico, pelos quais passa frequentemente devido a seu trabalho como executivo empresarial. Faz *check-up* a cada dois anos aproximadamente, porém nunca teve qualquer problema informado. É hipertenso leve controlado em uso de baixa dose de medicação e, segundo seu relato, tem dieta hipercalórica e hiperssódica, pois come *fast-food* quase todos os dias. Ao exame físico, o paciente encontra-se sem alterações, exceto por obesidade (IMC = 31,2), inclusive com pressão arterial controlada (PA = 122 × 68 mmHg). Veio ao consultório médico bastante ansioso pois está bastante preocupado por achar que "deveria fazer um cateterismo cardíaco para tirar de vez suas dúvidas". Não conseguiu realizar teste de esteira pois tem dificuldade de caminhar além de 3 min, relatando falta de ar importante. Solicitado o cateterismo, cujos resultados encontram-se na Figura 11, *A* a *C*.

Comentários: este caso demonstra um dos principais dilemas do médico quando da avaliação da doença coronariana após imagens invasivas: a demonstração anatômica de lesões moderadas não necessariamente corresponde a isquemia. Neste caso, o paciente apresenta múltiplas lesões não obstrutivas, com lesões mais graves em ramo ventricular posterior distal de coronária direita e múltiplos pontos na artéria descendente anterior, com obstruções mais graves em terço médio e distal. Além disso, apresenta obstrução de aproximadamente 70% em óstio de segundo ramo diagonal. Assim, é necessário definir objetivamente a presença de isquemia, bem como a região afetada e o grau de comprometimento miocárdico para melhor definir o tipo de tratamento a ser oferecido ao paciente. Isso pode ser realizado com testes não invasivos, como os testes de esforço físico ou farmacológico, ou mesmo invasivamente por meio do exame de reserva de fluxo fracionada (FFR, *fractional flow reserve*) durante o cateterismo.

Caso 6

Paciente do sexo feminino, 65 anos de idade, diabética, hipertensa, dislipidêmica, não tabagista, revascularizada há 10 anos, com enxerto de artéria mamária esquerda a descendente anterior, manifestando dor precordial típica e isquemia grave demonstrada em teste de esteira (dor precordial com supradesnível de ST de 2 mm em parede anterior durante a fase de recuperação precoce). Levada ao cateterismo, a coronária direita e a artéria circunflexa não apresentavam lesões obstrutivas e a artéria descendente anterior encontrava-se ocluída em seu terço proximal. O estudo do enxerto arterial mamário está demonstrado na Figura 12, *A* e *B*.

Comentários: à primeira vista, o enxerto aparentemente está pérvio e em bom estado. Contudo, este caso serve para ressaltar uma importante característica de qualquer exame diagnóstico em medicina: a avaliação operador-dependente. Uma análise mais detalhada pode ser demonstrada na Figura 13.

A avaliação em outra projeção do enxerto evidencia obstrução importante na anastomose com o leito nativo. Assim, o principal ensinamento deste caso é o de que qualquer paciente com evidência de alterações contraditórias entre os exames não invasivos e a cinecoronariografia deve ser exaustivamente avaliado, especialmente

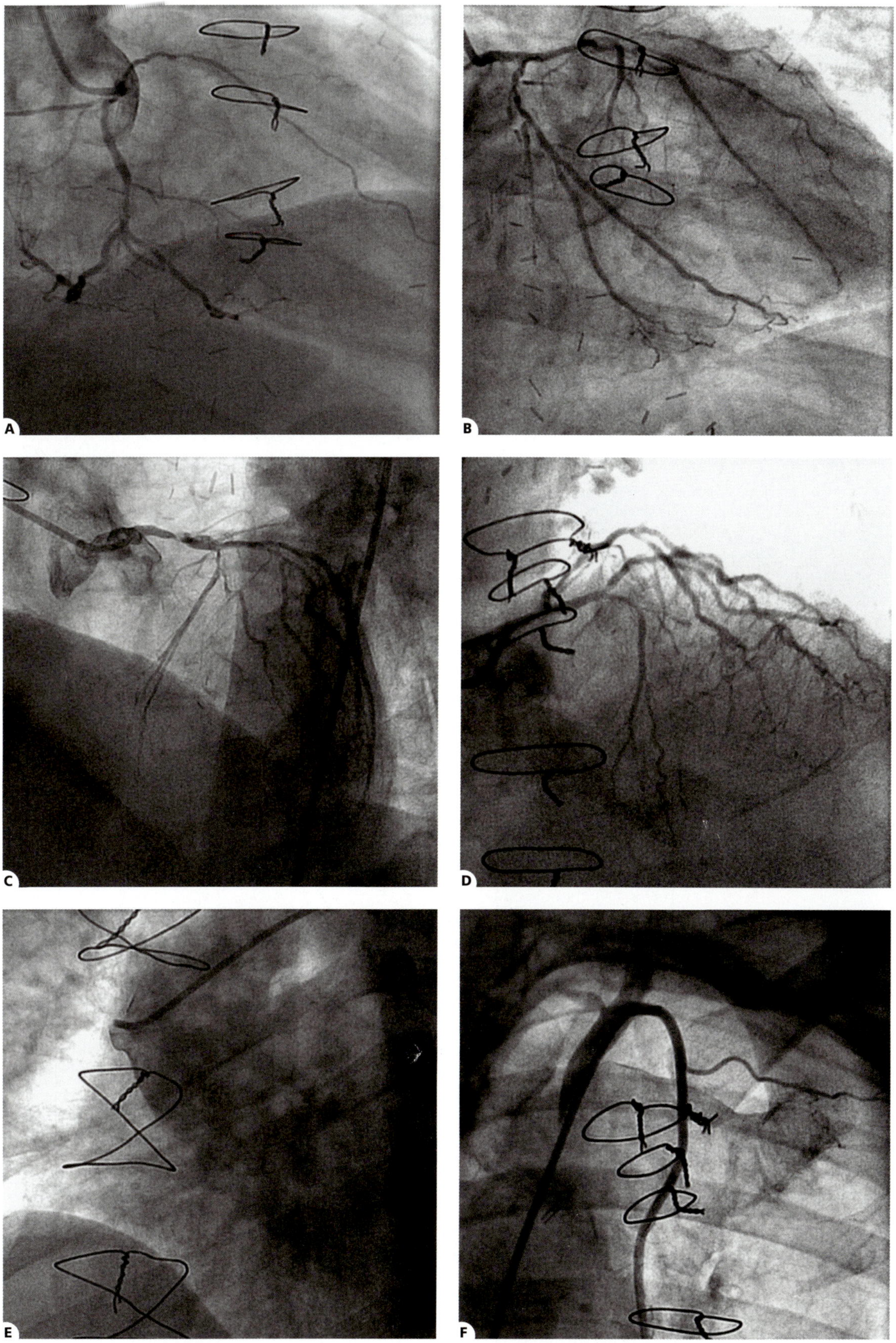

Figura 10 – Coronariografia diagnóstica e estudo de pontes. (*A*) Coronária direita, projeção oblíqua direita. (*B*) Coronária esquerda, projeção oblíqua direita caudal. (*C*) Coronária esquerda, projeção oblíqua esquerda cranial. (*D*) Coronária esquerda, projeção anteroposterior caudal. (*E*) Injeção em aorta – óstio de enxerto cirúrgico. (*F*) Injeção em óstio de artéria mamária esquerda. (*Continua*)

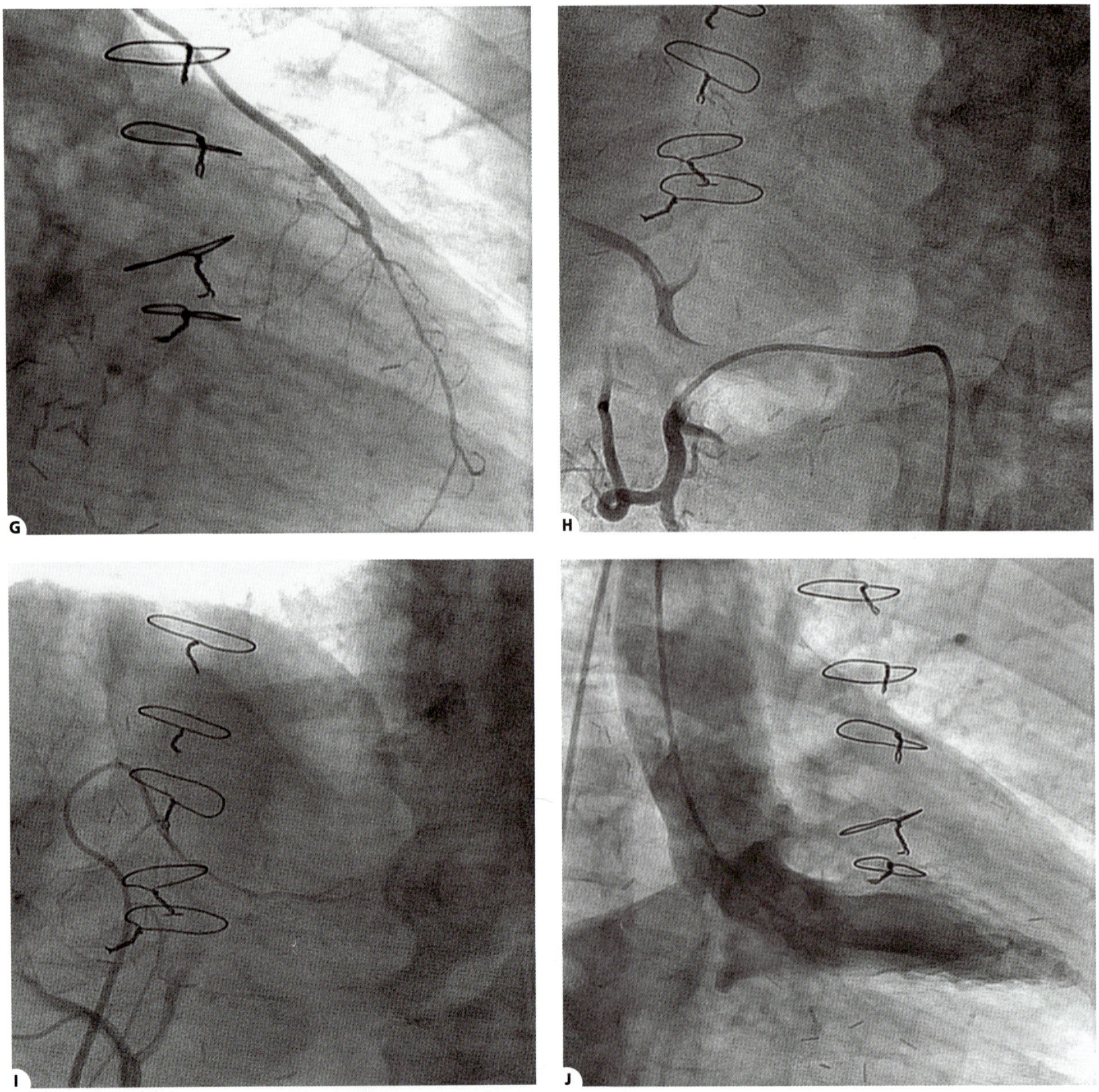

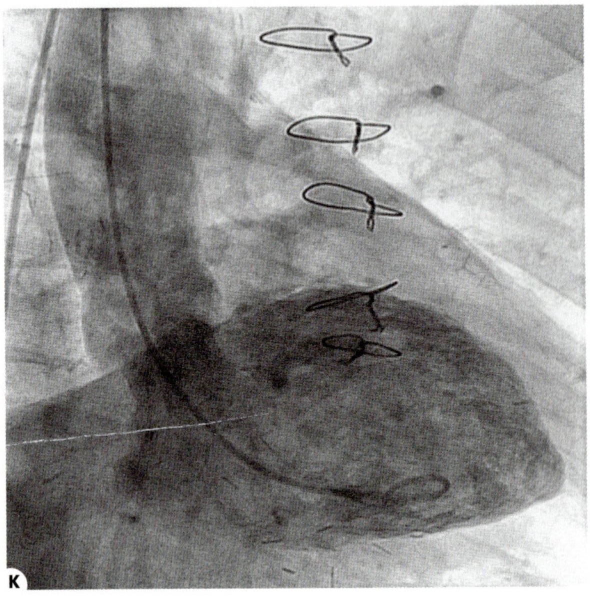

Figura 10 – (*Continuação*) (G) Anastomose de artéria mamária esquerda em descendente anterior. (H) Injeção em enxerto cirúrgico – origem de artéria gastroepiploica (ramo da artéria hepática comum, cateter através do tronco celíaco). (I) Anastomose de artéria gastroepiploica em coronária direita. (J) Ventriculografia esquerda, projeção oblíqua direita – coração em sístole. (K) Ventriculografia esquerda, projeção oblíqua direita – coração em diástole.

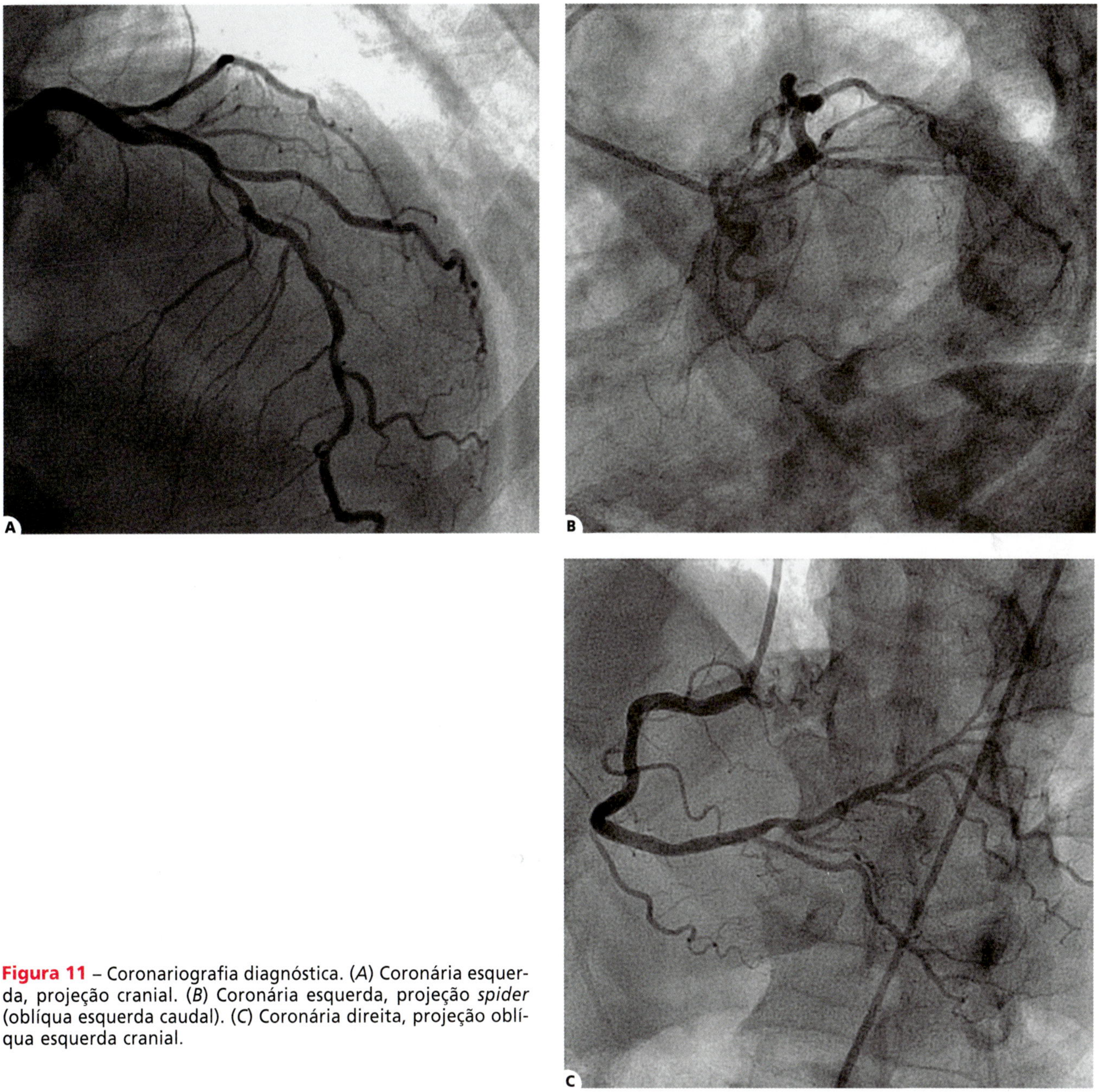

Figura 11 - Coronariografia diagnóstica. (*A*) Coronária esquerda, projeção cranial. (*B*) Coronária esquerda, projeção *spider* (oblíqua esquerda caudal). (*C*) Coronária direita, projeção oblíqua esquerda cranial.

antes de se concluir pela ausência de obstrução coronária. A doença aterosclerótica pode ser por vezes de difícil evidenciação dependendo da projeção utilizada e o grau de suspeita em pacientes de alto risco deve ser elevado no estudo destes pacientes.

Caso 7

Paciente do sexo feminino, 47 anos de idade, assintomática, portadora de insuficiência renal dialítica secundária a glomerulonefrite, hipertensa grave, porém controlada com diálise e associação de fármacos anti-hipertensivos, sem outros antecedentes cardiovasculares conhecidos (não diabética, não dislipidêmica, não tabagista, sem histórico familiar de doença coronária), atualmente em acompanhamento com grupo de nefrologia, tendo indicação de transplante renal. Foi encaminhada ao cateterismo para avaliação de rotina pré-intervenção. Na Figura 14, *A* e *B*, imagens do cateterismo.

Comentários: após visualização das imagens, nota-se uma redução do calibre na coronária direita da paciente, mais grave na região proximal. Contudo, este caso serve para exemplificar a importância da avaliação adequada durante o exame invasivo, com a aplicação de vasodilatadores intracoronários como os nitratos para melhor estratificação da presença e do grau de obstrução. Observar a sequência da Figura 15, *A* a *C*.

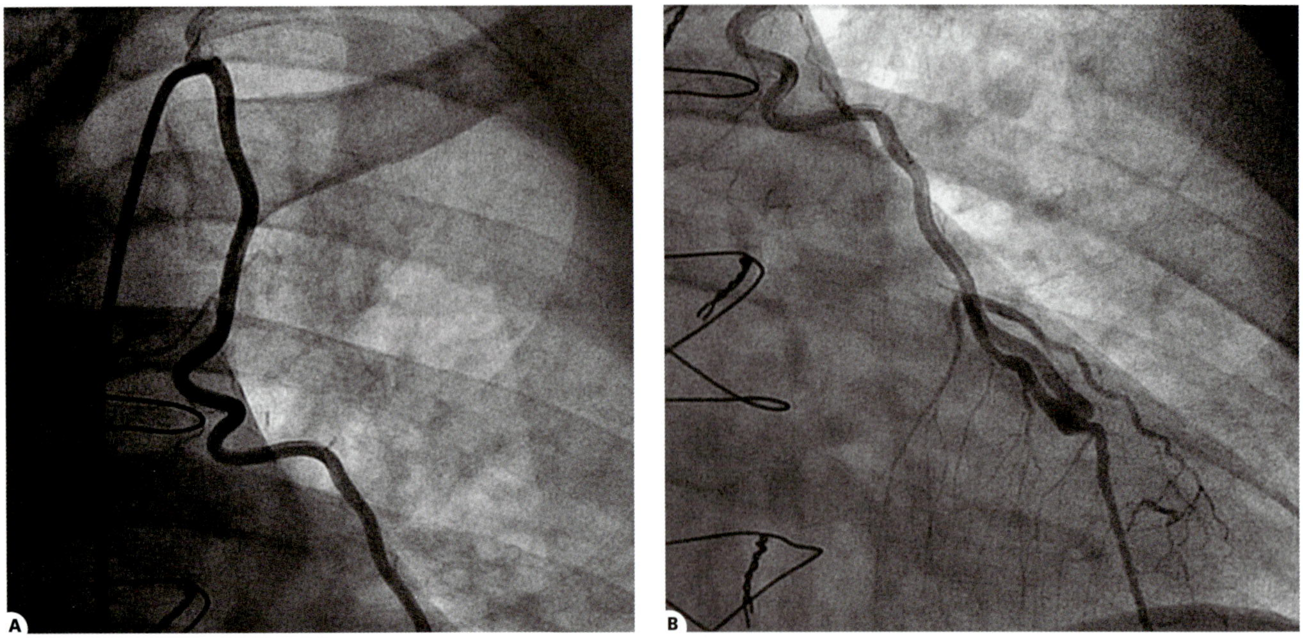

Figura 12 – Estudo de enxerto de artéria mamária esquerda. (*A*) Origem de artéria mamária esquerda, projeção anteroposterior. (*B*) Anastomose de enxerto de artéria mamária – descendente anterior, projeção anteroposterior.

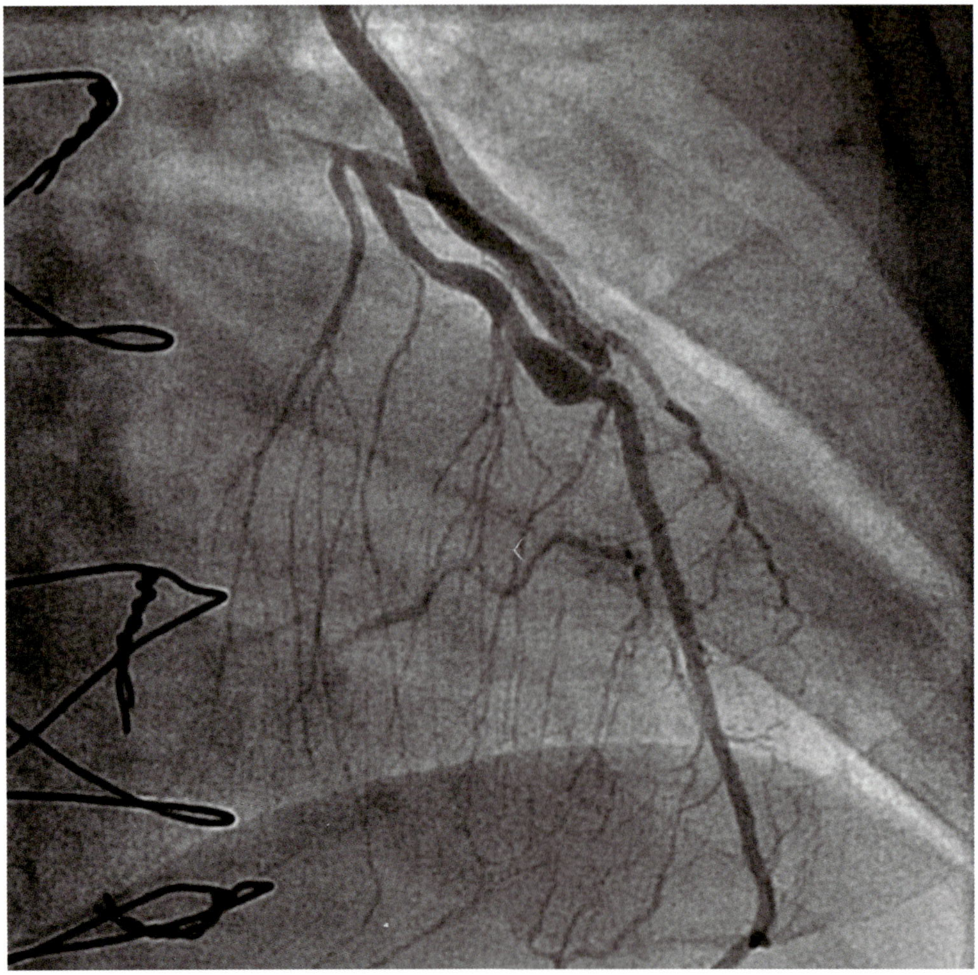

Figura 13 – Estudo de enxerto de artéria mamária esquerda. Detalhe de anastomose – projeção oblíqua direita cranial.

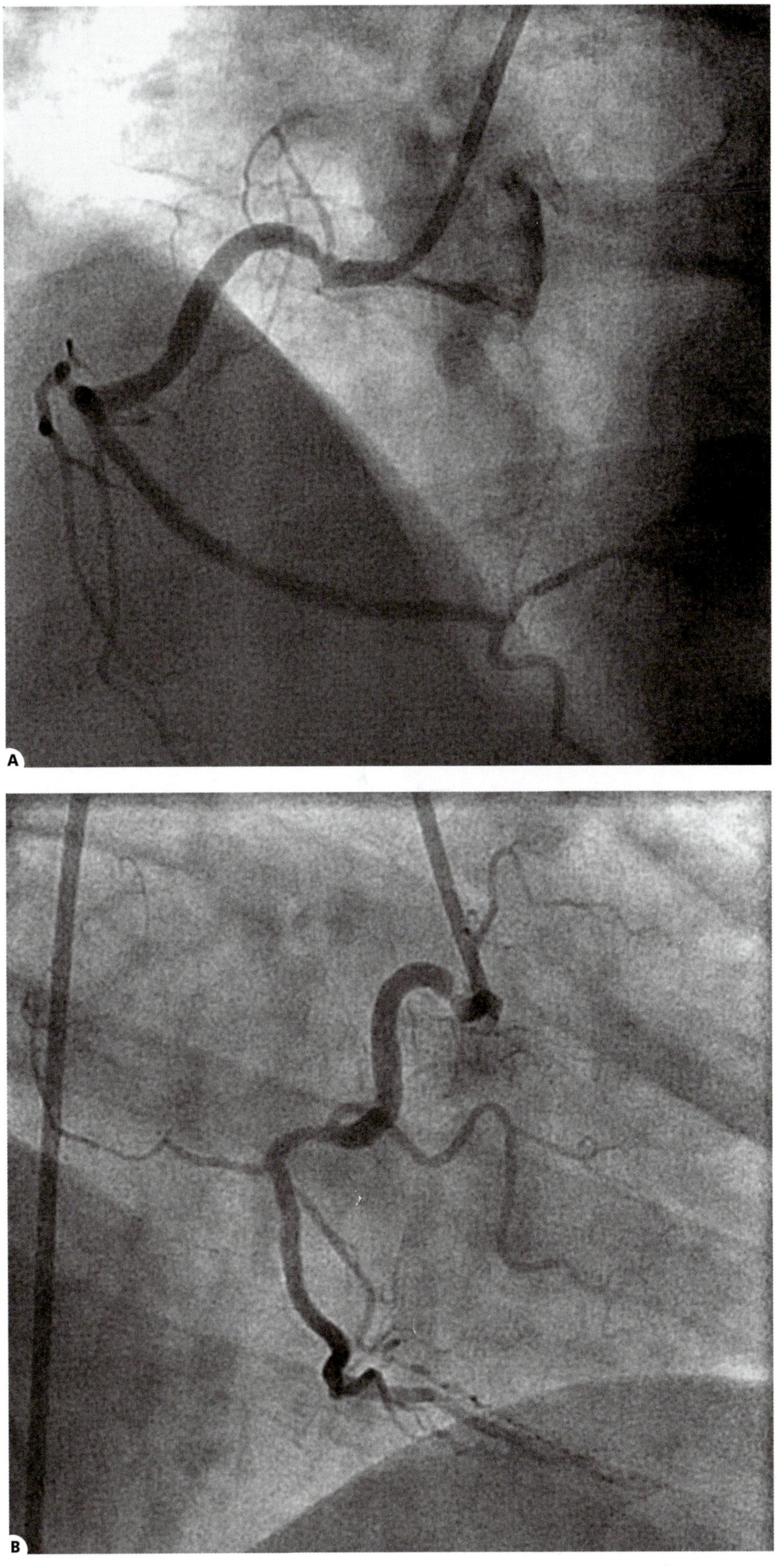

Figura 14 – Coronariografia diagnóstica. (*A*) Coronária direita, projeção oblíqua esquerda cranial. (*B*) Coronária direita, projeção oblíqua direita.

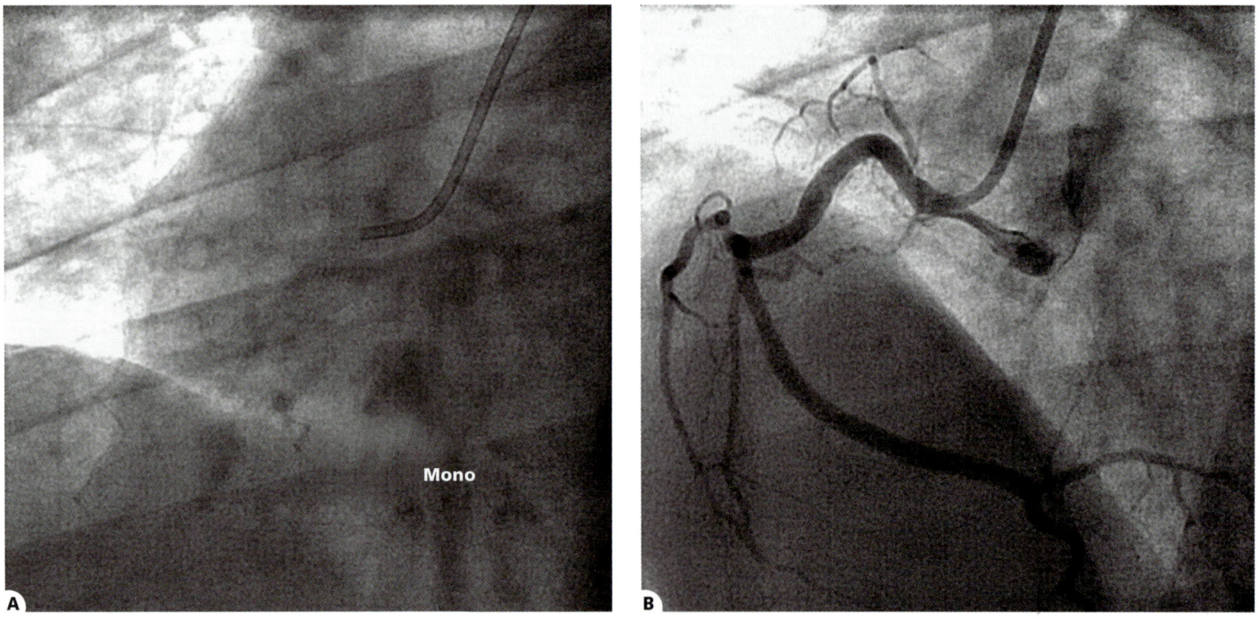

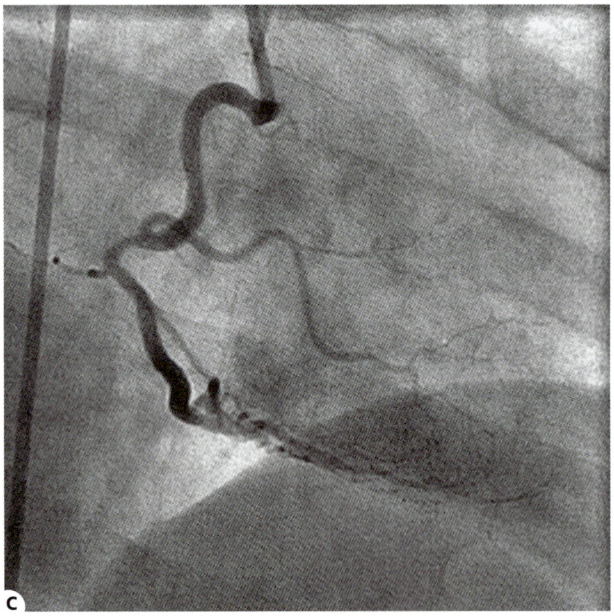

Figura 15 – Coronariografia diagnóstica. (*A*) Injeção de nitroglicerina intracoronária (não radiopaca). (*B*) Coronária direita, projeção oblíqua esquerda cranial. (*C*) Coronária direita, projeção oblíqua direita.

Este caso demonstra um episódio de espasmo coronário. A lesão proximal em coronária direita praticamente desaparece após a administração de monocordil, restando irregularidades em região do terço proximal e médio da coronária, não indicativas de obstrução grave. Certamente, um descuido na avaliação mais detalhada desta paciente poderia resultar em transtornos à sua programação terapêutica.

REFERÊNCIAS

1. Vesalius A. De humani corpori fabrica. The illustrations from the works of Andreas Veaslius de Brussels. Campinas: Editora Unicamp; 2002.
2. Mukherjee D. Catheter selection, coronary artery anatomy and anomalies, physiologic assessment of coronary stenoses, and intravascular ultrasound. In: AHA (ed.). ACCSAP 7: American Heart Association; 2009.
3. Mukherjee D. Right and left heart catheterization, myocardial, valvular, and pericardial disease. In: AHA (ed.). ACCSAP 7: American Heart Association; 2009.
4. Buffolo E, Maluf M, Barone B, Andrade JC, Gallucci C. Direct myocardial revascularization with the left gastroepiploic artery. A new alternative to aortocoronary bypass. A case report. Arq Bras Cardiol. 1987;48:167-71.
5. Guarita Souza LC, Berlinck M, Oliveira SA. Artéria gastroepiploica direita na cirurgia de revascularização do miocárdio. Rev Bras Cir Cardiovasc. 2000;15:6.

LEITURA RECOMENDADA

Askari AT, Messerli AW, Aviles RJ, Topol E. Introductory guide to cardiac catheterization. Nova York: Lippincott Williams & Wilkins; 2004.

Baim DS. Grossman's cardiac catheterization, angiography, and intervention. V. 7. Nova York: Lippincott Williams & Wilkins; 2005.

Banerjee A. Look but do not fix: the pioneers of interventional cardiovascular radiology. J Med Biogr. 2009;17:88-94

Bergersen L, Marshall AC, Meadows J. Congenital heart disease: the catheterization manual. Nova York: Springer; 2008.

Bienert I, Martinez E. Cateterismo cardíaco – angiografia cardíaca e avaliação da pressão e do fluxo sanguíneo coronariano e ultrassonografia intravascularcoronariana. In: Paola AAV, Barbosa MM. Cardiologia – Livro-texto da Sociedade Brasileira de Cardiologia. São Paulo: Manole; 2011.

APÊNDICE

II

Valores Normais de Exames Laboratoriais

Célia Maria Cássaro Strunz

TABELA 1 – Bioquímica

Analitos	Material/metodologia	Valores de referência
Apolipoproteína A1	Soro/imunoturbidimetria/nefelometria	H: 110 a 205 mg/dℓ M: 125 a 215 mg/dℓ
Apolipoproteína B	Soro/imunoturbidimetria/nefelometria	H: 55 a 140 mg/dℓ M: 55 a 125 mg/dℓ
BNP	Plasma/quimioluminescência	< 100 pg/mℓ
CK massa	Soro/quimioluminescência	H: < 4,4 ng/mℓ M: < 3,8 ng/mℓ (percentil 99)
	Soro/imunoensaio colorimétrico	< 7,1 ng/mℓ
CK total	Soro/enzimático	< 190 U/ℓ
Colesterol total	Soro/colorimétrico enzimático	(Ver Tabela 3)
Glicose	Soro/colorimétrico enzimático	70 a 99 mg/dℓ
Hemoglobina glicada	Sangue total/cromatografia líquida de alta *performance* por troca iônica Imunoturbidimetria	4,1 a 6%
Lipoproteína (a)	Soro/imunoturbidimetria	H: até 9 mg/dℓ M: até 11 mg/dℓ
	Nefelometria	< 30 mg/dℓ
HDL	Soro/colorimétrico enzimático	(Ver Tabela 3)
LDL	Soro/colorimétrico enzimático	(Ver Tabela 3)
PCR	Soro/imunonefelometria	Risco cardiovascular: < 0,10 mg/ℓ Processo inflamatório: < 0,50 mg/ℓ
Triglicerídios	Soro/colorimétrico enzimático	(Ver Tabela 3)
Troponina I	Soro/imunoensaio colorimétrico	< 0,1 ng/mℓ* (percentil 99)
	Soro/quimioluminescência	< 0,04 ng/mℓ* (percentil 99)
Troponina T	Soro/eletroquimioluminescência	< 0,014 ng/mℓ

*Este valor varia de acordo com o fabricante do *kit*.

BNP = peptídio natriurético tipo B; CK = creatinoquinase; H = homens; HDL = lipoproteína de alta densidade; LDL = lipoproteína da baixa densidade; M = mulheres; PCR = reação em cadeia da polimerase.

TABELA 2 – Hematologia e coagulação

Analitos	Material/metodologia	Valores de referência
Agregação plaquetária Agregação *in vitro* induzida por ADP, ácido araquidônico (AA), epinefrina e ristocetina	Plasma rico em plaquetas/transmitância de luz	ADP: 60 a 80% AA: 60 a 80% Epinefrina: 40 a 80% Ristocetina: 70 a 90%
Anti-Xa: • HBPM • HNF	Plasma/cromogênico	 0,6 a 1,1 UI/mℓ 0,3 a 0,7 UI/mℓ
Anticorpo antifosfolipídios: • TTPa anticoagulante lúpico *screen* • Veneno de víbora de Russel diluído • Anticorpos anticardiolipina: IgM/IgG • Anti-2-glicoproteína I	 Plasma/cromogênico Plasma/cromogênico Soro/ELISA Soro/ELISA	 < 1,2 (negativo) < 1,2 (negativo) < 11 U MPL < 15 U/mℓ
Antitrombina III	Plasma/cromogênico	80 a 120%
t-pa	Plasma/ELISA: • Antígeno • Atividade	 0 a 20 ng/mℓ 0 a 10 UI/mℓ
Contagem de plaquetas	Sangue total Fluxometria e impedância	150 a 450 × 10^9/ℓ 150.000 a 450.000/mm^3
D-dímero	Plasma/imunoensaio enzimático por micropartículas Turbidimétrico	< 500 ng/mℓ < 500 ng/mℓ
Fatores II, V, VII, VIII, IX, X, XI, XII	Plasma/cromogênico	50 a 150%
Fator XIII	Plasma/qualitativo com base na solubilidade do coágulo em ureia 5M Cromogênico	Presente 50 a 150%
Fator V de Leiden	Sangue total/PCR *real time*/PCR RFLP	Ausência da mutação
Fibrinogênio	Plasma/método de Clauss	200 a 400 mg/dℓ
Homocisteína	Plasma/quimioluminescência/HPLC	5 a 15 μmol/ℓ
PAI-1	Plasma/ELISA: • Antígeno • Atividade	 0 a 100 ng/mℓ 0 a 20 ng/mℓ
MTHFR	Sangue total/PCR *real time*/PCR RFLP	Ausência da mutação
Plasminogênio	Plasma/cromogênico	80 a 120 U/dℓ
Proteína C	Plasma/cromogênico Coagulométrico	700 a 1.400 U/ℓ 70 a 130%
Proteína C ativada, resistência	Plasma/coagulométrico	> 120 s (negativo) < 120 s (positivo)
Proteína S	Plasma/ELISA Imunodifusão radial em gel Coagulométrico	50 a 150% 700 a 1.400 U/ℓ 70 a 130%
Protrombina mutante	Sangue total/PCR *real time*/PCR RFLP	Ausência da mutação
TP	Plasma/coagulométrico/mecânico ou ótico	> 70%
Tempo de reptilase	Plasma/coagulométrico/mecânico ou ótico	< 20 s
TT	Plasma/coagulométrico/mecânico ou ótico	14 a 21 s
TTPa	Plasma/coagulométrico/mecânico ou ótico	25 a 35 s

ADP = difosfato de adenosina; ELISA = ensaio enzimático imunossorvente ligado à enzima; HBPM = heparina de baixo peso molecular; HNF = heparina não fracionada; HPLC = cromatografia líquida de alta pressão; IgG = imunoglobulina G; IgM = imunoglobulina M; MTHFR = metilenotetraidrofolato redutase; PAI-1 = inibidor do ativador de plasminogênio 1; PCR = reação em cadeia da polimerase; RFLP = análise do polimorfismo dos fragmentos de restrição; t-pa = ativador tecidual do plasminogênio; TP = tempo de protrombina; TT = tempo de trombina; TTPa = tempo de tromboplastina parcial ativada.

TABELA 3 – Valores de referência dos lipídios para indivíduos com mais de 20 anos de idade

Lipídios	Valores (mg/dℓ)	Categoria
LDL		
	< 100	Ótimo
	100 a 129	Desejável
	130 a 159	Limítrofe
	160 a 189	Alto
	> 190	Muito alto
Colesterol total		
	< 200	Ótimo
	200 a 239	Limítrofe
	> 240	Alto
HDL		
	< 40	Alto
	> 60	Baixo
Triglicerídios		
	< 150	Ótimo
	150 a 200	Limítrofe
	201 a 499	Alto
	≥ 500	Muito alto

HDL = lipoproteína de alta densidade; LDL = lipoproteína da baixa densidade.

978-85-4120-208-4

APÊNDICE

III

Exercícios com Eletrocardiogramas

Paulo César Ribeiro Sanches
Paulo Jorge Moffa

PARTE A: ELETROCARDIOGRAMAS

Eletrocardiograma 1 – VFR – Paciente do sexo masculino, com 37 anos de idade, assintomático e encaminhado ao cardiologista para iniciar atividade física.

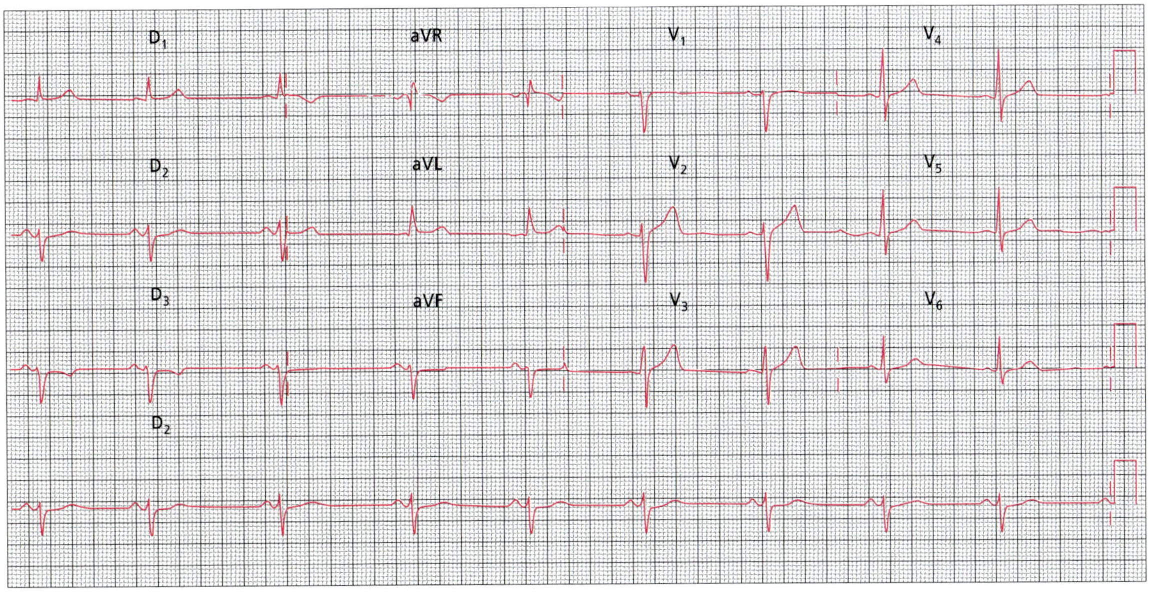

Laudo:____

Eletrocardiograma 2 – ARC – Paciente do sexo feminino, com 14 anos de idade, encaminhada para avaliação cardiológica em decorrência da queixa de palpitações.

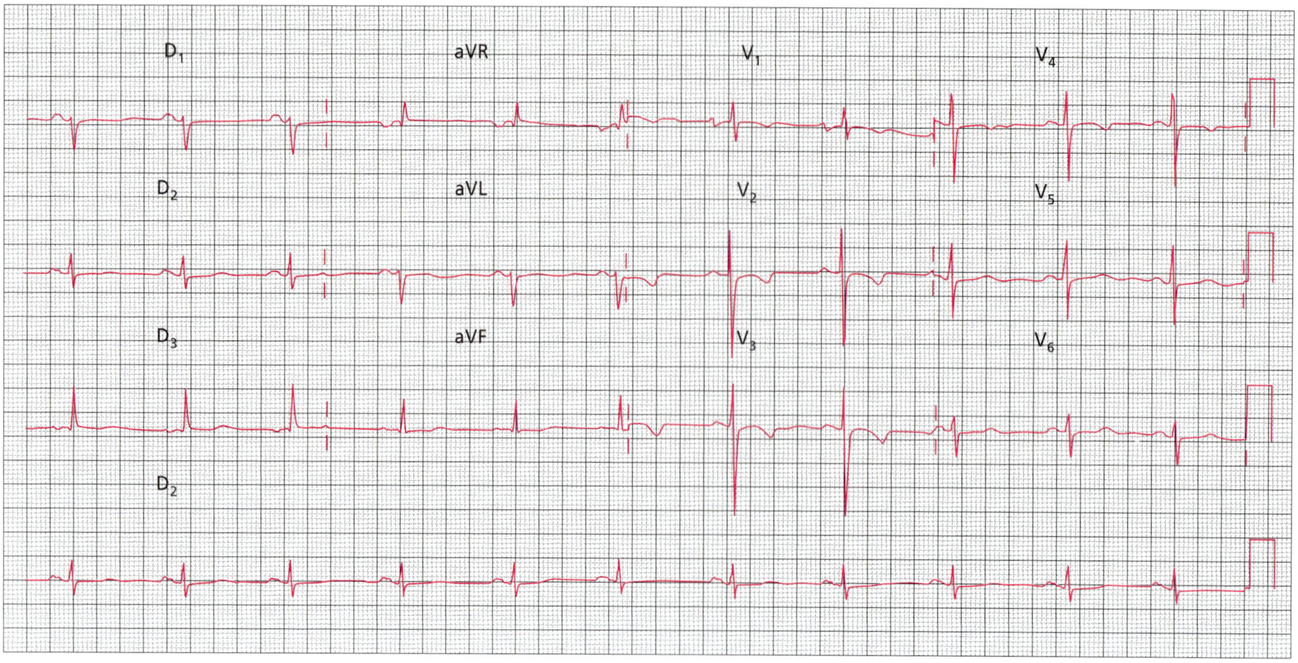

Laudo:____

____

____

Eletrocardiograma 3 – LVMDG – Paciente do sexo masculino, com 21 anos de idade, biótipo longilíneo e assintomático.

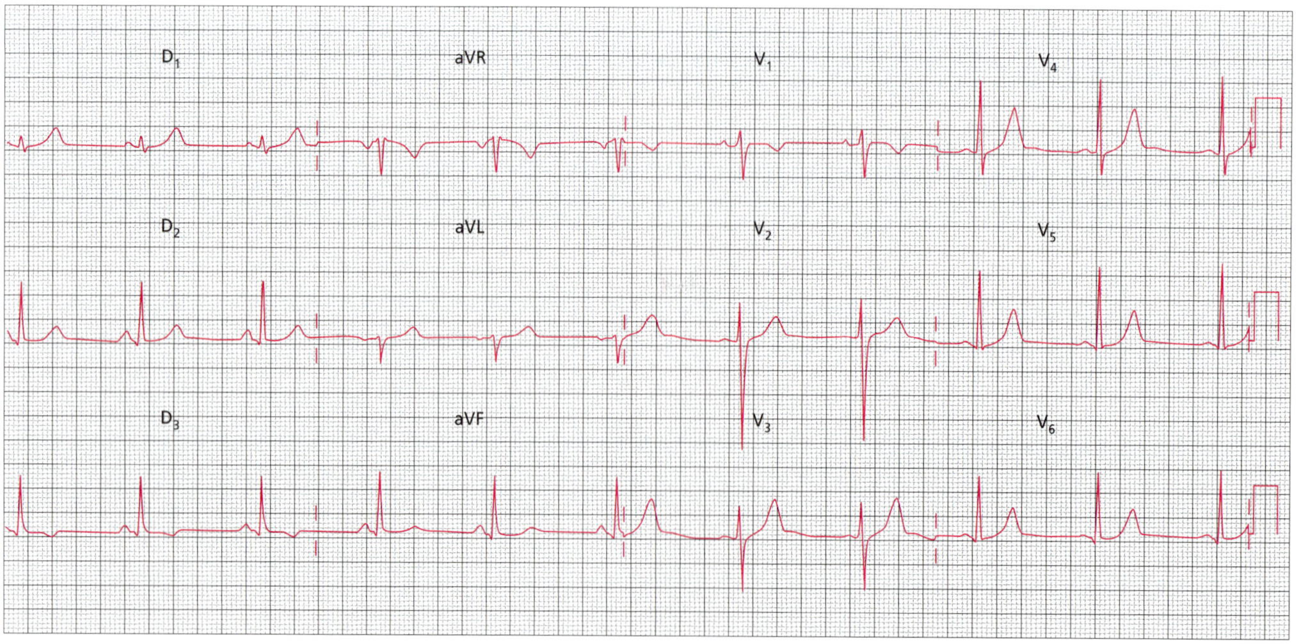

Laudo:____

____

____

Eletrocardiograma 4 – OG – Paciente do sexo masculino, com 65 anos de idade, história de infarto do miocárdio pregresso e cirurgia de revascularização miocárdica.

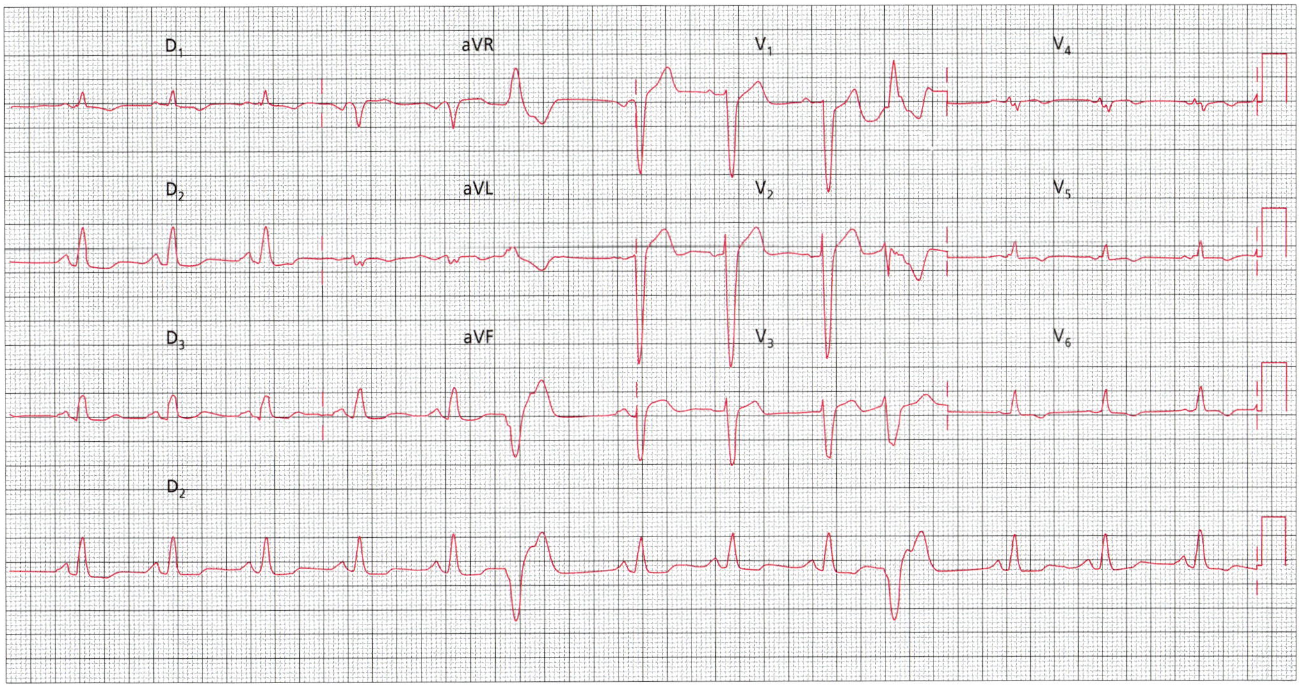

Laudo:____

____

____

Eletrocardiograma 5 – FVMR – Paciente do sexo masculino, com 25 anos de idade, procurou o serviço de emergência com dor torácica.

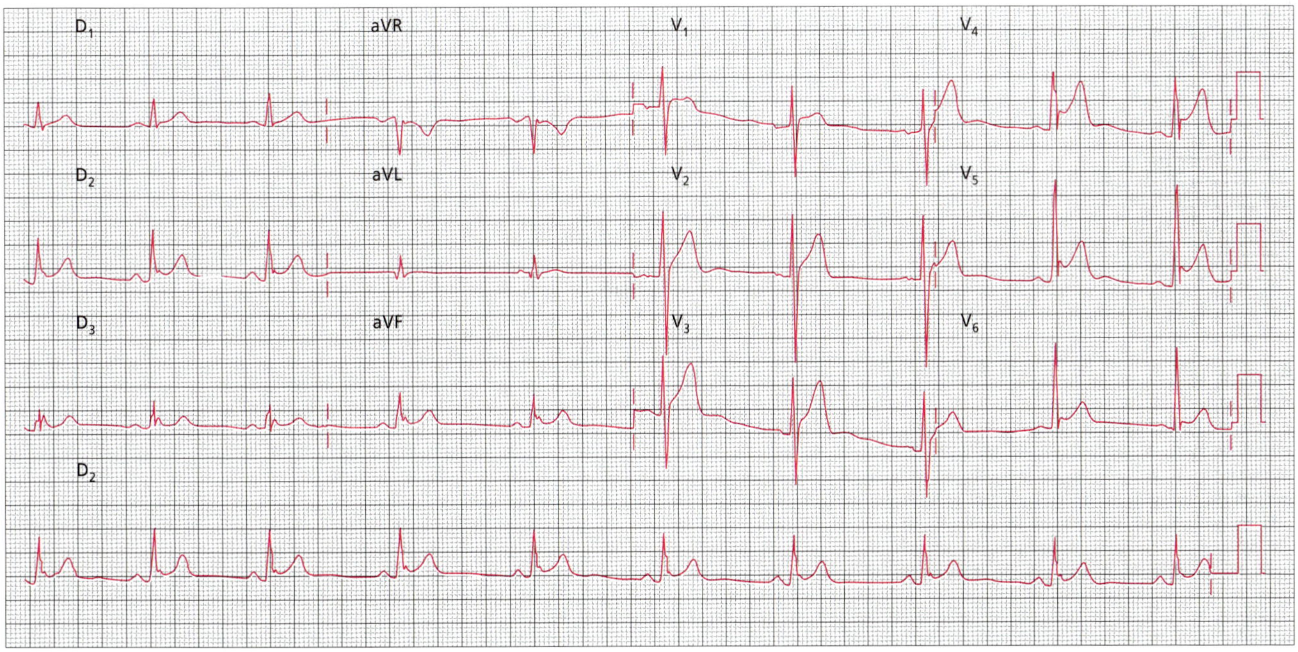

Laudo:____

____

____

Eletrocardiograma 6 – TPS – Paciente do sexo feminino, com 69 anos de idade, internada com insuficiência cardíaca congestiva classe IV.

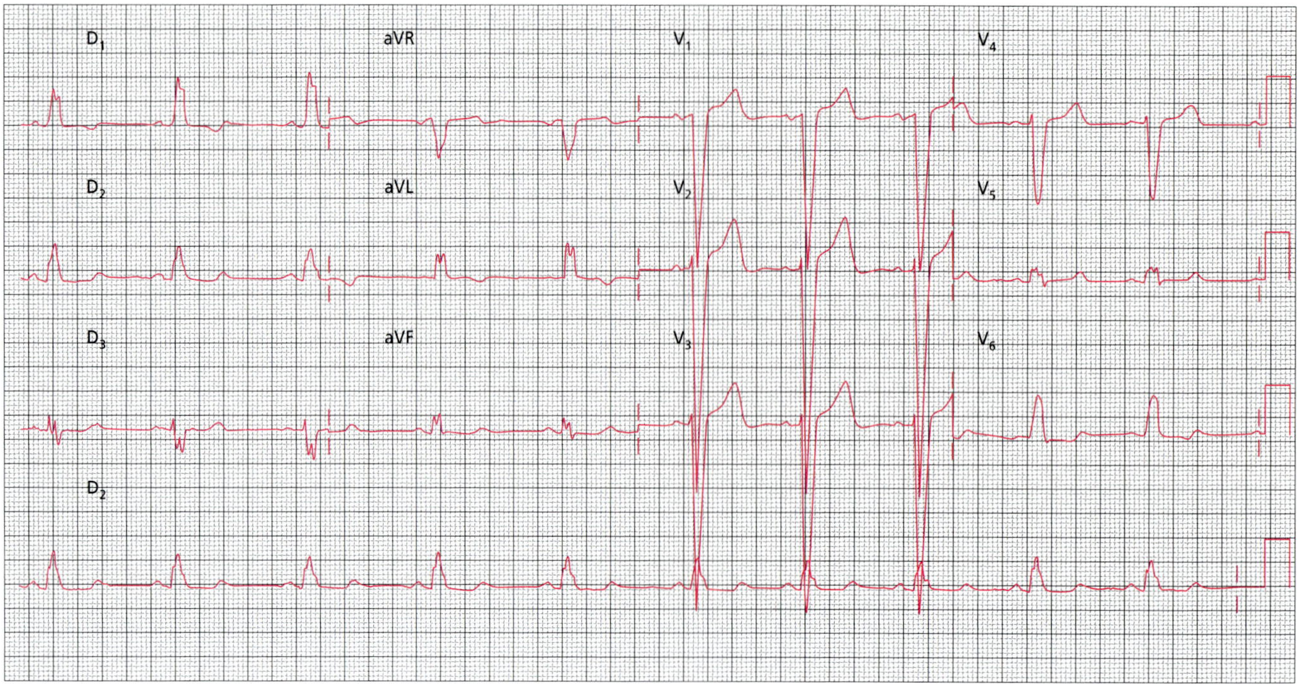

Laudo:____

Eletrocardiograma 7 – MTACV – Paciente do sexo feminino, com 87 anos de idade, internada com queixas de palpitação e dispneia.

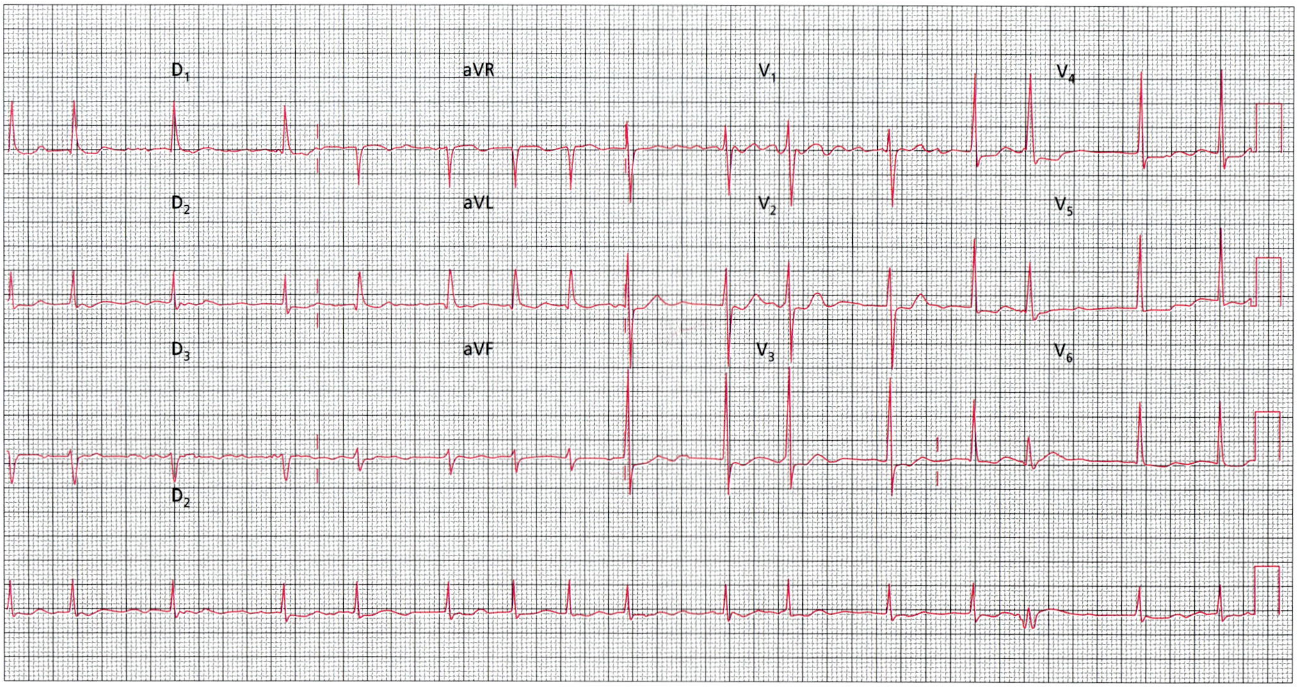

Laudo:____

Eletrocardiograma 8 – CF – Paciente do sexo feminino, com 78 anos de idade, internada com dor precordial típica.

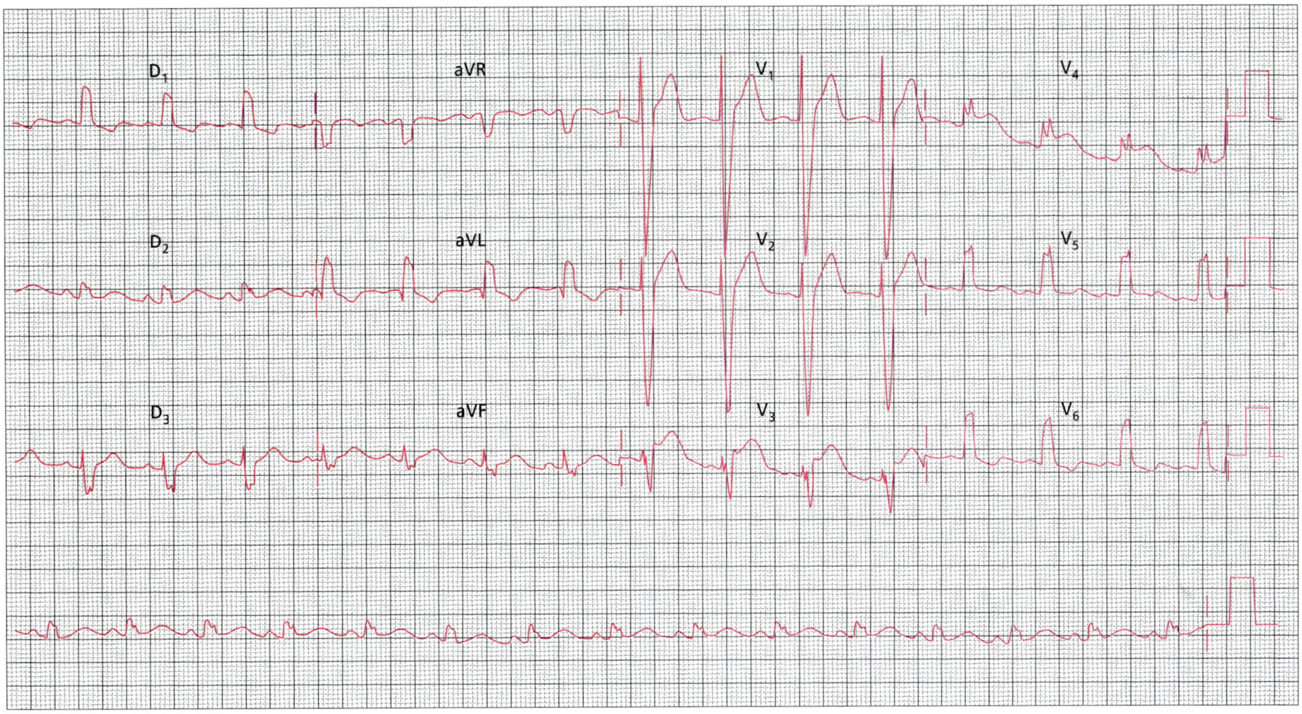

Laudo:____

Eletrocardiograma 9 – JFGF – Paciente do sexo masculino, com 70 anos de idade, história de dor precordial atípica e palpitações.

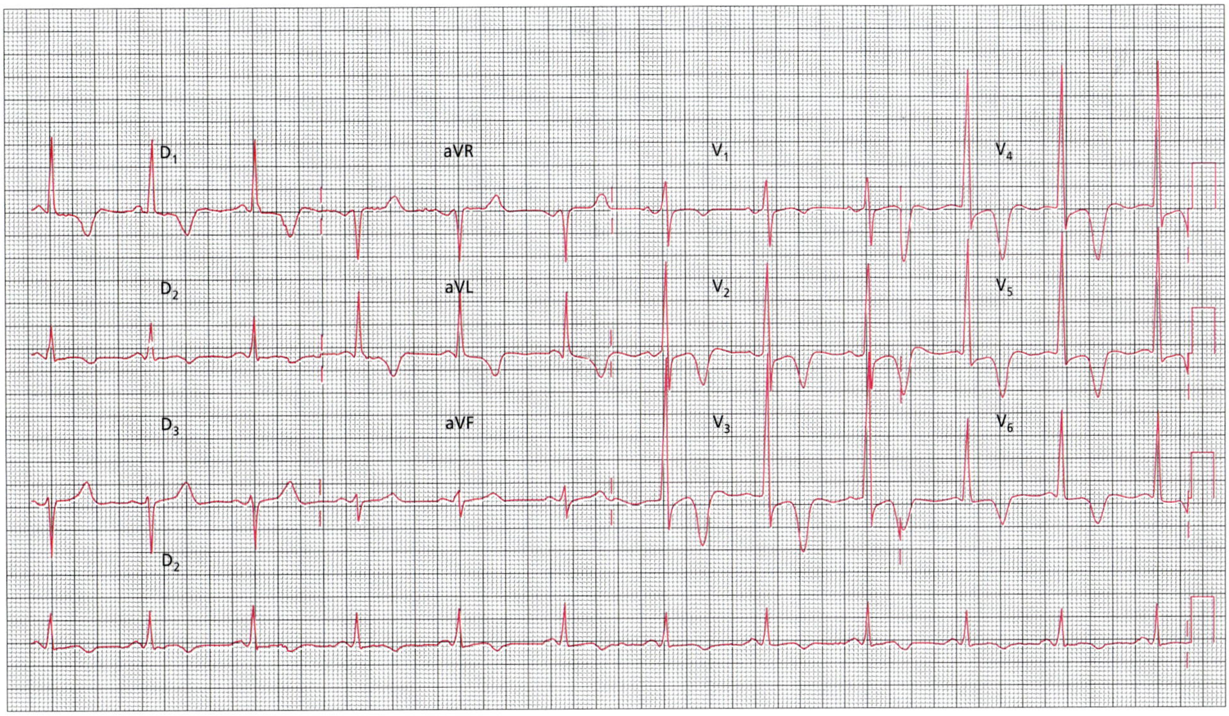

Laudo:____

978-85-4120-208-4

Eletrocardiograma 10 – ZCB – Paciente do sexo feminino, com 76 anos de idade, hipertensa, em tratamento clínico com diurético e betabloqueador.

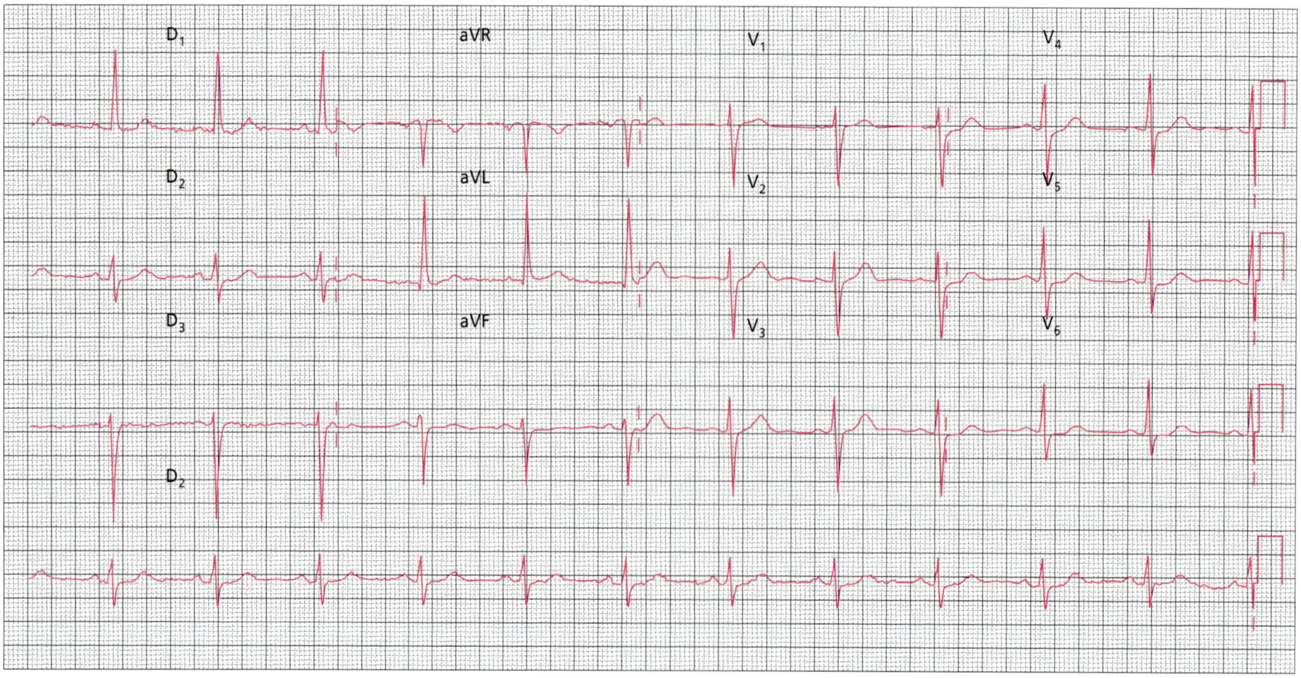

Laudo:____

Eletrocardiograma 11 – MES – Paciente do sexo feminino, com 41 anos de idade e história de infarto do miocárdio pregresso.

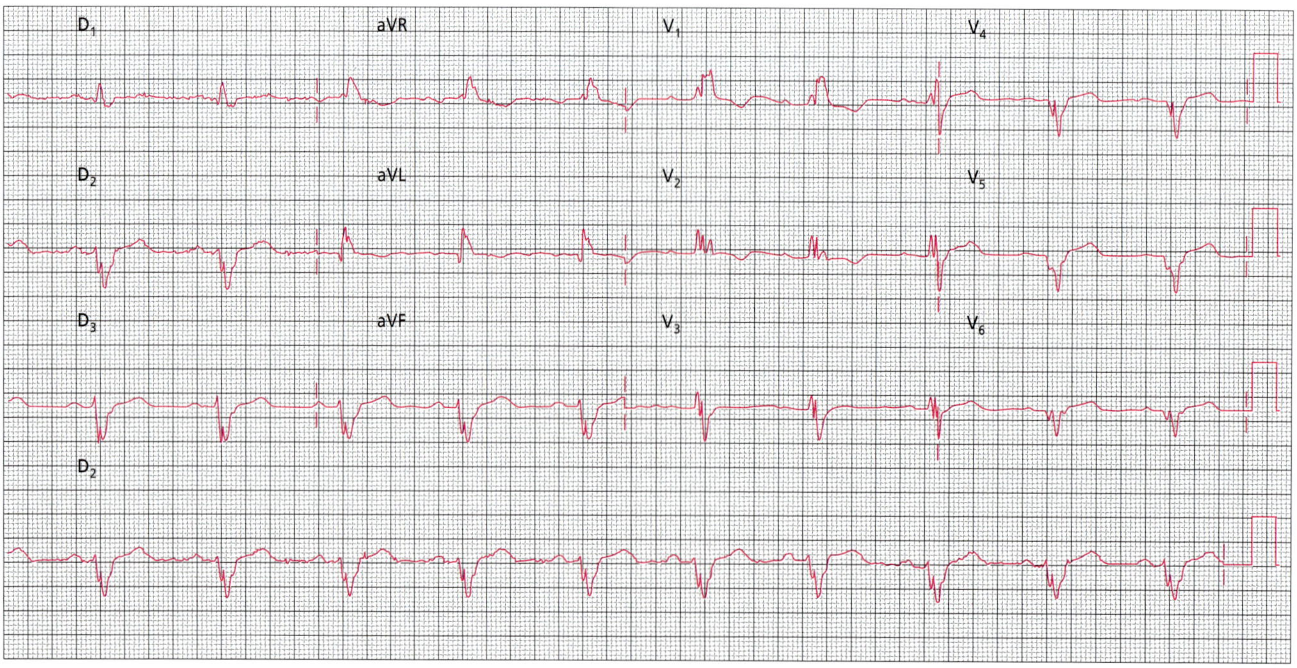

Laudo:____

Eletrocardiograma 12 – RMF – Paciente do sexo feminino, com 48 anos de idade e história de hipertensão arterial, tratada com diurético e inibidor da enzima conversora da angiotensina.

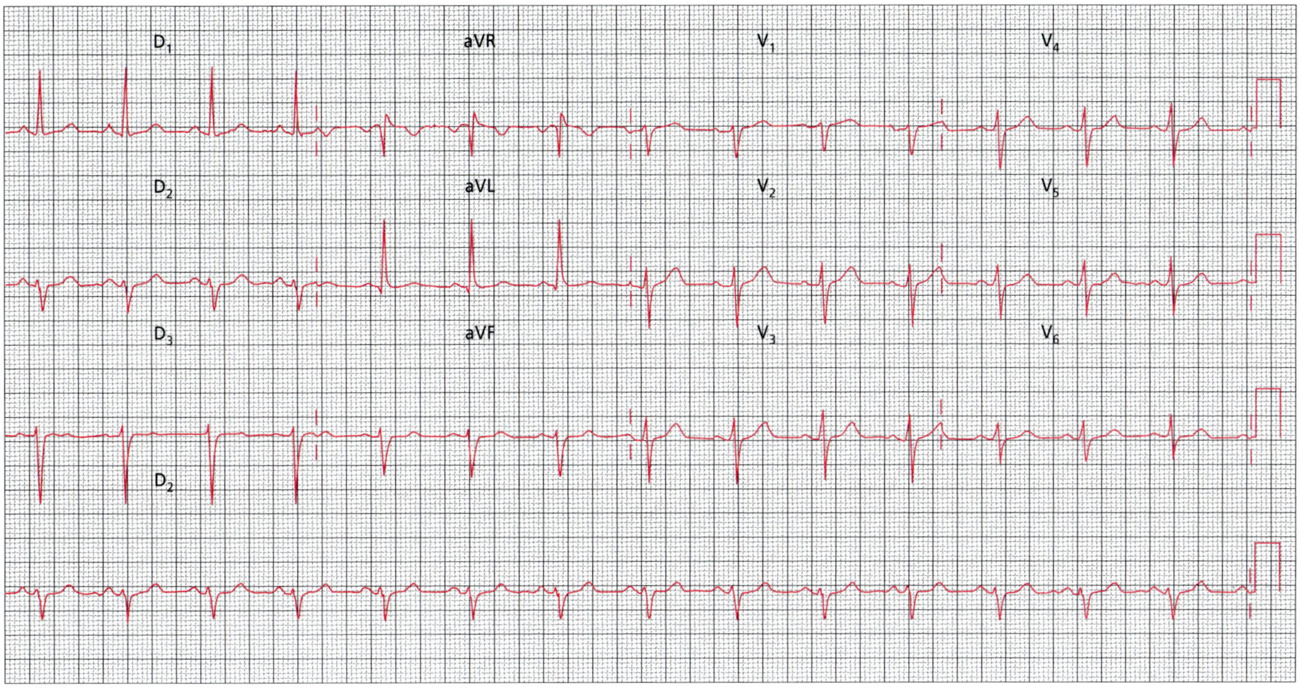

Laudo:____

Eletrocardiograma 13 – JRLS – Paciente do sexo masculino, com 43 anos de idade, encaminhado ao cardiologista em decorrência de eletrocardiograma com bloqueio completo do ramo esquerdo.

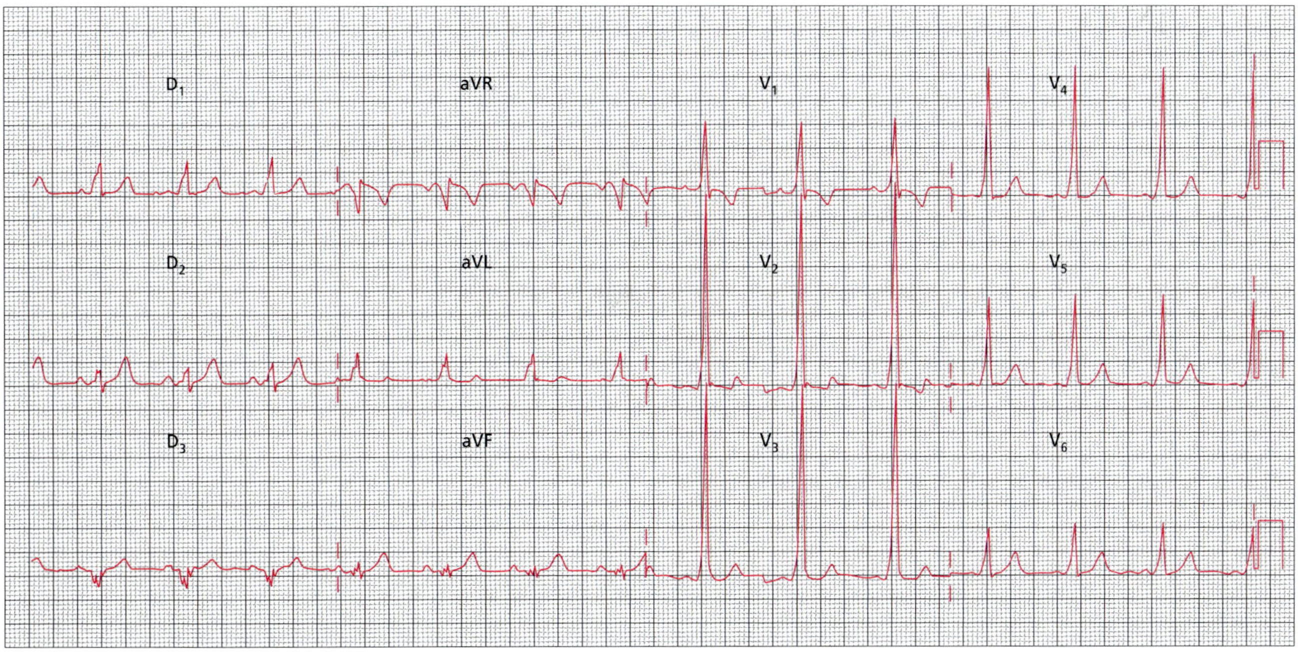

Laudo:____

Eletrocardiograma 14 – GM – Paciente do sexo masculino, com 73 anos de idade, internado com queixas de palpitações, dispneia e níveis pressóricos elevados. Havia abandonado o uso de hipotensores há 3 meses.

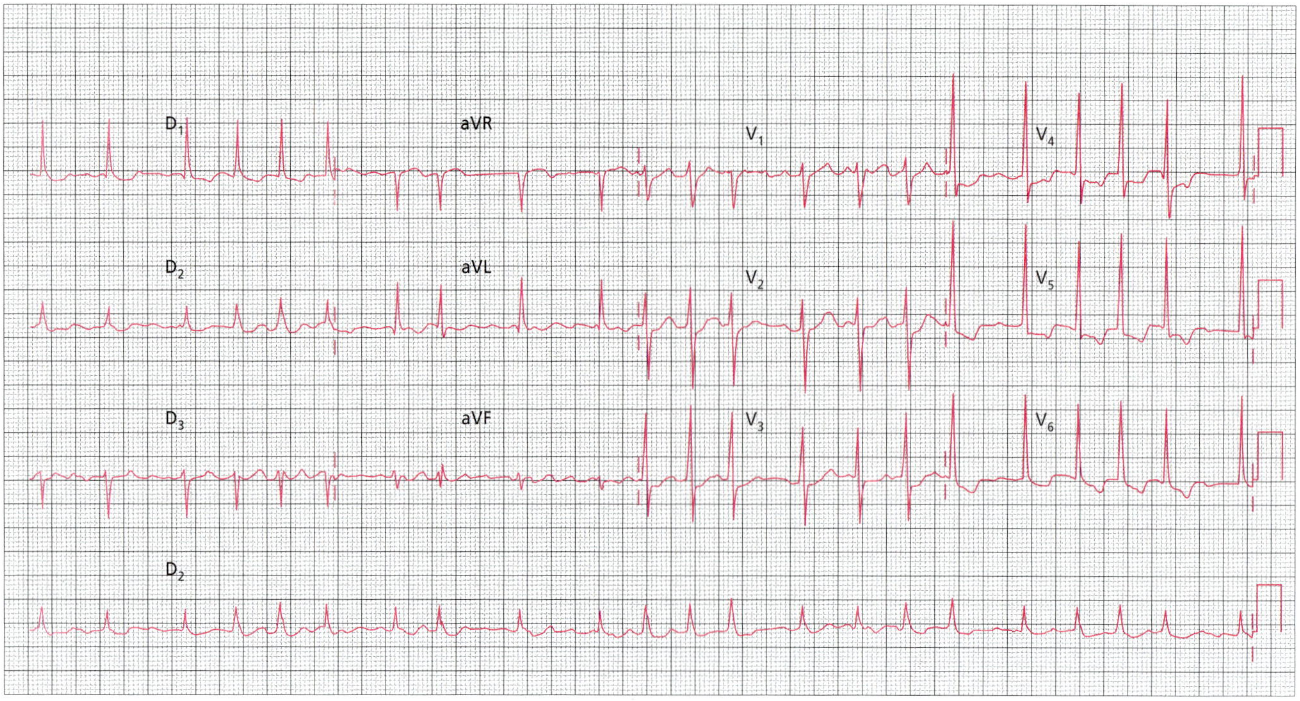

Laudo:____

Eletrocardiograma 15 – Traçado do mesmo paciente do exemplo anterior, 10 dias após o uso de diurético e betabloqueador.

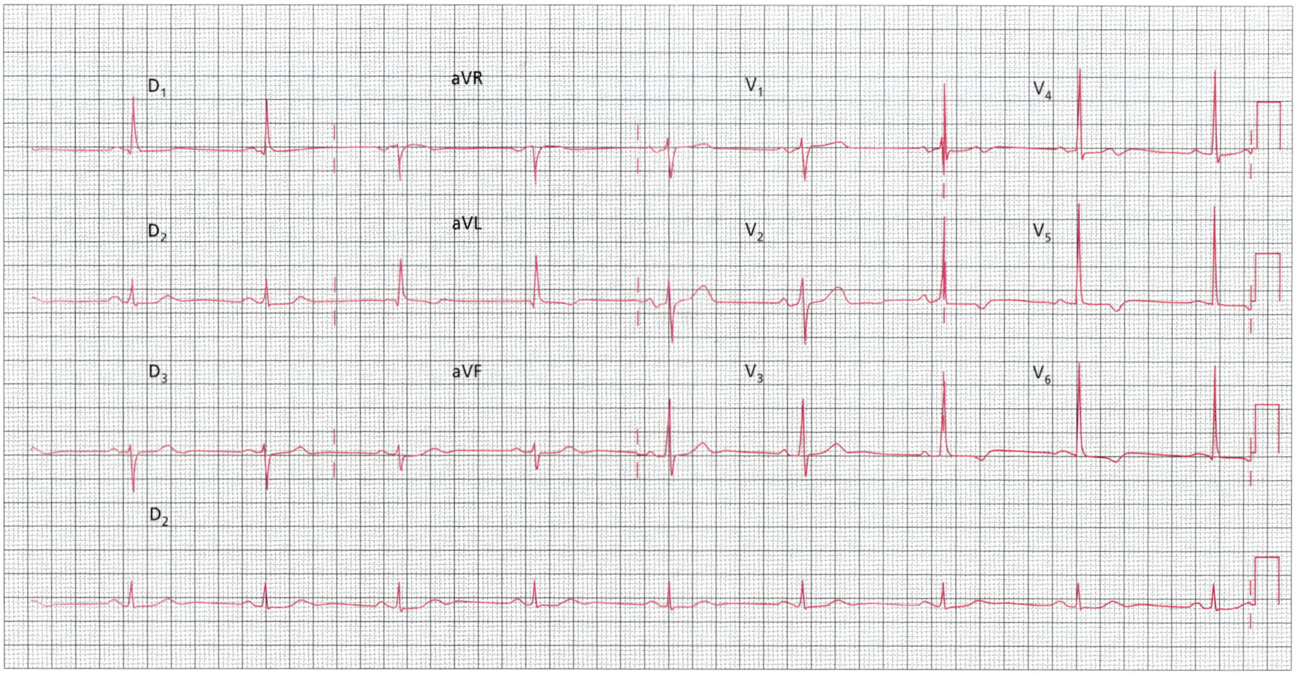

Laudo:____

Eletrocardiograma 16 – DS – Paciente do sexo feminino, com 86 anos de idade, diabética e hipertensa. Tratada com diurético, inibidor da enzima conversora da angiotensina e carvedilol.

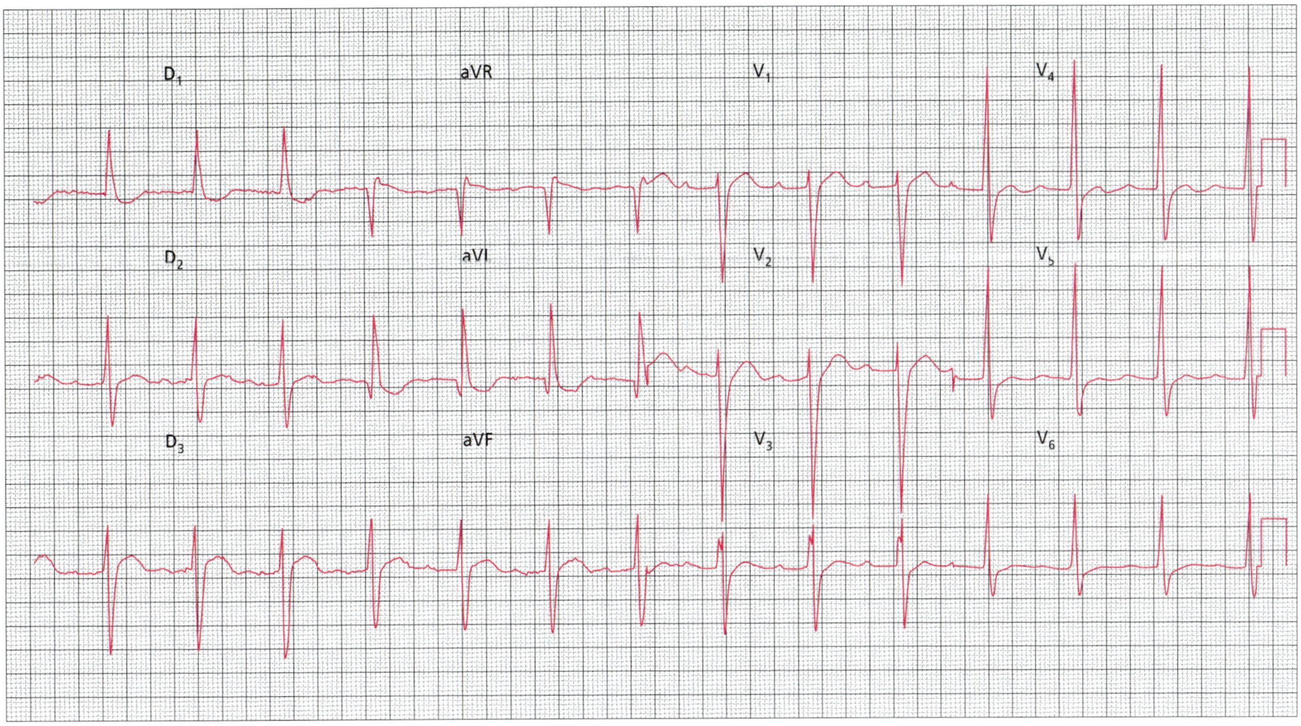

Laudo:______________________________

Eletrocardiograma 17 – LMCS – Paciente do sexo feminino, com 63 anos de idade, história de internação em unidade de terapia intensiva por infarto agudo do miocárdio, além de tratamento clínico para hipotiroidismo.

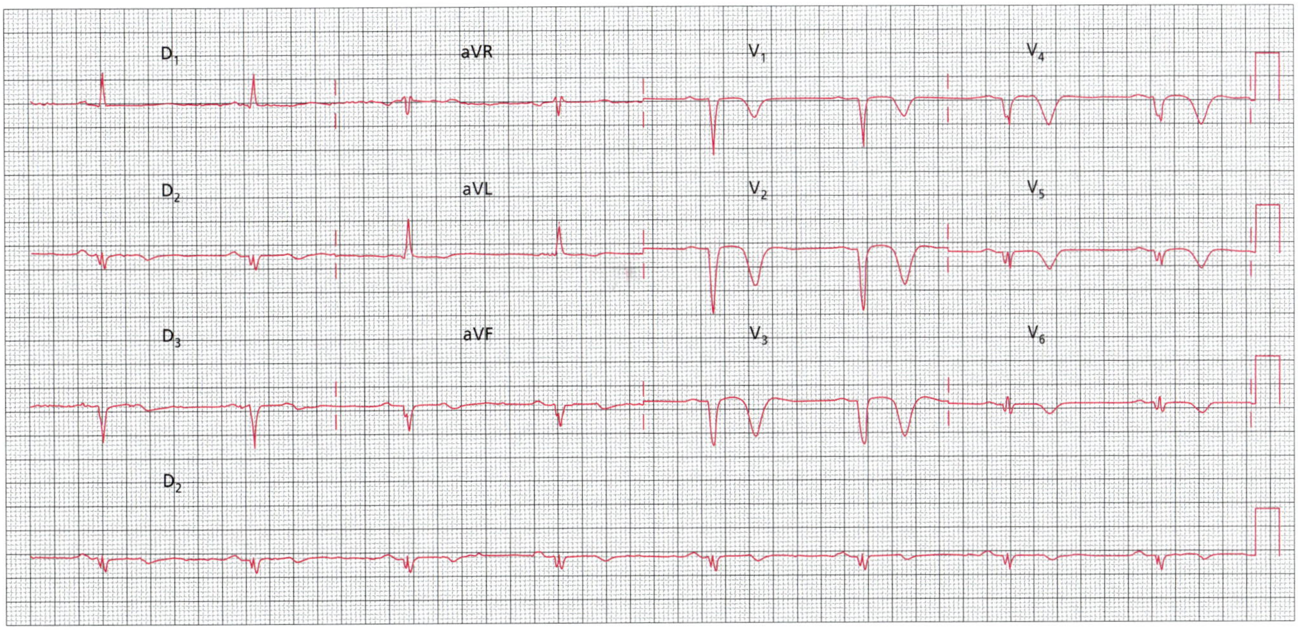

Laudo:______________________________

Eletrocardiograma 18 – LMF – Paciente do sexo feminino, com 63 anos de idade, história de hipertensão arterial sistêmica de longa evolução.

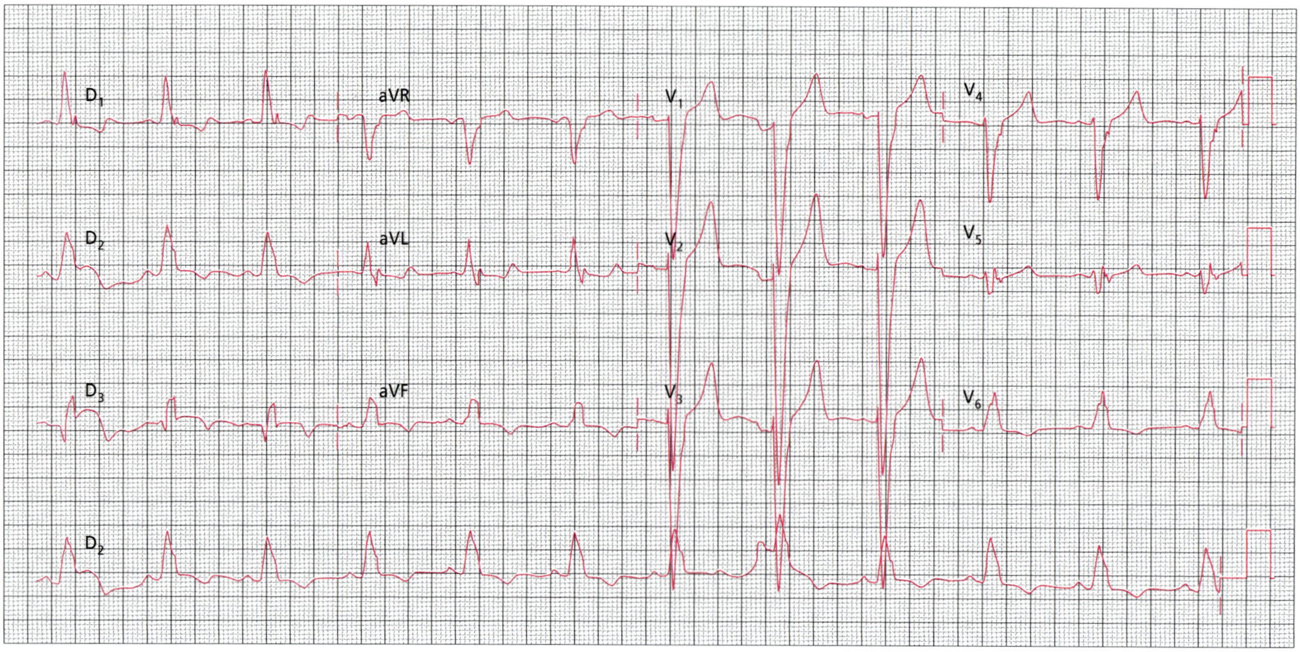

Laudo:____

Eletrocardiograma 19 – ONM – Paciente do sexo feminino, com 78 anos de idade, internada na unidade de terapia intensiva com o diagnóstico de angina instável.

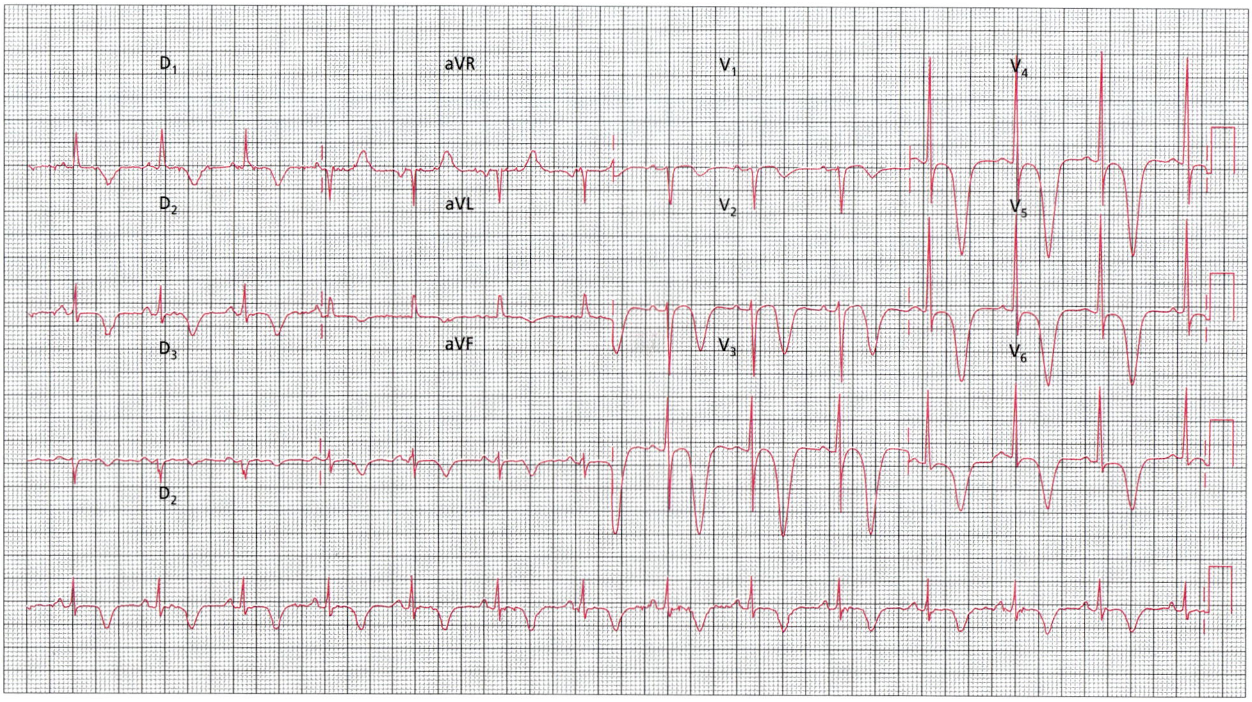

Laudo:____

978-85-4120-208-4

Eletrocardiograma 20 – Traçado eletrocardiográfico da mesma paciente do exercício anterior, efetuado após 36 dias.

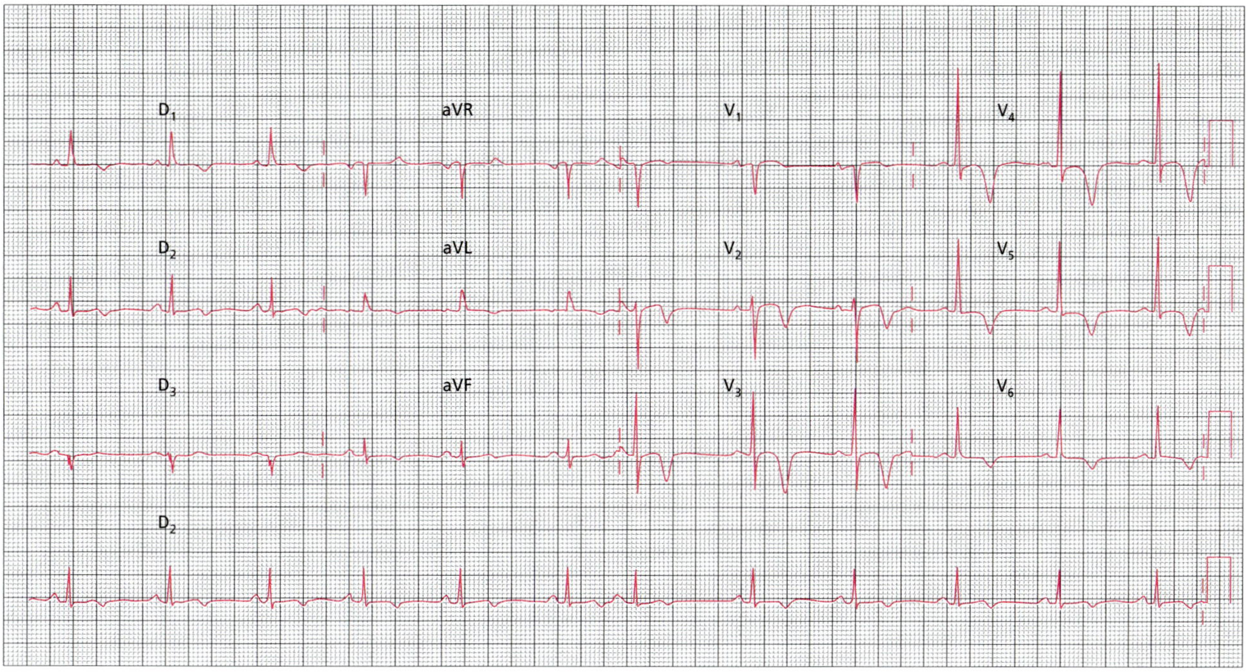

Laudo:____

Eletrocardiograma 21 – Traçado eletrocardiográfico da mesma paciente do exercício anterior, efetuado após 52 dias do primeiro traçado.

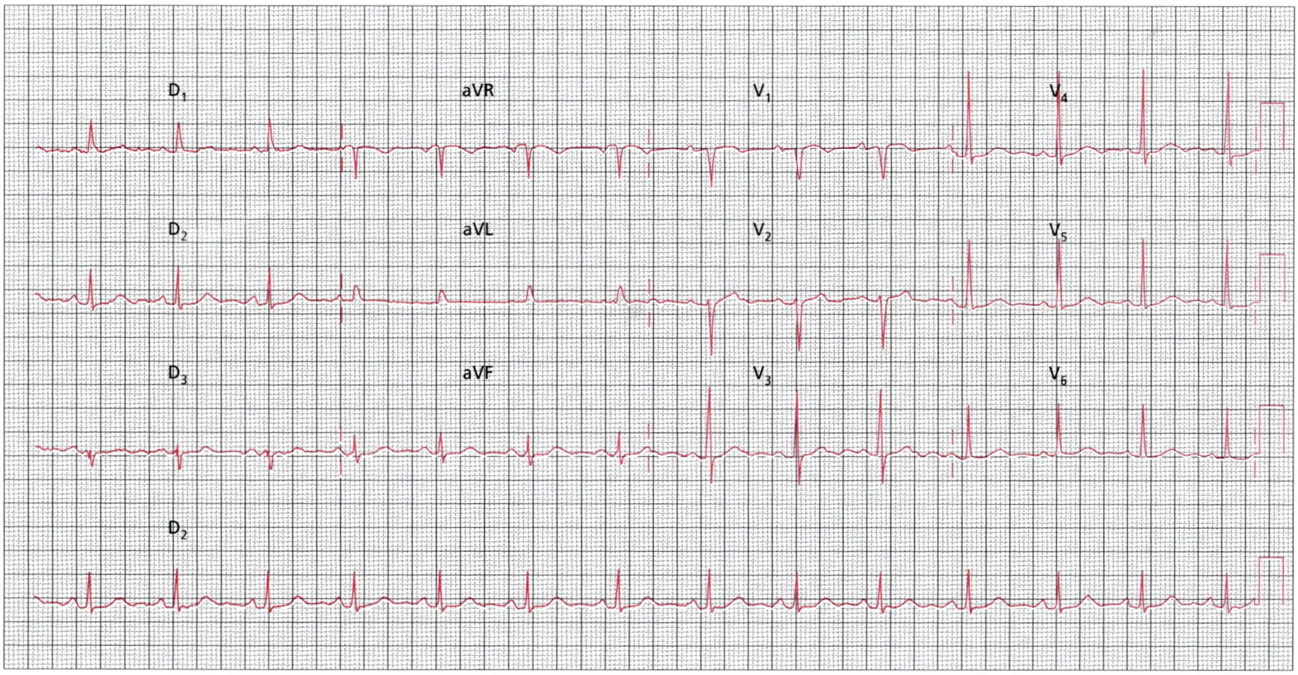

Laudo:____

Eletrocardiograma 22 – TSA – Paciente do sexo masculino, com 70 anos de idade, hipertenso, tratado com diurético e inibidor da enzima conversora da angiotensina.

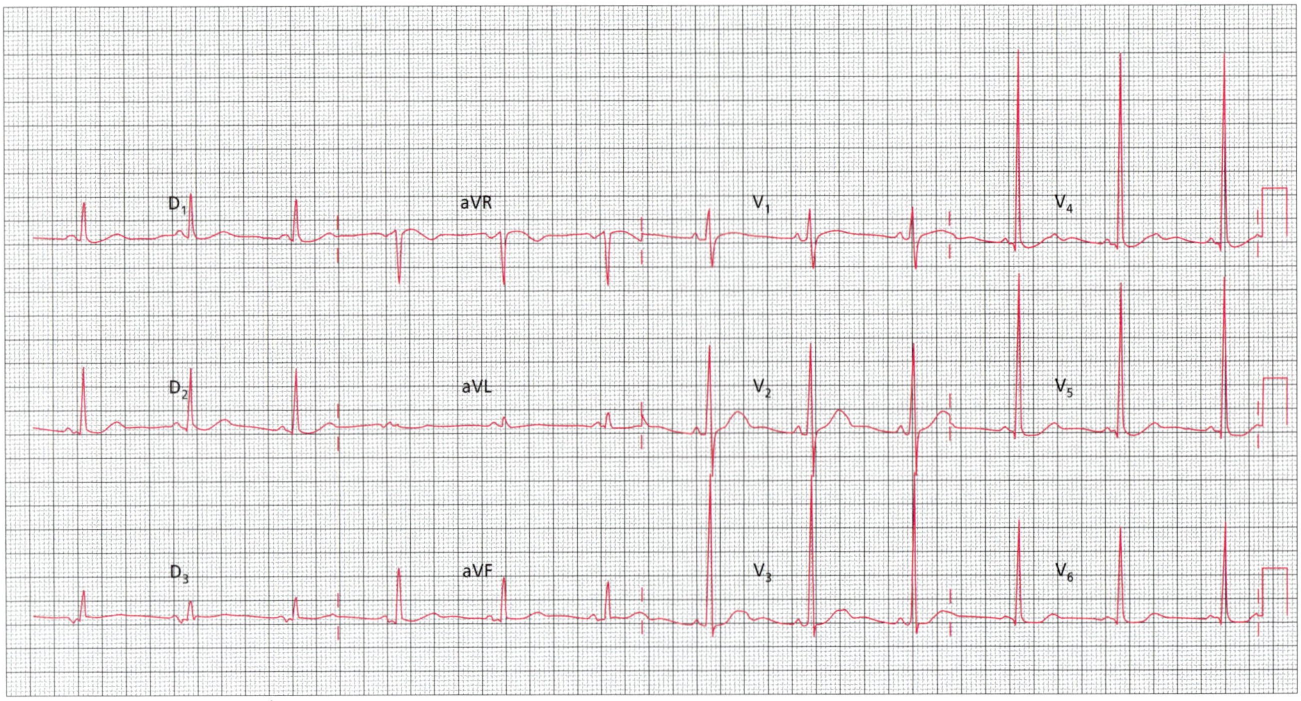

Laudo:____

Eletrocardiograma 23 – JBCA – Paciente do sexo masculino, com 84 anos de idade, tabagista crônico, internado com dor torácica típica.

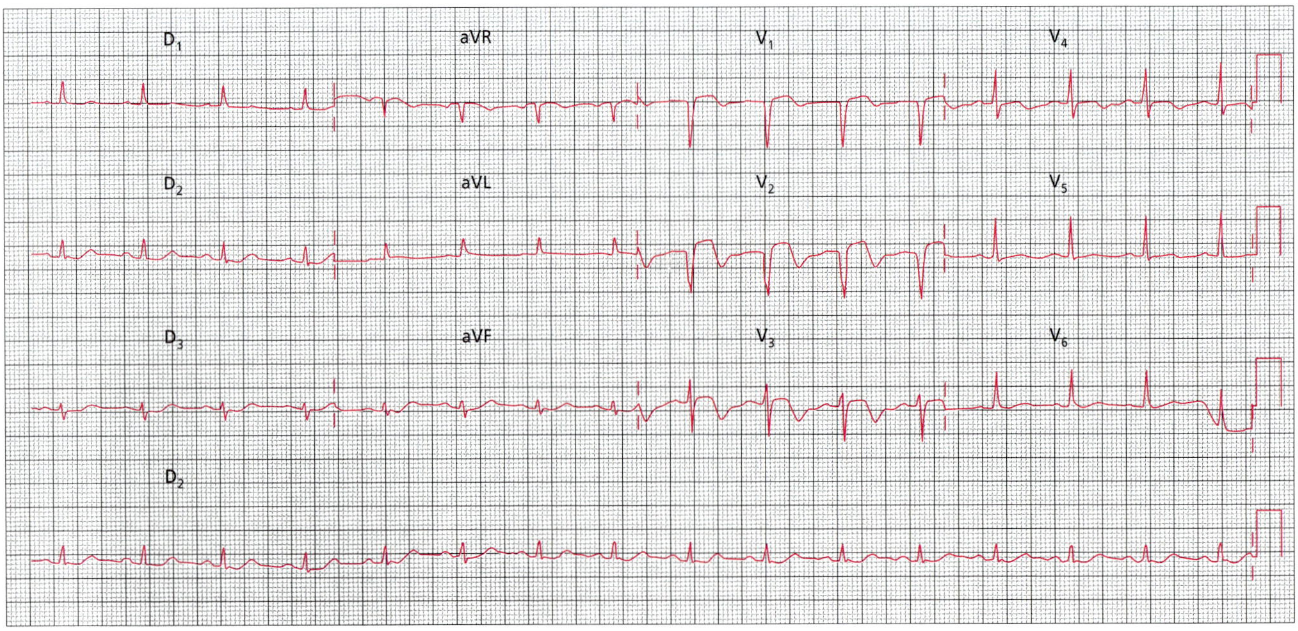

Laudo:____

Eletrocardiograma 24 – LHAF – Paciente do sexo feminino, com 22 anos de idade, encaminhada ao cardiologista em decorrência da queixa de dor torácica.

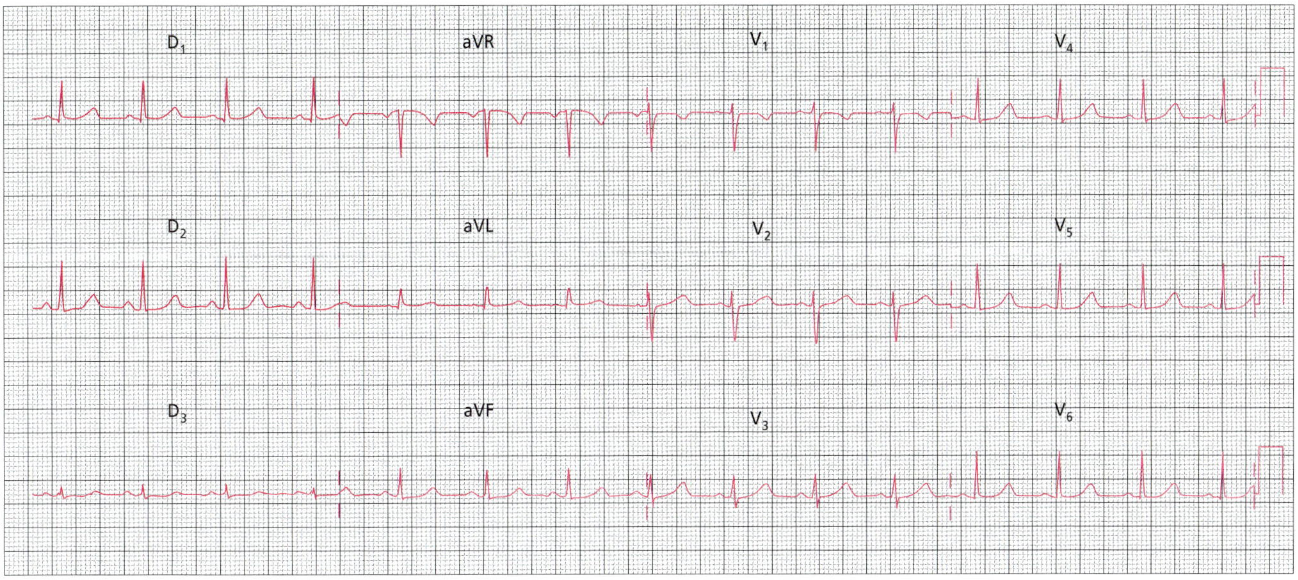

Laudo:____

Eletrocardiograma 25 – VJGM – Paciente do sexo feminino, com 30 anos de idade, encaminhada ao cardiologista em decorrência do diagnóstico eletrocardiográfico de alterações da repolarização ventricular.

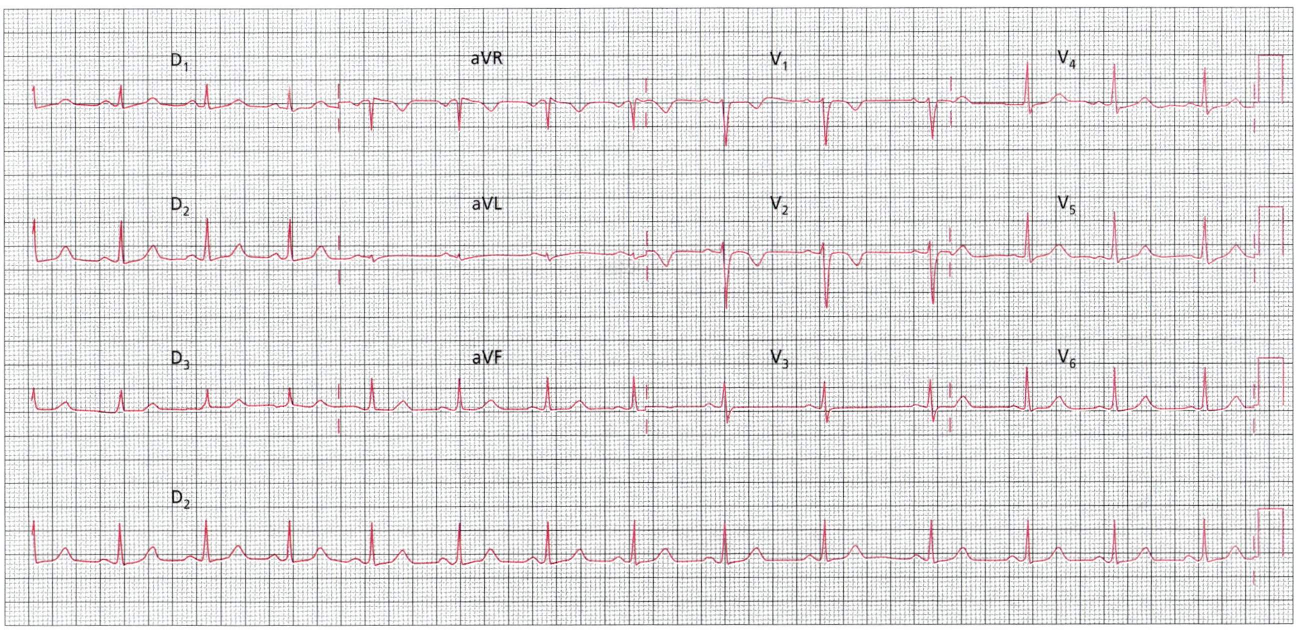

Laudo:____

Eletrocardiograma 26 – ARFO – Paciente do sexo masculino, com 65 anos de idade, encaminhado ao cardiologista aos 40 anos de idade com diagnóstico de valvopatia aórtica.

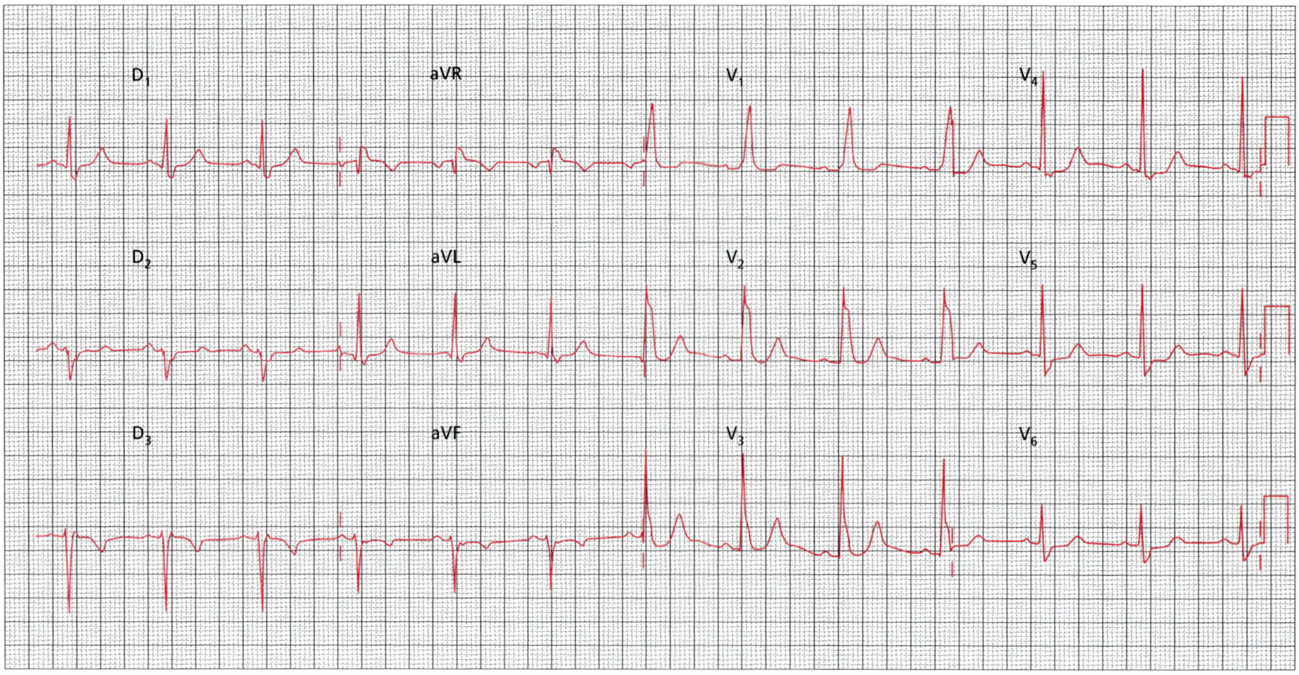

Laudo:____

Eletrocardiograma 27 – EJ – Paciente do sexo feminino, com 54 anos de idade, internada na unidade de terapia intensiva com insuficiência cardíaca congestiva.

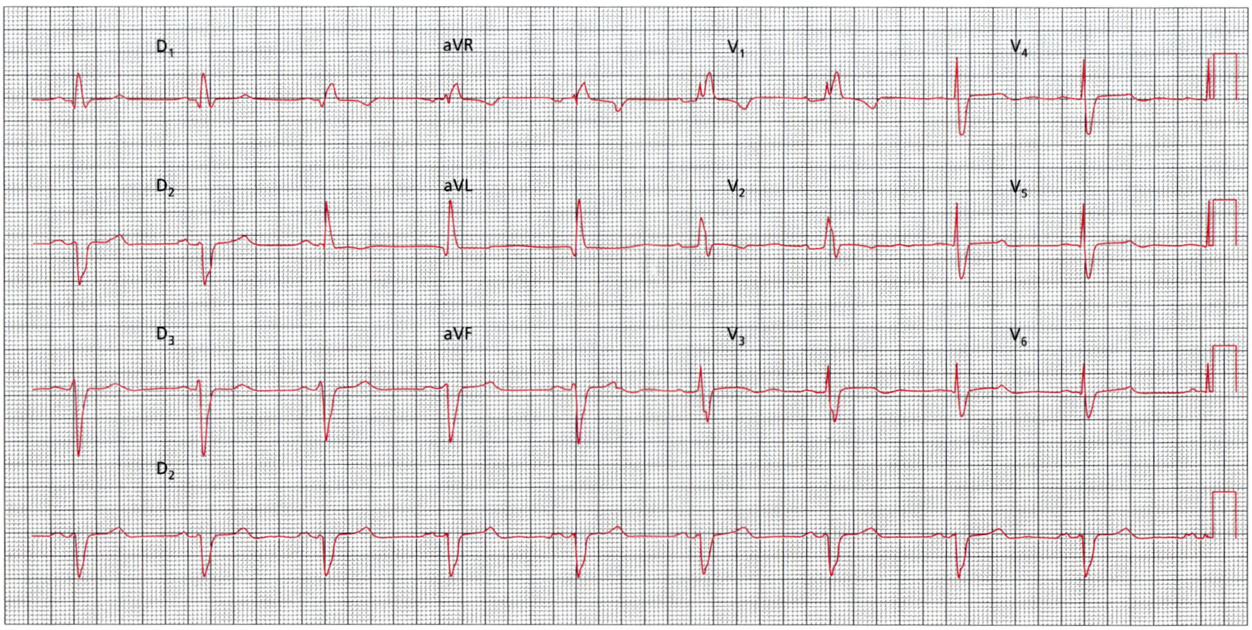

Laudo:____

978-85-4120-208-4

Eletrocardiograma 28 – MBM – Paciente do sexo masculino, com 62 anos de idade, hipertenso e com história de cirurgia de revascularização miocárdica.

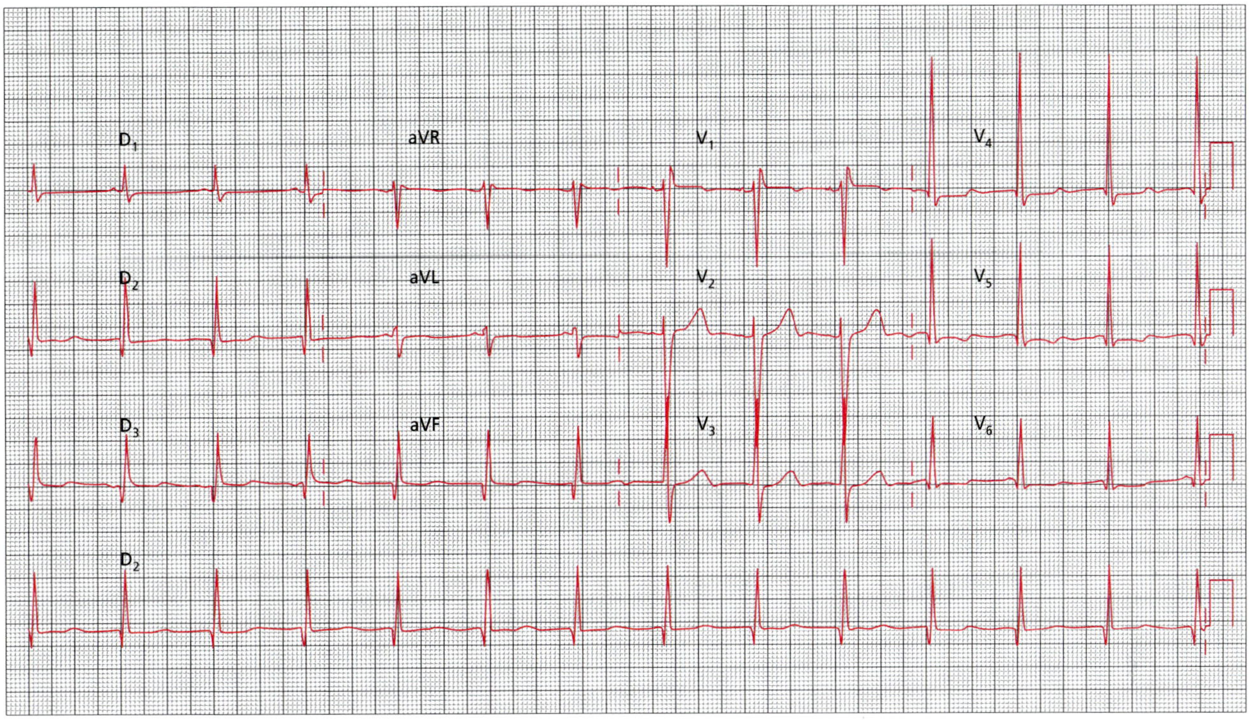

Laudo:

Eletrocardiograma 29 – HDR – Paciente do sexo masculino, com 85 anos de idade e história de internação por infarto agudo do miocárdio há muitos anos e cirurgia de revascularização miocárdica.

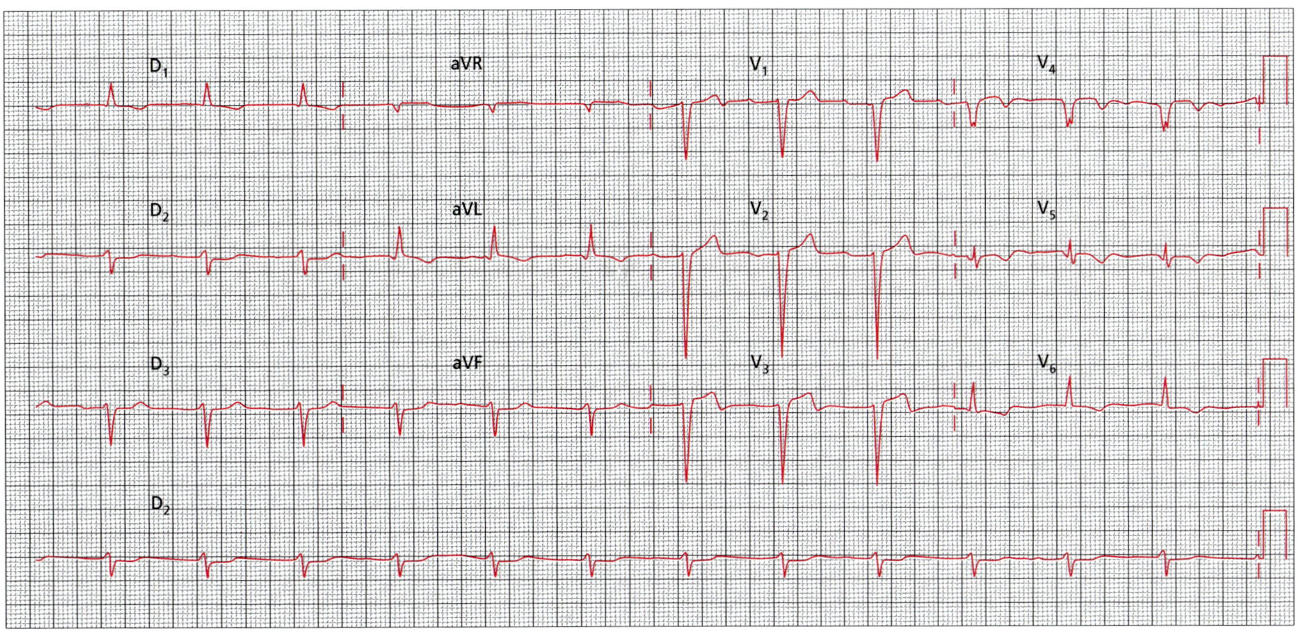

Laudo:

Eletrocardiograma 30 – SAO – Paciente do sexo masculino, com 33 anos de idade, procurou o cardiologista porque foi informado ser portador de arritmia cardíaca em exame periódico de saúde.

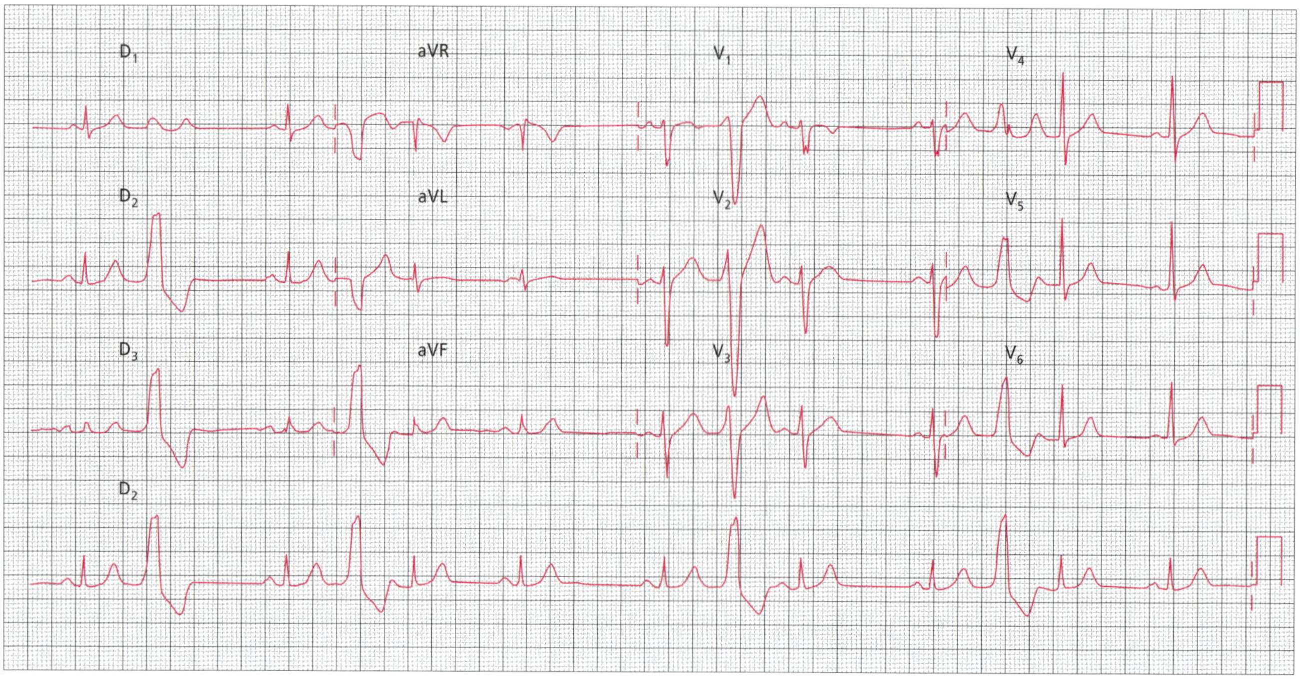

Laudo:____

____

____

PARTE B: LAUDOS DOS ELETROCARDIOGRAMAS

Eletrocardiograma 1 – Bradicardia sinusal (FC = 54 bpm). Atraso final de condução. Dentro dos limites normais.

Eletrocardiograma 2 – Ritmo sinusal (FC = 76 bpm). Sobrecarga atrial esquerda, associada à sobrecarga ventricular direita. Observe o extremo desvio do eixo do complexo QRS para a direita (paciente portadora de estenose mitral).

Eletrocardiograma 3 – Ritmo sinusal (FC = 85 bpm). Dentro dos limites normais (padrão do longilíneo).

Eletrocardiograma 4 – Ritmo sinusal (FC = 75 bpm). Sobrecarga atrial esquerda, atraso de condução pelo ramo esquerdo do feixe de His (bloqueio do ramo esquerdo, área eletricamente inativa anterior extensa (perda de potencial elétrico em V_4, V_5 e V_6 e o registro de onda r proeminente em V_2) e extrassístoles ventriculares isoladas, aparentemente com morfologia única.

Eletrocardiograma 5 – Bradicardia sinusal (FC = 57 bpm). Fenômeno de "repolarização precoce".

Eletrocardiograma 6 – Ritmo sinusal (FC = 61 bpm). Sobrecarga de câmaras esquerdas (os critérios utilizados para a SVE envolvem a grande profundidade das ondas S em V_1 e V_2 e ampla duração do complexo QRS). Atraso de condução pelo ramo esquerdo do feixe de His de grau avançado (BRE).

Eletrocardiograma 7 – Ritmo de fibrilação atrial (FC ~ 100 bpm). Sinais de ação digitálica (portadora de valvopatia mitral degenerativa e já utilizava digital).

Eletrocardiograma 8 – Ritmo sinusal (FC = 92 bpm). Atraso de condução pelo ramo esquerdo do feixe de His de grau avançado (BRE). R amplo em V_1 e V_2, ondas Q em aVL e segmento ST supradesnivelado de V_3 a V_5, representando área inativa anterior extensa (cardiopatia isquêmica).

Eletrocardiograma 9 – Ritmo sinusal (FC = 68 bpm). Desvio do eixo do complexo QRS para a esquerda, onda R pura e ampla em V_5 e V_6 e alterações difusas da repolarização ventricular, sugerindo hipertrofia ventricular esquerda. Traçado compatível com cardiomiopatia hipertrófica, predominantemente do ápice do VE, descrita como síndrome de Yamaguchi.

Eletrocardiograma 10 – Ritmo sinusal (FC = 70 bpm). Atraso de condução pela divisão anterossuperior do feixe de His (bloqueio da divisão anterossuperior).

Eletrocardiograma 11 – Ritmo sinusal (FC = 62 bpm). Atraso de condução pelo ramo direito do feixe de His de grau avançado, associado a bloqueio da divisão anterossuperior (bloqueio do ramo direito + BDASE) e área eletricamente inativa anterior extensa (cardiopatia isquêmica).

Eletrocardiograma 12 – Ritmo sinusal (FC = 84 bpm). Atraso de condução pela divisão anterossuperior do ramo esquerdo do feixe de His (BDASE). Observe o desvio do eixo do complexo QRS para a esquerda (–45°) e a precocidade da onda R de aVL em relação à mesma onda de aVR.

Eletrocardiograma 13 – Ritmo sinusal (FC = 82 bpm). Síndrome de Wolff-Parkinson-White. Observe o intervalo PR curto, ondas delta nítidas em D_1, D_2, aVL e em praticamente todas as derivações precordiais. Ondas R amplas de V_1 a V_3.

Eletrocardiograma 14 – Ritmo de fibrilação atrial, com alta resposta ventricular (FC ~130 bpm). Discreto desvio do complexo QRS para a esquerda.

Eletrocardiograma 15 – Bradicardia sinusal (FC = 53 bpm). Sobrecarga de câmaras esquerdas. Alterações secundárias da repolarização ventricular, compatível com hipertrofia ventricular esquerda.

Eletrocardiograma 16 – Ritmo sinusal (FC = 82 bpm). Bloqueio atrioventricular de 1º grau, morfologia RS em D_2, D_3 e aVF, com duração de complexo QRS de 130 ms. Ondas S prolongadas em V_5 e V_6 e alterações da repolarização ventricular. Essas características refletem a associação de atraso da condução pelas divisões anterossuperior e inferoposterior do ramo esquerdo do feixe de His (BDASE + BDPI). Entretanto, o laudo conciso de atraso de condução pelo ramo esquerdo do feixe de His (BRE) não é incorreto.

Eletrocardiograma 17 – Bradicardia sinusal (FC = 48 bpm). Área eletricamente inativa anterior extensa e alterações da repolarização ventricular sugestivas de isquemia. Desvio do eixo do complexo QRS para a esquerda. Observe a nítida perda de potencial elétrico nas derivações precordiais (cardiopatia isquêmica).

Eletrocardiograma 18 – Ritmo sinusal (FC = 69 bpm). Atraso de condução pelo ramo esquerdo do feixe de His de grau avançado, alteração primária da repolarização ventricular nas paredes inferior e lateral e área eletricamente inativa anterior extensa.

Eletrocardiograma 19 – Ritmo sinusal (FC = 81 bpm). Alterações difusas da repolarização ventricular, com ondas T de polaridade invertida e profundas, porém mais intensas nas derivações precordiais. Observe a redução da amplitude da onda r em V_1 e V_2.

Eletrocardiograma 20 – Ritmo sinusal (FC = 68 bpm). As mesmas alterações descritas para o traçado anterior, porém menos intensas.

Eletrocardiograma 21 – Ritmo sinusal (FC = 82 bpm). Traçado dentro dos limites normais. A sequência de traçados sugere o diagnóstico de cardiomiopatia catecolaminérgica (Tako-Tsubo), confirmado por estudo hemodinâmico e ecocardiograma.

Eletrocardiograma 22 – Ritmo sinusal (FC = 70 bpm). Traçado compatível com sobrecarga ventricular esquerda, porém a ampla voltagem das derivações precordiais esquerdas está relacionada à baixa estrutura e ao baixo peso do paciente, facilitando a captação dos potenciais elétricos na superfície torácica.

Eletrocardiograma 23 – Ritmo sinusal (FC = 93 bpm). Complexos QRS de baixa voltagem (< 5mm) no plano frontal. Complexos QS em V_1 e V_2, acompanhados de supradesnível do segmento ST e onda T negativa. Esse padrão repete-se, com menor nitidez, em V_3 e V_4, mantendo a amplitude da onda R inicial. Infarto agudo do miocárdio septal e anterior.

Eletrocardiograma 24 – Ritmo sinusal (FC = 87 bpm). Traçado dentro dos limites normais.

Eletrocardiograma 25 – Ritmo sinusal (FC = 81 bpm). Traçado dentro dos limites normais. A polaridade negativa da onda T em V_1 e V_2 e isoelétrica em V_3 é decorrente da manutenção do padrão infantil.

Eletrocardiograma 26 – Ritmo sinusal (FC = 74 bpm). Atraso de condução pelo ramo direito do feixe de His associado ao atraso de condução pela divisão anterossuperior do ramo esquerdo. As ondas R puras de V_1 a V_3, acompanhadas de ondas T positivas, sugerem a concomitância de sobrecarga ventricular esquerda pela rotação anti-horária do coração no plano horizontal – paciente portador de valva aórtica bicúspide.

Eletrocardiograma 27 – Bradicardia sinusal (FC = 55 bpm). Atraso de condução pelo ramo direito do feixe de His (BRD) de grau moderado, associado ao atraso de condução pela divisão anterossuperior (BDASE). Portadora de cardiopatia chagásica.

Eletrocardiograma 28 – Ritmo sinusal (FC = 78 bpm). Sobrecarga ventricular esquerda, acompanhada de alterações secundárias da repolarização ventricular. Área eletricamente inativa em região inferior e posterior (o diagnóstico eletrocardiográfico de área eletricamente inativa posterior leva em consideração a existência dessa alteração na região inferior e o registro de onda r' em V_1).

Eletrocardiograma 29 – Ritmo sinusal (FC = 75 bpm). Desvio do eixo do complexo QRS para a esquerda. Área eletricamente inativa anterior extensa. Observe a persistência do supradesnível do segmento ST em V_3 e V_4 (portador de cardiopatia isquêmica – comprometimento triarterial e obstrução das pontes de safena).

Eletrocardiograma 30 – Ritmo sinusal (FC = 67 bpm). Extrassístoles ventriculares isoladas e interpoladas, aparentemente monomórficas. A morfologia de BRE das extrassístoles sugere que o foco de origem encontra-se na via de saída do ventrículo direito.

Índice Remissivo

As letras *f*, *t* e *q* que se seguem aos números de páginas significam, respectivamente, *figura*, *tabela* e *quadro*.

B

C

F

G

H

I

K

L

M

N

O

P

U

V

W

Z

NOTAS

NOTAS

2013
1 2 3 4 5 6 7 8 9 10